2020 版

中国麻醉学
指南与专家共识

中华医学会麻醉学分会 编
总负责人 黄宇光 邓小明

人民卫生出版社
·北京·

图书在版编目（CIP）数据

2020 版中国麻醉学指南与专家共识/中华医学会麻醉学分会编 . —北京：人民卫生出版社，2022.10
ISBN 978-7-117-33612-3

Ⅰ.①2… Ⅱ.①中… Ⅲ.①麻醉学 – 中国 Ⅳ.①R614

中国版本图书馆 CIP 数据核字（2022）第 178841 号

人卫智网	**www.ipmph.com**	医学教育、学术、考试、健康，购书智慧智能综合服务平台
人卫官网	**www.pmph.com**	人卫官方资讯发布平台

2020 版中国麻醉学指南与专家共识
2020 Ban Zhongguo Mazuixue Zhinan yu Zhuanjia Gongshi

编　　著：中华医学会麻醉学分会
出版发行：人民卫生出版社（中继线 010-59780011）
地　　址：北京市朝阳区潘家园南里 19 号
邮　　编：100021
E - mail：pmph @ pmph.com
购书热线：010-59787592　010-59787584　010-65264830
印　　刷：北京顶佳世纪印刷有限公司
经　　销：新华书店
开　　本：889×1194　1/16　印张：26
字　　数：769 千字
版　　次：2022 年 10 月第 1 版
印　　次：2022 年 11 月第 1 次印刷
标准书号：ISBN 978-7-117-33612-3
定　　价：159.00 元

打击盗版举报电话：**010-59787491**　E-mail：**WQ @ pmph.com**
质量问题联系电话：**010-59787234**　E-mail：**zhiliang @ pmph.com**
数字融合服务电话：**4001118166**　　E-mail：**zengzhi @ pmph.com**

编者名单

总负责人 黄宇光 邓小明

负 责 人（以姓氏笔画为序）

马 虹 王天龙 王月兰 王东信 王英伟 王国林 方向明
邓小明 左明章 田 鸣 田玉科 朱 涛 刘 进 米卫东
李天佐 李师阳 李兆申 杨建军 吴新民 张铁铮 陈向东
祝胜美 姚尚龙 晏馥霞 徐军美 郭向阳 黄文起 黄宇光
葛衡江 董补怀 董家鸿 韩如泉 喻 田 鲁开智 熊利泽
薛张纲

执 笔 人（以姓氏笔画为序）

刁玉刚 于春华 万小健 马 骏 马亚群 王 军 王 庚
王 晟 王 强 王 锷 王天龙 王月兰 王东信 王志萍
王秀丽 王颖林 仓 静 卞金俊 邓小明 卢志方 申 乐
刘志强 刘秀珍 刘艳红 刘海洋 米卫东 许 力 许 楠
阮 澂 孙 立 孙永涛 孙绪德 严 敏 苏 帆 李 民
李 旭 李 茜 李天佐 李文志 李文献 李兆申 李雨捷
李金宝 杨 璐 杨建军 吴 震 余 琼 余剑波 邹望远
宋海波 张加强 张利东 张良成 陆智杰 陈向东 陈国忠
陈新忠 林献忠 欧阳文 尚 游 易 斌 罗天元 赵 磊
胡春晓 姚永兴 姚伟瑜 袁 素 袁红斌 耿智隆 夏中元
晏馥霞 倪 诚 徐 懋 徐子锋 徐军美 徐美英 徐道杰
高 卉 高子军 高成杰 郭 英 梅 伟 曹学照 龚亚红
麻伟青 阎文军 梁 发 董海龙 喻 田 鲁开智 谢克亮
路志红 蔡宏伟 裴丽坚 薄禄龙

参 编 专 家（以姓氏笔画为序）

刁玉刚 于 晖 于布为 于红刚 于灵芝 于金贵 于泳浩
万 里 马 挺 马 虹 马 爽 马 琳 马丹旭 马正良
马龙先 马汉祥 马民玉 马亚群 马武华 马建兵 马艳丽
马璐璐 王 云 王 龙 王 庚 王 俊 王 洁 王 勇
王 振 王 晟 王 晖 王 浩 王 锋 王 强 王 锷
王天成 王月兰 王古岩 王东信 王邦茂 王亚平 王伟鹏
王秀丽 王纯辉 王英伟 王国年 王国林 王忠慧 王学军
王建珍 王钟兴 王洪武 王洛伟 王爱忠 王海云 王海英
王海莲 王海棠 王雪花 王焕亮 王朝东 王惠枢 王瑞珂
王颖林 王嘉锋 车 璐 戈之铮 毛卫克 公茂伟 仓 静
卞金俊 方 莹 方向明 尹 岭 尹万红 孔 昊 邓 萌
邓小明 邓立琴 艾米娜 艾来提·塔来提 古丽拜尔·努尔

左云霞	左明章	石　娜	石翊飒	龙　波	占乐云
申　乐	田　婧	田　毅	史宏伟	白艳艳	白晓光
令狐恩强	冯　艺	冯　帅	冯　霞	冯秀玲	冯泽国
曲　元	吕　岩	吕　欣	吕建瑞	吕艳霞	吕黄伟
朱　涛	朱　辉	朱　斌	朱文忠	乔　晖	乔　辉
任　飞	任　旭	华　震	刘　进	刘　萍	刘　雅
刘　鹏	刘　靖	刘　毅	刘子嘉	刘友坦	刘存志
刘存明	刘志强	刘克玄	刘秀珍	刘学胜	刘孟洁
刘春元	刘思兰	刘艳红	刘菊英	刘鸿毅	刘敬臣
刘新伟	刘德昭	刘鲲鹏	闫　婷	米卫东	江　伟
江　来	安立新	许　力	许　华	许　鹏	许平波
孙　立	孙月明	孙玉明	孙志荣	孙绪德	孙焱芫
孙新宇	纪　方	严　敏	严美娟	苏　帆	苏金华
杜奕奇	李　民	李　刚	李　军	李　羽	李　林
李　洪	李　娟	李　偲	李　博	李　锐	李　皓
李九会	李天佐	李云丽	李文志	李文献	李玉兰
李龙云	李延青	李志坚	李克忠	李利彪	李佩盈
李金宝	李诗月	李胜华	李艳华	李恩有	李爱媛
李雪杰	杨　东	杨　艳	杨　涛	杨　瑞	杨平亮
杨立群	杨宇光	杨金凤	杨建军	杨建新	杨婉君
肖　玮	时文珠	时鹏才	吴　畏	吴　震	吴水晶
吴多志	吴安石	吴林格尔	吴黄辉	吴超然	吴新民
邱　颐	何　龙	何文政	何星颖	何荷番	何祥虎
何绮月	余　海	余中良	余喜亚	角述兰	邹晓平
冷玉芳	闵　苏	汪　红	汪　晨	汪炜健	沈晓凤
宋　青	宋　杰	宋　歌	宋丹丹	宋兴荣	张　卫
张　东	张　兰	张　伟	张　军	张　宏	张　洁
张　砭	张　野	张　惠	张　蕙	张　毅	张小龙
张小兰	张加强	张西京	张利东	张秀华	张良成
张劲军	张昊鹏	张育民	张宗泽	张诗海	张建欣
张孟元	张炳东	张铁铮	张鸿飞	张富荣	张熙哲
张澍田	陆智杰	陈　君	陈　杰	陈　果	陈　菲
陈　敏	陈　雯	陈力勇	陈万生	陈卫刚	陈友伟
陈世彪	陈幼祥	陈亚军	陈向东	陈忠华	陈绍辉
陈彦青	陈莲华	陈家伟	陈骏萍	陈新忠	努尔比艳·克尤木
武庆平	拉巴次仁	范颖晖	林　静	林成新	林洪启
林雪梅	林献忠	欧阳文	易　杰	易　斌	罗　艳
罗爱伦	罗爱林	金晓红	金震东	周　海	周建新
郑　宏	郑　清	郑晓春	郑跃英	宛新建	赵　平
赵　峰	赵　凌	赵　娴	赵　辉	赵　晶	赵　璇
赵广超	赵世军	赵志斌	赵国庆	郝阳泉	郝建华
胡　冰	胡　兵	胡　彬	胡衍辉	胡晓敏	胡啸玲
柳兆芳	思永玉	钟　良	段开明	段福建	侯丽宏
俞卫锋	姜　虹	姜陆洋	类维富	娄景盛	洪　毅

姚尚龙　贺永进　秦再生　袁世荧　袁红斌　贾慧群　顾　伟
顾小萍　顾卫东　顾尔伟　顾健腾　柴小青　党　彤　铁木尔
倪东妹　倪新莉　皋　源　徐　庆　徐　红　徐　波　徐　懋
徐子锋　徐世琴　徐仲煌　徐宇玉　徐军美　徐国海　徐建红
徐建国　徐桂萍　徐海涛　徐宵寒　徐铭军　高　和　高　峰
高　鸿　高　巍　高升润　高昌俊　高钰琪　郭　旭　郭　政
郭　航　郭　强　郭　睿　郭　澄　郭永清　郭曲练　郭向阳
郭忠宝　唐　帅　唐　红　唐　希　唐　君　唐天云　诸杜明
陶坤明　黄文起　黄宇光　黄佳鹏　黄建成　黄绍强　黄焕森
黄雄庆　梅　伟　曹　嵩　曹定睿　曹铭辉　戚思华　崔　涌
麻伟青　康　焰　章放香　阎文军　屠伟峰　彭明清　彭勇刚
葛圣金　葛亚力　葛衡江　董　榕　董有静　董庆龙　董补怀
董铁立　董海龙　蒋　鑫　韩　光　韩东吉　韩如泉　韩建民
韩建阁　景向红　喻　田　喻文立　喻红辉　黑子清　智发朝
嵇　晴　嵇富海　程守全　程明华　储勤军　舒海华　鲁开智
曾庆繁　甯交琳　谢　旻　谢宇颖　谢克亮　谢淑华　鲍红光
解雅英　蔡一榕　裴　凌　裴丽坚　廖　炎　熊利泽　缪长虹
樊理华　薛张纲　薛荣亮　薛富善　冀　明　穆东亮　衡新华
戴茹萍　魏　来　魏　珂　魏　蔚　魏树华　魏新川

总负责人助理
薄禄龙　龚亚红

　　麻醉学是一门医学科学，更是一门艺术。科学意味着尊重规律，艺术意味着规范细致。麻醉学指南与专家共识的制定与更新，是总结麻醉学领域随着时代发展的科学规律和临床规范，为麻醉学临床创新发展提供循证依据，同时也是麻醉学进一步发展的源泉。

　　中华医学会麻醉学分会一直致力于制定、更新、推广麻醉学临床实践的相关指南或专家共识，至今已在专业医学刊物上正式发表了数十部。吴新民教授在任中华医学会麻醉学分会第九届主任委员期间启动了我国麻醉学指南与专家共识的制定工作，为我国麻醉学临床实践的规范迈出了一大步；于布为教授接任后继续积极地推动这项工作的进行并启动了麻醉学快捷指南的制定工作，更进一步科学而规范地指导了麻醉学临床实践。

　　中华医学会麻醉学分会第十一届委员会组织国内 192 位麻醉学专家，对麻醉学临床实践的相关指南或专家共识进行了较系统的制定或修订，于 2014 年结集出版《2014 版中国麻醉学指南与专家共识》，其中修订 16 部，新制定 21 部。自 2016 年起，中华医学会麻醉学分会第十二届委员会又组织国内 234 位麻醉学专家，对 19 部进行修订和更新，且新制定了 15 部指南或专家共识，结集出版《2017 版中国麻醉学指南与专家共识》。这些临床指南或专家共识，对进一步规范我国临床麻醉实践，促进患者围手术期安全与质量的持续改进，发挥了应有的作用。

　　中华医学会麻醉学分会第十三届委员会成立后，进一步吸收近年来临床研究的最新证据，结合当前麻醉学领域内的新技术、方法和成果，围绕切实关乎患者围手术期结局的临床问题，开展相关指南与专家共识的制定工作。此次结集出版的《2020 版中国麻醉学指南与专家共识》共有 52 部，其中修订 26 部，新制定 26 部。本书共收录 41 部，另外 11 部在国内外麻醉学专业期刊上正式发表，本书仅列出文献出处。

　　与既往版本相比，本书具有下述特色。其一，理论与实践结合更为紧密，覆盖麻醉学各亚专业领域，在老年患者围手术期管理、无痛诊疗、分娩镇痛、急慢性疼痛诊疗、重症医学、超声应用等专题领域，提供了大量可供参照的证据建议。其二，紧密围绕新问题，如战创伤麻醉管理等，非常具有现实和临床意义。其三，参编专家数量多，共有 495 位麻醉学及相关学科的专家参与撰写。

　　中华医学会麻醉学分会致力于专家共识与指南的宣教与推广，通过学术讲座、专题学习等多种形式，激发广大麻醉学临床工作者"学习指南、理解指南、应用指南"的热情，切实将当前对患者最有利的医疗行为规范付诸应用于临床实践，保证患者围手术期安全，提高临床麻醉业务水平与质量，最终使广大手术麻醉患者从中受益。我们相信，《2020 版中国麻醉学指南与专家共识》也必将在麻醉科医师的临床实践、继续教育与住院医师规范化培训过程中发挥应有的促进作用。

　　在本书编写过程中，我们得到了众多麻醉学前辈无私的关怀、大力的支持与细致的指导。在此，衷心地向尊敬的麻醉学前辈们致敬！对参与编写本书的所有专家和中青年学者们表示诚挚的感谢！正是我们团队的精诚合作和共同努力保障了本书的高质量出版。尤其感谢人民卫生出版社编辑团队,为保证本书的顺利出版做出了大量严谨细致、高效勤恳的工作。

我们深知,高质量指南的形成,需建立在大量高质量的临床试验基础上。近五年来,中国麻醉科医师在国际权威期刊上发表的临床试验愈发增多,这为国内乃至国际指南的制定提供了重要支撑。临床指南和专家共识的制定工作,是一项科学严肃的系统工程。这既要求我们注重全面收集文献,对文献质量与临床证据进行分类和分级,又必须遵循一定的循证医学原理和方法。希望广大麻醉科同道在应用本书所列指南与专家共识的同时,不断思考实践,探索求证,从中积累自身的临床经验,为麻醉学指南与专家共识不断更新提供中国的方案、中国的证据。

最后,需要说明的是,各项指南或专家共识中的专家署名均按姓氏笔画排序。指南与专家共识制定人员可能因临床经验、个人观点或知识有限,无法全面客观地制定所有推荐建议。此外,本书中所收录的指南或专家共识并非法律文件,因此临床实践中并不具备强制性,不宜作为医学责任认定和判断的依据。

黄宇光　邓小明

2021 年 9 月 8 日

目 录

麻醉科质量控制专家共识

马虹　马爽　邓小明　王国林　王学军　方向明　仓静　米卫东　李天佐(执笔人)

闵苏　陈果　杨建军　张卫　张惠　姚尚龙　思永玉　柴小青

黄宇光(负责人)　鲁开智　董海龙　黑子清

一、概述与修订说明

国家七部委于 2018 年联合下发了《关于印发加强和完善麻醉医疗服务意见的通知》(国卫医发〔2018〕21 号,下简称"21 号文件"),明确提出:提升麻醉医疗服务能力、加强麻醉医疗质量和安全管理等要求。在此通知基础上,国家卫生健康委员会办公厅于 2019 年印发《国家卫生健康委办公厅关于印发麻醉科医疗服务能力建设指南(试行)的通知》(国卫办医函〔2019〕884 号,下简称"884 号文件"),提出了具体要求和管理指标。

国家、各省市和地区麻醉质控中心、中华医学会麻醉学分会(CSA)、中国医师协会麻醉学医师分会(CAA)、CSA 麻醉质量管理学组等组织,针对 21 号文件所提出的麻醉安全和质量相关要求开展了大量调查研讨等工作,就麻醉安全质控许多方面进一步趋于共识。为此,现对 2014 版《麻醉科质量控制专家共识》进行修订。

(一) 目的

为不断满足患者就医需求,加速推进麻醉学科服务能力建设,根据国内麻醉学科质量管理工作的积累和现状,结合对学科发展的预判,现对 2014 版《麻醉科质量控制专家共识》进行修订,为全国麻醉学科顺利开展安全质量管理工作提供依据,以推进麻醉质控工作进一步良性可持续发展。

(二) 任务来源

本共识修订任务来源于中华医学会麻醉学分会 2020 年专家共识修订项目。

(三) 修订组织工作

本共识修订由国家麻醉质控中心、CSA 常委和 CSA 麻醉质量管理学组共同完成。

(四) 修订主要依据

《关于印发加强和完善麻醉医疗服务意见的通知》(国卫医发〔2018〕21 号);《国家卫生健康委办公厅关于印发麻醉科医疗服务能力建设指南(试行)的通知》(国卫办医函〔2019〕884 号);《麻醉科质量控制专家共识(2014)》;《世界卫生组织 - 世界麻醉科医师学会联盟(WHO-WFSA):麻醉安全国际标准(2018)》。

(五) 修订原则

1. 立足国内发展现状,兼顾参考国际标准。

2. 考虑到国内区域发展差异化特点,提出不同等级要求。

3. 在 2014 版《麻醉科质量控制专家共识》基础上修订,增加修订说明及涉及传染病防控等内容。

4. 本共识与 21 号文件、884 号文件相关要求保持一致性。

5. 本共识主要针对麻醉科质量管理的体系建设和基本安全要求,有关质量控制的核心指标和技术规范的质量控制不在此共识中表述。

(六) 适用范围

本共识适用于具有麻醉科建制的各级医疗机构(包括公立及非公立医疗机构),其他开展麻醉学科业务但尚未形成麻醉科建制的医疗机构参照执行。

(七) 共识要求的层级表述

1. **高度推荐** 为确保患者安全的最低要求标准,任何医疗机构的麻醉科均应达到该要求。

2. **推荐** 尽可能创造条件满足,尤其是三级医疗机构麻醉科。

3. **建议** 是相对较高层级的要求,为大型医院麻醉科应该达到的标准。

二、基 本 要 求

(一) 总体要求

1. **麻醉科临床业务范围** 麻醉科临床业务范围涉及临床麻醉、重症监护治疗、疼痛诊疗、急救复苏等门(急)诊和住院服务(推荐)。麻醉科应不断拓展服务范围,并将所有临床服务纳入到质量控制范畴,涵盖麻醉及其相关工作场所,包括手术室(含日间手术室)、手术室外实施麻醉的医疗单元、门诊(麻醉、疼痛等)、重症监护治疗病房、麻醉后监护治疗室(PACU)、麻醉重症监护治疗病房(AICU)、麻醉准备室、疼痛门诊和 / 或病房,以及麻醉科病房等。

2. **质量控制管理组织机构** 麻醉科应致力于安全与质量管理的体系建设,自觉接受国家及省市、地区麻醉质控中心的指导和监督。设立"麻醉科质量与安全工作小组"(高度推荐)。科主任(或科室负责人)为质量控制与安全管理的第一责任人。通过提升自身质量管理的科学性及能力水平,不断提高全科室对质量管理工作的支持和自觉性。应有专人负责麻醉质控相关报表及文档管理(高度推荐)。科室应制定相应的质控工作制度,经常性召开质量控制小组会议,记录开展工作及改进措施的实施情况。定期开展麻醉质量评估,将麻醉严重并发症的预防措施与控制指标作为科室质量安全管理与评价的重点内容(推荐)。

3. **信息化系统建设(推荐)** 建立麻醉信息系统并纳入医院信息管理系统,作为麻醉科质量控制的技术平台。麻醉科质量控制小组应对涉及麻醉质量的相关指标建立月和年度统计档案,并促进各项指标不断改进和提高。

4. **环境风险评估与控制(高度推荐)** 环境风险包括人员、设备和其他材料的安全和保障、传染病影响因素、有害物质和废物处理、公共设施系统安全性等。评估环境风险因素对患者和工作人员安全的影响并有针对性地进行管控。

5. **应急突发事件管理(高度推荐)** 建立并不断完善麻醉科应急突发事件管理制度,提高识别潜在风险隐患的能力,评估并尽可能完善处理突发事件的软硬件条件,并加强人员培训和演练,不断优化流程和各类应急预案,持续提高患者安全和麻醉科抵御风险的能力。突发事件包括传染病暴发、群体伤事件、火情、断电及用电事故、停气、地震、水灾、医疗纠纷、突发重要设备故障,以及患者病情突发的紧急状况等。

(二) 人员要求

1. 人员资质管理

(1) 从事临床麻醉及相关工作的医护人员应具有相应的资格证书、执业证书或相关岗位培训的合格证书,且定期考核合格(高度推荐)。

(2) 按照医疗机构的分级实行相应的麻醉科医师资格分级授权管理制度(建议),并落实到每一位麻醉科医师。麻醉科医师资格分级授权管理应执行良好、杜绝超权限操作的情况。定期对麻醉科医师执业能力评价和再授权,并有相关记录(建议)。

2. 麻醉科人员配备
麻醉科医师及相关人员的数量需与麻醉科开展的业务范围和数量,并与手术医师数量、手术台数、年手术总量和手术台周转等情况相适应。

(1) 麻醉科医师配备(推荐):三级综合医院麻醉科医师和手术科室医师比例逐步达到 1:3。二级及以下综合医院可根据诊疗情况合理确定比例,但不低于 1:5。专科医院以满足医疗服务需求为原则合理确定比例。开设疼痛病房的医院,疼痛病房医师与实际开放床位之比不低于 0.3:1,且能满足临床工作需要。开设 AICU 的医院,医师人数与床位数之比≥0.5:1。手术室外麻醉及门诊需另外配备人员。

(2) 麻醉科护士配备(推荐):医疗机构应建立并完善麻醉学科护理队伍,手术室、麻醉相关门诊或普通病房护士配备参照有关文件。建立专门的麻醉护理队伍,配合麻醉科医师开展围麻醉期相关工作,包括手术室内(外)麻醉护理,以及其他岗位的护理工作。其中,配合开展围手术期工作的麻醉科护士与麻醉科医师的比例原则上≥0.5:1;手术间麻醉护士与实际开放手术间数量比≥0.5:1;PACU 护士与 PACU 实际开放床位比≥1:1;开设 AICU 的三级医院,护士人数与床位数之比≥3:1(二级医院≥2:1),至少有 1 名在麻醉科或重症监护岗位工作 3 年及以上、具有中级及以上职称的护理人员(推荐)。其他岗位需求应通过测算护理工作量,按需配备麻醉科护士。

(3) 根据科室规模及工作负荷相应配置科学研究、信息管理、仪器及物资管理维护等专业人员

(建议)。

3. 岗位职责与人员培训
麻醉科应建立并履行各级各类人员岗位职责,相关人员应知晓本岗位的履职要求(高度推荐)。配备相应的设施、资金和时间用于专业培训(建议)。制定各级各类人员培训方案,包括岗前培训、住院医师培训、继续教育培训、新药使用培训、新技术培训、新设备使用培训等(推荐)。不断加强并完善住院医师规范化培训基地的规范化建设(高度推荐),提高培训质量。任何医疗机构均应确保住院医师培训的时间和待遇(高度推荐)。基层医院麻醉科应充分利用政策的支持,采取多种方式持续加强麻醉科医师的培训,不断提高接受大型医院培训的人员比例(推荐)。

(三) 设备设施及耗材管理要求

1. 设备设施管理

(1) 麻醉科应设专人(可兼职)负责麻醉科仪器设备的日常质控、检查、保养、报修和消毒(高度推荐)。贵重仪器应建立使用档案,包括购买时间、价格、验收报告、启用时间、使用说明书、维修记录等内容(推荐)。

(2) 所有仪器设备应定期检查,其中麻醉机、监护仪等设备每日麻醉前均需检查,保证处于完好状态且随时备用(高度推荐)。

(3) 按要求对设备、设施(如中心供氧、中心负压吸引、麻醉废气等)进行质量检查。制定设备出现突发故障时的应急预案和措施,确保患者安全(高度推荐)。

2. 设备配备
配备设备设施的场所包括麻醉科门诊、麻醉单元(每个开展麻醉医疗服务的手术间或操作间为 1 个麻醉单元)、手术/麻醉公共区域(数个相邻麻醉单元共用)、麻醉准备室/诱导室、PACU、AICU、专科病房。对所有麻醉相关人员应进行规范的设备设施使用方法的培训,特别强调对新技术、新设备的培训和评估(高度推荐)。不同场所设备配备及其推荐等级见表 1-1。

3. 麻醉耗材管理要求(高度推荐)
建立麻醉耗材管理制度,指定专人负责。根据传染病防控要求,针对患者、医务人员和设备的保护,配备相应一次性耗材,并按照有关规定实施管理。

(四) 麻醉药品管理

1. 麻醉科应确保患者基本安全的药品配备

表 1-1　麻醉科不同场所设备配备及其推荐等级

设备设施名称	麻醉单元	公共区域	准备室/诱导室	PACU	AICU	门诊	专科病房
高流量(>10L/min)供氧源及吸氧装置和设施	A	A	A	A	A		A
麻醉机	A	C	A	A	A		
多功能监护仪	A	C	A	A	A	C	A
气道管理工具	A	B	A	A	A		A
负压吸引装置	A	A	A	A	A		A
简易人工呼吸器	A	A	A	A	A	A	
应急照明设施	A	A	A	A	A	A	A
抢救车		A		A	A		A
除颤仪		A		A	A		A
呼气末二氧化碳监测仪	A		B	B	B		B
容量泵和/或微量注射泵	A	A	A	A	A		A
呼吸机		C		B	A		A
有创血流动力学监测仪	B	C	C	C	B		B
心输出量监测仪	C	C		C	B		B
呼吸功能监测仪	B	C	C	C	B	C	B
体温监测及保温设备	A	A	A	A	A		A
肌松监测仪	C	C		C	C		
麻醉深度监测仪	B	C	C	C	C		C
血气分析仪		B		B	B		
自体血回收机		B					
出凝血功能监测仪		C			C		
血细胞比容或血红蛋白测定仪		C			C		
脑氧饱和度监测仪	B	C	C	C	C		C
血糖监测仪	B	B		B	B	B	B
床旁便携式超声仪	B	B			B		B
经食管心脏超声检查设备		C			C		
神经刺激器		C					
纤维支气管镜	B	B	B	B	B		B
可视喉镜	B	B	B	B	B		B
转运呼吸机		B		B	B		B
转运监护仪		B		B	B		B
麻醉机专用消毒机		B					
麻醉信息系统	B	C	C	C	C	C	C
生化仪和乳酸分析仪		C			C		C
胃黏膜二氧化碳张力与 pHi 测定仪		C			C		C
持续血液净化设备					C		
防止下肢静脉血栓的间歇充气加压泵		C			C		C
闭路电视探视系统					B		B

注：A：高度推荐；B：推荐；C：建议。

（高度推荐）。药品种类包括（但不限于）静脉／吸入麻醉药、镇静药、阿片及非阿片类镇痛药、骨骼肌松弛药及其拮抗剂、局部麻醉药、静脉液体、自主神经系统药物、血管活性药物、糖皮质激素、抗过敏药物、抗心律失常药物、利尿药、凝血系统药物、离子补充类药物等。上述各类药物的配备选择根据各医疗机构的具体情况自行拟定。

2. 制定麻醉药品管理制度（高度推荐），实行基数管理。对药品的领用、存储、标识、发放、回收实施监管。药品管理应有医院职能部门的督导、检查、总结、反馈记录，并有改进措施。

3. 不断加强管制类药品的全程管控（高度推荐），强调按患者、按医师、按麻醉、按当日，针对性严格管控（高度推荐）。完善和提升智能化药品管理体系（建议）。有条件的医疗机构，提倡由药剂科对围手术期用药进行管控（建议）。

4. 建立新药使用管理制度（高度推荐），确保科室新药使用的安全性。

5. 抢救药品应由专人负责，所有药品要定期清查有效期，及时进行补充和更换（高度推荐）。

6. 建立药品安全性监测制度，发现严重、群发不良事件应立即上报并记录（高度推荐）。

三、麻醉科制度与规范建设

（一）麻醉科制度

1. 建立完善的管理制度，保证日常工作安全、有序、高效运行。各项制度装订成册，便于员工查阅和执行（高度推荐）。重点制度应包括（但不限于）：麻醉科医师分级授权管理制度、三级医师负责制、主麻医师负责制、会诊制度、麻醉前访视与讨论制度、患者知情同意制度、麻醉风险评估制度、麻醉前准备和检查制度、病历书写规范与管理制度、麻醉管理制度、手术安全核查制度、急危重患者抢救制度、死亡和疑难危重病例讨论制度、传染病防控制度、麻醉科院内感染管理制度、麻醉不良事件上报制度、临床用血管理制度、人员培训和准入制度、仪器设备维修保养制度、麻醉用具消毒保管制度、药械准入制度、新技术和新项目准入制度、药品管理制度、值班和交接班制度、PACU管理制度、手术室外麻醉管理制度、疼痛治疗管理制度、信息安全管理制度等（高度推荐）。

2. 建立科室突发事件处理流程、预案和相关制度，及时有效处理各种突发事件（高度推荐）。制定逐级呼叫机制，科室成员需提供应急通讯方式，确保麻醉科应急预案与其他科室及医院应急预案的无缝对接。

3. 应定期审定各项技术操作和临床管理规范并部分更新，如质控中发现问题应及时更新（高度推荐）。

（二）麻醉科技术规范

1. 麻醉科应制定相关操作的技术规范和管理规定（高度推荐）。

2. 建立技术规范的培训制度，并有相关培训记录（推荐）。

3. 各级人员应遵循技术规范的原则开展相关临床工作（高度推荐）。

4. 不断完善各项技术操作和临床管理规范（高度推荐）。

（三）麻醉科流程管理

1. 建立麻醉科相关工作流程，以促进科室高效运行（高度推荐）。包括（但不限于）门诊流程、会诊流程、择期手术预约流程、暂停手术流程、接台手术流程、急诊手术流程、PACU转入转出流程、术后镇痛管理流程等。

2. 不断完善和优化各项流程（推荐），以适应和满足安全质量和服务的需求。

（四）重点环节控制与特殊患者人群安全管理（高度推荐）

对于涉及麻醉安全隐患的重点环节要特殊管理和控制，降低麻醉风险，保证患者安全。重点环节主要包括：术前访视和评估、麻醉诱导期、麻醉苏醒期、送返患者、麻醉交接班、手术室外麻醉、日间手术麻醉、急诊手术麻醉、分娩镇痛等。日间手术及手术室外麻醉与镇痛服务应制定针对性的安全与质量控制措施（高度推荐）。急诊手术麻醉应尽可能利用短暂时间对患者实施准确评估，以提高生命体征掌控、麻醉方案制定、风险预判、特殊硬件和药品准备、麻醉人员能力以及团队协作的科学性、针对性和有效性，最大限度增加患者安全的保障系数。特别强调加强对实习生、研究生、规培生、进修生的管理。

加强特殊患者人群手术麻醉的安全管理和质量控制，在技术力量配备、术前评估、麻醉实施、围手术期生命体征监测与维持、术后恢复等方面提供有效的安全保障和质量管理(高度推荐)。重点患者人群包括:1岁以下婴儿、80岁以上老年人、重症患者和危重症患者。

四、麻醉前质量控制

所有实施麻醉的患者都应接受麻醉前评估。

(一)麻醉安排

根据麻醉科医师资质、手术种类及分级、麻醉难易程度、患者状况、麻醉科医师的技术水平及业务能力予以合理安排,以确保技术力量的合理配备(推荐)。

(二)麻醉前评估

1. 麻醉科医师应于术前对患者情况及手术风险进行评估(高度推荐),对患者全身情况和麻醉风险进行分级,拟定麻醉方案,预判麻醉和围手术期间可能发生的问题和防治方法,并填写术前访视评估记录(高度推荐)。

2. 急诊手术患者根据病情由有资质的麻醉科医师决定术前评估内容和时间(高度推荐)。

3. 非住院手术患者应在门诊完成术前评估,并预约手术日期(推荐)。

4. 对择期手术疑难病例,手术科室应提前请麻醉科会诊或共同进行术前讨论(推荐)。

5. 麻醉科医师应与患者或家属充分沟通,说明拟定的麻醉方法、监测方法、有创操作、术后镇痛、可能发生的并发症和意外,以及所采取的预防措施和备选麻醉方案,自费项目等(高度推荐)。指导患者如何配合麻醉,并告知禁食禁水的时间等(高度推荐)。麻醉知情同意书由患者或被委托人、麻醉科医师签字后存入病历(高度推荐)。

(三)上报及讨论制度(高度推荐)

1. 术前访视患者时,如由住院医师完成或评估时发现患者有特殊疑难情况,应及时向上级医师汇报,以得到指导和帮助。

2. 发现患者术前准备不充分、需补充或复查必要的检查项目时,麻醉科医师应向手术医师提出建议,推迟或暂停手术,完善术前准备。

3. 对高危或麻醉处理十分复杂的病例,麻醉科应于术前向医务科(处)报告,必要时由医务科(处)组织相关科室共同进行术前讨论。

(四)麻醉前准备

1. **麻醉方案准备(高度推荐)** 根据手术要求、患者身体状况、本单位设备条件并结合患者意愿,选择合适的麻醉方式,制定麻醉计划,包括意外情况处理预案,并告知风险。

2. **患者准备(高度推荐)** 根据手术要求和麻醉方案对患者进行麻醉前准备工作,术前尽可能改善患者全身情况,并严格执行术前禁食禁水规定,指导患者停用或继续服用常规用药及其他相关事项,控制感染等合并症。所有接受麻醉的患者麻醉前均应建立有效静脉通路(小儿可以在吸入麻醉下建立静脉通路)。

3. **麻醉药品与相关物品准备(推荐)** 配制好的注射用药物应有正确、醒目的标签标注药品名称、浓度等,并集中放好,急救药品应备好另放。麻醉前准备好相关耗材和用品(高度推荐),包括:面罩、吸引装置、气管导管或喉罩、导引钢丝、通气道、牙垫等。

4. **麻醉设备准备(高度推荐)** 麻醉实施前均应常规准备麻醉机、监护仪、氧气和吸氧装置、吸引器及吸痰管。对相应设备进行气源、电源、管道连接安全检查。按设备的要求开机、检测,调整相关参数。麻醉前所有仪器设备应处于完好待用状态。

5. **手术安全核查制度、手术风险评估制度与工作流程(高度推荐)** 建立并切实履行手术安全核查制度、手术风险评估制度与流程。实施麻醉前、手术开始前和患者离开手术室前,麻醉科医师、手术医师和手术室护士按《手术安全核查制度》有关要求进行严格、有效的三方核对,并填写手术安全核查表。

五、麻醉过程中质量控制

1. 具有主治医师及以上专业技术职称任职资格的麻醉科医师才能独立实施麻醉,不具备独立从事临床麻醉工作资质的医师应在上级医师的指导下开展相应的工作(推荐)。

2. 实施麻醉时,应严格执行诊疗规范和技术操作常规。所实施的医疗技术需符合《医疗技术临床应用管理办法》的规定(高度推荐)。

3. 任何情况下均应确保患者气道通畅和有效通气,包括自主呼吸和人工通气(高度推荐)。

所有接受全身麻醉的患者均需供氧,并持续观察/监测患者氧合情况。全身麻醉下机械通气时,应开启通气断开报警(推荐)。

4. 按照术前拟定的计划实施麻醉。麻醉实施中变更麻醉方式、方法应有科学依据。科室应对变更麻醉方案的病例进行定期回顾、总结和分析,并有持续改进措施(推荐)。

5. 对所有接受麻醉的患者应全程监测脉搏血氧饱和度、心电图、无创或直接动脉血压(高度推荐)。调节报警设置,并确保有声报警可以被整个手术间区域闻及(高度推荐)。全身麻醉应实施呼气末二氧化碳浓度监测(高度推荐)。积极创造条件,加强体温、麻醉深度、脑氧饱和度、神经肌肉功能等监测(建议)。

6. 麻醉科医师应全程床旁严密监护患者(高度推荐),关注手术进程,随时与手术医师保持有效沟通。

7. 建立紧急抢救情况时使用口头医嘱的制度和相关流程(推荐)。

8. 切实执行手术中用血的相关制度与流程(高度推荐),严格掌握术中输血适应证。合理、安全输血,积极开展自体输血(推荐)。

9. 建立防范患者坠床的相关制度与措施(高度推荐)。特别是在特殊体位下的手术和麻醉恢复期应密切看护患者,防止发生坠床意外。

10. 出现并发症或意外情况,按麻醉前准备的预案采取必要的救治措施,并马上通知上级医师,全力保障患者安全(高度推荐)。

11. 应按照《病历书写基本规范》、WS 329-2011、《手术安全核查制度》要求如实填写麻醉知情同意书、麻醉术前访视记录、手术安全核查表、麻醉记录和麻醉后访视记录等医疗文书(高度推荐)。

12. 临床科研项目中使用的医疗技术应严格执行相关管理制度并履行审批流程(高度推荐)。

13. 使用新开展的技术、方法和新药前,应严格执行新技术管理规定,预先做好培训,制定发生风险和并发症的处理预案(高度推荐)。

六、麻醉后质量控制

(一)麻醉恢复场所的选择

1. 所有患者麻醉结束后均应在适当场所进行恢复(高度推荐)。

2. 危重患者、生命体征不平稳或术后需要较长时间连续监测生命体征的患者应转送至ICU(推荐)。

3. 大多数患者麻醉后应在PACU进行恢复(高度推荐)。

4. 部分非全身麻醉患者,手术结束后即达到出PACU标准,可直接送返病房观察(推荐)。

(二)PACU管理工作要求

1. 按照相应要求配备有资质的麻醉科医师和经过专业培训的麻醉科护士(推荐),并实行主治医师负责制。

2. 建立健全PACU各项规章制度;制定患者转入、转出标准与流程(高度推荐)。

3. 由麻醉科医师向PACU人员交班,并对患者入室情况进行共同评估(推荐)。交接内容包括:患者术前评估及特殊病史,目前生命体征(血压、心率、脉搏血氧饱和度、呼吸、意识等)、术中情况(手术方式、麻醉实施、术中失血及补液情况、术中特殊情况处理及术中特殊用药等)及术后可能出现的问题与注意事项等。

4. PACU医师和护士继续对患者进行生命体征监测。密切观察患者,预防和处理相关并发症,如意识和精神障碍、呼吸抑制、循环波动、体温波动、疼痛、恶心呕吐、伤口出血等。如需专科医师协助,可根据情况通知手术医师或请专科医师会诊(高度推荐)。

5. 患者在离开PACU前,应由麻醉科医师进行评估,符合离开PACU或离院条件的,由麻醉科相关人员负责送离手术室,日间手术由陪护人员陪同离院(推荐)。

6. 记录患者在术后恢复阶段的生命体征、阶段性评估情况以及患者进、出PACU的时间,并作为病历的一部分,与病历一同保存(高度推荐)。

(三)患者转入ICU要求(推荐)

1. 手术结束前,由麻醉科医师根据患者情况与手术医师协商决定是否进入ICU。

2. 转入ICU的患者由麻醉科医师、外科医师、护士等相关人员共同转送。转送途中应连续监测生命体征,并给予呼吸支持,一旦出现意外情况由麻醉科医师和外科医师共同负责处理。

3. 患者平稳转运至ICU后继续监测生命体

征,由麻醉科医师和外科医师分别向 ICU 医师和护士交班,由 ICU 医师和护士负责患者的后续治疗。

(四)术后随访(推荐)

1. 麻醉科医师应常规对住院患者进行术后随访。

2. 术后随访应重点关注麻醉恢复情况、镇痛效果与不良反应,以及麻醉相关并发症。

3. 术后出现麻醉并发症应及时有效处理,并执行上报制度。

4. 填写麻醉术后访视记录,记录生命体征、麻醉恢复情况、镇痛效果和并发症及处理情况。

(五)术后镇痛管理

1. 给予手术患者安全、有效的药物和措施以预防和缓解术后疼痛及其相关并发症(推荐)。

2. 建立术后镇痛管理相关制度和规范(高度推荐)。

3. 由实施术后镇痛的麻醉科医师或专人进行术后镇痛管理(建议)。

4. 术后镇痛随访重点为镇痛效果及相关并发症。及时调整药物种类和剂量,在确保镇痛效果的同时预防和处理相关并发症(高度推荐)。

七、麻醉医疗交接管理(高度推荐)

麻醉医疗交接指在患者接受麻醉的全过程中的任何时段,主管麻醉的医师将患者的麻醉实施、管理和责任转交给另一位具有同等及以上资质的麻醉科医师。所有关于患者病史、麻醉方案、麻醉实施情况、患者的特殊情况、用药、现阶段患者状况、计划预案等交接信息均应完整、有效,以确保医疗安全的连续性和有效性。

八、妥善处理与麻醉相关的医疗安全(不良)事件

1. 建立主动报告医疗安全(不良)事件的制度与可执行的工作流程(高度推荐)。

2. 建立网络医疗安全(不良)事件直报系统及数据库(建议)。

3. 麻醉科工作人员对不良事件报告制度知晓率应达到 100%(高度推荐)。

4. 需持续改进安全(不良)事件报告系统的敏感性,有效降低漏报率。对于严重不良事件,需溯源分析并制定相应的防范措施(建议)。

九、院感防控管理

1. 严格按照医疗机构院感防控要求制定麻醉科相关制度和流程(高度推荐)。

2. 麻醉医护人员应严格执行手卫生制度(高度推荐)。

3. 严格执行一次性耗材使用管理制度(高度推荐)。

4. 严格执行麻醉机 / 呼吸机内部消毒制度(推荐)。常规每周对麻醉机管路内部清洁消毒 1 次;特殊感染患者(包括各种传染性疾病患者)麻醉后或呼吸机治疗结束后,必须立即予以彻底清洁消毒,采用专用麻醉机消毒机对麻醉机 / 呼吸机内部消毒。

5. 纤维支气管镜或电子软镜使用后清洗消毒,执行中华人民共和国卫生行业标准 WS 507-2016《软式内镜清洗消毒技术规范》(高度推荐)。

十、建立质量控制和改进管理制度

1. 科室应从麻醉工作量、麻醉质量、麻醉意外和并发症等各方面入手,建立质量数据库,设立若干质量监控指标,日常收集数据,定期开展质量评估,实施持续质量改进(推荐)。

2. 科室应有专人负责组织实施持续质量改进项目,对科室管理相关制度、日常工作程序等进行质量管理。改进项目应提交科室质量控制小组讨论、组织、实施、总结、标准化,制定相应的工作制度规范(推荐)。

3. 质量改进的基本模式是 PDCA 循环,含计划、实施、检查、处置等四个阶段。科室管理应遵循 PDCA 的质量改进工作程序(推荐)。

4. 每次质量改进管理过程均应记录在案,并整理为《持续质量改进记录表》归档,科室应有专人负责资料的整理收集工作。科室每年至少要完成 1 项持续质量改进项目(建议)。

参 考 文 献

[1] 中华医学会麻醉学分会 .2014 版中国麻醉学指南与

专家共识[M].北京:人民卫生出版社,2014.

[2] ADRIAN W.GELB,WAYNE W.MORRISS,WALTER JOHNSON,等.世界卫生组织-世界麻醉科医师学会联盟(WHO-WFSA):麻醉安全国际标准[J].中华麻醉学杂志,2018,38(10):1153-1160.

[3] 郭燕红.医疗质量安全核心制度要点释义[M].北京:中国人口出版社,2018.

[4] 马爽,申乐,黄宇光,等.2018年麻醉医疗质量管理现状报告[J].中国卫生质量管理,2020,27(1):9-13.

[5] 曾因明,姚尚龙,熊利泽.麻醉学科管理学[M].北京:人民卫生出版社,2017.

[6] KEITH J RUSKI,MARJORIE P STIEGLER,STANLEY H ROSENBAUM.围手术期麻醉质量与安全[M]// 李天佐,张惠,译.西安:世界图书出版公司,2019.

2 麻醉前访视和评估专家共识

王强　王锷(共同执笔人)　王英伟(共同负责人)　王海云　朱涛(共同负责人)　乔辉　刘存明
刘学胜　孙绪德　李金宝　杨建军　宋兴荣　张野　张加强　陈向东　陈新忠　林献忠
赵晶　赵璇　倪新莉　徐国海　徐道杰(共同执笔人)　曹铭辉　戚思华　阎文军

目　录

一、前　　言

麻醉前访视和评估是保障患者手术麻醉安全的重要环节,对优化患者术前治疗和麻醉方案的制定以及术中管理都具有非常重要的指导作用。麻醉前访视包括病史采集、麻醉风险评估、麻醉专科检查、麻醉方案和风险告知、心理疏导等内容,涉及内科、外科、儿科、妇科和感染病科等的相关疾病。访视时既要做到问诊简单明了,又不能遗漏重要病史。为提高麻醉前访视的规范化,特制定麻醉前访视和评估专家共识。

二、麻醉前访视和评估人员的资质

麻醉科医师是术前访视评估的主要人员,麻醉科医师可亲自去病房询问患者病史或通过麻醉专科门诊进行术前评估。也可采用基于计算机或智能设备的患者自我评估问卷进行初步评估,然后由麻醉科医师审核,这种方法可明显提高访视和评估效率。

三、麻醉前病史采集

(一)一般病史询问

1. 过敏史及药物不良反应史　询问是否清楚过敏原、过敏症状以及缓解方式等。

2. 吸烟史 烟龄、每天吸烟数量、近期是否戒烟。

3. 饮酒或吸食毒品史 每天饮酒量、饮酒年限、近期是否戒酒；是否酒精或毒品成瘾；是否长期使用镇静催眠药等。

4. 家族史 有无恶性高热家族史、假性胆碱酯酶缺乏史和家族遗传疾病等病史。

5. 麻醉手术史 ①曾实施手术种类、部位以及术后恢复情况；②是否发生过气管插管困难，恶性高热、心搏骤停和过敏等严重不良事件；③术后是否发生恶心、呕吐和疼痛等并发症。

（二）系统性疾病的评估

1. 心血管系统疾病

（1）高血压：①高血压程度和年限；②是否规律服用降压药物以及降压药物种类；③是否合并高血压并发症，平时有无胸闷、胸痛、气促以及体位变化引起的头晕、晕厥和黑蒙等症状。

建议：①未经治疗的严重高血压患者（>180/110mmHg），建议推迟择期手术；②钙通道阻滞剂和β-受体阻滞剂术前不需要停药；③血管紧张素转化酶抑制剂（angiotensin converting enzyme inhibitor，ACEI）和血管紧张素Ⅱ受体拮抗剂（Angiotensin Ⅱ receptor antagonists，ARB）类降压药可能引起围手术期低血压，如患者平时血压控制较好，手术当天可停用；④利血平停药与否存在争议，综合国内外最新文献，建议以利血平为主的复方降压药手术当天停用即可。

（2）缺血性心脏病：①是否有胸痛、胸闷、心悸、晕厥或黑蒙等症状；②胸痛和胸闷等症状的诱发因素以及缓解方式；③是否需行冠状动脉CTA或冠状动脉造影检查，了解病变动脉狭窄部位和严重程度；④以前是否发生过心肌梗死以及治疗方法；⑤目前是否正在接受双联抗血小板治疗。

建议：①体能状态较好的患者（>10METs），无需进一步运动试验和心脏影像学检查；②体能状态差的患者（<4METS），可考虑进一步行动态心电图（Holter）、心电图运动负荷实验、超声心动图，心肌缺血症状明显者可考虑冠状动脉CTA或冠状动脉造影等检查；③双联抗血小板治疗期间需要进行非心脏手术时，需要麻醉科医师、外科医师、心血管医师根据支架内血栓风险级别、手术类型及距冠脉介入治疗（percutaneous coronary intervention，PCI）术后时间等共同抉择。

（3）心脏瓣膜疾病：①瓣膜疾病的类型，病程长短；②是否有呼吸短促、端坐呼吸或夜间阵发性呼吸困难等症状；③有无颈静脉充盈、肝静脉回流征阳性或踝部水肿等体征；④心脏听诊杂音是否明显；⑤房室功能是否失代偿，有无并发症；⑥是否行手术或抗凝药物治疗，治疗后症状是否有改善。

建议：①轻微心脏瓣膜疾病并非手术禁忌证；②合并症状的严重瓣膜疾病患者行非心脏手术时，应请心血管外科医师进一步评估；③瓣膜置换手术后3个月内尽量避免非心脏手术。

（4）心律失常：①心律失常的类型和严重程度；②是否有胸闷、心悸、晕厥或黑蒙等症状；③是否影响血流动力学；④有过何种治疗方法和治疗效果。

建议：①有明显症状的患者，应行动态心电图和超声心动图检查；②近期有脑梗史的心房颤动患者，必要时应行经食管超声心动图（TEE）进一步排除左心耳是否有血栓；③严重窦性心动过缓、Ⅱ度Ⅱ型或Ⅲ度房室传导阻滞，或有晕厥症状的完全性左束支传导阻滞，术前应该安装临时或永久起搏器；对已经安装永久起搏器的患者，应了解起搏器的类型以及术中可能的电磁干扰及其相关问题；④β受体阻滞剂和其他抗心律失常药应服用至手术当天早晨。

风险评估：心血管不良事件是手术最具危险的并发症之一，建议对所有合并心脏疾病的患者术前进行运动耐量（表2-1）、临床心功能（表2-2）及心血管危险性评估（表2-3）。根据危险评分评估后，若患者心脏并发症发生率为3级或4级，建议术前行无创试验（如运动平板试验、核素心肌灌注显像、冠状动脉CT造影等），进一步评价心血管事件不良风险。

2. 呼吸系统疾病

（1）慢性阻塞性肺疾病：①平时是否有呼吸困难、喘息或慢性咳嗽、咳痰等症状，近期咳嗽、咳痰等症状有无加重；②肺部听诊是否有哮鸣音、干啰音或湿啰音等；③了解肺功能障碍的类型和严重度；④是否有肺部感染或肺大疱等；⑤是否有肺动脉高压或肺心病等合并症；⑥平时是否用药治疗及药物名称。

建议：①术前应积极改善肺功能，近期有急性发作者建议推迟择期手术；②对中重度通气功能障碍的患者，根据手术部位优先选择神经阻

表 2-1 运动耐量评估表

代谢当量	活动程度
1MET	平时能照顾自己吗？
2MET	能自己吃饭、穿衣服、使用工具吗？
3MET	能在院子散步吗？
4MET	能按 50~80m/min 速度行走吗？
5MET	能做简单家务（打扫房间、洗碗）吗？
6MET	能上一层楼或爬小山坡吗？
7MET	能快步走（100m/min）吗？
8MET	能短距离跑步吗？
9MET	能做较重家务（拖地、搬动家具）吗？
10MET	能参加较剧烈活动（跳舞、游泳等）吗？

注：MET，代谢当量；运动耐量分级：良好（>10MET）；中等（4~10MET）；差（<4MET）。心脏病患者接受非心脏手术时，<4MET则患者耐受力差，手术危险性大；>4MET临床危险性较小。

表 2-2 NYHA 临床心功能分级

分级	临床表现
I 级	体力活动不受限，日常活动不引起过度的乏力、呼吸困难或心悸。
II 级	体力活动轻度受限，休息时无症状，日常活动即可引起乏力、心悸、呼吸困难或心绞痛。
III 级	体力活动明显受限，休息时无症状，轻于日常的活动即可引起上述症状。
IV 级	不能从事任何体力活动，休息时亦有充血性心力衰竭或心绞痛症状，任何体力活动后加重。

表 2-3 改良心脏危险指数评分（RCRI）

参数	计分
高危手术（腹腔内、胸腔内和腹股沟以上的血管手术）	1
缺血性心脏病（心肌梗死病史或目前存在心绞痛、需使用硝酸酯类药物、运动试验阳性、ECG 有 Q 波或既往 PTCA/CABG 史且伴有活动性胸痛）	1
慢性心力衰竭病史	1
脑血管病史	1
需胰岛素治疗的糖尿病	1
术前肌酐 >2.0mg/dl	1
总计	6

注：ECG：心电图；PTCA/CABG：经皮冠状动脉腔内血管成形术 / 冠状动脉旁路移植术。根据 RCRI 危险评分确定心脏并发症发生率，心脏危险指数分为 1 级（计分 0 分）、2 级（计分 1 分）、3 级（计分 2 分）、4 级（计分≥3 分）者的主要心脏事件风险分别为 0.4%、1.0%、2.4%、5.4%。

滞或椎管内麻醉；③支气管扩张药和激素等药物推荐用至手术当天早晨；④评估患者活动耐量，包括 6min 步行试验（6MWT）和心肺运动试验（cardiopulmonary exercise testing，CPET）。其中，CPET 可以更客观全面地评价心肺功能，MET<4 提示心肺功能储备不足。

（2）哮喘：①是否有呼吸困难，喘鸣和咳嗽等症状；②肺部听诊是否有哮鸣音；③最近是否有急性发作；④急性发作期的症状以及缓解方式；⑤平时是否用药治疗及药物名称。

建议：①最近 2 周有急性发作的哮喘患者，建议推迟择期手术；②治疗哮喘的支气管扩张剂和激素等药物，应用至手术当天早晨；③避免哮喘的诱发因素；④根据手术部位优先选择神经阻滞或椎管内麻醉。

（3）急性呼吸道感染：急性呼吸道感染是导致围手术期气道高反应性和肺部并发症的重要原因，择期手术建议在呼吸道感染症状控制后 1~2 周后进行。

风险评估：可通过 BODE 评分系统对慢性阻塞性肺疾病综合评估（表 2-4）；必须考虑合适的术前预防策略，以调整慢性阻塞性肺部疾病和哮喘等疾病至最佳状态，术前加强呼吸肌训练和有效的咳嗽训练。必要时应咨询呼吸专科医师进一步评估。

3. 神经系统疾病

（1）脑血管疾病：①是否有脑卒中史以及脑卒中类型；②有过何种治疗；③是否有偏瘫或认知功能障碍等后遗症；④是否合并高血压、高血脂、冠心病和糖尿病等疾病；⑤是否正在行抗凝治疗。

建议：①评估围手术期是否有再次发生脑卒中的风险；②有短暂性脑缺血（TIAs）病史的患者，建议行颈动脉超声或头颅 MRI 检查。

（2）癫痫：①抗癫痫的发病原因、发作时表现及缓解方式；②是否用药治疗及药物种类；③最近是否有急性发作。

建议：①抗癫痫药物应服用至手术当天早晨；②长期服用抗癫痫药物的患者应注意是否有肝功能损伤；③注意原发疾病的治疗。

（3）精神疾病：①了解精神疾病的种类和严重程度；②是否用药治疗及药物种类。

建议：①服用三环类抗抑郁药的患者术前应进行全面的心功能检查，不建议术前常规停止抗抑郁药物治疗，仅需在术日早晨停用；②选择性 5-

表 2-4　BODE 评分系统

参数	0 分	1 分	2 分	3 分
体重指数（BMI）	>21	≤1	—	—
FEV$_1$ 占预计值百分比（%）	≥65	50~64	36~49	≤35
mMRC 呼吸困难评分（级）	0~1	2	3	4
6min 步行距离（m）	≥350	250~349	150~249	≤149

BODE 评分系统：基于 4 个指标，即体重指数（B）、气道阻塞程度（O）、功能性呼吸困难（D）、6min 步行距离评估的活动耐量（E）。

羟色胺再摄取抑制剂撤药可能产生严重的撤药反应。不推荐术前常规停用 5- 羟色胺再摄取抑制剂，但若患者有较高的出血风险可考虑术前 2 周停用；③不可逆性单胺氧化酶抑制剂（第一、二代）应在术前 2 周停用，并转换为可逆性的同类药物；④术前 72h 停用锂剂。

风险评估：脑血管疾病是导致患者围手术期致死或致残的重要原因，也是老年患者围手术期常见疾病，建议所有老年患者术前采用 Essen 脑卒中风险评分量表（ESRS，表 2-5）进行脑卒中风险评估。根据评估结果，选择有效的预防性措施，如加强术中血压监测、维持血压在基线水平以上并选择更安全的麻醉和手术方式。

表 2-5　ESRS 评分表

危险因素	评分（分）
年龄 <65 岁	0
年龄 65~75 岁	1
年龄 >75 岁	2
高血压	1
糖尿病	1
既往心肌梗死	1
其他心脏病（除外心肌梗死和心房颤动）	1
外周动脉疾病	1
吸烟	1
既往短暂性脑缺血发作或缺血性脑卒中病史	1
最高分值	9

注：0~2 分为低危；3~6 分为高危；7~9 分为极高危。

4. 内分泌系统疾病

（1）糖尿病：①了解糖尿病类型、病程和目前治疗方案；②有无糖尿病并发症；③目前糖化血红蛋白（HbA1c）的水平；④是否合并高血压、高血脂和冠心病等其他疾病。

建议：①合并糖尿病酮症酸中毒、高渗综合征者，应推迟择期手术；②糖尿病患者手术当日停用口服降糖药和非胰岛素注射剂，停药期间监测血糖，使用常规胰岛素控制血糖水平；③长期糖尿病患者应详细评估其困难气道和心血管不良事件风险。

（2）甲状腺功能亢进：①甲亢症状是否得到控制，包括情绪、睡眠和体重等；②静息状态下心率、基础代谢率和甲状腺激素水平是否降至正常水平；③是否合并甲状腺心肌病；④甲状腺是否肿大压迫气管，是否存在困难气道。

建议：①甲亢患者术前必须经积极治疗稳定后才能行择期手术；②抗甲状腺药物和 β 受体阻滞剂应持续应用到手术当天早晨。

（3）甲状腺功能减退：①甲减的原因和严重程度；②平时是否服用甲状腺素替代治疗；③甲状腺是否肿大压迫气管，是否存在困难气道。

建议：①甲状腺素应服用至手术当日早晨；②严重甲状腺功能减退或黏液性水肿昏迷的患者，择期手术需积极治疗后才能进行。

（4）嗜铬细胞瘤：①是否有持续性或阵发性高血压、发作性头痛、大汗及心悸等临床症状；②24h 尿和血浆游离甲氧基肾上腺素类物质以及血或尿儿茶酚胺是否异常；③血细胞比容、红细胞沉降速率、血糖和糖耐量是否有异常；④病程长短，是否有儿茶酚胺心肌病。

建议：①必要时术前 2 周开始应用降压药和扩容治疗；②术前每天严密监测血压；③请泌尿外科共同评估术中风险。

风险评估：对合并内分泌疾病的患者术前需详细评估原发疾病，并发症的评估尤为重要，必要时需请专科医师进一步评估。

5. 消化系统疾病

肝脏疾病：①了解肝脏疾病的原因和严重程度；②是否合并低蛋白血症、贫血、门脉高压、肝肾综合征和肝性脑病等并发症；③了解治疗方式及治疗药物。

建议:①急性重症肝炎可能导致围手术期肝功能损伤加重,甚至肝衰竭,建议推迟择期手术;②有严重低蛋白血症或贫血等并发症的患者,择期手术应积极治疗后再实施;③评估肝功能是否能耐受手术。

风险评估:建议对有肝功能不全或肝脏疾病患者进行常规肝功能评估,肝硬化患者可根据 Child-Pugh 分级标准对肝脏储备功能进行量化评估(表 2-6)。

表 2-6　Child-Pugh 分级标准

临床生化指标	1 分	2 分	3 分
肝性脑病(级)	无	1~2	3~4
腹水	无	轻度	中、重度
总胆红素(μmol/L)	<34	34~51	>51
白蛋白(g/L)	>35	28~35	<28
凝血酶原时间延长(s)	<4	4~6	>6

6. 泌尿系统疾病

肾脏疾病:①了解肾功能受损原因和严重程度;②是否有酸碱失衡和水电解质紊乱;③询问有无少尿、排尿困难、水肿及呼吸困难等症状和体征;④了解治疗方式以及治疗药物。

建议:①术前需积极纠正高钾或严重代谢性酸中毒后,才能行择期手术;②评估残余肾功能是否能耐受手术;③尿毒症透析患者行高风险手术前应进行透析治疗。

风险评估:建议对有肾脏疾病的患者行常规肾功能评估;对所有需手术的肾脏疾病患者,推荐根据慢性肾脏病流行病学合作(CKnEPI)公式估算肾小球滤过率(GFR),以评估患者肾功能及术后发生急性肾损伤的风险;必须考虑合适的术前预防策略(如慎用肾毒性药物以及造影剂等)或请肾脏专科医师共同评估,以降低术后发生肾衰竭的风险。

7. 血液系统疾病

(1) 贫血:①贫血的原因、类型及严重程度;②目前的治疗方式。

建议:①严重贫血(血红蛋白 <70g/L)的老年患者行高风险手术前,建议输血治疗;②择期手术患者术前确诊为缺铁性贫血时,建议补充铁剂或促红细胞生成素治疗 2~4 周,纠正贫血,减少围手术期输血并发症。

(2) 止血功能障碍:①患者是否有出血史或血栓栓塞史;②实验室检查是否有异常;③目前是否正在服用止血或抗凝药物。

建议:①高凝状态患者术前应评估围手术期血栓风险;②凝血功能障碍患者应避免行神经阻滞或椎管内麻醉。

风险评估:建议对所有患者进行围手术期血栓栓塞风险及手术出血风险评估。根据评估结果,合理制定围手术期抗凝药物管理方案。

四、特殊患者麻醉前评估

(一) 老年患者麻醉前评估

老年患者的主要问题是可能合并多种疾病及多重用药,应评估老年患者的多种共病及多重用药问题,并建议采用基于年龄校正的评分量表,比如查尔森合并症指数进行共病评估,针对用药情况进行围手术期适当的用药调整。同时,老年患者应进行功能状态评估,包括社交和认知等活动的能力总和,可应用 BADL 和 IADL 评分。另外,老年患者可能还需询问一些特殊的问题:

1. 衰弱　衰弱是老年人多系统衰退、生理储备低下,致维持内稳态能力和抗应激能力降低的综合征。65 岁以上接受大手术的患者都应进行衰弱筛查,衰弱比年龄更能预测不良结果。有跌倒史和日常活动受限者,术后并发症发生率高。

2. 认知功能障碍　老年人术前认知功能受损和痴呆比较常见,高龄、文化程度较低和术前认知功能障碍,是术后谵妄、神经认知障碍的预测因素。

(二) 小儿手术麻醉前评估

标准的成人病史和体格检查同样适用于儿童的术前评估,但小儿术前麻醉评估仍有其特殊性。术前需详细查询患儿孕龄、生长发育、营养状况、气道、手术史、抢救史、插管史和全身各系统疾病,如心脏、肺、内分泌和肾脏疾病等。对患有遗传代谢性或各种畸形综合征的患儿,应进行细致深入的评估。部分先天性疾病可能合并多种器官畸形缺陷,特别是合并心血管和气道畸形的患儿,术前应进行相关的检查。此外,有特殊家族史(如恶性高热、假性胆碱酯酶缺乏、术后恶心呕吐、先天性神经肌肉疾病、先天性凝血功能障碍等)的患儿,也需要引起重视,尤其是有恶性高热家族史的患儿一定要引起重视。过敏是小儿手术麻醉的常见并发症,特别是在脊柱裂、骨发育不良、泌尿道畸形及有多次手术史的患儿,对乳胶过敏较常见。小儿术中较易出现低体温,术中应进行积极的保温措施。另外,了解患儿是否早产非常重要;与足月儿相比,早产儿术后 24h 出现呼吸暂停和心动过缓的风险显著增加。建议早产儿术后 24h 进行麻醉监护。另外,早产儿可能合并支气管和肺部发育不良,术后发生支气管痉挛和缺氧的风险增加。

1. 先天性心脏病 先天性心脏病是小儿麻醉中的常见疾病,也是导致术中不良事件的主要原因。术前应详细了解患儿病史、体格检查及心电图检查情况,心脏听诊和观察患儿哭闹或运动时出现的相关症状,往往可以帮助发现一些被忽略的先天性心脏病。对术前已知的先天性心脏病,应做超声心动图,了解患儿心脏病类型和严重程度,并请儿科心脏病专家协助进行评估。

2. 呼吸道感染 儿童急性呼吸道感染较常见,会增加喉痉挛、支气管痉挛、肺不张和术后肺炎等并发症的发生率。如果上呼吸道感染仅有轻微症状,可按计划进行手术。必须说明的是,即使轻微的呼吸道感染也可能增加患儿气道高反应性,故需做好预防支气管痉挛等并发症的防范措施。如果患儿有喘息、严重咳嗽咳痰、肺炎等下呼吸道感染症状,应延期择期手术,必要时最好推迟4~6 周再行择期手术。

3. 哮喘 哮喘是一种常见的儿童呼吸道疾病,可导致气道高反应性。气管插管操作、浅麻醉、气道分泌物增多等因素,均可导致围手术期哮喘急性发作。术前应详细了解患儿哮喘严重程度、发病年龄、目前症状、目前治疗药物、发作时症状和缓解方式等。治疗哮喘的药物建议持续使用至手术当天早晨,以减少围手术期呼吸道并发症的发生。如果患儿正处在哮喘发作的急性期或近期有发作,建议推迟择期手术。

4. 阻塞性睡眠呼吸暂停综合征 阻塞性睡眠呼吸暂停综合征是以上呼吸道部分阻塞和 / 或暂时性完全阻塞为特征的睡眠障碍,在肥胖儿童中多见。术前应详细询问患儿睡觉时是否有严重打鼾现象,是否有阻塞性睡眠呼吸暂停综合征病态面容,对重度阻塞性睡眠呼吸暂停、BMI>40kg/m^2 的患儿,术后建议重症监护。

(三)产科手术的麻醉前评估

成人病史和体格检查对产科手术麻醉前评估同样适用,产科手术麻醉要特别注意预防误吸性窒息和肺炎。前置胎盘、胎盘早剥、凶险型前置胎盘、胎盘植入是产科大出血的高危因素,术前要做好预防措施,常规进行中心静脉穿刺置管和有创动脉测压,对预计术中可能出现大出血的产妇应首选全身麻醉。合并妊娠期高血压疾病的产妇,对无凝血功能障碍、弥散性血管内凝血(disseminated intravascular coagulation,DIC)、休克和昏迷的患者应首选椎管内麻醉,而对休克、DIC、昏迷、抽搐、凝血功能异常者则选择全身麻醉。

五、麻醉和手术综合风险评估

(一)麻醉风险评估

根据术前访视的结果,可参照美国麻醉科医师协会(ASA)分级方法(表 2-7),对手术患者的全身情况做出评估。

表 2-7 ASA 分级方法

Ⅰ级:无器质性疾病的患者,能很好耐受麻醉和手术
Ⅱ级:有轻微系统性疾病,机体代偿功能良好,仍能耐受一般麻醉和手术
Ⅲ级:有严重系统性疾病,日常活动受限,但未丧失工作能力,尚在代偿范围内,实施麻醉和手术有一定的风险
Ⅳ级:有严重系统性疾病,已丧失工作能力,机体代偿功能不全。伴有严重系统性疾病,经常威胁着生命,实施麻醉和手术有较大的风险
Ⅴ级:病情危急,生命难以维持的濒死患者。无论手术与否,不抱挽回生命的希望
Ⅵ级:确证为脑死亡,其器官拟用于器官移植手术

(二)外科手术类型、创伤程度与手术风险评估

手术过程本身也是围手术期风险的影响因素,它包括外科手术类型、创伤程度、出血以及对重要脏器功能的影响。一般而言,腹腔、胸腔和大血管手术,以及较长时间的复杂手术,有较大量失血和术中液体转移的手术,以及急诊手术,与较高的围手术期风险相关(表 2-8)。

为提高围手术风险预测的准确性,一些风险计算工具已被开发出来,将患者因素和手术因素结合起来进行评估。例如,美国外科医师学会国家外科质量改进计划(ACS NSQIP)计算器是一个免费的在线资源,它将特定手术风险与 20 个患者因素结合起来,用于综合风险评估。

表 2-8　手术出血风险

风险分级	手术类型
高危	颅内或脊髓手术;大血管手术;泌尿外科大手术(前列腺切除和膀胱恶性肿瘤切除);骨科大手术(髋/膝关节置换);肺叶切除;肠胃手术;永久性起搏器或除颤器
中危	其他腹部手术;其他胸部手术;其他骨科手术;其他血管外科手术;择期小息肉切除术;前列腺穿刺;颈部穿刺
低危	腹腔镜胆囊切除术;腹腔镜疝修补;非白内障眼科手术;冠状动脉造影;胃镜或肠镜;胸穿、骨穿等
极低	拔牙;皮肤活检;白内障手术

六、麻醉专科评估

(一) 术前气道评估

术前气道评估可早期识别困难气道、降低未预料的困难气道发生率,也是正确处理困难气道、做好充分准备的前提。一些困难气道的危险因素可从观察患者外观获得,如先天性颅颌面畸形,创伤、感染、肿瘤致口腔颌面部畸形或缺损,烧伤后瘢痕粘连致小口畸形、颏胸粘连,手术或放疗后引起气道附近解剖结构异常,颞下颌关节强直,肥胖、颈短、小下颌、高喉头、巨舌等。推荐采用多模式评估方法进行气道和气管插管风险评估。综合上唇咬合试验、改良 Mallampati 分级(表 2-9)、甲颏距离、张口度和各种影像学等方法联合作为困难气管插管的评估指标。

表 2-9　改良的 Mallampati 分级

分级	观察到的结构
I 级	可见软腭、咽腔、腭垂、咽腭弓
II 级	可见软腭、咽腔、腭垂
III 级	仅见软腭、腭垂基底部
IV 级	看不见软腭

(二) 椎管内麻醉评估

术前评估与全麻患者相似,并根据病情确定适宜的椎管内麻醉方法。查体时应特别注意患者背部,观察是否有脊柱畸形、皮肤外伤和感染等。询问患者是否有中枢神经病史和周围神经病变,了解异常出血史、用药史、过敏史,术前完善血常规和凝血功能检查。

(三) 神经阻滞评估

必须评估神经阻滞能否满足手术区域的镇痛和肌松要求,对有以下情况的应禁止行神经阻滞麻醉:

1. 神经阻滞穿刺点及周围皮肤有皮疹、红肿、感染、溃烂等异常情况;

2. 术中或术后早期需观察相关区域感觉和运动功能恢复情况的患者。

(四) 血管内穿刺置管评估

1. 桡动脉穿刺置管评估

(1) 穿刺部位是否有感染或外伤。

(2) 有无血管疾病如脉管炎等。

(3) 严重凝血功能障碍者建议在 B 超引导下穿刺,减少穿刺失败次数。

(4) 改良 Allen 试验阴性者,应避免行桡动脉穿刺置管。

改良 Allen 试验:①测试者用手指分别压迫患者桡动脉和尺动脉,终止血流,嘱患者将手举过头部并做握拳、放松动作数次,然后紧握拳 30s;②解除对尺动脉的压迫,同时保持对桡动脉的压迫,嘱患者将手下垂,并自然松开,观察患者手、掌部颜色由苍白转红的时间;③当恢复时间≤5s 时,改良 Allen 试验结果阳性,表示尺动脉通畅和掌浅弓完好,可以行桡动脉穿刺置管;当恢复时间在 6~15s 时,改良 Allen 试验结果可疑,表示尺动脉充盈延迟、不畅,行桡动脉穿刺置管有一定风险,应慎重;④当恢复时间 >15s 时,改良 Allen 试验结果阴性,表示尺动脉供血障碍,掌部组织侧支循环血流灌注不良,不建议行桡动脉穿刺置管。

2. 中心静脉穿刺置管评估

(1) 局部皮肤是否有红肿、感染和溃烂。

(2) 严重凝血功能障碍者建议在 B 超引导下穿刺,减少穿刺失败次数。

(3) 有上腔静脉综合征、安装过起搏器的患者,应避免行颈内静脉或上肢静脉穿刺置管,可通过股静脉穿刺置管。

七、麻醉前宣教

(一)禁食禁饮

成人术前禁食易消化淀粉类固体食物至少6h,油炸含脂肪丰富肉类食物至少8h。儿童禁母乳至少4h,易消化固体及非人类配方奶至少6h。术前禁饮清饮料至少2h,清饮料包括清水、高碳水化合物、碳酸饮料、清茶和各种无渣果汁,麻醉前2h饮用的清饮料量应≤5ml/kg(或总量≤400ml)。

(二)心理疏导

术前访视有针对性地给予患者心理疏导,可使其在心理上获得满足感和安全感,对手术充满信心,安静配合地接受手术。

(三)麻醉方式介绍和术后疼痛预防告知

可简单给患者介绍麻醉的方式方法以及进入手术室的流程,减少患者进入手术室后的紧张程度。告知患者术后的镇痛方式,减轻患者对手术疼痛的恐惧感。

(四)术后肺功能锻炼指导

鼓励患者术前和术后进行呼吸锻炼,包括深呼吸运动,有效咳嗽咳痰、呼吸肌训练和吹气球等锻炼肺功能。

八、总 结

所有接受麻醉的患者必须由麻醉科医师进行麻醉前评估,术前评估旨在了解患者身体状况和对手术麻醉的耐受能力,做好麻醉预案,降低麻醉和手术风险,降低不良事件发生率和死亡率。对ASA≥3级的患者,必要时术前应进行讨论,并由高年资麻醉科医师负责麻醉。

参 考 文 献

[1] SAAL D,HEIDEGGER T,NUEBLING M,et al. Does a postoperative visit increase patient satisfaction with anaesthesia care? [J]. Br J Anaesth,2011,107(5):703-709.

[2] DE HERT S,STAENDER S,FRITSCH G,et al. Preoperative evaluation of adults undergoing elective noncardiac surgery:Updated guideline from the European Society of Anaesthesiology [J]. Eur J Anaesthesiol,2018,35(6):407-465.

[3] SALGADO D R,SILVA E,VINCENT J L. Control of hypertension in the critically ill:a pathophysiological approach [J]. Ann Intensive Care,2013,3(1):17.

[4] 顾小萍,蒋明,马正良.利血平——术中顽固性低血压——判断与治疗[J].国际麻醉学与复苏杂志,2010,31(1):86-87.

[5] FLEISHER L A,BECKMAN J A,BROWN K A,et al. ACC/AHA 2007 guidelines on perioperative cardiovascular evaluation and care for noncardiac surgery:executive summary:a report of the American College of Cardiology/American Heart Association Task Force on Practice Guidelines [J]. Anesth Analg,2008,106(3):685-712.

[6] LEE T H,MARCANTONIO E R,MANGIONE C M,et al. Derivation and prospective validation of a simple index for prediction of cardiac risk of major noncardiac surgery [J]. Circulation,1999,100(10):1043-1049.

[7] 王东信,欧阳文,严敏,等.慢性阻塞性肺疾病患者非肺部手术麻醉及围手术期管理专家共识[J].中华医学杂志,2017,97(40):0376-2491.

[8] DE TORRES J P,CASANOVA C,MARÍN J M,et al. Prognostic evaluation of COPD patients:GOLD 2011 versus BODE and the COPD comorbidity index COTE [J]. Thorax,2014,69(9):799-804.

[9] CASTANHEIRA L,FRESCO P,MACEDO A F. Guidelines for the management of chronic medication in the perioperative period:systematic review and formal consensus [J]. J Clin Pharm Ther,2011,36(4):446-467.

[10] 王伊龙,王春雪,赵性泉,等.非心房颤动缺血性卒中患者卒中复发的预测模型——Essen卒中风险评分量表[J].中国卒中杂志,2009,4(5):440-442.

[11] ERDEN V,BASARANOGLU G,DELATIOGLU H,et al. Relationship of difficult laryngoscopy to long-term non-insulin-dependent diabetes and hand abnormality detected using the 'prayer sign'[J]. Br J Anaesth,2003,91(1):159-160.

[12] 朱蕊,张细学,顾卫东.老年人围手术期衰弱评估工具的研究进展[J].国际麻醉学与复苏杂志,2019,40(9):1673-4378.

[13] 中华医学会麻醉学分会老年人麻醉学组,国家老年

疾病临床医学研究中心,中华医学会精神病学分会,等.中国老年患者围术期脑健康多学科专家共识(一)[J].中华医学杂志,2019,99(27):2084-2110.

[14] BAMAGA A K,RIAZI S,AMBURGEY K,et al. Neuromuscular conditions associated with malignant hyperthermia in paediatric patients:A 25-year retrospective study [J]. Neuromuscul Disord,2016,26(3):201-206.

[15] RAJESH M C. Anaesthesia for children with bronchial asthma and respiratory infections [J]. Indian J Anaesth,2015,59(9):584-588.

[16] LEONG A C,DAVIS J P. Morbidity after adenotonsillectomy for paediatric obstructive sleep apnoea syndrome: waking up to a pragmatic approach [J]. J Laryngol Otol,2007,121(9):809-817.

[17] AL-KHAMIS A,WARNER C,PARK J,et al. Modified frailty index predicts early outcomes after colorectal surgery:an ACS-NSQIP study [J]. Colorectal Dis,2019,21(10):1192-1205.

[18] GOULD M K,GARCIA D A,WREN S M,et al. Prevention of VTE in nonorthopedic surgical patients: Antithrombotic Therapy and Prevention of Thrombosis,9th ed:American College of Chest Physicians Evidence-Based Clinical Practice Guidelines [J]. Chest,2012,141(S2):e227S-e277S.

术前抗焦虑的专家共识

王振　王东信　邓小明　许力(共同执笔人)　罗天元(共同执笔人)
黄宇光　喻田(负责人 / 共同执笔人)

焦虑是围手术期最常见的情绪问题。焦虑症状的核心是过分担心,表现为对未来可能发生的、难以预料的某种危险或不幸事件的担心。个体在压力状况下都有可能出现焦虑反应,适度焦虑有益于激活人体的应激机制,提高应对能力,但病理性焦虑常伴有过度的自主神经功能紊乱和运动性不安,常伴主观痛苦感和社会功能受损。

一、术前焦虑的流行病学及对患者预后的影响

患者手术前常出现与手术和麻醉相关的各种担心,如手术与麻醉的安全性、手术效果和术后疼痛、术后并发症、自己手术后对家人的影响等,从而引发不同程度的焦虑情绪。术前焦虑是发生在手术之前的一种情绪障碍,由 Ramsay 首先定义为"患者因疾病、住院、麻醉与手术或不明原因的担心而导致的不安或紧张状态",这种状态的发生与手术应激和压力有关,可以表现为急性焦虑发作和慢性、广泛性的焦虑情绪。研究显示,术前焦虑的发生率达 25%~80%。焦虑的发生会增加患者术中麻醉药用量,并影响患者预后,如术后疼痛程度加重、认知功能损害、并发症和死亡率增加,并与术后远期生活质量下降和生存率降低相关。

二、术前焦虑的原因及影响因素

术前焦虑多与患者的手术、麻醉类型及社会

因素密切相关。术前焦虑常发生在信息未知、不良手术经历和特定恐惧的患者,对即将到来的手术、麻醉、手术室、医师团队、围手术期风险和并发症、术后疼痛等充满未知,而又感到无能为力。因此,医护人员对患者进行个体化了解,以及术前宣教是预防术前焦虑的重要手段。

(一) 社会人口学因素

小于 30 岁的年轻人比老年人更易发生术前焦虑,可能与他们担心一旦出现严重并发症将会拖累漫长人生的认知有关。幼儿进入手术室时最易产生分离性焦虑;而老年人患病后易产生悲观情绪,其术前焦虑可表现为不听他人劝告,尤其对年轻医务人员的意见表现更明显。女性比男性更容易发生术前焦虑;受教育程度越高,可能越倾向在术前获取手术相关信息,而不准确或不专业的信息反而可能引起误解,从而对手术风险和手术效果顾虑越多,引发焦虑。有恶性肿瘤病史的患者,术前焦虑的发生率更高。

(二) 社会生理学因素

社会支持常被认为是个人处理应激事件的一种潜在资源,与社会功能、个人生活与精神环境呈正相关。与家人关系疏远、缺少亲友关爱和支持的患者,容易发生术前焦虑。睡眠不足可使术前焦虑程度加重。性格特征与术前焦虑密切相关,如情感脆弱、缺乏自信、性格内向、多虑、情绪不稳定者,容易产生术前焦虑;术前存在无助感和自责的患者更易发生术前焦虑。术前焦虑与经济能力也相关,部分患者因害怕术后丧失劳动能力及担心家庭经济负担问题而产生术前焦虑。

(三) 手术和麻醉类型

妇产科手术和美容整形手术患者的焦虑程度高于心血管手术患者。神经外科、普外科、耳鼻喉科和骨科手术患者的焦虑程度较低。患者对全身麻醉的焦虑程度高于局部麻醉,特别担心全身麻醉对智力的影响、术中苏醒以及疼痛感。

三、术前焦虑的表现和评估

(一) 焦虑的临床表现

大多数患者对手术有顾虑和害怕,特别是越临近手术日期,患者心理负担越重,焦虑和恐惧情绪愈明显,甚至坐卧不安、食不甘味、夜不能寐。焦虑主要表现为睡眠障碍、注意力不集中、多汗、乏力、胃部不适、消化不良、头晕等。儿童术前焦虑表现为术前恐惧、躁动不安、深呼吸、全身发抖、哭闹、停止说话或玩耍等,有些儿童会突然出现遗尿、肌肉紧张,甚至试图挣脱医务人员。

(二) 焦虑评估工具

量表评估是目前应用最为广泛的焦虑评估方法,各种不同评估量表均有其优缺点和适用人群。根据评估方式的不同,又分为自评量表和他评量表。其中,他评量表的评估者需要经过标准化培训方能进行评估。目前,常用的术前焦虑评估量表包括焦虑视觉模拟量表、阿姆斯特丹术前焦虑和信息量表、状态-特质焦虑问卷、改良耶鲁术前焦虑量表、术前焦虑量表、焦虑自评量表、手术特定焦虑问卷等。上述焦虑评估量表各有其特点,应结合术前焦虑评估的需求,酌情结合临床来使用。

1. 焦虑视觉模拟量表(visual analog scale for anxiety,VAS-A)　焦虑视觉模拟量表使用最为简单,耗时最短,但缺乏焦虑的细节信息。VAS-A 评分于 1976 年开始实施,多年来因快捷有效,容易采用且不需要特殊培训,而被用于拟麻醉患者的术前焦虑评估。该评分通过让患者找出 1~10 线上的位点,判断焦虑的强度,并根据焦虑程度予以干预。其不足是缺乏焦虑的细节信息(图 3-1)。

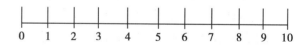

图 3-1　焦虑视觉模拟评分(VAS-A)

注:该量表的范围为 0~10。最左边分数是 0,表示没有焦虑;量表的最右边分数为 10,表示最大的焦虑。由患者根据自我感觉的焦虑程度在直线上做出标记,代表患者的焦虑程度。

2. 阿姆斯特丹术前焦虑和信息量表(Amsterdam preoperative anxiety and information scale,APAIS 评分)　阿姆斯特丹术前焦虑和信息量表中包括患者手术前对麻醉和/或手术的焦虑情况,以及希望对麻醉和/或手术相关信息的了解需求情况。具有较好的心理学测量特性,是目前临床应用最为广泛的针对手术前患者进行评估的量表,但缺乏针对特定疾病和治疗的评价。APAIS 评分含 6 个条目,包括焦虑量表及信息需要量表两个部分,焦虑量表共个 4 条目,其中第 1、2 条目为对麻醉的焦虑,第 3、4 条目为对手术的焦虑;而信息需要量表包括第 5、6 条目(表 3-1)。

3. 状态 - 特质焦虑问卷(state-trait anxiety inventory,STAI) 状态 - 特质焦虑问卷由 Charles D.Spielbergei 等编制,包括状态焦虑(state anxiety)和特质焦虑(trait anxiety)两个分量表。状态焦虑是指一种不愉快的情绪体验,如紧张、恐惧、忧虑和神经质,伴有自主神经功能的亢进,一般为短暂性的。特质焦虑是指相对稳定的、作为一种人格特质、具有个体差异的焦虑倾向。这一量表旨在提供一种工具以区别评定短暂的焦虑情绪状态和人格特质性焦虑倾向,为科学研究与临床服务(表 3-2)。

4. 改良耶鲁术前焦虑量表(modified Yale preoperative anxiety scale,m-YPAS) 改良耶鲁术前焦虑量表特定针对儿童术前焦虑进行评估,可在 1min 内判断患儿的焦虑状态(表 3-3)。

5. 术前焦虑量表(perioperative anxiety scale,PAS-7) 术前焦虑量表是基于中国人群编制、针对围手术期患者焦虑的自评量表(表 3-4)。该量表采用 0(完全没有)~4(非常明显)五级评分,共 7 项条目,分别从精神焦虑和躯体焦虑两个维度评估患者术前焦虑水平。内部一致性信度在 0.761~0.933,具有良好信效度。当划界分为 8 分时,灵敏度为 75.0%,特异度为 84.6%,具有较高的诊断效力(表 3-4)。

6. 焦虑自评量表 内容较为复杂,有 20 个项目,主要评价焦虑相关症状出现的频率,得分越高表明越焦虑。

7. 手术特定焦虑问卷(anxiety specific to surgery questionnaire) 也是针对手术患者的焦虑评估量表,评估者需要经过培训方能使用。因该量表为他评工具,评估者需要经过培训合格方可使用,目前国内应用较少。

表 3-1 阿姆斯特丹术前焦虑与信息量表

项目	APAIS 条目	1 分 (完全没有)	2 分	3 分	4 分	5 分 (非常明显)
与麻醉相关的焦虑	1. 我对麻醉感到担心					
	2. 我一直担心麻醉这件事					
与手术相关的焦虑	3. 我对手术感到担心					
	4. 我一直担心手术这件事					
信息需求	5. 我希望尽可能多地了解 有关麻醉的事					
	6. 我希望尽可能多地了解 有关手术的事					

注:6 个条目均采用 5 级评分,1 分为完全没有,5 分为非常明显。6 个条目可分成 3 个部分:麻醉相关焦虑评分(条目 1+ 条目 2)、手术相关焦虑评分(条目 3+ 条目 4)及信息需求评分(条目 5+ 条目 6)。其中,麻醉相关焦虑评分与手术相关焦虑评分之和记为总焦虑评分,得分越高,表示焦虑程度越高。信息需求评分 2~4 分提示为低信息需求,5~7 分为中度信息需求,8~10 分为高信息需求。

表 3-2 状态 - 特质焦虑问卷

项目	完全没有	有些	中等程度	非常明显
1. 我感到心情平静				
2. 我感到安全				
3. 我是紧张的				
4. 我感到紧张束缚				
5. 我感到安逸				
6. 我感到烦乱				
7. 我现在正烦恼,感到这种烦恼超过了可能的不幸				

项目	完全没有	有些	中等程度	非常明显
8. 我感到满意				
9. 我感到害怕				
10. 我感到舒适				
11. 我有自信心				
12. 我觉得神经过敏				
13. 我极度紧张不安				
14. 我优柔寡断				
15. 我是轻松的				
16. 我感到心满意足				
17. 我是烦恼的				
18. 我感到慌乱				
19. 我感觉镇定				
20. 我感到愉快				
21. 我感到愉快				
22. 我感到神经过敏和不安				
23. 我感到自我满足				
24. 我希望能像别人那样高兴				
25. 我感到我像衰竭一样				
26. 我感到很宁静				
27. 我是平静的、冷静的和泰然自若的				
28. 我感到困难——堆积起来,无法克服				
29. 我过分忧虑一些事,实际可能无关紧要				
30. 我是高兴的				
31. 我的思想处于混乱状态				
32. 我缺乏自信心				
33. 我感到安全				
34. 我容易做出决断				
35. 我感到不合适				
36. 我是满足的				
37. 一些不重要的思想总缠绕着我,打扰我				
38. 我产生的沮丧是如此强烈,以致我不能从思想中排除它们				
39. 我是一个镇定的人				
40. 当我考虑我目前的事情和利益时,我就陷入紧张状态				

注:状态 - 特质焦虑问卷涵盖 40 个项目,进行 1~4 级评分。第 1~20 项为状态焦虑量表(S-AI),主要用于评定即刻或最近某一特定时间或情景的恐惧、紧张、忧虑和神经质的体验或感受,可用来评价应激情况下的状态焦虑。第 21~40 项为特质焦虑量表(T-AI),用于评定人们经常的情绪体验。该量表是一种自评量表,有较好的信度和效度。通过分别计算 S-AI 和 T-AI 量表的累加分,最低 20 分,最高 80 分。总分值在 20~80 分,评分越高,反映患者焦虑程度越严重。

表 3-3　改良耶鲁术前焦虑量表

项目	观察内容
活动	1. 环顾四周,好奇,玩玩具,阅读(或其他同年龄适当的行为);在等待区或治疗室寻找玩具或父母,也可能走向手术室设备
	2. 对周围不关心,目光下垂,摆弄着手指,或吸吮拇指(其他随身物品);等待时紧靠父母,或玩耍时过于多动
	3. 注意力不集中,放下玩具去找父母;无目的乱动;烦躁不安地走动和玩耍,在手术床上乱动,扭动身体,挣脱口罩或黏着父母
	4. 试图离开,四肢挣扎或全身乱动;在等候室无目的地乱跑,不关注玩具,无法与父母分离,拼命抓住父母
发声	1. 阅读,不断提问和评价,自言自语,大笑,快速回答问题,态度平和,或由于年龄过小不适合社交或过于专注玩具而不做回应
	2. 回应大人很小声,"呀呀耳语",或仅仅点头
	3. 安静,不做声,对提问者无反应
	4. 啜泣,呻吟,嘟囔,无声哭泣
	5. 大声哭泣或尖声喊"不"
	6. 持续大哭、大声尖叫(戴着面罩也能听见)
情绪表达	1. 表现出明显的高兴、微笑,专注于玩耍
	2. 面无表情
	3. 焦虑到害怕,难过,担心,或泪眼汪汪
	4. 悲伤、哭泣、极度不安、可能睁大眼睛
明显的警醒状态	1. 警觉,偶尔四周张望,会注意或观察麻醉科医师在做什么(可以放松)
	2. 沉默寡言,独自安静地坐着,可能会吸吮手指或把脸埋入大人怀里
	3. 很警惕,迅速地环顾四周,可能会被周围的声音吓一跳,睁大眼睛,身体紧张
	4. 惊慌失措地啜泣,或大哭推开他人,转身跑开
对父母的依赖	1. 忙于玩耍、闲坐,或与年龄相适应的活动,不需要父母;能够配合父母并与之互动
	2. 伸手去够父母,与安静的父母讲话,主动寻求安慰,可能还会靠倚父母
	3. 安静地看向父母,表面上注视着他们的行动,不主动寻求接触或安慰,但当父母主动给予时,会欣然接受,紧贴着父母
	4. 与父母保持一定距离或主动离开父母,可能会把父母推开或极度紧黏着父母,不让他们离开

注:m-YPAS 量表主要用于儿童术前焦虑的评定,共包含 5 个部分 22 个项目,具体内容如下:①活动,包含 4 个项目;②发声,包含 6 个项目;③情绪表达,包含 4 个项目;④明显的警觉状态,包含 4 个项目;⑤对父母的依赖,包含 4 个项目。依据各部分的项目数赋 1~4 分或 1~6 分,再换算为 100 分制,具体换算方法:每部分实际分数为(各部分项目得分数 ÷ 项目数)×(100 ÷ 部分数),各部分实际分数的总和即为总分数,分数越高表明患儿焦虑程度越重。

在术前等待区因有父母陪伴,分值由 5 部分组成,总分范围是 23.33~100 分;其余三个时刻,因缺少父母陪伴,分值由 4 部分组成,总分范围是 22.92~100 分。

表 3-4　术前焦虑量表

项目	完全没有	有些	中等程度	比较明显	非常明显
1. 我担心手术效果	0	1	2	3	4
2. 我担心手术发生意外	0	1	2	3	4
3. 我担心手术引起疼痛	0	1	2	3	4
4. 想到手术让我变得比平时更容易紧张和着急	0	1	2	3	4
5. 想到手术让我手脚发抖	0	1	2	3	4
6. 想到手术让我脸红发热或手脚多汗	0	1	2	3	4
7. 想到手术让我呼吸困难	0	1	2	3	4

注:本量表将评估您(患者)有关手术的一些状况,请仔细阅读每一条,然后根据您过去几天的实际情况,在 5 种选择中选择适当的选项,在相应的数字上画圈。评分越高,反映患者的焦虑程度越严重(量表编制人:王振,等,上海交通大学医学院附属精神卫生中心)。

四、术前焦虑的预防

术前焦虑的预防重在对患者个体化了解的基础上,有针对性地做好术前宣教工作。

术前应由手术医师、麻醉科医师和护士介绍手术前需做的准备,耐心听取患者自我倾诉和要求,向患者及家属阐明手术的必要性及对患者健康的影响,正确认识手术的风险性与安全性。及时向患者和家属提供与手术相关的信息,如术前检查情况、手术方案、麻醉方式、术后管理特别是术后镇痛策略、医师手术经验和技术水平、医护团队的组成和配合、医院设备条件等,使患者产生信赖感,充分做好手术前的心理与生理准备。近年来,随着加速康复外科的广泛开展,术前宣教被证实十分有利于患者快速康复。

手术医师往往是第一个接触患者的医护人员,应当向患者积极进行术前宣教,并建立良好的信任关系。麻醉科医师应向患者告知手术拟实施的麻醉方案,并解释麻醉相关问题,如全麻后患者虽失去意识,但麻醉科医师会始终守护在患者身边,监护患者且确保手术安全,直到手术结束后促使患者及时苏醒,由此消除患者对全麻的担忧。术前宣教可在术前1~2周于门诊对患者进行术前评估时开展,同时评估患者焦虑水平,识别严重术前焦虑的患者。研究证实,术前1~2周进行宣教效果优于术前一天。有条件的医疗机构可以借助多媒体、虚拟现实技术等更直观和更具有沉浸感的方法开展术前宣教。

五、术前焦虑的干预

术前患者焦虑情绪的发生与患者对手术及麻醉的各种担心密切相关。结合上述焦虑量表各自的特点,以及对患者术前焦虑的评估,除术前宣教外可酌情给予非药物干预或药物干预。

(一)成人

1. 非药物干预

(1)音乐疗法:音乐干预要依据患者不同的情绪类型,选择与其情绪相吻合的乐曲,通过音乐的熏陶和感染缓解心灵的抑郁之情。适宜的音乐具有安神、镇静作用,能有效地调节其不良情绪,促使身心放松,起到改善心理状态的目的。大量

研究证实,音乐疗法可缓解患者术前焦虑。

(2)心理干预:是指在心理学理论指导下有计划、按步骤地对患者心理活动、担忧或心理问题施加影响,使之朝预期目标变化的过程。增加与患者的沟通,加强术前教育并充分了解患者的心理状况,能够提升心理干预的效果。

(3)催眠疗法:借助暗示性语言,以消除病理心理和躯体障碍的一种心理治疗方法。这种方法可以通过催眠,将患者诱导进入一种特殊的意识状态,并将医师的言语或动作整合入患者的思维和情感,从而产生抗焦虑效果。

(4)引导性想象法:是心理疗法的一种,用象征性想象解决潜意识中的心理冲突。治疗时患者处于放松体位,让患者想象进入一个完全放松安全的景象,比如想象减肥手术后的曼妙身姿,想象自信满满地进入手术室,经历成功的麻醉和手术。

(5)针灸:印堂穴及耳郭处神门穴、心穴、肾穴针灸,被证明能有效减少术前焦虑,与经鼻滴注咪达唑仑的抗焦虑效果相当。

2. 药物干预

理想的术前抗焦虑药应具有可靠的抗焦虑、镇静、遗忘作用,对呼吸循环影响小,易于实施,可促进麻醉诱导顺利进行等特点。

(1)苯二氮䓬类药物

1)咪达唑仑:良好的镇静、催眠、抗焦虑和明显的顺行性遗忘作用,可经多种途径给药,起效快、半衰期短,临床较为常用。

2)劳拉西泮:适用于焦虑障碍的治疗或用于缓解焦虑症状及与抑郁症状相关的焦虑的短期治疗,也可用于术前抗焦虑治疗。但有研究显示,术前口服劳拉西泮2.5mg并不增加焦虑患者的术后满意度,且轻度延长拔管时间,降低早期认知功能恢复率,因此使用受限。

3)阿普唑仑:术前60~90min口服阿普唑仑0.5mg可减轻术前焦虑,国外有一定应用,但需注意可能导致术后早期精神运动功能的损害。其中,老年人应用有增加术后谵妄发生的可能,需要谨慎。

(2)普瑞巴林:普瑞巴林为γ-氨基丁酸类似物,具有镇痛、抗痛觉过敏、抗痉挛、抗焦虑等作用。术前一天以及术前1.5h两次分别给予普瑞巴林150mg口服可显著减轻术前焦虑,增加睡眠质量,并有效降低术后疼痛以及镇痛药的使用剂量。

(3)褪黑素:一项纳入12项随机对照试验的

系统评价发现,成年患者手术前 50~100min 服用褪黑素可以有效减轻术前和术后 90min 以及 6h 后的焦虑评分,且目前未见明显的副作用报道。使用剂量通常为 3~14mg 或 0.05~0.2mg/kg 口服或舌下含服,部分研究推荐以较小剂量(0.05mg/kg)进行治疗。

(二)儿童

预防和减轻术前焦虑主要在于,要让患儿安静合作地度过与父母的分离期和麻醉诱导期,非药物疗法(如父母陪伴下诱导、周密的术前准备方案、麻醉诱导间趣味化、音乐疗法、针刺等)与药物干预(抗焦虑药物的应用)都被证实可发挥一定的改善作用。

1. 非药物干预

(1)术前准备计划:术前准备计划旨在让儿童和家长提前对手术和麻醉有一定了解,缓解术前紧张情绪,更好地应对即将到来的手术。文献中报道的术前准备计划有很多,如经典的以家庭为中心的儿童术前准备项目,包括术前参观手术室,对父母进行麻醉手术知识宣教,使父母融入儿童的手术体验中;提前给儿童与父母观看麻醉相关的卡通或视频以引导与教育,给儿童展示麻醉面罩模型等物品,进行流程适应;以简便易行的方式分散儿童注意力等,都被认为可以降低患儿术前焦虑水平。

(2)父母陪伴下麻醉诱导(parent presence at the induction of anesthesia,PPIA):麻醉诱导期是儿童及其父母压力最大、焦虑程度最严重的阶段。父母的陪伴可以减轻患儿对手术室陌生环境、陌生医护人员以及静脉穿刺和麻醉诱导等过程的恐惧,并可缓解儿童不良情绪,减少镇静药物的使用,安抚儿童不良行为,使患儿依从性更好。有研究认为,PPIA 可降低学龄前儿童应激反应引起的交感肾上腺髓质系统兴奋,减轻兴奋引起的儿茶酚胺大量分泌,有效阻止有害的过强应激反应,对其身心健康发展起到一定保护作用。PPIA 需术前对父母进行宣教和培训,例如通过观看视频、阅读手册和参观手术室,让父母充分了解手术室的情况,术前、术中和术后可能遇到的状况,使父母在麻醉诱导时积极配合进而使儿童更加安静合作。

然而,父母陪伴下麻醉诱导一直是个有争议的问题。有相关文献荟萃分析发现,麻醉诱导时父母陪伴并没有减少孩子的焦虑。有些研究还发现,家长陪伴会增加儿童的焦虑情绪。很有可能是因为这些家长术前未接受手术相关的信息和培训,家长本身的焦虑情绪影响孩子使患儿更加焦虑。因此,该方案的可行性目前还有待于加强。

(3)儿童转运方式:患儿在父母陪同下“自驾”玩具车的转运方式是近年兴起的一种非常受欢迎的方式。通常患儿是被放在医院推床上运送到手术室,而多数患儿不喜欢这种方式。当患儿被放在推床上时,父母和孩子都表现出明显焦虑。2018 年,研究者在 2~5 岁行先心病矫正术儿童中评价了这一方式。相比传统的推车,玩具车接送的儿童从坐上玩具车到麻醉诱导前的焦虑评分都明显降低,而且缓解麻醉诱导前焦虑的作用与术前口服咪达唑仑效果相当。因此,在学龄前儿童中,“自驾”玩具车的转运方式可作为减轻儿童术前焦虑的一条新途径。

(4)其他:常用缓解儿童术前焦虑的方式,如分散注意力法,即通过观看视频(电视、手机、Pad 等)、儿童等候室的玩具、驾驶小红车、小丑演员的陪伴、互动音乐、针灸印堂穴等,缓解患儿术前焦虑均有一定效果。

2. 药物干预 儿童术前用药品种繁多(苯二氮䓬类、右美托咪定、氯胺酮、芬太尼、可乐定、美索比妥等),用药途径不一(经口、经鼻、直肠、黏膜途径以及肌内注射和静脉注射等方式)。

(1)苯二氮䓬类:口服咪达唑仑(原液和单糖浆冲兑)是减少儿童术前焦虑的有效方法(1~10 岁),也是目前常用的术前用药。剂量从 0.25~1.00mg/kg(常用 0.5mg/kg,最大量不超过 15mg),视手术时间长短和儿童焦虑程度而定,也可经鼻给药。使用同时应注意可能显著延长麻醉苏醒时间,以及增加术后不良反应的发生率。

(2)右美托咪定:选择性较高的 α_2 肾上腺素能受体激动剂,具有良好的抗焦虑、镇静及镇痛作用。右美托咪定在对抗机体应激反应的同时不会伴有明显的呼吸抑制。镇静后诱导产生生理样睡眠,患儿可快速觉醒,当与父母分离和麻醉诱导时能表现得更为平静。

目前,推荐采用儿童右美托咪定经鼻腔给药(喷雾或滴鼻),用药后生物利用度约 65%(35%~93%)、血浆浓度达峰时间 38min(15~60min),常用剂量 1~2μg/kg。右美托咪定可有效减少父母分离时的焦虑,缩短麻醉诱导时间,同时一定程度减少术后镇痛药的需求。与其他经鼻用药相比，几乎无鼻刺激性。

（3）可乐定：可乐定是咪唑啉衍生物，具有较强的 α_2 肾上腺素能受体激动效应。其脂溶性高，吸收良好，生物利用度75%。其可激动蓝斑核受体，抑制去甲肾上腺素的释放，因而产生较强的镇静作用。脑电图证实可乐定能延长慢波睡眠时相，缩短快波睡眠时相。可乐定对儿童具有术前镇静和抗焦虑作用。但作为术前药，因起效缓慢，儿童口服约30min后起效，需60~90min达峰浓度，而直肠给药需50min可达峰浓度，使临床应用受限。

（4）口服芬太尼（OTFC）：是一种棒糖制剂，口服15~30min后达峰浓度，药动学显示儿童达峰浓度的时间差异较大，抗焦虑作用有限，且多数儿童会出现明显的面部瘙痒，少数出现呼吸抑制，术后恶心、呕吐发生率增加，因此除非儿童伴有疼痛，OTFC一般不宜常规应用。

致谢：中华医学会麻醉学分会药理学组全体成员。

参考文献

［1］STAMENKOVIC D M, RANCIC N K, LATAS M B, et al. Preoperative anxiety and implications on postoperative recovery: what can we do to change our history ［J］. Minerva Anestesiol, 2018, 84(11): 1307-1317.

［2］AUST H, EBERHART L, STURM T, et al. A cross-sectional study on preoperative anxiety in adults ［J］. J Psychosom Res, 2018, 111: 133-139.

［3］WILLIAMS J B, ALEXANDER K P, MORIN J F, et al. Preoperative anxiety as a predictor of mortality and major morbidity in patients aged >70 years undergoing cardiac surgery ［J］. Am J Cardiol, 2013, 111(1): 137-142.

［4］CAUMO W, SCHMIDT A P, SCHNEIDER C N, et al. Risk factors for preoperative anxiety in adults ［J］. Acta Anaesthesiol Scand, 2001, 45(3): 298-307.

［5］WADA S, INOGUCHI H, SADAHIRO R, et al. Preoperative Anxiety as a Predictor of Delirium in Cancer Patients: A Prospective Observational Cohort Study ［J］. World J Surg, 2019, 43(1): 134-142.

［6］FACCO E, STELLINI E, BACCI C, et al. Validation of visual analogue scale for anxiety (VAS-A) in preanesthesia evaluation ［J］. Minerva Anestesiol, 2013, 79(12): 1389-1395.

［7］MOERMAN N, VAN DAM F S, MULLER M J, et al. The Amsterdam Preoperative Anxiety and Information Scale (APAIS) ［J］. Anesth Analg, 1996, 82(3): 445-451.

［8］JULIAN L J. Measures of anxiety: State-Trait Anxiety Inventory (STAI), Beck Anxiety Inventory (BAI), and Hospital Anxiety and Depression Scale-Anxiety (HADS-A) ［J］. Arthritis Care Res (Hoboken), 2011, 63(S11): S467-S472.

［9］THUNG A, TUMIN D, UFFMAN J C, et al. The Utility of the Modified Yale Preoperative Anxiety Scale for Predicting Success in Pediatric Patients Undergoing MRI Without the Use of Anesthesia ［J］. J Am Coll Radiol, 2018, 15(9): 1232-1237.

［10］AYYADHAH ALANAZI A. Reducing anxiety in preoperative patients: a systematic review ［J］. Br J Nurs, 2014, 23(7): 387-393.

［11］HAUGEN A S, EIDE G E, OLSEN M V, et al. Anxiety in the operating theatre: a study of frequency and environmental impact in patients having local, plexus or regional anaesthesia ［J］. J Clin Nurs, 2009, 18(16): 2301-2310.

［12］ALVAREZ-GARCIA C, YABAN Z S. The effects of preoperative guided imagery interventions on preoperative anxiety and postoperative pain: A meta-analysis ［J］. Complement Ther Clin Pract, 2020, 38: 101077.

［13］BAE H, BAE H, MIN B I, et al. Efficacy of acupuncture in reducing preoperative anxiety: a meta-analysis ［J］. Evid Based Complement Alternat Med, 2014, 2014: 850367.

［14］DE WITTE J L, ALEGRET C, SESSLER D I, et al. Preoperative alprazolam reduces anxiety in ambulatory surgery patients: a comparison with oral midazolam ［J］. Anesth Analg, 2002, 95(6): 1601-1606.

［15］SHIMONY N, AMIT U, MINZ B, et al. Perioperative pregabalin for reducing pain, analgesic consumption, and anxiety and enhancing sleep quality in elective neurosurgical patients: a prospective, randomized, double-blind, and controlled clinical study ［J］. J Neurosurg, 2016, 125(6): 1513-1522.

［16］HANSEN M V, HALLADIN N L, ROSENBERG J, et al. Melatonin for pre- and postoperative anxiety in adults ［J］. Cochrane Database Syst Rev, 2015(4): CD009861.

［17］KAIN Z N, MAYES L C, WANG S M, et al. Parental presence and a sedative premedicant for children undergoing surgery: a hierarchical study ［J］. Anesthesiology, 2000, 92(4): 939-946.

［18］LIGUORI S, STACCHINI M, CIOFI D, et al. Effectiveness of an App for Reducing Preoperative Anxiety in Children: A Randomized Clinical Trial ［J］. JAMA Pediatr, 2016, 170(8): e160533.

［19］LIU P P, SUN Y, WU C, et al. The effectiveness of

transport in a toy car for reducing preoperative anxiety in preschool children: a randomised controlled prospective trial [J]. Br J Anaesth, 2018, 121 (2): 438-444.

[20] VAGNOLI L, CAPRILLI S, ROBIGLIO A, et al. Clown doctors as a treatment for preoperative anxiety in children: a randomized, prospective study [J]. Pediatrics, 2005, 116 (4): e563-567.

[21] IIROLA T, VILO S, MANNER T, et al. Bioavailability of dexmedetomidine after intranasal administration [J]. Eur J Clin Pharmacol, 2011, 67 (8): 825-831.

[22] JUN J H, KIM K N, KIM J Y, et al. The effects of intranasal dexmedetomidine premedication in children: a systematic review and meta-analysis [J]. Can J Anaesth, 2017, 64 (9): 947-961.

4 术中知晓预防和脑电监测专家共识

王英伟（共同负责人） 王国林（共同负责人） 白晓光 余琼（共同执笔人） 陈君 陈莲华
陈家伟 赵磊（共同执笔人） 阎文军 韩如泉 谢克亮

目 录

近年来，美国麻醉科医师协会提出的麻醉目标为避免术中知晓，维持理想的血流动力学，最佳的麻醉恢复质量，避免术后认知功能障碍及避免围手术期死亡。围手术期麻醉深度过浅或过深可增加术中知晓和术后并发症，基于脑电信号分析的麻醉深度监测已被广泛用于临床麻醉和科学研究中。本专家共识就术中知晓的预防和脑电监测的应用予以总结和概括，以期为临床麻醉工作提供参考。

本专家共识所形成的相应推荐意见，均标注级别。其中，A 表示资料来自多项随机临床试验，B 表示资料来自单个随机临床试验或非随机临床试验，C 表示资料来自专家共识、个案分析或治疗常规。

一、术中知晓的定义和基本概念

确切地说，术中知晓（intraoperative awareness）应称为全身麻醉下的手术中知晓。在本专家共识中，术中知晓定义为全麻下的患者在手术过程中出现了有意识的状态，并且在术后可以回忆起术中发生的与手术相关联的事件。

意识被定义为患者能够在其所处的环境下处理外界信息的一种状态。麻醉科医师判断患者的意识是否存在，通常是观察患者对各类刺激是否存在有目的的反应。例如，对指令反应的睁眼和对疼痛刺激的体动。但如使用了肌肉松弛药，则很难观察到患者这种有目的的反应。

记忆可以分为外显记忆(explicit memory)和内隐记忆(implicit memory)。就全麻患者而言,外显记忆指患者能够回忆起全麻期间所发生的事件。内隐记忆指患者并不能够回忆起全麻期间所发生的事件,但某些手术中发生的特定事件能够导致患者术后在操作能力(performance)或行为(behavior)方面发生变化。术中知晓严格上讲应包括外显记忆和内隐记忆。但是,除非患者术后表现出明显的精神心理方面的障碍,否则判断患者术中有无内隐记忆的发生,只能用词干补笔等心理学的专门测试方法。因此,本共识对术中知晓只限定为外显记忆,并不包括内隐记忆;也不包括全麻诱导入睡前和全麻苏醒后所发生的事件。术中做梦也不认为是术中知晓。

意识和记忆是大脑两个相互关联又相互独立的功能。患者在术中存在意识或能够按要求完成某些指令性动作,并不意味着其一定能够在术后回忆起相关事件。研究表明,脊柱侧弯矫形手术的患者,对术中唤醒试验的知晓率仅为16.7%左右。同样,全麻术中应用前臂隔离技术可以按指令完成动作的患者术后很少能回忆起相关的术中事件。作为临床麻醉并发症之一的术中知晓,需同时满足术中存在意识和术后回忆起术中事件这两项条件。

确定一个患者是否发生术中知晓,除听取患者陈述外,还需与参与该患者麻醉和手术的医师核实;并需要一个由若干专家组成的小组来鉴别知晓或可疑知晓。目前,国际上推荐改良的Brice调查问卷用于术中知晓的术后调查:

1. What is the last thing you remembered before you went to sleep?

(在入睡前你所记得的最后一件事是什么?)

2. What is the first thing you remembered when you woke up?

(在醒来时你所记得的第一件事是什么?)

3. Can you remember anything between these two periods?

(在这两者间你还记得什么?)

4. Did you dream during your operation?

(在手术中你做过梦吗?)

5. What was the worst thing about your operation?

(有关这次手术,你感觉最差的是什么?)

调查用语的不同,会导致调查结果出现差异。

另外,如果术中知晓对患者没有造成影响,患者也可能不会主动报告。术中知晓的记忆可能延迟,只有1/3的术中知晓病例是在转出PACU前确定的;另有约1/3的术中知晓病例是在术后1~2周才报告,大部分患者在术后24h内发出报告。

推荐意见1:使用改良的Brice调查问卷用于术中知晓的术后调查。调查时机应包括术后第1天和1周左右两个时间点(A级)。

二、术中知晓的发生率及潜在危害

近年来,国外报道的术中知晓发生率为0.1%~0.4%,高危人群(接受心脏手术、剖宫产术、神经外科创伤急诊手术的患者和休克患者、耳鼻喉等短小手术患者等)可高达1%以上,年轻女性尤为高危人群。国内单中心、小样本研究报道术中知晓发生率高达1.5%~2.0%。儿童术中知晓的调查比较特殊,术中知晓发生率在0.2%~1.2%,高于成人。全麻下行剖宫产术的产妇术中知晓发生率约为0.26%。

推荐意见2:术中知晓的发生率虽只有0.1%~0.4%,但基于每年巨大的全麻手术量,特别是对于高危人群,术中知晓发生的实际数量应该引起麻醉科医师高度重视(A级)。

发生术中知晓可引起严重的情感和精神(心理)健康问题,据报道高达30%~71%的术中知晓患者出现创伤后应激综合征(post-traumatic stress disorder,PTSD),症状持续平均4.7年。此外,患者常有听觉、痛觉、麻痹、焦虑、甚至濒死、窒息等记忆。70%经历术中知晓的患者术后会出现睡眠障碍、噩梦、回想、焦虑,惧怕手术甚至拒绝医疗服务等情况。

术中知晓所造成的严重精神/医学法律问题,近年已发展成为一个社会问题。1999年和2006年ASA已结案的索赔医疗纠纷(ASA closed claims)中,术中知晓的投诉占1.9%(1999年为79/4 183例,2006年为129/6 811例)。

推荐意见3:应重视术中知晓引起的严重情感和精神(心理)健康问题(B级)。

三、术中知晓的发生机制和 可能危险因素

全麻下术中知晓的发生机制仍不明确。根据

已有的研究结果,导致术中知晓的危险因素包括:

(一)病史和麻醉史

有术中知晓发生史、大量服用或滥用药物(阿片类药、苯二氮䓬类药和可卡因)、慢性疼痛患者使用大剂量阿片类药物史、预计或已知有困难气道、ASA IV~V级、血流动力学储备受限的患者。

(二)手术类型

全身麻醉手术均有可能发生,其中以心脏手术、剖宫产术、颅脑创伤手术、耳鼻喉手术、急症手术等发生率更高。

(三)麻醉管理

全凭静脉麻醉、N_2O-阿片类药物的麻醉、肌松药的使用、催眠药物用量不足、没有预先给予苯二氮䓬类药物。目前,仍缺乏儿童术中知晓危险因素的大样本研究。国外学者通过综合5项独立的儿童术中知晓调查,提出使用 N_2O 麻醉和气管插管是儿童术中知晓的危险因素。

推荐意见4:虽然导致术中知晓的发生机制和危险因素尚未最终确定,但高危患者术中知晓的发生率较普通患者增加5~10倍,即从0.1%~0.4%增加至1%。麻醉科医师必须从病史、麻醉史、手术类型和麻醉管理等方面识别术中知晓的危险因素(A级)。

四、减少术中知晓发生的策略

(一)术前评估

在术前访视患者时,依据上述术中知晓的可能危险因素,从病史、麻醉史、手术类型和麻醉管理等方面进行分析判断高危人群。如果患者具有术中知晓的危险因素:告知患者发生术中知晓的可能性;术前预防性使用苯二氮䓬类药物,如咪达唑仑。

推荐意见5:在实施全身麻醉前,麻醉科医师对每位患者评估术中知晓的危险因素,对高危人群告知术中发生知晓的风险(C级)。

推荐意见6:术前预防性使用苯二氮䓬类药物能够降低术中知晓的发生率,但苯二氮䓬类药物的使用可能导致部分患者苏醒延迟和术后谵妄(B级)。

(二)术中麻醉管理

1. 检查麻醉设备,减少失误,特别是吸入麻醉药是否有泄漏等;

2. 预防性使用苯二氮䓬类药物,包括术前和浅麻醉时应用;预防性使用胆碱能受体拮抗剂(如长托宁),可能有一定作用;

3. 有术中知晓危险时,如发生气管插管困难时,应追加镇静药;

4. 单纯血流动力学数据并非判断麻醉深度的指标;

5. 肌松药可掩盖麻醉科医师对麻醉深度的判定;

6. 监测呼气末吸入麻醉药浓度,维持年龄校正后的呼气末浓度 >0.7MAC;

7. 提倡使用基于脑电图信号分析的麻醉深度监测手段,避免麻醉过浅或过深;

8. 减少术中对患者的不必要刺激(声、光)。耳塞的使用可能有预防术中知晓的作用;

9. 麻醉科医师对使用过β受体阻滞剂、钙通道阻滞剂及掩盖麻醉状态所导致生理反应药物保持警惕;

10. 所有手术室人员避免不恰当地说笑、讨论其他患者或不相关的话语。

(三)术后处理

术后处理包括分析患者的知晓报告,向质控部门汇报,为患者提供适当的术后随访和相应治疗。

推荐意见7:采取上述多模式措施,以切实降低术中知晓的发生率。

五、脑电监测的定义和种类

目前,术中知晓的发生机制尚未明确。在ASA已结案的索赔医疗纠纷中,大多数发生术中知晓的病例并没有麻醉偏浅的征象。因此,认为预防术中知晓只需简单加深麻醉就能够解决的观点显然是片面的。此外,近年研究表明麻醉过深可能与患者远期病残率和死亡率有关。

脑电图(EEG)反映的脑皮质神经细胞电活动,已被证实与睡眠或麻醉深度直接相关,即睡眠或麻醉时脑电活动同步变化。随着全麻深度增加,脑电呈现慢波特征(频率逐渐减慢,同时波幅增大),再至爆发抑制,最终呈等电位线。因此,基于 EEG 信号的分析技术已广泛用于围手术期麻醉深度监测。

当前,已经投入临床使用的监测麻醉深度的脑电分析仪包括脑电双频谱指数(bispectral index,BIS)监测仪、熵(Entropy)模型、Narcotrend 监测仪、NeuroSENSE 监测仪、Conview 监测仪、SEDline 监测仪、SNAPII 监测仪、qCON 2000 监测仪、BISpro 和 NOX 监测仪等。上述监测设备都基于脑电信号处理(processed EEG,pEEG),采用不同的时域分析、频域分析和/或爆发抑制数据推导出相关指数,量化患者的麻醉深度。目前,常用监测指标包括脑电功率谱、爆发抑制率(BS)、脑电双频谱指数(BIS)、反应熵(response entropy,RE)、状态熵(state entropy,SE)、Narcotrend 指数、WAVcns 指数、患者状态指数(patient state index,PSI)、SNAP 指数和 AI 麻醉深度指数等。听觉是全麻诱导过程中最晚消失和最早恢复的感觉,可采用听觉诱发电位(auditory evoked potential,AEP)来反映麻醉和觉醒状态。

六、脑电监测的临床应用

自 1990 年以来,脑电监测仪被相继开发并投入临床应用,以降低术中知晓风险。随着全麻术中脑电监测的推广,研究人员发现深麻醉可能与术后远期病残率和死亡率等相关。目前,基于脑电分析的麻醉深度监测仪主要应用如下。

(一)预防术中知晓

研究证实,BIS 监测可降低接受全凭静脉麻醉患者的术中知晓发生率;BIS 监测也能降低血流动力学不稳定患者术中知晓的风险。然而,对接受吸入麻醉的患者,维持年龄校正后呼气末麻醉药浓度 >0.7MAC 与 BIS<60 在减少术中知晓方面无差异。目前,仍缺乏预防术中知晓高度敏感性和特异性的脑电监测仪。需要认真关注手术过程,熟悉手术进度,当手术进入明显伤害刺激期间,必须保证麻醉深度。

推荐意见 8:目前仍缺乏高度敏感性和特异性的脑电监测仪。不建议将脑电监测常规用于所有全身麻醉的患者以预防术中知晓的发生,应当根据每个患者的特殊情况来确定是否需要术中使用脑电监测仪(B 级)。

推荐意见 9:对接受全凭静脉麻醉的患者或血流动力学不稳定的患者,基于脑电信号的麻醉深度监测可降低其术中知晓的发生率(A 级)。

推荐意见 10:对接受吸入麻醉的患者,年龄校正后呼气末麻醉药浓度 >0.7MAC 与 BIS<60 在减少术中知晓方面无差异(A 级)。

(二)监测麻醉深度

研究显示,在全麻期间使用脑电监测仪可能避免麻醉过深导致的不良后果,如苏醒延迟、术后谵妄和认知问题、甚至死亡。但是,以 BIS 值作为全麻深度的唯一客观指标本身存在着局限性。高危患者对麻醉药的敏感性比健康患者更高,对其采用脑电监测仪监测麻醉(镇静)深度,可避免过度抑制。欧洲麻醉学会(ESA)建议将术中脑电监测用于老年患者,避免麻醉过深导致的脑电爆发抑制,以减少术后谵妄。但是,以 BIS 值作为全麻深度的唯一客观指标本身存在着局限性。

推荐意见 11:全麻深度与术后谵妄发生的关系尚待进一步研究,以 BIS 值为指标的全麻深度监测并不能够确预测术后谵妄的发生(B 级)。

推荐意见 12:吸入全麻状态下,BIS 数值高低与手术患者一年内的死亡率无关。高危患者对麻醉药的敏感性比健康患者更高,对高危患者采用脑电监测仪监测麻醉深度的必要性增加(A 级)。

七、脑电监测的局限性

目前,所有脑电监测仪都依赖于原始 EEG 信号的复杂数学算法来推导出相应的指数用于指导临床。这些脑电信号均来自患者额部或颞部脑区,导致其在空间分辨率和评估脑功能的区域关联性方面存在较大局限性,无法使用统一标准的 EEG 特征来准确判断所有患者的麻醉状态/深度。此外,许多因素可通过影响 EEG 信号干扰其作为麻醉深度指标的可靠性,具体如下:

(一)患者因素

现有脑电监测仪的数据都来源于健康志愿者。因此,阿尔兹海默病、血管性痴呆、脑缺血等患者表现出异常 EEG,可导致脑电监测指标异常。此外,高龄、低体温、低血糖、酸碱平衡异常也会干扰 EEG 和相应指数。

（二）麻醉药物

不同麻醉药物对 EEG 影响亦有所不同。如小剂量氯胺酮可增强高频 EEG 活动，导致 BIS 指数增加。

（三）肌松药物

在无肌松状态下，头皮产生的电活动可干扰 EEG，导致 BIS 监测仪无法区分肌电信号（EMG）和高频 EEG 活动。

（四）其他

术中电凝器、心脏起搏器等都可影响脑电监测的可靠性。

参 考 文 献

［1］ AMY M S，MICHAEL S A，SACHIN K，et al. Alerting thresholds for the prevention of intraoperative awareness with explicit recall：a secondary analysis of the Michigan Awareness Control Study［J］. Eur J Anaesthesiol，2015，32（5）：346-353.

［2］ BOMBARDIERI A M，MATHUR S，SOARES A，et al. Intraoperative awareness with recall：a descriptive，survey-based，cohort study［J］.Anesth Analg，2019，129（5）：1291-1297.

［3］ KENT C D，POSNER K L，MASHOUR G A，et al. Patient perspectives on intraoperative awareness with explicit recall：report from a North American anaesthesia awareness registry［J］. Br J Anaesth，2015，115（S1）：i114-i121.

［4］ HSU N，GAISER R R. Awareness and aortocaval obstruction in obstetric anesthesia［J］. Anesthesiol Clin，2017，35（1）：145-155.

［5］ YU H，WU D. Effects of different methods of general anesthesia on intraoperative awareness in surgical patients［J］. Medicine（Baltimore），2017，96（42）：e6428.

［6］ TASBIHGOU S R，VOGELS M F，ABSALOM A R. Accidental awareness during general anaesthesia-a narrative review［J］. Anaesthesia，2018，73（1）：112-122.

［7］ SURY M R J. Accidental awareness during anesthesia in children［J］. Paediatr Anaesth，2016，26（5）：468-474.

［8］ PANDIT J J，ANDRADE J，BOGOD D G，et al. 5th National Audit Project（NAP5）on accidental awareness during general anaesthesia：summary of main findings and risk factors［J］. Br J Anaesth，2014，113［4］：549-559.

［9］ HOUNSOME J，GREENHALGH J，SCHOFIELD-ROBINSON O J，et al. Nitrous oxide-based vs. nitrous oxide-free general anaesthesia and accidental awareness in surgical patients：an abridged Cochrane systematic review［J］. Anaesthesia，2018，73（3）：365-374.

［10］ GRAHAM M，OWEN A M，ÇIPI K，et al. Minimizing the Harm of Accidental Awareness Under General Anesthesia：New Perspectives From Patients Misdiagnosed as Being in a Vegetative State［J］. Anesth Analg，2018，126（3）：1073-1076.

［11］ LINASSI F，ZANATTA P，TELLAROLI P，et al. Isolated forearm technique：a meta-analysis of connected consciousness during different general anaesthesia regimens［J］. Br J Anaesth，2018，121（1）：198-209.

［12］ BOMBARDIERI A M，MATHUR S，SOARES A，et al. Intraoperative Awareness With Recall：A Descriptive，Survey-Based，Cohort Study［J］. Anesth Analg，2019，129（5）：1291-1297.

［13］ PUNJASAWADWONG Y，PHONGCHIEWBOON A，BUNCHUNGMONGKOL N. Bispectral index for improving anaesthetic delivery and postoperative recovery［J］. Cochrane Database Syst Rev，2014，2014（6）：CD003843.

［14］ STEIN E J，GLICK D B. Advances in awareness monitoring technologies［J］. Curr Opin Anaesthesiol，2016，29（6）：711-716.

［15］ GAO W W，HE Y H，LIU L，et al. BIS monitoring on intraoperative awareness：a Meta-analysis［J］. Curr Med Sci，2018，38（2）：349-353.

［16］ LEWIS S R，PRITCHARD M W，FAWCETT L J，et al. Bispectral index for improving intraoperative awareness and early postoperative recovery in adults［J］. Cochrane Database Syst Rev，2019，9（9）：CD003843

［17］ AVIDAN M S，ZHANG L，BURNSIDE B A，et al. Anesthesia awareness and the bispectral index［J］. N Engl J Med，2008，358（11）：1097-108.

［18］ XU L，WU A S，YUE Y. The incidence of intra-operative awareness during general anesthesia in china：a multi-center observational study［J］. Acta Anesth Scand，2009，53（7）：873-882.

［19］ LESLIE K，CHAN M T，MYLES P S，et al. Posttraumatic stress disorder in aware patients from the B-aware trial［J］. Anesth Analg，2010，110（3）：823-828.

［20］ BULACH R，MYLES P S，RUSSNAK M. Double-blind randomized controlled trial to determine extent of amnesia with midazolam given immediately before general anaesthesia［J］. Br J Anaesth，2005，94（3）：300-305.

［21］WANG J,REN Y,ZHU Y,et al. Effect of penehyclidine hydrochloride on the incidence of intra-operative awareness in Chinese patients undergoing breast cancer surgery during general anaesthesia ［J］. Anaesthesia, 2013,68(2):136-141.

［22］MYLES P S,LESLIE K,MCNEIL J,et al. Bispectral index monitoring to prevent awareness during anaesthesia: the B-Aware randomised controlled trial ［J］. Lancet, 2004,363(9423):1757-1763.

［23］AVIDAN M S,JACOBSOHN E,GLICK D,et al. Prevention of intraoperative awareness in a high-risk surgical population ［J］. N Engl J Med,2011,365(7): 591-600.

［24］SIEBER F E,NEUFELD K J,GOTTSCHALK A,et al. Effect of Depth of Sedation in Older Patients Undergoing Hip Fracture Repair on Postoperative Delirium:The STRIDE Randomized Clinical Trial ［J］. JAMA Surg, 2018,153(11):987-995.

［25］WILDES T S,MICKLE A M,BEN ABDALLAH A,et al. Effect of Electroencephalography-Guided Anesthetic Administration on Postoperative Delirium Among Older Adults Undergoing Major Surgery:The ENGAGES Randomized Clinical Trial ［J］. JAMA,2019,321(5): 473-483.

［26］ABBOTT T E,PEARSE R M. Depth of anesthesia and postoperative delirium ［J］. JAMA,2019,321(5):459-460.

［27］ACKLAND G L,PRYOR K O. Electroencephalography-guided anaesthetic administration does not impact postoperative delirium among older adults undergoing major surgery:an independent discussion of the ENGAGES trial ［J］. Br J Anaesth,2019,123(2):112-117.

［28］SHORT T G,CAMPBELL D,FRAMPTON C,et al. Anaesthetic depth and complications after major surgery:an international,randomised controlled trial［J］. The Lancet,2019,394(10212):1907-1914.

神经外科术中神经电生理监测与麻醉专家共识

王国林(共同负责人) 刘海洋(执笔人) 孙立 苏金华 李娟 杨艳

余喜亚 韩如泉(共同负责人) 谢克亮 裴凌

目　录

神经系统具有通过电化学活动传递信息的独特功能,患者意识状态改变时(例如昏迷、麻醉),可以通过监测电化学活动评估神经系统的功能状态。传统的生理学监测仅能作为反映神经系统功能状态的间接参数。术中神经生理学监测虽然不能取代唤醒试验,但可发现改变神经功能的手术操作或生理学变化,监测处于危险状态的神经系统功能,从而帮助手术医师及时准确地判断麻醉状态下患者神经功能的完整性,为手术操作者的术中决策提供依据并最终降低手术致残率。除手术因素外,生理学管理和麻醉药物的选择也会影响神经电生理监测的质量。

目前,神经外科手术中常见的神经电生理监测技术包括:躯体感觉诱发电位(somatosensory evoked potentials,SSEP)、运动诱发电位(motor evoked potentials,MEP)、脑干听觉诱发电位(brainstem auditory responses,BAEP)、视觉诱发电位(visual evoked potentials,VEP)、肌电图(electromyography,EMG)和脑电图(electroencephalogram,EEG)等。

一、术中常见电生理监测技术

(一) 躯体感觉诱发电位

刺激外周神经引发的感觉冲动经脊髓上传至脑,在整个传导通路上的不同部位放置记录电极,所记录的神经传导信号放大后的波形即为SSEP。SSEP主要用于评估脊髓外侧和后侧柱、部分脑干、腹后外侧丘脑核及其与皮层的联络和部分敏感皮层的神经功能。SSEP 目前为神经外科术中神经生理监测的最常用方法。SSEP 对特异性神经损伤非常敏感,尤其是脊髓后柱介导的神经通路。通常选择胫后神经和正中神经作为刺激点,需要监测的神经通路和记录点取决于手术部位及其可能损伤的区域。采集基线数据后,在手术过程中监测诱发电位的波幅和潜伏期变化,波幅降低 50% 和 / 或潜伏期延长超过 10%,提示发生神经损伤。除手术因素外,还需要考虑其他因素,包括低血压、低体温、麻醉方案、体位和监测技术等。

(二)运动诱发电位

MEP 监测用于评估通过内囊、脑干、脊髓和周围神经等下行运动神经通路的功能完整性。刺激电极放置于运动皮层的相应位置,通过一系列电刺激后,由置于相应神经支配的肌肉、脊髓节段以及周围神经的电极加以记录。根据手术类型和脊髓受累程度选择记录肌肉,最常使用的记录点包括上肢的鱼际肌、下肢的胫前肌和蹬展肌。

类似于 SSEP 监测,与基线相比,波幅下降 50% 和 / 或潜伏期延长 10% 有可能发生神经损伤。神经损伤的原因包括缺血、代谢变化、机械性损伤或压迫。需要注意的是,较高刺激强度引起的咬肌剧烈收缩会导致舌裂伤,牙齿损伤甚至颌骨骨折。适当降低刺激强度,可以将发生不良事件的风险降到最低或消除。MEP 监测禁用于癫痫、皮质损伤、颅骨缺损、颅内压增高以及使用颅内植入物的患者。

(三)脑干听觉诱发电位

BAEP 可用于监测听觉系统传导通路的完整性,包括第Ⅷ对颅神经、耳蜗核、部分延髓脑干、下丘脑和听觉皮层。

BAEP 用于监测颅内听觉神经(听神经的耳蜗部分)的完整性。耳蜗电图可以独立识别刺激传导通路,波Ⅰ和波Ⅴ是最稳定的听觉诱发电位波型,波Ⅰ来自耳蜗,此通路一般不会直接损伤。波Ⅴ起源于下丘脑,内侧膝状体的水平。脑干听觉电位基本不受麻醉药物影响。

通常根据潜伏期和 / 或波幅来解释 BAEP 数据,将波幅降低超过 50% 和 / 或潜伏期延长超过 1ms 视为术中神经损伤和术后听力障碍的风险指标。

(四)视觉诱发电位

闪光刺激从视网膜传输到视神经、视交叉、视束、外侧膝状体、视放射和视觉皮层,从光信号转化为电传导,术中从枕叶区域提取的诱发电位波形和数据称为闪光刺激视觉诱发电位(flash stimulation induced visual evoked potentials, FVEPs)。其价值是可以在患者术中意识消失的状态下客观地评估视觉功能,监测到从视网膜到视觉皮层的视觉通路中任何部位的功能障碍。

如果术中 FVEPs 波形持续消失超过 3min 提示存在永久损伤,往往预示术后严重的视觉功能损伤。然而,FVEPs 的波形、波幅和潜伏期的个体差异性极大,因此关于波幅降低而非消失的结果一定要慎重评估。

目前为止,仍推荐使用丙泊酚、瑞芬太尼和肌松药复合的全凭静脉麻醉方法进行全麻下 FVEPs 监测。术中需密切关注血压、脉搏血氧饱和度、Hb、$PaCO_2$、pH 值、体温等相关因素的变化情况。

(五)脑电图

EEG 用于监测手术期间的脑功能,对早期发现脑缺血和麻醉深度变化具有一定价值。EEG 在血管损伤风险高的手术、心血管手术、颞叶癫痫激光消融术中具有重要意义。

(六)肌电图

术中 EMG 监测通过识别神经结构并降低手术损害的风险。EMG 监测有三种基本技术,包括自发 EMG、诱发 EMG 和术中 EMG 监测。

自发 EMG 无需电刺激,监测处于危险中的神经根,通常是由机械和 / 或代谢引起的神经损伤。自发 EMG 可以观察到两种具有不同临床意义的放电模式:强直性放电和阶段性放电。前者经常在与牵引有关的神经缺血和电灼以及盐水冲洗引起的刺激中观察到,后者主要与神经挫伤有关。诱发 EMG 主要用于运动神经的监测,通过电刺激神经并在支配肌肉记录动作电位,可以为手术医师提供有关运动神经解剖变化的信息,区分运动神经和感觉神经。术中 EMG 可用于监测颅内和周围神经,评估神经完整性并根据神经支配的肌肉定位神经。

二、麻醉对术中电生理监测的影响

（一）吸入麻醉药

1. 卤族类吸入麻醉药 地氟烷、七氟烷和异氟烷呈剂量依赖性地延长潜伏期，并通过抑制脊髓运动神经元的锥体激活或抑制大脑皮层的突触传递而明显降低波幅。吸入麻醉药对突触的抑制作用比轴突传递更强，其对皮层电位的干扰较皮层下更明显。

与 SSEP 相比，卤族类吸入麻醉药更容易引起 MEP 消失。如果肺泡最低有效浓度（MAC）值大于 0.5，MEP 监测的可靠性将大大降低。但是，在硬膜外腔中记录到的 D 波对吸入麻醉药的耐受性较好，即使在较高 MAC 下也易于记录。当 MAC 值低于 0.5 时，连续经颅高强度脉冲刺激可以部分补偿吸入麻醉药对轴突和突触的抑制作用。但是，如果以最佳 MEP 监测质量为目标，最好的策略是避免使用吸入麻醉药。

2. 氧化亚氮 氧化亚氮单独使用会降低诱发电位波幅并延长潜伏期，不会改变诱发电位的波形。与卤族类吸入麻醉药联合使用时，氧化亚氮对诱发电位的抑制作用会显著增强。

（二）静脉麻醉药

1. 氯胺酮 与大多数麻醉药物不同，氯胺酮增强 SSEP 和 MEP 信号，因此，对于已有神经系统损伤（诱发电位异常）的患者是良好的选择。应注意氯胺酮的副作用，包括致幻，长半衰期，次生代谢物的长期存在，拟交感神经效应以及在颅内病理状态下增加颅内压。

2. 巴比妥类和苯二氮䓬类药物 硫喷妥钠诱导后，诱发电位的波幅下降，潜伏期延长。硫喷妥钠对皮层诱发电位的潜伏期影响最大，对皮层下和周围反应的影响可以忽略不计。苯二氮䓬类药物也会降低 MEP 波幅。在没有其他药物的情况下，诱导剂量的咪达唑仑会导致皮层 SSEP 轻微降低，对皮层下 SSEP 的影响较弱。与硫喷妥钠一样，咪达唑仑会强烈抑制 MEP。

3. 依托咪酯 与氯胺酮类似，静脉推注依托咪酯后增加皮层诱发电位波幅，而皮层下和周围反应无变化。与巴比妥类药物和丙泊酚相比，依托咪酯对 MEP 的抑制可忽略不计。诱导剂量会短暂降低 MEP 波幅，潜伏期不变。与其他静脉麻醉药比较，依托咪酯在诱导剂量或连续静脉输注期间对诱发电位波幅的影响最小。持续静脉输注时应关注其肾上腺皮质抑制作用。

4. 丙泊酚 丙泊酚会导致 SSEP 和 MEP 波幅呈剂量依赖性降低，对潜伏期的影响不大。丙泊酚持续输注是诱发电位监测的最佳选择，可以保证更加可靠的 SSEP 和 MEP 监测。

5. α_2 受体激动剂 无论单独使用还是与吸入麻醉药联合使用，可乐定都不会对潜伏期或波幅产生影响。临床使用剂量的右美托咪定对诱发电位监测影响不大，剂量高达 1.2mg/（kg·h）时仍可有效进行术中神经电生理监测。

（三）阿片类药物

与吸入麻醉药相比，阿片类药物对诱发电位的抑制作用没有卤族类吸入麻醉药强。静脉内给药时，阿片类药物几乎不会引起皮层诱发电位的波幅和潜伏期抑制。阿片类药物的这一特性使其广泛应用于 SSEP 和 MEP 监测。持续输注阿片类药物可以维持稳定的血药浓度，对诱发电位的影响更小，是术中神经电生理监测麻醉的主要镇痛方案。

（四）神经肌肉阻滞剂

神经肌肉阻滞剂靶向作用于神经肌肉接头，由于 SSEP 监测不需要肌肉运动，因此肌松药对 SSEP 的影响很小。但是，深度肌松对 MEP 监测影响明显。目前推荐在麻醉诱导时使用作用时间短或中等的肌肉松弛药（短时效或中时效肌肉松弛药），以利于气管插管，术中不再追加肌松药，MEP 监测期间应尽量避免使用肌松药。特异性肌松拮抗药或许可以拮抗术中肌松，目标是在手术和 MEP 监测期间将 TOF 恢复至 100%，这样可以提高敏感性，并降低 MEP 监测失败的风险。

三、生理学因素对术中神经电生理监测的影响

（一）血流动力学变化

除了外科手术操作所引起的神经电生理变化

表 5-1　不同麻醉药物对诱发电位波幅和潜伏期的影响

药物	SSEP		BAEP		VEP		MEP	
	潜伏期	波幅	潜伏期	波幅	潜伏期	波幅	潜伏期	波幅
卤族类吸入麻醉药	Yes	Yes	No	No	Yes	Yes	Yes	Yes
氧化亚氮	Yes	Yes	No	No	Yes	Yes	Yes	Yes
巴比妥类	Yes	Yes	No	No	Yes	Yes	Yes	Yes
丙泊酚	Yes	Yes	No	No	Yes	Yes	Yes	Yes
硫喷妥钠	No	No	No	No	—	—	Yes	Yes
苯二氮䓬类	Yes	Yes	No	No	Yes	Yes	Yes	Yes
阿片类	No	No	No	No	No	No	No	No
α_2 受体激动剂	No	No	No	No	No	No	No	No
氯胺酮	No	No	No	No	No	No	No	No
依托咪酯	No	No	No	No	No	No	No	No

Yes,是;No 否。

以及麻醉药物的作用,生理学稳态在神经元功能中也起着重要作用。SSEP 和 MEP 对由缺血或机械性压迫事件均较敏感。

(二) 颅内压和 Hb

颅内压升高导致皮层 SSEP 波幅降低和潜伏期延长。颅内压升高时,首先观察到 MEP 信号随着颅内压的升高逐渐升高,其后 MEP 反应消失。血细胞压积的变化会干扰氧含量和血液黏度,IONM 时的理想水平是 30%~32%(表 5-1)。

(三) 通气、温度和其他生理变量

低氧血症可以在其他临床参数未改变之前使诱发电位恶化。低于 20mmHg 的 $PaCO_2$ 水平会导致过度的脑血管收缩和神经组织缺血,随后皮层 SSEP 和 MEP 信号将被抑制。为了获得可靠的 SSEP 和 MEP 信号,正常的血压和脑组织氧合水平是非常必要的。

体温过低可能会增加脊柱手术中 IONM 的假阴性结果。低体温会导致 SSEP 和 MEP 潜伏期延长和传导速度减慢。当核心体温低于 28℃时,SSEP 和 MEP 信号消失。其他生理变量,例如血糖变化、电解质异常、循环血量减少和上腔静脉压力升高均与诱发电位信号变化有关。

参 考 文 献

[1] HOLLY LT,ANDERSON PA. Essentials of spinal stabilization [M]. Cham:Springer,2017.

[2] THIRUMALA P D,CRAMMOND D J,LOKE Y K,et al. Diagnostic accuracy of motor evoked potentials to detect neurological deficit during idiopathic scoliosis correction:a systematic review [J]. J Neurosurg Spine,2017,26(3):374-383.

[3] KOHTA A,SLOAN T B,TOLEIKIS J R. Monitoring the nervous system for anesthesiologists and other healthcare professionals. 2nd ed [M]. Cham:Springer,2017.

[4] MACDONALD D B. Overview on criteria for MEP monitoring [J]. J Clin Neurophysiol,2017,34(1):4-11.

[5] PARK S K,JOO B E,LEE S,et al. The critical warning sign of real-time brainstem auditory evoked potentials during microvascular descompression for hemifacial spasm [J]. Clin Neurophysiol,2018,129(5):1097-1102.

[6] URIBE A A,MENDEL E,PETERS Z A,et al. Comparison of visual evoked potential monitoring during spine surgeries under total intravenous anesthesia versus balanced general anesthesia [J]. Clin Neurophysiol,2017,128(10):2006-2013.

[7] JOURNE H L,BERENDS H I,KRUYT M C. The percentage of amplitude decrease warning criteria for transcranial MEP monitoring [J]. J Clin Neurophysiol,2017,34(1):22-31.

[8] CALDERON P,DELTENRE P,STANY I,et al. Clonidine administration during intraoperative monitoring for pediatric scoliosis surgery:Effects on central and peripheral motor responses [J]. Clin Neurophysiol,2018,48(2):93-102.

[9] LI Y,MENG L Z,PENG Y M,et al. Effects of

Dexmedetomidine on motor- and somatosensory-evoked potentials in patients with thoracic spinal cord tumor: a randomized controlled trial [J]. BMC Anesthesiol, 2016,16(1):51.

[10] TRIFA M, KRISHNA S, D. MELLO A, et al. Sugammadex to reverse neuromuscular blockade and provide optimal conditions for motor-evoked potential monitoring [J]. Saudi J Anaesth, 2017, 11(2):219-221.

围手术期经食管超声心动图专家共识

于晖　王晟　王锷　王伟鹏　尹万红　朱涛　朱斌　刘进(负责人)　刘鲲鹏　严美娟　李玉兰

李雪杰　杨平亮　何绮月　汪红　宋海波(执笔人)　张鸿飞　陈友伟　林静　段福建

姜陆洋　徐宇玉　唐红　黄佳鹏　彭勇刚　葛亚力　储勤军　薛富善　魏蔚

围手术期经食管超声心动图(transesophageal echocardiography,TEE)监测可从形态和功能两个方面评估循环系统,具有定时、定位、定性、定量的基本功能,为围手术期诊疗决策提供依据,有利于提高麻醉和手术的安全性及有效性。

TEE 在循环监测方面常用于:血容量监测、整体和局部左心功能、右心功能评价,监测基本的瓣膜形态及功能变化、成人或儿童常见的先天性心脏病的形态和功能监测等。围手术期合理应用标准化的 TEE,可有效监测循环系统不良事件,如术中常见的低血压、低氧血症、骨科和泌尿外科手术并发的肺动脉栓塞、开颅手术并发的气体栓塞、胸部创伤导致的心包压塞,甚至心搏骤停等。

2014 年中华医学会麻醉学分会组织专家组制定了《围手术期经食管超声心动图专家共识》,本文是在此基础上更新的 2020 年版本。此版本补充了多个标准化单病种采图流程,并统一了目标导向心脏超声(focused cardiac ultrasound)的定义,即聚焦临床问题,以特定心血管形态和功能为评估目标,选择有限的、相对固定的超声切面,定时、定位、定性、定量评估心脏结构和功能,辅助诊疗决策。

一、TEE 监测前评估

1. 术中 TEE 监测的必要性与安全性。

2. 病史　循环和呼吸系统疾病病史,上消化道疾病病史,血液系统疾病病史,上消化道疾病病史,肝硬化及门脉高压病史,食管外伤及食管手术史,感染性疾病病史以及局部麻醉药过敏史等。

3. 查体 重点是心肺专科查体,口咽部专科查体,关注患者通气情况等。

4. 实验室检查 心肌酶、血常规、凝血功能、感染筛查(乙型肝炎、丙型肝炎、艾滋病、梅毒)等。

5. 评估病情 纽约心功能分级,麻醉、外科操作可能引起术中血流动力学不稳定的风险。

二、TEE 监测的适应证

1. 围手术期难以解释或 / 和难以纠正的低血压、低氧血症、低 CO_2 分压。

2. 血流动力学监测:心率、心律、前负荷、心室舒缩功能、后负荷。

3. 循环功能障碍鉴别诊断,如休克、心力衰竭类型的鉴别诊断。

4. 肺栓塞诊疗决策所需的直接和间接征象。

5. 胸痛的鉴别诊断,如夹层动脉瘤、肺栓塞、心肌梗死的鉴别。

6. 排查心脏和大血管的创伤,如心脏破裂、主动脉横断等。

7. 心脏瓣膜功能检查。

8. 经胸超声检查显像困难,难以明确各种心脏大血管形态和功能异常。

9. 心脏手术术中监测。

三、TEE 监测的禁忌证

1. **绝对禁忌证** 患者拒绝、活动性上消化道出血、食管狭窄、食管占位性病变、食管撕裂和穿孔、食管憩室、先天性食管畸形、近期食管手术史、咽部脓肿、咽部占位性病变、未妥善固定的严重颈椎创伤。

2. **相对禁忌证** 食管 - 胃底静脉曲张、凝血障碍、纵隔放疗史、颈椎疾病与损伤等,需要权衡 TEE 监测的获益和组织损伤 / 出血等的风险。

四、TEE 监测前准备

1. 签署患者知情同意书。

2. 全麻状态下选择仰卧位或侧卧位,清醒状态下选择侧卧位。

3. 检查并清除患者口腔内和食管内异物。

4. 气管导管固定于患者口角一侧,便于探头置入,建议放置咬口器以避免探头表皮损伤。

5. 必要时先行经腹胃超声评估胃内容量,在放置探头前经胃管负压吸引,以获得清晰的 TEE 图像。

6. TEE 探头放置后观察无活动性出血,方可进行 TEE 操作。

7. 围手术期 TEE 监测时,不应影响患者的通气。

8. 清醒患者可行必要的镇静、镇痛和口咽部局部麻醉,在助手帮助下侧卧位置入探头。

9. TEE 监测过程中要密切观察心电图、有创动脉波形、无创血压、血氧饱和度、$P_{ET}CO_2$ 等,以便及时发现和处理异常状况。

五、TEE 探头的安全使用原则

1. 检查探头结构是否正常,将探头与超声主机妥善连接,在控制面板上找到探头驱动软件,选择所需监测模式。

2. 消毒探头,在探头前端涂抹与消化道内接触要求的超声耦合剂,对血液传播性疾病的患者必须用透声性能良好的探头套隔离 TEE 探头。

3. 全麻患者操作前应注意麻醉深度,避免 TEE 操作导致的应激性循环波动。

4. 手持探头前 1/3 处,轻提下颌,打开咽腔、轻柔地将探头送至咽后壁,如遇到阻力,稍前屈探头,通过咽后壁阻力点后,将探头稍向右旋转,观察双侧颈部与梨状窝对应部位,尽量轻柔地将 TEE 探头推送过食管开口。

5. TEE 探头置入困难时禁用暴力,全麻患者各种保护反射受到抑制,应尽量保护。必要时使用喉镜、可视喉镜辅助,或者寻求他人帮助。尝试多次未能成功置入探头,或者在放置过程中发现活动性出血,应考虑放弃使用 TEE 监测。

6. 成人 TEE 探头建议最低安全体重为 30kg,儿童 TEE 探头要求最低安全体重为 5kg,新生儿 TEE 探头用于体重低于 5kg 的患儿。

7. 在 TEE 探头操作过程中要注意检查口咽部有无出血,及时发现和处理相关并发症。

8. 退出探头时遇到阻力,需要确认探头是否处于前端弯曲状态并被卡锁固定,此时需先解除卡锁,将探头轻柔送入胃内,调直探头后方可重新退出。

六、TEE 探头的清洗、消毒与临时存储

1. TEE 探头消毒操作前应穿戴好防护用品。

2. TEE 探头消毒前后需明确记录转运者、消毒者和使用者信息。

3. TEE 探头使用后应立即用湿巾纸或湿纱布清洁探头软轴，擦去软轴表面的患者分泌物并套入一次性无菌塑料套转运至清洗消毒室。

4. TEE 探头消毒操作流程和存储规范见附录 2。

5. 为避免造成二次污染，消毒后的探头应使用一次性无菌塑料套套入探头软轴转运至探头存储柜。

七、TEE 监测的基本操作及术语

TEE 图像的原则：探头接触患者的部位总是位于 TEE 图像的顶点。

TEE 探头呈长管状，探头运动受消化道的限制，基本操作如下，见图 6-1。

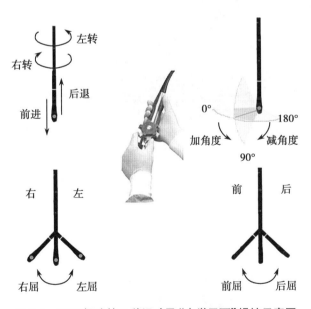

图 6-1　TEE 探头的 8 种运动及"声学平面"操控示意图

1. 手握 TEE 探头向食管远端或胃推进称之为"前进"，反之称为"后退"。手握探头朝向患者右侧转动称之为"右转"，向患者左侧转动称之为"左转"。

2. 使用操作柄的大轮将探头前端向前弯曲称之为"前屈"，向后弯曲称为"后屈"。使用操作柄的小轮将探头顶端向左方弯曲称之为"左屈"，反之称为"右屈"。

3. TEE 探头处于某一个姿态不动时，在探头保持静止的状态下，可通过手柄上的 2 个圆形按键，调节声平面角度从 0°~180°，称之为"加角度"，反向调节声平面角度从 180°~0°，称之为"减角度"。

八、TEE 图像的观察方法

观察 TEE 图像需要遵循断层解剖学的原则，统一图像方位和观察视角，首先明确探头与图像的毗邻关系，将 TEE 图像还原到患者的解剖空间，统一人体模型、心脏模型和超声切面。

不管是 2D 图像还是 3D 图像（图 6-2）都需要定义观察者视角，一般采取面对心脏模型的观察者视角，统一观察者视角有两个原因：①观察者面对心脏模型与系统解剖学方位一致，便于沟通；②不同观察者面对心脏模型有利于实现从 TEE 到 TTE 的快速切换。以食管中段 4 腔心切面为例，图 6-3 显示了探头、切面与心脏模型的空间关系，有助于理解探头与图像、图像和心脏模型的位置关系。

九、TEE 监测切面的标准化

围手术期的工作特点决定了 TEE 切面应该标准化，自 TEE 进入临床，切面标准化工作就没有中断过。1996 年，美国麻醉科医师协会（ASA）和美国超声心动图学会（ASE）一起确立了术中 TEE 监测的 20 个标准切面，对全世界术中 TEE 推广培训具有里程碑意义。随后，ASA 和 ASE 每隔 3~4 年不断更新和增减内容，2013 年美国心血管麻醉科医师协会和美国心脏超声协会共同发表联合声明，将 20 个 TEE 标准切面简化到 11 个（图 6-4）。在本文中，我们重点介绍 20 个标准切面（表 6-1）和目标导向 TEE（Focus-TEE）6 个基本切面（图 6-5，图 6-6）的采集和临床应用。本次更新还补充了单病种的切面采集规范以及常见围手术期急危重症的目标导向切面。

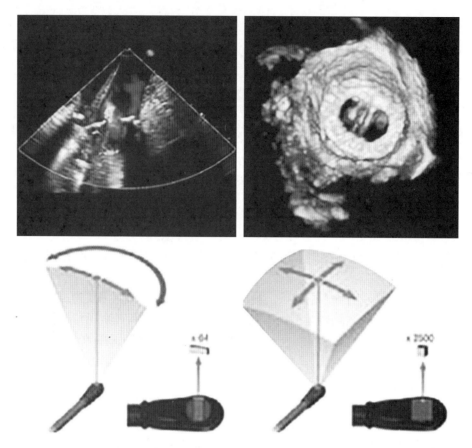

图 6-2 2D 和 3D 图像及成像原理

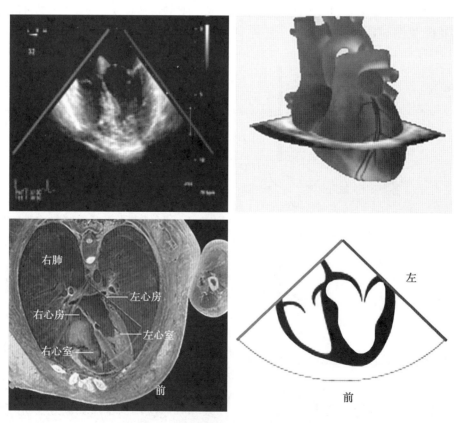

图 6-3 食管中段 4 腔心切面及模型图

注:左上 -2D 超声图;左下 - 断层解剖图;右上 -3D 模型图;右下 -2D 简图。

(一)20个TEE检查标准切面

表6-1 20个TEE检查标准切面一览表(含6个Focus-TEE基本切面)

声平面距门齿	标准切面名称/声平面角度	切面的方位,成像方法示意图	切面内容及用途
		食管上段、中段大血管切面(6个)	
食管上段 (upper esophageal, UE,20~25cm)	主动脉弓长轴 (UE aortic arch LAX) 0°		主动脉弓长轴切面为20个标准切面中位置最高的切面 TEE探头常在发现心脏前就越过该切面 声平面角度为0°,而升、降主动脉长轴切面的声平面角度为90°
	主动脉弓短轴 (UE aortic arich SAX) 90°		主动脉弓呈短轴,似圆形,位于近场,常显示左锁骨下动脉开口;肺动脉呈长轴,肺动脉瓣位于远场 用来观察主动脉夹层,动脉导管未闭,肺动脉内赘生物及异常血流 肺动脉前向血流速度测量角度最佳

续表

声平面距门齿	标准切面名称/声平面角度	切面的方位、成像方法示意图	切面内容及用途
	升主动脉长轴 (ME asc aortic LAX) Focus-TEE 基本切面 100°~150°		升主动脉呈长轴位于中场，右肺动脉呈短轴位于近场 体外循环插管前后监测升主动脉前壁，警惕插管部位粥样硬化斑块和急性夹层
食管中段 (middle esophageal, UE, 20~25cm)	升主动脉短轴 (ME asc aortic SAX) 0°~30°		升主动脉呈短轴位于切面的远场 上腔静脉呈短轴位于升主动脉的右后侧 主肺动脉在升主动脉左侧 右肺动脉呈长轴位于升主动脉和上腔静脉的后方

声平面距门齿	标准切面名称/声平面角度	切面的方位、成像方法示意图	切面内容及用途
	降主动脉短轴 (ME desc aortic SAX) Focus-TEE 基本切面 0°		降主动脉呈短轴位于切面的近场 常用来观察降主动脉夹层、管腔内异常血流，监测球囊反搏的导丝、导管、气囊 观察左侧的胸腔积液和肺不张
食管中段 (middle esophageal, UE, 20~25cm)	降主动脉长轴 (ME desc aortic LAX) 90°~110°		降主动脉呈长轴位于切面的近场 该切面的用途同降主动脉短轴所述

围手术期经食管超声心动图专家共识

续表

声平面距门齿	标准切面名称/声平面角度	切面的方位，成像方法示意图	切面内容及用途
		食管中段标准切面（8个）	
食管中段 (mid esophageal, ME, 30~40cm)	四腔心 (ME 4 chambers) Focus-TEE 基本切面 0°~20°		左、右心房位于近场，二、三尖瓣位于中场，左右心室位于中场，常不能显示心尖；左右心室之间为前室间沟。显示二尖瓣前外乳头肌的比例。可观察 4 个心腔的比例
	二尖瓣交界 (ME mitral comissural) 60°~70°		食管中段 4 腔心切面的基础上，面对心脏逆时针旋转声平面 60° 左右显示近场的左心房和远场的左心室通过二尖瓣前外侧和后内侧交界，显示 2 组二尖瓣乳头肌

续表

声平面距门齿	标准切面名称/声平面角度	切面的方位,成像方法示意图	切面内容及用途
食管中段 (mid esophageal,ME, 30~40cm)	左心两腔心 (ME 2 chambers) 80°~100°		二尖瓣交界切面的基础上,面对心脏逆时针旋转声平面30°左右 解剖方位由4腔心切面的后前,左右变为后前,上下关系 显示二尖瓣后内乳头肌 监测左心耳
	左室长轴 (ME LAX) Focus-TEE 基本切面 120°~160°		在左心2腔切面的基础上,面对心脏逆时针旋转切面30° 显示左心房,二尖瓣,左心室流出道,主动脉瓣,升主动脉 标准切面不显示二尖瓣下乳头肌

续表

声平面距门齿	标准切面名称/声平面角度	切面的方位、成像方法示意图	切面内容及用途
	右室流入-流出道 （ME RV inflow-outflow） Focus-TEE 基本切面 60°~90°		在主动脉瓣短轴切面的基础上，推进探头，显示右心房，三尖瓣，右心室流出道；右心室流入道，肺动脉瓣，主肺动脉。该切面不显示主动脉瓣，而显示主动脉流出道。可用来测量三尖瓣环的最大径
食管中段 （mid esophageal, ME, 30~40cm）	双腔静脉 （ME bicaval） 80°~110°		以食管中段左心室至2腔切面为基础，右转 TEE 探头，显示左、右心房，上腔静脉、右心耳、房间隔、下腔静脉、冠状静脉窦开口、欧氏瓣等。观察卵圆孔（PFO），监测房间隔缺损封堵术。欧氏瓣位于右心房前壁，房缺修补或封堵手术时易被误认为下缘残端

续表

声平面距门齿	标准切面名称/声平面角度	切面的方位、成像方法示意图	切面内容及用途
食管中段 (mid esophageal, ME, 30~40cm)	主动脉瓣短轴 (ME AV SAX) 30~60°		以主动脉瓣短轴切面为基础,声平面从120°后旋至30°~60°,显示主动脉瓣、主动脉窦、房间隔、左、右冠状动脉开口、右心室流出道、肺动脉瓣
	主动脉瓣长轴 (ME AV LAX) 120°~160°		以主动脉瓣长轴切面为基础,声平面从30°前旋至120°,显示主动脉瓣、左室流出道、升主动脉近端、右室流出道

续表

经胃底标准切面（6 个）

声平面距门齿	标准切面名称　声平面角度	切面的方位，成像方法示意图	切面内容及用途
	左心室乳头肌中段短轴 （TG，mid SAX） Focus-TEE 基本切面 0°~20°		声平面 0°~20°，从食管中段推进探头至左心室中段水平，观察左心室短轴及前外、后内乳头肌，右心室短轴
经胃 （transgastric，TG， 40~45cm）	左心室基底段短轴 （TG，basal SAX） 0°~20°		以经胃底中段短轴切面为基础，后退探头至二尖瓣口平面，观察左、右心室，二、三尖瓣 常用来观察二尖瓣各个分区的形态，瓣口，定位二尖瓣反流的起始位置

声平面距门齿	标准切面名称/声平面角度	切面的方位、成像方法示意图	切面内容及用途
经胃 (transgastric, TG, 40~45cm)	左心室两腔心 (TG 2 chambers) 80°~100°		以经胃底中段短轴切面为基础,旋转声平面加角度到80°~100°,显示左心房,左心耳,二尖瓣,左心室流入道,二尖瓣腱索,后内乳头肌,冠状静脉窦开口
	左心室长轴 (TG LAX) 0°~120°		以经胃左心2腔心切面为基础,旋转声平面加角度到30°。观察左心房,二尖瓣,左心室,左心室流入道,左心室流出道,主动脉瓣

续表

声平面距门齿	标准切面名称/声平面角度	切面的方位、成像方法示意图	切面内容及用途
经胃 （transgastric, TG, 40~45cm）	右室流入道 （TG, RV inflow） 100°~120°		以经胃左心室长轴切面为基础，右转 TEE 探头，观察右心房，三尖瓣，右心室流入道，三尖瓣腱索、乳头肌
经胃深部 （deep transgastric, DTG, 45~50cm）	深胃心室长轴 （deep TG LAX） 0°~20°（前屈）		探头置于深胃平面，前屈探头经心尖部显示四腔心或五腔心切面。观察左、右心房，左、右心室，左室流出道、主动脉瓣，升主动脉，主动脉弓测量左室流出道及主动脉瓣上血流速度，角度最佳

注：UE，食管上段；ME，食管中段；TG，经胃；LAX，长轴；SAX，短轴；Asc，升主动脉；AV，主动脉瓣；CS，冠状静脉窦；desc，降主动脉；IAS，房间隔；IVC，下腔静脉；LA，左心房；LAA，左心耳；LV，左心室；LVOT，左室流出道；MV，二尖瓣；PA，肺动脉；prox，近端；PV，肺动脉瓣；RA，右心房；RV，右心室；RVOT，右室流出道；SVC，上腔静脉；TV，三尖瓣。

(二) 11 个标准平面介绍

2013 年美国心血管麻醉与心血管超声联合声明推荐的 11 个标准切面,相比 TEE 20 个标准切面,最显著的特点是:6 个经胃切面,只保留了中段左心室乳头肌中段短轴切面,说明该切面在围手术期具有重要的监测价值;6 个大血管切面去掉了 2 个切面:食管上段主动脉弓长轴和短轴切面;8 个食管中段切面去掉了 2 个切面:主动脉瓣长轴切面和二尖瓣交界切面 (图 6-4)。

(三) Focus-TEE 6 个基本平面

自 1996 年 TEE20 个切面发表以来,切面标准化最大的进展是目标导向和问题导向切面的提出。2014 年,本专家共识提出了适用于麻醉急诊和术中循环监测的 Focus-TEE 4 个基本切面,临床证明适用于术中循环监测,针对心脏大血管外科手术增加升主动脉长轴切面,降主动脉短轴切面,对体外循环手术主动脉插管的安全性监测,了解主动脉插管部位有无粥样斑块及斑块的分级。

截至目前,Focus-TEE 包括 6 个基本切面 (图 6-5~ 图 6-6),其中有 4 个关于心脏的基本切面和

2 个关于大血管的基本切面:①左心室长轴切面;②右心室流入流出道切面;③降主动脉短轴切面;④经胃底心室短轴切面;⑤食管中段四腔心切面;⑥升主动脉长轴切面 (新增)。Focus-TEE 中的 6 个基本切面具体评估要点如表 6-2 所示。对于非心脏手术 Focus-TEE 也包括 6 个基本切面,不同之处是将升主动脉长轴切面替换为食管中段双腔静脉切面。

十、TEE 基本切面的定性和定量评估

(一) TEE 基本切面评估的 4 个基本指标

围手术期 TEE 的评估内容包括 4 个基本指标:壁、腔、瓣、流。壁:房壁、室壁、血管壁等;腔:心房、心室腔和血管腔;瓣:房、室之间的两个房室瓣、心室和大动脉之间的两个半月瓣;流:心血管的正常血流和异常血流。所有的心血管功能评估指标都是由 4 个基本指标结合心动周期派生出来的,是密切联系的功能指标系统,不能分割。

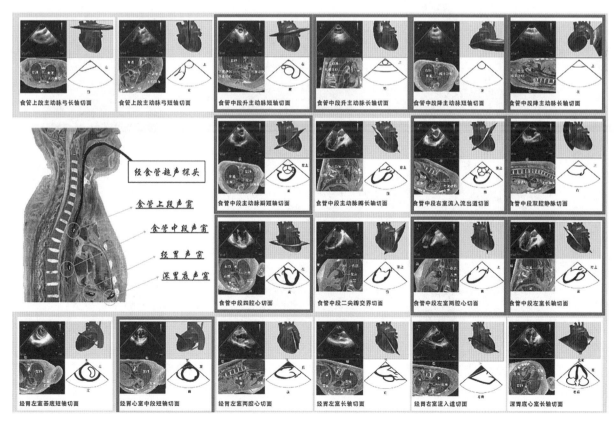

图 6-4　TEE 20 个标准切面示意图

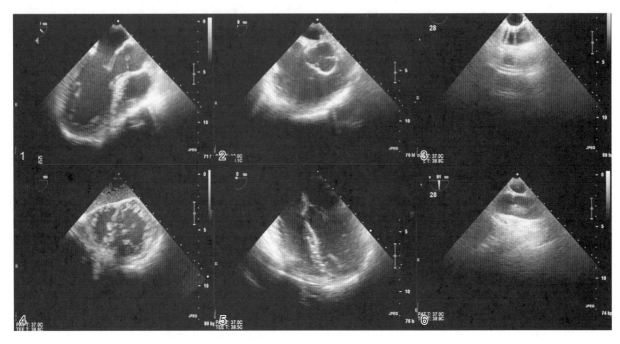

图 6-5　Focus-TEE 6 个基本切面的 2D 图像

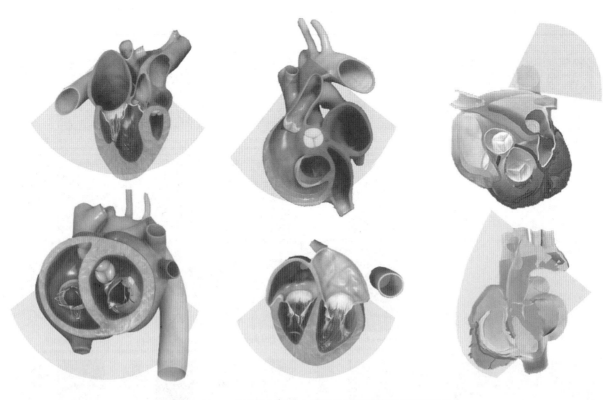

图 6-6　Focus-TEE 中的 6 个基本切面的模型切面示意图

表 6-2　Focus-TEE 6 个基本切面评估要点

基本切面	评估要点
左心室长轴切面(图 6-5.1)	左心房大小、房壁厚度是否正常,舒缩运动是否正常 二尖瓣开闭运动是否正常,有无穿孔及赘生物;左心室流入道是否通畅;左心室,室壁厚度是否正常,舒缩运动是否正常 左心室流出道是否有梗阻 主动脉瓣开闭是否正常,有无赘生物;升主动脉管壁、管腔是否正常 腔内血流是否正常
右室流入流出道切面(图 6-5.2)	右心房大小、房壁厚度是否正常,舒缩运动是否正常 三尖瓣开闭运动是否正常,有无穿孔及赘生物 右心室流入道是否通畅 右心室大小,室壁厚度是否正常,舒缩运动是否正常 右心室流出道是否有梗阻 肺动脉瓣开闭是否正常,有无赘生物;肺动脉管壁、管腔是否正常 腔内血流是否正常
经胃左心室乳头肌中段短轴切面(图 6-5.3)	左、右心室腔大小及形态 左、右心室比例,室间隔凸向哪一侧,室壁厚度、搏动和幅度 腔内血流是否正常
食管中段四腔心切面(图 6-5.4)	各房室大小及其比例 切面中心室壁的厚度、搏动幅度、连续性 二尖瓣和三尖瓣的形态结构和开闭功能 腔内血流是否正常
降主动脉短轴切面(图 6-5.5)	降主动脉管腔大小及形态 主动脉壁是否增厚,回声是否增强;是否存在夹层或假性动脉瘤 腔内血流是否正常
升主动脉长轴切面(图 6-5.6)	升主动脉管腔大小及形态 主动脉壁各层是否增厚,回声增强,是否存在附壁血栓和粥样斑块 是否存在夹层或假性动脉瘤 腔内血流是否正常

(二) TEE 基本切面 4 种评估形式及定性评估要点

围手术期 TEE 标准化切面的评估形式有 4 种:定位、定时、定性、定量,4 种形式是相互联系,相互支持的,其中定性评估是定量评估的基础,整体全面的定性评估结合局部的定量或半定量评估可以有效评估围手术期心脏和大血管形态和功能改变,为围手术期诊疗决策提供可靠的依据。表6-3 总结了 Focus-TEE 基本切面的 4 种基本评估内容。

定量或半定量评估的关键是确定正常参考值,正常参考值是评估心脏结构和功能的基础,最常用的定量参数是心血管腔的内径和房室、血管壁的厚度。通过将测量值与正常参考值(表 6-4)的比较,即可发现心血管的影像学异常。我国尚缺乏麻醉状态下心血管定量指标的正常参考值,

常用指标的参考资料来源于国内的数据或国外 TEE/TTE 定量指南。

(1) 心血管壁、腔参数参考值:以左心室中段短轴切面为例(图 6-7),在这个切面上,可以观察左、右心室的心腔大小,室壁厚度。左心室正常值男性 55mm,女性 50mm,正常情况下左心室和右心室横径的比例关系大约是 5:2;而左心室舒张末面积(LVEDA)和左心室收缩末面积(LVESA)的比例大致是 2:1。

(2) 左心室定量评估:左心室定量评估是在定性基础上对左心室功能进行进一步的基于具体参数的数值分析。TEE 的左心室定量分析,可以比照 TTE 的 M 型、二维、三维和多普勒方法,目前国内外尚缺乏全身麻醉状态下的左心室定量正常值。左心室定量评估基本要点见表 6-5,左心血流动力学指标正常值及意义见表 6-6。

表 6-3　Focus-TEE 4 个基本切面基本评估

切面特点	食管中段右室流入 - 流出道	经胃底中段心室短轴	食管中段四腔心	食管中段左室长轴
	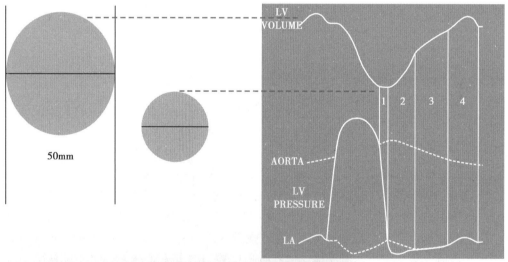			
显示瓣叶	显示 2 个瓣	显示 0 个瓣	显示 2 个瓣	显示 2 个瓣
功能导向	右心通道功能	心室泵功能	房、室功能	左心通道功能
瓣膜功能	三尖瓣、肺动脉瓣	乳头肌	二尖瓣、三尖瓣	二尖瓣、主动脉瓣
探头接触点	ME/ 胸骨旁	TG/ 胸骨旁	ME/ 心尖	ME/ 胸骨旁
室间隔	顶部室间隔	肌部室间隔	下分室间隔	前分室间隔
房间隔	显示	不显示	显示	不显示

表 6-4　心血管壁、腔超声测量正常参考值

测量部位 / 单位	正常参考值	测量部位 / 单位	正常参考值
AO（根部主动脉）/mm	23~36	RA（右心房）/mm	30~38
LA（左心房）/mm	33~40	RV（右心室）/mm	<25
LVEDA（舒张内径）/mm	45~55（M）35~50（F）	RVOT（右室流出道）/mm	18~34
LVESA（收缩内径）/mm	25~37（M）20~35（F）	PA（肺动脉主干）/mm	24~30
IVS（室间隔）/mm	8~11	FS（短轴缩短率）/%	>25
LVPW（左室后壁）/mm	8~11	EF（射血分数）/%	50~70

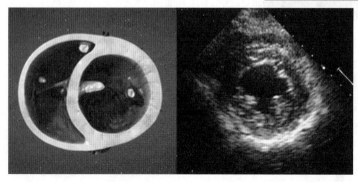

图 6-7　左心室乳头肌中段短轴切面与左心室容积 / 面积 - 时间曲线的关系

表 6-5　左心室定量评估基本要点

	参数和方法	切面、成像方法示意图
左心室大小的测量	**内径测量** LV 内径的测量应在食管中段四腔心切面进行。测量时仔细选择与 LV 长轴垂直的部位，在二尖瓣尖水平进行测量。测量卡尺应置于心肌壁与心腔之间的界面，以及室壁与心包之间的界面	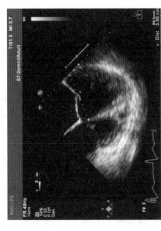
	容积 容积测量的通常方法是，在心尖四腔和二腔切面上勾画血液 - 组织的界面。然后在二尖瓣环两个相对切点用一直线将整个轮廓关闭。LV 长度的定义是上述直线的中点与 LV 轮廓最远点的距离	双平面圆碟叠加法 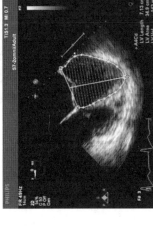 圆盘双平面法（改良辛普森法） 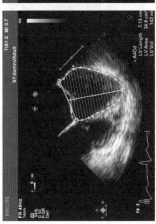
LV 整体收缩功能	**缩短分数** 缩短分数可以由二维引导 M 型图像获得，但最好直接在二维图像上测量径线	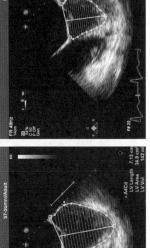

续表

参数和方法	切面、成像方法示意图
LV 整体收缩功能 **射血分数** 可以由二维引导 M 型图像获得，但圆盘双平面法（改良辛普森法）是目前推荐的计算 LVEF 的方法	M 型超声法 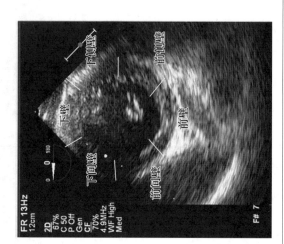
LV 局部收缩功能 **整体纵向应变（global longitudinal strain, GLS）** $GLS(\%)=(MLs-MLd)/MLd$ **左心室节段的划分** 常采用 17 节段模式。从室间隔与右心室游离壁的前结合部开始，连续逆钟向划分，其心底部和心室中部的节段应分别称为下间隔、前间隔、前壁、前侧壁、侧壁、下侧壁、下壁，在 17 节段模式，心尖部分为 5 个节段，包括间隔、下壁、侧壁、前壁以及心尖帽	

续表

参数和方法		切面，成像方法示意图
LV 质量	M-型、2DE 和 3DE 均有计算 LV 质量的有效方法。所有测量均应在舒张末期进行。 LV 质量 $=0.8*1.04*[(IVS+LVID+PWT)3–LVID3]+0.6g$ IVS 为室间隔，LVID 为 LV 内径，PWT 为下侧壁的室壁厚度	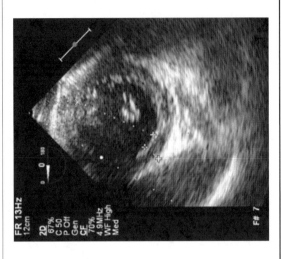

注:ME,食管中段;TG,经胃;LAX,长轴;SAX,短轴;AV,主动脉瓣;IVC,下腔静脉;LA,左心房;LV,左心室;LVOT,左室流出道;RA,右心房;RV,右心室;RVOT,右室流出道;EF,射血分数;FS,缩短分数;GLS,整体纵向应变。

围手术期经食管超声心动图专家共识

表6-6 左心血流动力学指标正常值及意义

测量指标		正常值				临床判读与意义	影响因素或注意事项
		16~20岁	21~40岁	40~60岁	>60岁		
二尖瓣血流	E/A	1.88±0.45	1.53±0.40	1.28±0.25	0.96±0.18	结合其他指标对舒张功能进行分期	窦性心动过速、房性心律失常、传导阻滞
	A波时间 (A dur, ms)	113±17	127±13	133±13	138±19	延长提示左房收缩功能↓	左房收缩功能、左室顺应性
	DT (ms)	142±19	166±14	181±19	200±29	E/A<1且DT>240ms对左室异常松弛功能有较高的特异性;DT<160ms提示左室顺应性↓,DT>200ms提示左室松弛功能↓	左室顺应性、左室松弛功能、左室舒张压力
	IVRT (ms)	50±9	67±8	74±7	87±7	IVRT延长提示左室松弛功能↓	前负荷、左室松弛功能
	E波峰速度	未提及				反映舒张早期左室左室压力梯度	左室收缩功能、左室顺应性
	A波峰速度	未提及				反映舒张末期左房左室压力梯度	左房收缩功能、左室顺应性
	彩色 M 型血流传播速度 (Vp)	≥50cm/s				<50cm/s 提示左室松弛功能↓	Vp在具有正常左室容积及EF的患者中可被高估,即使其已存在松弛功能下降
肺静脉血流	Ar波峰速度 (cm/s)	16±10	21±8	23±3	25±9	>35cm/s 提示 LVEDP↑	左室舒张末压、左房前负荷、左房收缩力
	Ar波持续时间 (Ar dur, ms)	66±39	96±33	112±15	113±30	延长提示 LVEDP↑	
	S/D	0.82±0.18	0.98±32	1.21±0.2	1.39±0.47	<1提示左房顺应性↓,左房压力↑	
	S波峰速度	未提及				反映收缩期回左房的血流	
	D波峰速度	未提及				反映舒张期回左房的血流	
	收缩充盈分数 SVTI/(SVTI+DVTI)	≥40%				<40%提示左房顺应性↓,左房压力↑	左室充盈与顺应性、与二尖瓣E波速度平行变化

续表

测量指标	正常值				临床判读与意义	影响因素或注意事项
舒张期二尖瓣环速度						
e'（间壁）(cm/s)	14.9±2.4	15.5±2.7	12.2±2.3	10.4±2.1	延长提示左室松弛功能↓	左室松弛功能、前负荷、左室收缩功能、左室最低压力
e'（侧壁）(cm/s)	20.6±3.8	19.8±2.9	16.1±2.3	12.9±3.5		
e'/a'（间壁）	2.4	1.6±0.5	1.1±0.3	0.85±0.2	在正常EF患者，与左室充盈压及僵硬度有较好的相关性	
e'/a'（侧壁）	3.1	1.9±0.6	1.5±0.5	0.9±0.4		
a'（间隔缘）	未提及				>30ms提示LVEDP↑	左房收缩功能、LVEDP
a'（游离缘）	未提及					
Ar dur-A dur	Ar dur<A dur					
组合指标						
E/e'					用于预测LVEDP：E/e'≤8通常提示左室有正常的充盈压；间隔缘E/e'≥15或游离缘E/e'≥12或平均E/e'≥13提示左室充盈压↑，E/e'介于9~14应结合其他参数辅助判断	正常个体、瓣环钙化严重、二尖瓣疾病、缩窄性心包炎时不准确
E/Vp					E/Vp≥2.5提示PCWP>15mmHg，LAP↑	E/Vp只用于评估EF下降患者的LAP

左心室有两条功能曲线(图6-7),容积-时间曲线和压力-时间曲线,左心室容积-时间曲线的最大值点对应着左心室舒张末容积,最小值点对应着左心室收缩末容积,最大值点和最小值点之间的差值反映每搏输出量(SV)。EF(射血分数)=SV/EDV。

心室心腔定量及整体/局部收缩功能:围手术期获得实时精确的 LV 容积-时间曲线尚不容易,需要用实时三维超声心动图技术、二维和三维图像自动分割技术(图6-8),结合辛普森法计算得到,这种方法用在术中监测左心室的容积-时间曲线成本较高。如果心室形态正常,还是推荐用 M 型超声测量 LVEDD/LVESD,计算FS(FS=LVEDD−LVESD/LVEDD)或者左心室中

段短轴 2D 切面测量计算 FAC=LVEDA−LVESA/LVEDA;EF≈2FS。

(3)左心室舒张功能:TEE 可有效评估左心室舒张功能,常用指标包括:左心房舒张末容积指数、二尖瓣口前向血流、肺静脉血流和二尖瓣侧壁或间壁组织多普勒频谱等。二尖瓣环侧壁瓣环峰(e′)≤10cm/s 和二尖瓣环间壁瓣环峰 e′≤8cm/s可提示左心室舒张功能障碍。左心室舒张功能分为 4 级:正常、松弛障碍、假性正常、限制性充盈。随病情进展,各期二尖瓣前向血流、二尖瓣环组织多普勒、肺静脉血流频谱和二尖瓣彩色 M 型血流传播速度等指标的演变见图6-9。左室舒张功能障碍可引起左房压力的改变,多种指标可评估左房压力,其评估流程见图6-10。

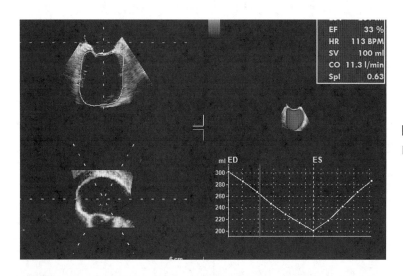

图 6-8 3D-TEE 获得左心室容积-时间曲线

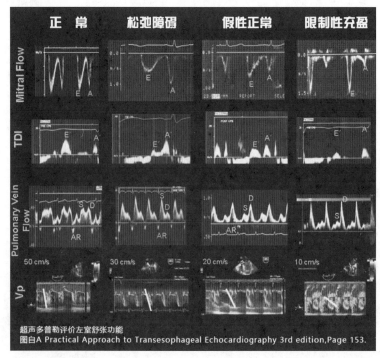

超声多普勒评价左室舒张功能
图自A Practical Approach to Transesophageal Echocardiography 3rd edition,Page 153.

图 6-9 超声多普勒评价左室舒张功能分期

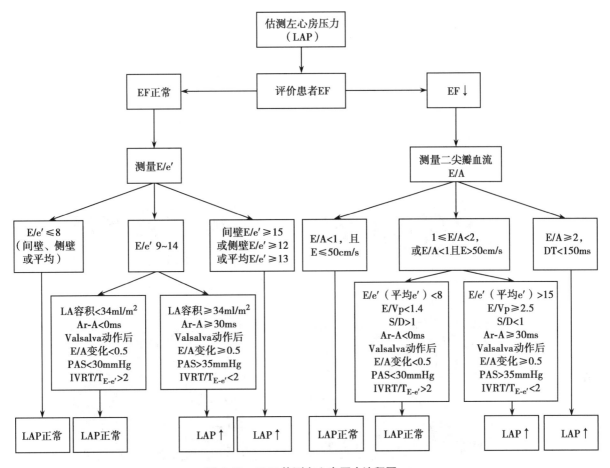

图 6-10 TEE 估测左心房压力流程图

注:LA,left atrium,左心房;LAP,left atrial pressure,左心房压力;PAS,pulmonary arterial systolic pressure,肺动脉收缩压;Ar-A,Pulmonary vein atrial reversal duration minus mitral A velocity duration,肺静脉反向血流波持续时间 - 二尖瓣血流 A 波持续时间;EF,ejection fraction,射血分数;IVRT,isovolumic relaxation time,等容松弛时间;E,舒张早期二尖瓣血流 E 波峰速度;A,舒张晚期二尖瓣血流 A 波峰速度;e′,舒张早期二尖瓣环峰速度;DT,Deceleration time,尖瓣血流 E 波减速时间;Vp,Velocity of propagation,彩色 M 型血流传播速度;S,肺静脉血流 S 波峰速度;D,肺静脉血流 D 波峰速度。

（4）右心室功能:如表 6-7 所示。

十一、围手术期 TEE 决策标准化

在 TEE 切面标准化的基础上,评估和测量也随之标准化,在病情演变的各个时间节点上,标准化 TEE 资料能进行前后比较,便于监测心血管形态和功能变化。本专家共识建议临床诊疗决策应采用标准化采图流程,结合床旁采集的标准化 TEE 资料,推演可能的泵功能和通道功能障碍引起的血流动力学后果,在确认某个病理生理模型能解释主要的 TEE 发现后,结合临床表现、监护信息和多学科的循证医学证据,向手术团队提出意向性的诊疗决策建议。

多学科 MDT 团队应规范化沟通病史、体征,围手术期影像学资料等。手术医师应及时向 TEE 团队通报术中实际手术操作和术中测量结果,重点是 TEE 标准化的诊疗决策建议是否有助于解决关键临床问题,MDT 团队的每一个成员都应主动和及时应用 TEE 的发现,使各自的临床行为更加安全、有效,推荐在体外循环下心脏外科手术前后进行床旁 TEE-time out。所谓 TEE-time out 是围手术期手术团队在手术方案实施的关键决策环节,基于 TEE 发现充分沟通,开展协同诊疗的床旁医疗行为。

表 6-7　右心室功能评估

评估指标	评估切面	评估方法
右心室收缩功能		
右心室面积变化分数（FAC）	食管中段四腔心切面	分别在舒张期和收缩期在食管中段四腔心腔心从瓣环开始,沿着游离壁到心尖再到室间隔,最后返回半环 RV FAC%=（舒张末面积-收缩末面积）/舒张末面积×100% 2D RV FAC <35% 提示 RV 收缩功能不全
三尖瓣瓣环收缩期位移（TAPSE）	食管中段右室流入流出道切面	将 M 型取样线置于三尖瓣瓣环,测量瓣环在收缩达峰时的纵向位移 侧壁三尖瓣瓣环 <16mm 提示 RV 收缩功能不全

续表

评估指标	评估切面		评估方法
右心心肌做功指数（RIMP）	深胃底四腔心切面		将脉冲取样线通过三尖瓣环在一个心动周期内测量所有的时间间期 TDI：RIMP>0.55 提示 RV 功能不全

右心室舒张功能

评估指标	评估切面		评估方法
三尖瓣前向血流脉冲多普勒 三尖瓣瓣环组织多普勒	深胃底四腔心切面		E/A<0.8　松弛功能受损 0.8<E/A<2.1　假性正常化 E/e>6 S/S+D<55% E/A>2.1　DT<120ms　限制性充盈

围手术期经食管超声心动图专家共识

续表

评估指标	评估切面	评估方法
肝静脉脉冲多普勒频谱		取样容积尽量与血流方向平行 VTIs/VTI s+ VTI d<55% 提示右房压高

十二、TEE 在围手术期急诊中的应用

TEE 是急诊患者治疗方案中不可缺少的监测手段。及时有效的目标导向心脏超声检查（focused cardiac ultrasound）可以快速排查血流动力不稳定的原因，包括快速评估左、右心室功能，室壁运动和容量负荷状况。本次更新推荐目标导向 TEE(Focus-TEE)评估方法在急诊中的应用。本专家共识 2014 年提出了 Focus-TEE 4 个基本切面，2015 年国外文献发表了急诊科 Focus-TEE 4 个基本切面，2018 年国外文献推荐了 TEE 在非心脏急诊手术中的评估流程（Rescue-TEE）。本文将三种 TEE 评估方案对比整理如表 6-8 所示。

表 6-8　三种 TEE 评估方案对比

评估要点	本共识 Focus-TEE 4 个基本切面	国外急诊 4 个目标导向切面	国外 Rescue-TEE 5 个标准切面
评估左右心室功能及大小，容量状态，评估二尖瓣 / 三尖瓣功能，判断有无心包积液，肺栓塞，主动脉夹层	经食管中段 4 腔心	经食管中段 4 腔心	经食管中段 4 腔心
评估左室功能障碍，容量评估，二尖瓣 / 主动脉瓣病变，心包积液	经食管中段左室长轴	经食管中段左室长轴	—
评估心房功能及大小，右室流入道是否通畅，三尖瓣功能，有无穿孔及赘生物，肺动脉瓣功能，有无赘生物	经食管中段右室流入流出道	—	—
评估左 / 右心室功能及大小，容量状态，提示有无心包积液	经胃左室短轴切面	经胃左室短轴切面	经胃左室短轴切面
评估是否为低血容量或容量评估，辅助指导 ECMO 插管操作及其他操作	—	双房腔静脉切面	双房腔静脉切面

续表

评估要点	本共识 Focus-TEE 4 个基本切面	国外急诊 4 个目标导向切面	国外 Rescue-TEE 5 个标准切面
评估有无急性肺栓塞,急性主动脉夹层	—	—	食管上端降主动脉短轴切面
评估主动脉瓣功能,有无附壁血栓及主动脉夹层,有无假性动脉瘤	—	—	食管中段主动脉瓣长轴

(一) TEE 监测心肺复苏

美国急诊医师学会(ACEP)在 2017 年发布了急诊科使用 TEE 在心搏骤停中的使用指南,提出 TEE 在某些情况下可明确心搏骤停的原因,包括左心室衰竭、右心室衰竭、肺栓塞、心包压塞和低血容量,从而更好地帮助临床医师决策。TEE 在心肺复苏中主要具有以下功能:

- Navigation-TEE(导航功能):根据成人心脏复苏流程有效地引导 CPR 操作。
- Focus-TEE(目标导向的 TEE):判断心搏骤停原因,排除其他病因。
- Secure-TEE(安全导向的 TEE):确保介入操作的有效性和安全性。

实施 TTE 会干扰心外按压,TEE 既可以实时评估按压复苏的效果又不会干扰按压操作。心肺复苏是一个复杂的临床技能,需要规范实施,有文献推荐 CPR 时 TEE 操作的流程见图 6-11。

推荐使用 TEE 指导心肺复苏操作者应该满足的条件见表 6-9。

表 6-9　使用 TEE 指导心肺复苏操作者
应该满足以下条件

完成至少 2~4h 以 TEE 为导向的理论课程
在真实患者/TEE 模拟器上完成至少 10 次 TEE 检查(包括探头置入)
由获得 TEE 认证和心肺复苏双重认证的师资进行标准化评估及考核

(二) TEE 评估心力衰竭

1. 左心力衰竭　TEE 经食管中段四腔心、经胃心室短轴切面,可测量左心室射血分数(EF),观察左心房、左心室形态。

EF 减低的左心力衰竭表现为:左心腔扩大,室壁变薄,搏幅减低,左室舒张末压升高(图 6-12 箭头所示),造成冠脉灌注压降低,心肌缺血。这类患者若诱导期如出现心搏骤停,心肺复苏极为困难,常见于扩张型心肌病,主动脉瓣反流,缺血性心肌病,容量过负荷等。临床处理要保持心率/律稳定,合适的前负荷,减轻后负荷,增强心肌收缩力。

EF 正常或升高的左心力衰竭表现为:左心房增大、左心室壁增厚、左室腔小,常见于高血压病、主动脉瓣狭窄、左室流出道梗阻、肥厚型心肌病、心肌糖原沉积病;食管中段左心室长轴切面、经胃左心室乳头肌中段短轴切面,可见左心室室壁增厚,左心室腔减小(图 6-13),肥厚心室的顺应性降低,前负荷对心房收缩功能的依赖性增加,心肌供氧对后负荷依赖性增加,由于硬膜外或腰麻会降低外周血管阻力,如盲目进行麻醉可能带来灾难性后果,图 6-13 箭头所示。

2. 右心力衰竭　食管中段四腔心切面、右心室流入-流出道切面及胃底心室短轴切面评估。

右心室腔扩张,右室游离壁搏幅减低,三尖瓣前瓣环运动幅度减低。常见于右室心肌缺血,急

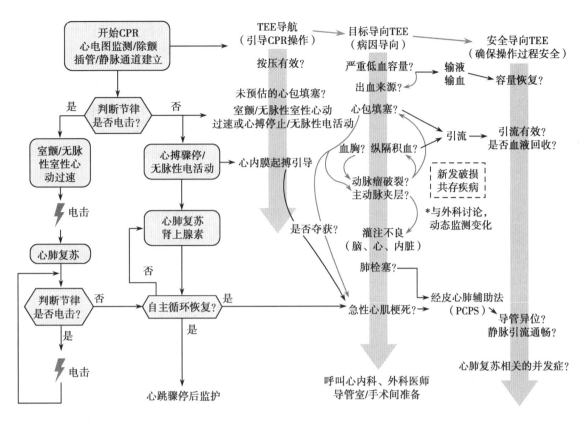

图 6-11　CPR 时 TEE 操作的流程图

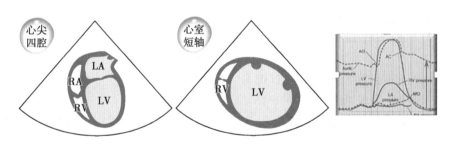

图 6-12　左室壁变薄,心腔扩大,左心室舒张末压升高

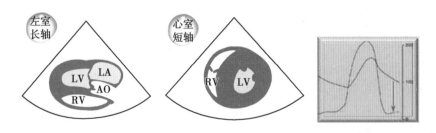

图 6-13　室壁增厚,心腔缩小,心室收缩压高于主动脉收缩压

性肺动脉高压,严重的急性肺动脉栓塞,肺栓塞,右室心肌梗死,肺动脉高压,大房缺,二尖瓣狭窄晚期,三尖瓣重度反流,肺静脉异位引流(图 6-14)。这类心脏右心室舒张末压升高,如遇到左房压急性升高的因素(急性左心衰竭、突发心房颤动、二尖瓣急性关闭不全),发生心搏骤停的风险较高。

(三) TEE 监测休克

休克是围手术期最常见的循环异常,TEE 用于监测休克重点在术后,特别是重症患者休克的

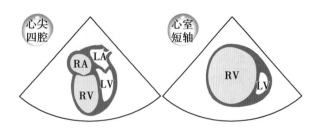

图 6-14 右心扩大,左心室容量不足,右心室舒张末压升高

循环监测与管理。包括低血容量性休克,各种原因导致的心源性休克(冠脉相关及非冠脉相关),梗阻性休克(急性肺心病、心包压塞、急性肺栓塞等)及分布性休克,评价指标为心腔大小,室壁舒缩功能,瓣膜功能,动静脉血流等。表 6-10 总结了 4 种休克类型的超声心动图表现。

十三、TEE 在围手术期危重症中的应用

TEE 不受肥胖、机械通气、肺气肿等胸壁声窗条件差的影响,可为重症患者提供高质量的图像,TEE 在围手术期重症患者的心肺辅助治疗中,可进行目标导向的重症 TEE 循环管理评估方案。

本共识基于 2014 年目标导向 TEE 4 个基本切面(Focus-TEE)和循环管理思维导图(图 6-15),结合 2019 年《中国重症经食管超声临床应用专家共识》,推荐围手术期目标导向重症 TEE 循环管理评估方案如表 6-11。

十四、TEE 在非心脏手术中的应用

患者在进行非心脏大手术时,可能出现心血管疾病导致的血流动力学异常、肺血管损害或神经系统损害,此时,TEE 可为麻醉科医师和手术医师提供患者心功能及循环状态的监测情况。推荐本文在 2014 年的共识中推荐的"围手术期心脏超声 Focus-TEE 4 个基本切面"作为监测切面,根据实际情况增加必要的问题导向切面。

(一)肝移植

肝移植手术进程中,由于出血,下腔静脉阻断和开放,容量转移,酸碱平衡紊乱,空气栓塞等原因,易发生剧烈的血流动力学波动,特别是严重的低血压,常伴有肺血管压力变化所致的右心力衰竭。规范使用 TEE 有助于快速评估心脏功能和容量状态,还可评估移植肝的血流以及下腔静脉狭窄情况。本专家共识推荐国外的肝移植超声 Focus-TEE 评估方案。该方案与 2014 版 Focus-TEE 4 个基本切面的对比见表 6-12。

(二)腹腔镜手术

在腹腔镜手术中,腹腔内压力增加会影响心

表 6-10 休克的超声心动图表现

休克类型	心腔大小	室壁舒缩	瓣膜功能	CVP	CO/SvO₂
分布性	正常	代偿	正常	—	正常 / 升高
低血容量性	减小	正常 / 增强	正常	减低	降低
心源性	增大	减低	正常 / 异常	升高	降低
梗阻性 (心包压塞 / 积液)	右心室减小 左心室减小	左、右心室 舒张受限	—	升高	降低
梗阻性 (肺栓塞 / 气胸)	右心室扩大 左心室减小	右心室减低 左心室代偿	可有三尖瓣反流	升高	降低

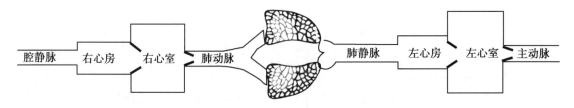

图 6-15 循环管理思维导图

表 6-11　围手术期目标导向的重症 TEE 循环管理评估方案

目标流程	评估切面	定量 / 半定量评估要点
第一步：上、下腔静脉	食管中段双房腔静脉切面	下腔静脉内径及塌陷程度判断容量状态与容量反应性
第二步：右心定量评估	食管中段四腔心切面	心腔大小、室壁厚度、运动及室间隔受累
		右心舒张末面积 / 左心舒张末面积
		三尖瓣环收缩期位移
	食管中段右心室流入流出道	三尖瓣反流及肺动脉宽度
	经胃左心室短轴乳头肌切面	离心指数
		室间隔形态、运动及受累情况
第三步：左心功能评估	食管中段四腔心切面	左心室收缩与舒张功能
	经胃左心室短轴乳头肌切面	心室室壁节段运动障碍
第四步：左心定量评估	食管中段四腔心切面	左心房容积指数
		二尖瓣前向血流频谱 E 峰及 A 峰
		二尖瓣侧壁瓣环及间壁组织多普勒 e′ 和 a′
		辛普森法测射血分数
		二尖瓣环收缩期位移
	食管中段左心室长轴切面	左心室室壁厚度
		M 型超声射血分数
第五步：问题导向切面	食管上段主动脉弓长轴切面	主动脉弓峰流速变异
	食管上段主动脉弓短轴切面	肺动脉瓣峰流速变异

表 6-12　肝移植 Focus-TEE 评估方案

评估目标	肝移植超声（5 切面）	Focus-TEE 4 个基本切面
左室或右室功能不全	食管中段四腔心切面	食管中段四腔心切面
低血压		
心包压塞		
二尖瓣前叶收缩期前向运动梗阻左室流出道	食管中段左室长轴切面	食管中段左室长轴切面
卵圆孔未闭	食管中段双房切面	
反常栓塞		
低血容量		胃底短轴切面
心肌缺血		
主动脉夹层		
右室功能不全	食管中段右室流入 / 流出道	食管中段右室流入 / 流出道
心内血栓		
肺栓塞		
肝静脉狭窄	肝静脉切面	

肌压力 - 体积关系并导致心肌顺应性的改变。在心脏容量状态的监测中，监测左、右心室的压力是不可靠的。对于晚期心脏病患者前后负荷的优化过程中，推荐使用 TEE 监测血流动力学稳定性。间接指导呼吸机参数的调整，避免出现 CO_2 潴留导致的肺动脉痉挛。高危人群腹腔镜手术中使用 TEE 进行心功能的实时监测评估方案见表 6-13。

（三）肺移植

肺移植手术中可以通过 TEE 对患者的心脏功能及肺部疾患进行再评估，考虑到肺移植患者在等待期常合并各种问题，包括肺动脉高压，进行性右心力衰竭，需要 TEE 确认术前检查有关心室功能和瓣膜病变的结果，包括排查血流动力学不稳定原因，如右心室衰竭、低血容量、心肌缺血伴

2020 版 中国麻醉学指南与专家共识

围手术期经食管超声心动图专家共识

壁运动异常,或严重肺气肿和肺过度膨胀时肺栓塞。目标导向的 TEE 评估方案见表 6-14。

本共识建议移植前使用 TEE 评估肺动、静脉形态和血流速度,并在移植后再次 TEE 评估并比较。评估移植术后肺动、静脉的管壁、管腔、走行、血流以协助判断是否存在栓塞、扭曲及吻合口狭窄。

十五、TEE 在主动脉 手术中的应用

在主动脉手术中行 TEE 检查时,应常规对胸主动脉进行细致探查,尤其对于术中新发或进展的主动脉病变,TEE 检查至关重要。因此,操作者应熟悉 TEE 对胸主动脉各部分的显像,并熟悉相关疾病的特征表现以及检查重点。

主动脉常见病变包括主动脉夹层、壁内血肿、主动脉粥样硬化、主动脉瘤样扩张等,在探查到这些病变后,应尽可能明确其累及的解剖部位以及病变的严重程度,以协助临床决策。在实际操作中,可随主动脉走行顺序进行探查,各部分常用切面和探查重点如表 6-15 所示。

TEE 在诊断升主动脉夹层中具有极高的敏感

表 6-13 腹腔镜 TEE 评估方案

评估目标	基本切面
左、右心舒缩功能,排查右心压力过负荷	食管中段四腔心切面
左室流出道是否存在梗阻,测量左心输出量	食管中段左室长轴切面
三尖瓣功能,三尖瓣反流估测肺动脉压力	食管中段右室流入 - 流出道切面
测量左心室短轴缩短率,面积变化分数,评估局部室壁运动	胃底中部短轴切面
评估冠脉开口及血流	食管中段主动脉根部短轴切面

表 6-14 肺移植 TEE 评估方案

评估目标	评估要点			TEE 切面
	移植前	术中	移植后	
房间隔	术前卵圆孔未闭 / 房间隔缺损			食管中段双腔静脉切面
右心室	右室大小 右室肥厚 右室功能	重点:诱导 - 单侧肺通气 - 手术操作 - 肺动脉夹闭 - 再灌注 - 关胸	右室功能 前负荷 气栓	食管中段四腔心 经胃底左室长轴与经胃底左室短轴
肺静脉	肺静脉管径基线以及血流速度		肺静脉血流速度 栓塞 扭曲及狭窄	
三尖瓣	三尖瓣反流严重程度		肺动脉高压	食管中段四腔心 右室流入道 双腔静脉切面
肺动脉(通常是肺动脉干和右肺)	肺动脉管径基线以及血流速度		栓塞 扭曲及狭窄	升主动脉短轴切面
左心室	左心室大小 左心室功能		气栓 收缩功能 前负荷	食管中段四腔心切面 经胃底左室短轴切面
其他	ECMO 的导管植入		CPB 下肺移植术后出现医源性主动脉夹层、心包压塞或胸腔出血	食管中段四腔心切面

72

性和特异性,尤其对于术中急性夹层,TEE 的诊断具有重要临床意义。在进行检查时,应遵循逻辑顺序(见表 6-16),首先明确夹层的诊断,随后探明病变累及的血管范围、确定 Standford 分型,然后探查夹层相关并发症,检查内膜破口位置及分流血流,如在夹层累及范围内有动脉插管,还需确定导丝或插管的位置是否在真腔内。

十六、TEE 在瓣膜手术中的应用

心脏瓣膜手术的患者常规进行术中 TEE 评估:①术前明确和补充术前诊断,提出具体手术建议;②术后进行手术效果评价,辅助手术决策;③经皮瓣膜成形手术的术中实时引导;④术中心功能评估和血流动力学精准监测;⑤评估左心耳血栓。心脏瓣膜的病变会引起特定病理生理的变化,最终导致心脏的壁、腔、流以及心功能的改变,单纯瓣膜病超声影像特征见表 6-17。

(一) TEE 评估二尖瓣

二尖瓣环是具有动态变化性能的纤维肌性环,呈马鞍形,收缩期时瓣环径缩小,朝向心尖运

表 6-15 各部分的胸主动脉 TEE 评估要点

	评估切面	评估和测量要点	注意事项
主动脉根部	食管中段主动脉瓣短轴 食管中段主动脉瓣长轴	主动脉瓣功能 左右冠脉口受累情况 瓣环、窦部和窦管交界内径	评估主动脉瓣反流的严重程度和反流机制 冠脉受累情况应结合室壁运动评估
升主动脉	食管中段升主动脉短轴 食管中段升主动脉长轴	升主动脉内径	通常仅能显示近端升主动脉 内径测量部位为右肺动脉水平 TEE 通常仅能显示近心端升主动脉,必要时可行心表超声探查升主动脉中远段
主动脉弓	食管上段主动脉弓长轴 食管上段主动脉弓短轴	头臂血管受累情况 远端弓部内径	TEE 通常仅能显示远端主动脉弓和左锁骨下动脉 必要时可行体表颈部血管超声探查无名动脉和左颈总动脉
胸降主动脉	食管中段降主动脉短轴 食管中段降主动脉长轴	降主动脉内径	—

表 6-16 术中主动脉夹层的 TEE 检查

检查	分析
1. 明确夹层诊断	主动脉腔内有漂浮的内膜片,将血管腔分为真腔和假腔
2. 受累范围	根据受累范围明确 Standford 分型
3. 相关并发症	心包积液和心包压塞 主动脉瓣反流 冠脉受累缺血、节段性室壁运动异常 头臂血管受累缺血
4. 内膜破口位置,明确真腔与假腔	多普勒血流显像可见血液自真腔流入假腔
5. 确定动脉插管和导丝位置	必须确定动脉插管、导丝等在真腔内

表 6-17 单纯瓣膜病的超声影像特征

瓣	腔	壁	流
二尖瓣狭窄	左房大,左室小	左房壁薄	二尖瓣前向血流加速(射流)
二尖瓣关闭不全	左房大,左室大	左房壁薄	二尖瓣反流
主动脉瓣狭窄	左房大,左室小	左室壁厚	主动脉瓣前向血流加速(射流)
主动脉瓣关闭不全	左房大,左室大	左室壁薄	主动脉瓣反流

动,舒张期时瓣环径扩大,背离心尖运动。二尖瓣有两个瓣叶,前叶约占二尖瓣表面积的三分之二,后叶呈 C 型,盘绕在前叶周围,占二尖瓣周长约三分之一,二者在前外侧和后内侧交界处会合。二尖瓣的前、后叶均可分为三个小叶,二尖瓣瓣叶左心室面的腱索附着在两组乳头肌上,分别为前外侧乳头肌和后内侧乳头肌。

TEE 切面可用来评估二尖瓣系统的每一部分,检查时将探头送至食管中段,操纵探头调整成像的角度使声平面对准二尖瓣环中心,探头晶片置于 0°~10°食管中段 4 腔心切面后开始旋转声平面,依次获得食管中段二尖瓣交界切面、食管中段左心室 2 腔切面、食管中段左心室长轴切面,在各个标准切面上可以观察不同小叶的功能状态,各个小叶与标准切面的对应关系如图 6-16 所示。

TEE 切面与二尖瓣分区的对应关系可用于二尖瓣脱垂部位的判断,但要注意的是:一定要将2D 或 3D 图像与二尖瓣模型对应起来,不理解切面和模型之间的空间关系,直接用文献上的分区对应实际的超声图像会导致定位不准和交流障碍(表 6-18);另外,经胃底基底段短轴切面对诊断瓣叶裂和穿孔很有帮助,彩色多普勒可以提供有关反流束起源的信息。

1. 二尖瓣反流 超声心动图是用以评估二尖瓣反流的严重程度和机制、其对左心室(功能和重构)、左心房和肺循环的影响,以及修复的可能

表 6-18 不同二维 TEE 切面所显示的二尖瓣小叶分区

TEE 二维切面名称	显示小叶分区
食管中段五腔切面(0°)	A1-P1
食管中段四腔切面(0°)	A3-A2-P2
深部短四腔切面(0°)	A3-P3
食管中段交界区切面(60°)	P3-A2-P1
食管中段两腔切面(90°)	P3-A1-A2
食管中段长轴切面(120°~160°)	A2-P2
经胃底短轴切面(0°)	A1-A2-A3,P1-P2-P3

性的主要检查方式。定义二尖瓣反流病变的精确解剖学描述,应该使用 Carpentier 分类的节段和功能解剖学(图 6-17),评估修复的可行性。二尖瓣反流量化评估应综合进行,包括定性参数、半定量参数和定量参数(表 6-19)。

2. 二尖瓣反流的严重程度评价 二尖瓣反流(MR)的严重程度分为微量,轻度,中度,重度,心脏的二维超声检查常常可以提供明显 MR 的线索。这些线索可以是直接的,例如较大的对合缺失或瓣叶的结构异常;也可以是间接的,例如重度 MR 的血流动力学后果为左房左室容量负荷过重,或肺动脉高压的征象(右室扩张,右室肥厚,室间隔平坦,肺动脉扩张,三尖瓣反流)。

反流束最窄的部分,称为"缩流颈(vena contracta)",可以通过测量缩流颈的直径(图 6-18)来判断反流的程度,当直径≥5.5mm 时,与心导管

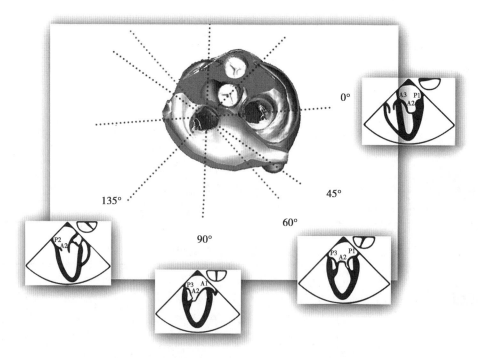

图 6-16 TEE 评价二尖瓣形态和功能的基本切面(标注二尖瓣分区)

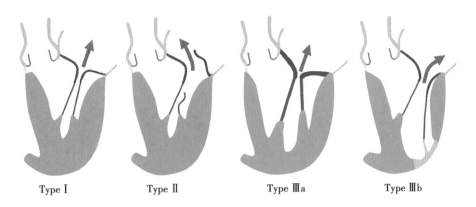

Type I Type II Type IIIa Type IIIb

图 6-17　Carpentier 分型

I 型:瓣叶活动正常,二尖瓣反流呈中心性。II 型:二尖瓣瓣叶活动过度,二尖瓣反流偏
向健侧。III 型二尖瓣活动受限,又分为 IIIa(结构性)和 IIIb(功能性)两个亚型。

表 6-19　二尖瓣反流程度的多普勒评估(AHA/ASE)

	方法	轻度	中度	重度
定性	彩色射流束面积 [a]	小	可变化	大
	血流聚集(cm) [b]	<0.3	轻重度之间	≥1.0
	连续多普勒信号强度	薄弱	致密或者部分致密	全息舒张期
半定量	缩流径(cm)	<0.30	0.30~0.70	>0.70
	肺静脉多普勒(S 波)	正常	正常/圆钝	负向
	二尖瓣前向血流	A 波	可变	E 波
定量	有效反流口面积(cm²)	<0.20	0.20~0.39	≥0.4
	反流容积(cm³)	<30	30~59	≥60
	反流分数(%)	<30	30~49	≥50

需在生理状态下(收缩压,后负荷与左室功能)评估二尖瓣反流严重程度,应用合适的 Nyquist 速度 [a]40cm/s, [b]50~60cm/s 以及彩色增益。

测量的重度反流相关性很好。如果使用 7mm 作为重度 MR 的截断值会更有帮助,此时特异性强,但敏感性大幅下降。

反流束的方向也很重要,其不仅仅是病因学的线索,也是严重程度的一个征象。中心性反流可由瓣环扩张或心室功能不全引起,偏心性反流(图 6-19)常常由二尖瓣结构本身异常引起的,可认为出现偏心性的贴壁反流束属于中度以上反流。二尖瓣反流的多普勒和定量参数见表 6-20,二尖瓣反流的肺静脉频谱见图 6-20。

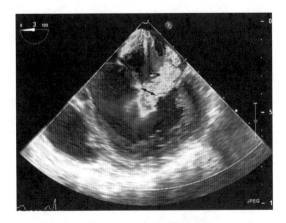

图 6-18　缩流颈的测量

食管中段四腔心切面,反流束基底部宽度与二尖瓣反流的严重程度相关。

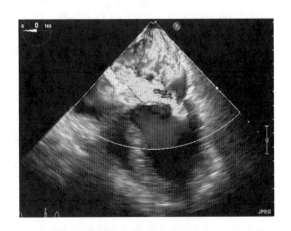

图 6-19　偏心性二尖瓣反流食管中段四腔心切面

二尖瓣彩色多普勒血流成像,可见重度 MR 沿左房内侧壁走行达心房顶部。

表 6-20 二尖瓣反流的多普勒和定量参数

	轻度	中度	重度
多普勒参数			
反流面积/左房面积/%	20	—	40
CW的密度	—	—	浓密、完整
肺静脉血流	—	收缩期变钝[a]	收缩期反向[a]
定量参数			
缩流颈宽度/mm	<3	3~6.9	≥7
反流容积/mL	<30	30~60	≥60
反流分数/%	<30	30~50	≥50
有效瓣口面积	<0.20	0.20~0.40	≥0.40

[a] 收缩期变钝和收缩期反向具有特异性但敏感性不高。

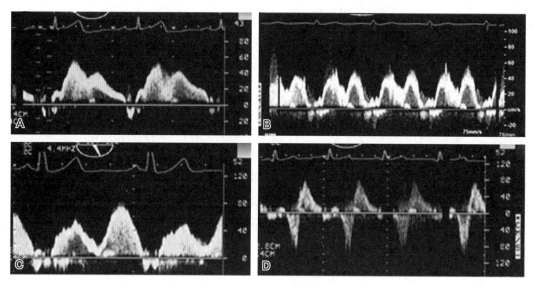

图 6-20 二尖瓣反流的肺静脉频谱
A. 无反流;B. 轻度反流;C. 中度反流;D. 重度反流。

在上述的评价方法中,没有一种方法自身足以诊断重度 MR,但是作为一组评价方法,它们可以提高诊断的准确性。国外指南推荐的二尖瓣反流分期评估要点如下表 6-21 及表 6-22 所示。

继发性二尖瓣反流受血流动力学改变的影响而发生动态改变。应在左心室前、后负荷适合的情况下确定 MR 的严重程度。继发性重度二尖瓣反流阈值比原发性二尖瓣反流低。然而,与左心室功能不全相比,二尖瓣反流是否独立影响预后尚不清楚。到目前为止,减少继发性二尖瓣反流对患者预后是否有益尚未证实。CPB 前 TEE 有助于判断 CPB 后左室流出道梗阻的倾向。有研究报道二尖瓣后叶/前叶长度比 >1.3,二尖瓣叶对合点-室间隔距离 ≤2.5cm,以及不对称的基底

隔肥大均与 LVOT 梗阻风险相关。

3. 二尖瓣狭窄 二尖瓣狭窄可导致左心房压力增大,左心房扩大可以引起心房颤动,二尖瓣狭窄也可以引起血流淤滞从而导致左心房尤其是左心耳血栓发生率较高,因此经食管超声除了基本评估外,还应该重点评估左心房尤其是左心耳血栓情况,二尖瓣狭窄分期及评估要点,详见表 6-23。

二尖瓣置换术患者也应从食管中段切面和经胃底切面评估左室功能,注意排除左回旋支受损。其他罕见的并发症包括邻近心腔(右心房、右心室、冠状窦、主动脉瓣窦)的医源性瘘或主动脉瓣的潜在损伤。舒张期二尖瓣平均跨瓣压差应在正常心率时评估,同时应考虑 CPB 后患者血红蛋白

表 6-21　原发性二尖瓣反流分期评估要点

分期	定义	瓣膜解剖结构	瓣膜血流动力学	血流动力学后果(腔/壁/压)	症状
A	有 MR 的风险	轻度二尖瓣脱垂,瓣膜对合正常 二尖瓣增厚且瓣叶活动受限	无反流或少量中心性反流(反流面积 <20% 左房面积) 缩流颈 <0.3cm	无	无
B	MR 进展期	严重的二尖瓣脱垂,瓣膜对合尚正常 风湿性瓣膜改变,伴有瓣叶活动受限、中央对合不良 曾患感染性心内膜炎	中心性反流(反流面积占 20%~40% 左房面积),或收缩末期偏心性反流 缩流颈 <0.7cm 反流容积 <60mL 反流分数 <50% ERO<0.40cm^2 血管造影分级 1~2+	左房轻度扩大 无左室扩大 肺动脉压力正常	无
C	严重 MR,不伴有症状	严重的二尖瓣脱垂,伴有对合不良或瓣叶连枷征 风湿性瓣膜改变,伴有瓣叶活动受限、中央对合不良 曾患感染性心内膜炎 放射性心脏疾病引起的瓣叶增厚	中心性反流(反流面积 >40% 左房面积),或全收缩期偏心性反流 缩流颈 ≥0.7cm 反流容积 ≥60mL 反流分数 ≥50% ERO≥0.40cm^2 血管造影分级 3~4+	中到重度左房扩大 左室扩大 静息或活动时可能存在肺动脉高压 C1:LVEF>60%,且 LVESD<40mm C2:LVEF≤60%,且 LVESD≥40mm	无
D	严重 MR,伴有症状	同上	同上	中到重度左房扩大 左室扩大 存在肺动脉高压	活动耐量下降,劳力性呼吸困难

注:ERO,有效反流口面积;LVEF,左室射血分数;LVESD,左室收缩末期直径;MR,二尖瓣反流。

表 6-22　继发性二尖瓣反流分期评估要点

分期	定义	瓣膜解剖结构	瓣膜血流动力学	相关心脏异常(壁/腔/压)	症状
A	有 MR 风险	基础存在冠心病或心肌病,瓣叶、腱索及瓣环正常	无反流或少量中心性反流(反流面积 <20% 左房面积) 缩流颈 <0.3cm	左室大小正常或轻度扩大,伴有因既往心肌梗死而持续存在或心肌缺血诱发的局部室壁运动异常 原发性心肌病,伴有左室扩大及收缩功能障碍	可出现因冠脉缺血或心力衰竭而引起的症状,这些症状经再血管化治疗及合适的药物治疗后可有效改善
B	MR 进展期	局部室壁运动异常,伴有轻度瓣叶牵张瓣环扩大,伴有瓣叶中央轻度对合不良	ERO<0.20cm^2 反流容积 <30mL 反流分数 <50%	局部室壁运动异常,伴有左室收缩功能下降 左室扩大,并伴有原发性心肌病所致的收缩功能障碍	同上
C	严重 MR,不伴有症状	左室扩大并引起瓣叶严重牵张,伴或不伴有局部室壁运动异常,瓣环扩大,伴有瓣叶中央严重对合不良	ERO≥0.20cm^2 反流容积 ≥30mL 反流分数 ≥50%	同上	同上

续表

分期	定义	瓣膜解剖结构	瓣膜血流动力学	相关心脏异常(壁/腔/压)	症状
D	严重MR,伴有症状	同上	同上	同上	由于MR所致的心力衰竭症状持续存在,经再血管化治疗或优化药物治疗后仍难以改善 运动耐量下降 劳力性呼吸困难

表 6-23　二尖瓣狭窄分期及评估要点(EAE/ASE)

分期	定义	瓣膜解剖结构	瓣膜血流动力学	血流动力学后果 (腔/壁/压)	症状
A	高危期	舒张期二尖瓣叶轻度凸起	跨瓣流速正常	无	无
B	进展期	风湿性瓣膜对合处出现融合以及舒张期二尖瓣叶凸起 $MVA>1.5cm^2$	跨瓣流速增加 $MVA>1.5cm^2$ 舒张期压力半降时间时间<150ms	轻到中度LA扩张 静息状态下肺动脉压正常	无
C	无症状重度狭窄期	风湿性瓣膜对合处出现融合以及舒张期二尖瓣叶凸起 $MVA\leq1.5cm^2$ ($MVA\leq1.0cm^2$为重度狭窄)	$MVA\leq1.5cm^2$($MVA\leq1.0cm^2$为重度狭窄) 舒张期压力半降时间≥150ms (舒张期压力半降时间≥220ms为重度狭窄)	重度LA扩张 PASP>30mmHg	无
D	有症状重度狭窄期	风湿性瓣膜出现融合以及舒张期二尖瓣叶凸起 $MVA\leq1.5cm^2$ ($\leq1.0cm^2$为重度狭窄)	$MVA\leq1.5cm^2$ ($MVA\leq1.0cm^2$的重度狭窄) 舒张期压力半降时间≥150ms (舒张期压力半降时间≥220ms为重度狭窄)	重度左心房扩张 PASP>30mmHg	运动耐力减弱 劳力性呼吸困难

注:LA左心房;LV左心室;MVA二尖瓣面积;MS二尖瓣狭窄;PASP肺动脉收缩压。

水平的影响。心率过快或严重贫血可显著增加舒张期血流,进而导致多普勒血流速度增快和舒张期平均压差升高。推荐二尖瓣狭窄严重程度的评估,参照表6-24。

(二)TEE评估主动脉瓣

主动脉瓣体包括左心室流出道、主动脉瓣和主动脉根部。主动脉瓣超声评估的切面包括:经

食管中段五腔心切面、经食管中段左室长轴切面、经食管中段主动脉瓣短轴和长轴切面、经胃底左室长轴切面、经深胃底五腔心切面。同时应该仔细评估主动脉瓣体是否存在潜在的主动脉下、主动脉和瓣膜上梗阻。熟悉所有这些结构是很重要的,因为任何水平的阻塞或扩张最终都会影响主动脉瓣的功能。

1. 主动脉瓣关闭不全 主动脉瓣关闭不全

表 6-24　二尖瓣狭窄严重程度超声评估(EAE/ASE)

	瓣口面积(cm^2)	压差(mmHg)	压力半降时间(ms)	肺动脉压峰值(mmHg)
正常	4~6	—	40~70	20~30
轻度	>1.5	<5	70~150	<30
中度	1.0~1.5	5~10	150~220	30~50
重度	<1.0	>10	>220	>50

可由主动脉瓣尖的原发性疾病和/或主动脉根部和升主动脉几何结构异常引起。急性重度主动脉瓣关闭不全多由感染性心内膜炎引起,主动脉夹层引起较少见。主动脉瓣反流的机制可以类似于二尖瓣Carpentier分型分为:Ⅰ型(瓣膜活动度正常)、Ⅱ型(瓣膜活动度增加)和Ⅲ型(瓣膜活动度受限)。

2. 主动脉瓣反流定量 主动脉瓣的反流分期评估要点详见表6-25,主动脉瓣反流严重程度超声评估,详见表6-26。

3. 主动脉瓣狭窄 主动脉瓣狭窄是目前常见的导致手术或导管介入手术的原发性瓣膜疾病。多普勒超声心动图是评估主动脉狭窄严重程度的首选技术。TEE确认主动脉狭窄的程度;评估瓣膜钙化程度、左心室功能和室壁厚度;检测其他相关瓣膜疾病尤其二尖瓣反流的情况或是否存在主动脉病变,并提供预后信息。主动脉瓣狭窄严重程度超声评估指标见表6-27。

表6-25 主动脉反流的分期及评估要点

分期	瓣膜解剖结构	瓣膜血流动力学	血流动力学后果（腔/壁/压）	症状
A 有AR的风险	二叶主动脉瓣或其他先天性瓣膜异常 主动脉硬化症 主动脉窦部或升主动脉疾病 风湿热病史或风湿性心脏病病史 IE	无反流或微量反流	无	无症状或基础病变相关症状
B AR进展期	主动脉瓣轻度至中度钙化 主动脉窦扩张 风湿性瓣膜改变 既往IE	轻度反流:反流束宽度/LVOT宽度:<25%;最小反流口直径(mm):<3;反流容积(ml):<30;反流分数:<30%;ERO面积(cm²):<0.1 中度反流:反流束宽度/LVOT宽度:25%~64%;最小反流口直径(mm):3~6;反流容积(ml):30~59;反流分数:30%~49%;ERO面积(cm²):0.1~0.29	左室收缩功能正常 左室容积正常或左室轻度扩大	同上
C 严重AR,不伴有症状	主动脉瓣严重钙化 二叶瓣或其他先天性异常 主动脉窦或升主动脉扩张 风湿性瓣膜改变 感染引起瓣膜穿孔	重度反流:反流束宽度/LVOT宽度≥65%;最小反流口直径(mm):>6;腹部动脉全舒张期反向血流;反流容积(ml):≥60;反流分数:≥50%;ERO(cm²)面积:≥0.3;诊断慢性重度AR需要有左室扩张的相关证据	C1:左室射血分数≥50%,左室轻、中度扩大(LVESD≤50mm) C2:左室收缩功能轻度异常(LVEF<50%)或左室严重扩大(LVESD>50mm)	无; 运动时出现相关症状
D 严重AR,伴有症状	同上	同上	有症状的严重AR可出现收缩功能正常(LVEF≥50%),轻度或中度左室收缩功能障碍(LVEF 40%~50%),或严重的左室功能障碍(LVEF<40%) 中重度左室扩大	劳力性呼吸困难、心绞痛发作、左心力衰竭

表 6-26 主动脉瓣反流严重程度超声评估（ASE）

方法		轻度	中度	重度
定性	LVOT 射流宽度	小	轻重度之间	大
	血流聚集	无 / 小	轻重度之间	大
	彩色多普勒密度	薄弱	致密	致密
	压力半降时间（ms）	>200	200~500	>500
	降主动脉反向血流	短暂早期	轻重度之间	全舒张期
半定量	缩流径（mm）	<3	3~6	>6
	反流束 /LVOT 宽度 [a]	<5	5~59	≥60
	反流束 /LVOT 面积 [a]	<25	25~64	≥65
定量	反流容积（ml）	<3	30~59	≥60
	反流分数（%）	20~30	30~49	≥50
	有效反流口面积（cm^2）	<0.10	0.1~0.29	≥0.30

Nyquist 范围 50~60cm/s [a] 中央射流。

表 6-27 主动脉瓣狭窄严重程度超声评估（ASE）

	主动脉硬化	轻度	中度	重度
峰值流速（m/s）	≤2.5	2.6~2.9	3~4	>4
平均压差（mmHg）	—	<20	20~40	>40
瓣口面积（cm^2）	—	>1.5	1.0~1.5	<1.0
瓣口面积指数（cm^2/m^2）	—	>0.85	0.6~0.85	<0.6
速度比值	—	>0.50	0.25~0.50	<0.25

主动脉瓣置换手术需要注意的是，瓣环径 <2cm 的钙化主动脉瓣环可能需要进行广泛瓣环扩大术或自体心包瓣膜成形术，以放入足够大小的瓣环。如果存在明显的室间隔基底段增厚，可能会增加 CPB 后 LVOT 梗阻的风险，因此必要时考虑同时行室间隔基底段切除术。对于所有患者，尤其是同时存在主动脉瓣病变的二尖瓣病变患者，确认主动脉根部、升主动脉、主动脉弓的直径是考虑术中同时修复这些结构的重要因素。

（三）TEE 评估三尖瓣

三尖瓣在解剖学上和功能上都很复杂，由附着在纤维环、腱索和乳头肌上的三个瓣叶（前瓣、后瓣和隔瓣）组成。三尖瓣异常可以是解剖学的，如 Ebstein 畸形、三尖瓣发育不良、狭窄、起搏器导联导致的粘连、瓣叶连枷、复杂先心病的骑跨；或继发于右心系统的功能性异常（肺动脉高压、右室功能不全和扩张），或左心系统（各种原因导致的左房充盈压力升高和室间隔形态异常）功能障碍。

三尖瓣的标准 TEE 切面：食管中段四腔心切面、食管中段右室流入流出道切面、食管中段改良双房上下腔切面、冠状静脉窦切面、经胃底右心室短轴切面和经胃底右室流入道切面。三维 TEE 最佳切面通常是使用从右心房视角观察的经食管中段四腔心切面获得的，并且可以更好地明确三尖瓣功能障碍的机制。双平面二维成像和彩色多普勒血流图方法是有效和实时的方式。

1. 三尖瓣反流 围手术期 TEE 评估三尖瓣反流要进一步明确三尖瓣反流的病因、分类、分期和分级，进一步确定外科手术的要点和围手术期循环管理要点。

原发性三尖瓣反流主要表现为器质性反流，病因可能是感染性心内膜炎（尤其是静脉吸毒者）、风湿性心脏病、类癌综合征、黏液瘤病、心内膜纤维化、Ebstein 畸形和先天性瓣膜发育不良、药物所致的瓣膜疾病、胸部创伤和医源性瓣膜发育不全。围手术期 TEE 应重点评估瓣叶的结构和三尖瓣开闭运动异常及程度。

继发性三尖瓣反流主要表现为功能性反流，通常瓣叶结构正常，由压力和／或容量超负荷导致的右心室功能障碍引起。围手术期 TEE 应重点评估三尖瓣瓣环的扩张、变形程度、右心室的大小、右室壁厚度、肺动脉和左心系统形态和功能异常程度。三尖瓣反流 TEE 评估的基本切面、分期和分级常用的参数及参考值如图 6-21 所示。

三尖瓣反流的分级可参照 CPB 前经 TTE 的定性、半定量和定量参数，结合术中肺动脉收缩压进行术中 TEE 评估，具体见表 6-28。

三尖瓣反流程度的分期及超声评估要点（表6-29）。

十七、TEE 在先天性心脏病手术中的应用

先天性心脏病根据病理生理特征可有多种分型方法，如根据有无右向左分流方向可分为非发绀型与发绀型，根据肺动脉血流量多少可分为"肺充血型"和"肺缺血型"（表 6-30）。常见先天

冠状窦（CS）切面（0°）
从4C切面进入到食管胃底连接处，瓣膜接合部，可观察到三尖瓣以及冠状窦血流束

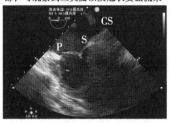

改良上下腔静脉切面(110°~140°)
从4C切面进入到食管胃底连接处，瓣膜接合部，可观察到三尖瓣以及冠状窦血流束

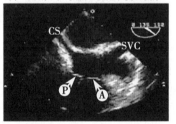

TG短轴切面（0°~40°）
可同时观察到三个瓣叶，多普勒角度较差

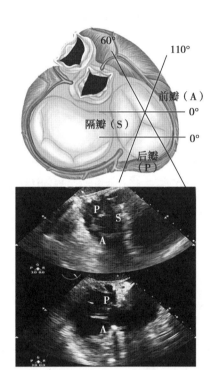

ME 4C 切面（0°）
瓣环直径（28mm±5mm）
TR方向+描记反流入右房的血流面积

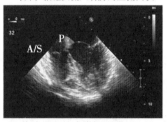

ME右室流入流出道切面（60°~75°）
（后瓣叶/左侧，前瓣叶或隔瓣/右侧），多普勒角度较好

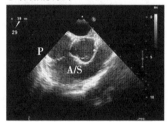

TG右室流入道切面（90°~120°）
瓣下结构，键索
多普勒角度较差

图 6-21　三尖瓣反流 TEE 评估的目标切面

表 6-28　三尖瓣反流程度分级（ASE）

		轻度	中度	重度
定性	反流面积（cm²）[ab]	<5	5~10	>10
	彩色多普勒反流密度	弱　抛物线形	高密度　形状不定	高回声　三角形
半定量	反流束面积	不确定	不确定	>7
	缩流径 [a]	<0.3	0.30~0.69	≥0.7
	PISA 半径（cm）[c]	≤0.5	0.6~0.9	≥0.9
	肝静脉血流	S 峰为主	S 峰圆钝	负向 S 峰
	三尖瓣前向血流	A 峰	可变的	E 峰
定量	有效反流口面积（cm²）	<0.20	0.20~0.39	≥0.4
	反流容积（ml）	<30	30~44	≥45

Nyquist 极限：[a]（50~70 cm/s），[b] 不适用于偏心反流，[c]（28 cm/s）；S：收缩期。

表 6-29 三尖瓣反流分期及评估要点

分期	瓣膜解剖结构	瓣膜血流动力学	血流动力学后果（腔/壁/压）	症状
A 存在 TR 风险	原发性：轻度风湿、脱垂；感染赘生物、早期类癌、放疗；导线、导管。功能性：正常/早期瓣环扩大	无反流或微量反流	无	无症状或左心、肺、肺血管病变相关
B TR 进展	进展中的瓣叶退变/毁损；中-重度脱垂；局部腱索断裂。功能性：早期瓣环扩大，瓣叶中度牵张	中心反流面积 <5cm²；缩流颈界限不明；CW 密度低，抛物线型。肝静脉血流收缩期低钝	轻度 TR：右房、右室大小和下腔直径正常。中度 TR：右室不大，右房轻度增大或正常，下腔正常或轻度增宽，呼吸变异正常，右房压正常	同上
C 严重 TR 无症状	瓣叶明显受损或连枷。功能性：瓣环显著扩张 >40mm 或 21mm/m²；瓣叶重度牵拉	中心反流面积 >10cm²；缩流颈 >0.70cm；CW 密度大，收缩早期三角形改变。肝静脉血流收缩期逆流	右房、右室及下腔静脉扩张，下腔呼吸变异减低；右房压升高，C-v 波出现；舒张期室间隔变平	同上
D 严重 TR 有症状	同上	同上	晚期右室收缩功能减低，余同上	乏力、心悸、呼吸困难、腹胀、食欲不振、水肿

表 6-30 先天性心脏病按肺动脉血流分型

肺动脉血流/典型表现	"肺充血"型	"肺缺血"型
常见疾病	大 VSD、PDA	法洛四联症
肺动脉高压	常见	少见
体肺侧支循环	少见	常见
艾森曼格综合征	晚期可见	罕见
鱼精蛋白反应	常见	罕见
左心扩大	常见（除外 ASD、APVD）	少见

性心脏病包括房间隔缺损、肺静脉异位、室间隔缺损、动脉导管未闭等。

以"肺充血"为主要表现的先天性心脏病包括：房间隔缺损，肺静脉异位引流，室间隔缺损，动脉导管未闭等疾病。早期表现为左向右分流，图6-22 为常见跨肺分流病理生理思维导图。

肺充血后血管床扩张，胸片常见肺纹理增多，容易发生感染和急性肺动脉高压危象，体外循环术后容易发生鱼精蛋白过敏，严重者甚至会发生心搏骤停。房间隔缺损、室间隔缺损、动脉导管未闭的患者长期肺充血可导致肺动脉高压，肺小动脉管壁增厚、闭塞直至艾森曼格综合征。艾森曼格综合征的患者行剖宫产手术时要注意维持体循环阻力和血容量，降低肺循环阻力。

以"肺缺血"为主要表现的先天性心脏病有：法洛四联症、肺动脉闭锁等。这类疾病肺血管床发育差，胸片肺纹稀疏，早期表现为右向左分流，术中血氧饱和度下降的常见原因是体循环阻力下降，右向左分流增加，肺血减少，如遇到右室流出道动力性梗阻，会出现严重的低氧血症，称为缺氧发作。"肺缺血"的先心病通常无肺动脉高压，不易发生鱼精蛋白过敏，不发生艾森曼格综合征，左房压低，左心室容积偏低，术后需要避免容量过负荷。侧支循环在术后常会带来间质性肺水肿，因此，在矫正肺动脉狭窄/闭锁的同时进行侧支封堵。

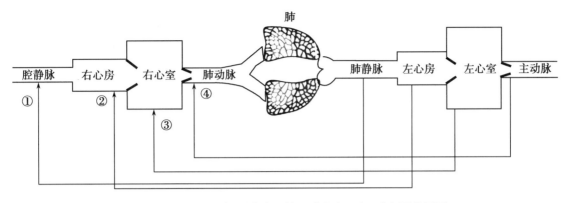

图 6-22 常见"跨肺分流"先天性心脏病病理生理分析思维导图

注：①肺静脉异位引流 APVD；②房间隔缺损 ASD；③室间隔缺损 VSD；④动脉导管未闭 PDA。

十八、总 结

TEE 监测要根据临床和教学的实际需要制定标准和规范，并持续改进，学科之间的协作已经成为 TEE 超声检查临床、教学、科研、管理工作的新特点，不仅有超声学会和麻醉学会两个学科之间的协作，也有包括心脏学会在内的三个学科之间的协作及 TEE 临床推广与各学会专科准入制度的结合。

围手术期经 TEE 检查要在临床中实现规范化、标准化，基本思路是：发现 TEE 影像的特征，建立个体化的病理生理学模型，结合相关诊疗经验和循证医学证据进行术中诊疗决策，管理和控制围手术期风险。

对于非心脏专科麻醉科医师，超声快速监测和评价心血管功能将使危重患者和重、大手术的围手术期管理变得更加安全，对心血管专科麻醉科医师和 ICU 医师，TEE 在围手术期能提供有关心脏及大血管结构与功能的实时动态信息，有助于帮助手术团队进一步明确术前诊断，发现新的形态及功能异常，调整麻醉和外科、急危重症的决策，评估、监控手术风险、随访手术效果。

附录 1 术中 TEE 监测记录单

日期：　　年　　月　　日

术间		姓名		性别		年龄		住院号：		
术前诊断：			拟行手术：							
病史：								身高：		cm
								体重：		kg
专科查体：BP　　/　　mmHg,HR：　　次/分,SpO₂：　　%,听诊：										
ECG：　　　　　　　　　X-Ray,造影：										

专科查体：BP / mmHg,HR： 次/分,SpO$_2$： %,听诊：

ECG： X-Ray,造影：

术前 TTE：

　二维测值（径线 mm,面积 cm^2）：

　LV　　　　LA　　　　RV　　　　RA　　　　IVS　　　　LVPW　　　　MVO　　　　MVA

　AO　　　　AAO　　　AVD　　　DAO　　　MPA　　　　LPA　　　　RPA

　多普勒测值（速度 m/s,压差 mmHg）

　Emv　　　Amv　　　AV　　　　PV　　　　TR　　　　（估测 PASP　　）EOA

　心功能：EDD　　mm ESD　　mm EDV　　ml ESV　　ml SV　　ml EF　　% FS　　%

　超声诊断：

续表

主刀医师床旁 TEE 讨论(关注点、新诊断、决策及知识):		麻醉情况:
		手术记录摘要:

		CPB 前	CPB 后
壁	厚度		
	动度		
	完整性		
腔	大小		
	形态		
	比例		
瓣	狭窄		
	关闭不全		
	赘生物		
流	血流正常		
	射流		
	分流		
	反流		

ICU 随访:

培训医师:　　　　　　　指导医师:

附录 2　TEE 探头清洗、消毒、转运、临时存储规范

1　初洗

用流动水冲洗探头软轴并用湿巾或纱布擦拭至没有可见污染物。

1.1　清洗　把探头软轴放入已配制好的清洗液中浸泡并用擦拭布擦拭。擦拭布应一用一更换,清洗液应一用一更换。清洗液的配制及浸泡时间应遵循产品使用说明书。

1.2　漂洗　用流动水冲洗探头软轴至无清洗液残留并用擦拭布擦干,擦拭布应一用一更换。

1.3　消毒(灭菌)　把探头软轴放入消毒液中浸泡。消毒液的配制及消毒(灭菌)浸泡时间应遵循产品使用说明书。部分消毒(灭菌)剂及使用方法见附录 3。探头其他部位消毒,参考设备厂家推荐的消毒方式。不适宜的消毒(灭菌)方式:高温、高压、紫外线、伽马射线、气体、蒸汽。

1.4　终末漂洗　更换无菌手套,使用纯化水或无菌水冲洗探头软轴直至无消毒剂残留。

干燥:用无菌纱布擦干探头软轴。在进行以上步骤时要注意保护探头透镜。

2　采用自动清洗消毒机消毒(灭菌)

自动清洗消毒机的使用应遵循产品使用说明书。自动清洗消毒机应具有设备自身的清洗消毒功能。

3　转运方案

为避免造成二次污染,消毒后的探头应使用一次性无菌塑料套套入探头软轴转运至探头存储柜。

4　监测与记录

每次清洗消毒均应记录清洗消毒日期、探头编号、操作人员姓名、清洗和消毒(灭菌)浸泡时间、消毒液浓度监测以及清洗液、消毒液的更换时

间等信息。自动清洗消毒机在探头消毒完后应能打印消毒结果等信息的条码。

5 存储

5.1 存储柜的内胆材料应使用抗菌材料,应采用高效过滤、正压通风的方式给探头提供洁净度高的存储环境。高效空气过滤器的过滤效率应≥99.99%(@≥0.3μm)。不要使用对超声探头有损伤的方式如紫外线照射等。

5.2 探头应垂直悬挂存储。

5.3 存储柜应具有自动化管理功能,即能对探头的使用频率、使用人员等信息进行记录和实现可追溯。

5.4 存放于存储柜的探头次日(存储时间≤15h)不用再次消毒即可使用。

6 消毒质量监测

6.1 对清洗、消毒后的探头必须定期进行季度检测。

6.2 检测数量应≥5根。总数<5根的应全部进行检测。

6.3 消毒合格标准:菌落总数≤20CFU/件。

附录3 部分消毒(灭菌)剂及使用方法

消毒(灭菌)剂	高水平消毒及灭菌参数	使用方法	注意事项
邻苯二甲醛(OPA)	浓度:0.55%(0.5%~0.6%) 时间:≥5min	1. 自动清洗消毒机 2. 人工操作:浸泡消毒	1. 易使衣服、皮肤、口腔黏膜染色 2. 接触蒸气可能刺激呼吸道和眼睛
戊二醛(GA)	浓度:≥2%(碱性) 浸泡时间:≥10min 结核杆菌、其他分枝杆菌等特殊感染患者使用后浸泡≥45min;灭菌≥10h	1. 自动清洗消毒机 2. 人工操作:浸泡消毒	1. 对皮肤黏膜有致敏性和刺激性 2. 易在探头和清洗设备上形成硬节物质
过氧乙酸(PAA)	浓度:0.2%~0.35%(体积分数) 时间:消毒≥5min,灭菌≥10min	自动清洗消毒机	对皮肤黏膜有刺激性
二氧化氯	浓度:100~500mg/L 时间:消毒3~5min	1. 自动清洗消毒机 2. 人工操作:浸泡消毒	活化率低时对人体有害

注:1. 表中所列的消毒(灭菌)剂,其具体使用条件与注意事项等遵循产品使用说明书。

2. 表中未列明的同类或其他消毒(灭菌)剂,其使用方式与注意事项等遵循产品使用说明书。

本次指南致谢名单:

陈明静 周文英 李萍 陈皎 岳建民 王馨 林静

参 考 文 献

[1] 刘进,邓小明. 2014中国麻醉学指南与专家共识[M]. 北京:人民卫生出版社,2014.

[2] REEVES S T,FINLEY A C,SKUBAS N J,et al. Basic Perioperative Transesophageal Echocardiography Examination:A Consensus Statement of the American Society of Echocardiography and the Society of Cardiovascular Anesthesiologists[J]. J Am Soc Echocardiogr,2013,26(5):443-456.

[3] CHEITLIN M D,ARMSTRONG W F,AURIGEMMA G P,et al. ACC/AHA/ASE 2003 Guideline Update for the Clinical Application of Echocardiography:summary article. A report of the American College of Cardiology/American Heart Association Task Force on Practice Guidelines(ACC/AHA/ASE Committee to Update the 1997 Guidelines for the Clinical Application of Echocardiography)[J]. J Am Soc Echocardiogr,2003, 16(10):1091-1110.

[4] SHANEWISE J S,CHEUNG A T,ARONSON S,et al. ASE/SCA guidelines for performing a comprehensive intraoperative multiplane transesophageal echocardiography examination:recommendations of the American Society of Echocardiography Council for Intraoperative Echocardiography and the Society of Cardiovascular Anesthesiologists Task Force for Certification in Perioperative Transesophageal Echocardiography[J]. Anesth Analg,1999,89(4):870-884.

[5] REBECCA T. HAHN,THEODORE ABRAHAM,

MARK S. ADAMS, et al. Guidelines for performing a comprehensive transesophageal echocardiographic examination：recommendations from the American Society of Echocardiography and the Society of Cardiovascular Anesthesiologists ［J］. J Am Soc Echocardiogr,2013,26 (9):921-964.

［6］LANG R M,BADANO L P,MOR-AVI V,et al. Recommendations for cardiac chamber quantification by echocardiography in adults：an update from the American Society of Echocardiography and the European Association of Cardiovascular Imaging ［J］. J Am Soc Echocardiogr,2015,28(1):1-39.e14.

［7］NAGUEH S F,APPLETON C P,GILLEBERT T C,et al. Recommendations for the evaluation of left ventricular diastolic function by echocardiography ［J］. Eur J Echocardiogr,2009,10(2):165-193.

［8］PERRINO ALBERT C,REEVES SCOTT T. A Practical Approach to Transesophageal Echocardiography,3rd ed ［M］. Philadelphia：Lippincott Williams & Wilkins, 2014.

［9］LABOVITZ A J,NOBLE V E,BIERIG M,GOLDSTEIN S A,et al. Focused cardiac ultrasound in the emergent setting：a consensus statement of the American Society of Echocardiography and American College of Emergency Physicians ［J］. J Am Soc Echocardiogr,2010,23(12): 1225-1230.

［10］ARNTFIELD R,PACE J,MCLEOD S,et.al. Focused transesophageal echocardiography for emergency physicians-description and results from simulation training of a structured four-view examination ［J］. Crit Ultrasound J,2015,7(1):27.

［11］STAUDT G E,SHELTON K. Development of a Rescue Echocardiography Protocol for Noncardiac Surgery Patients ［J］. Anesth Analg,2019,129(2):e37-e40.

［12］GIORGETTI R,CHIRICOLO G,MELNIKER L, et al. RESCUE transesophageal echocardiography for monitoring of mechanical chest compressions and guidance for extracorporeal cardiopulmonary resuscitation cannulation in refractory cardiac arrest[J］. J Clin Ultrasound,2020,48(3):184-187.

［13］FAIR J,MALLIN M,MALLEMAT H,et al. Transesophageal Echocardiography：Guidelines for Point-of-Care Applications in Cardiac Arrest Resuscitation ［J］. Ann Emerg Med,2018,71(2):201-207.

［14］ORIHASHI K. Transesophageal Echocardiography During Cardiopulmonary Resuscitation (CPR-TEE)［J］. Circ J,2020,84(5):820-824.

［15］PARKER B K,SALERNO A,EUERLE B D. The Use of Transesophageal Echocardiography During Cardiac Arrest Resuscitation：A Literature Review ［J］. J Ultrasound Med,2019,38(5):1141-1151.

［16］尹万红,王小亭,刘大为,等.中国重症经食管超声临床应用专家共识(2019)［J］.中华内科杂志, 2019,58(12):869-882.

［17］VETRUGNO L,BARNARIOL F,BIGNAMI E,et al. Transesophageal ultrasonography during orthotopic liver transplantation：Show me more ［J］. Echocardiography, 2018,35(8):1204-1215.

［18］VANNEMAN M W,DALIA A A,CROWLEY J C,et al. A Focused Transesophageal Echocardiography Protocol for Intraoperative Management During Orthotopic Liver Transplantation ［J］. J Cardiothorac Vasc Anesth, 2020,34(7):1824-1832.

［19］REBEL A,KLIMKINA O,HASSAN Z U. Transesophageal Echocardiography for the Noncardiac Surgical Patient ［J］. International Surgery,2012,97(1):43-55.

［20］TAN Z,ROSCOE A,RUBINO A. Transesophageal Echocardiography in Heart and Lung Transplantation ［J］. J Cardiothorac Vasc Anesth,2019,33(6):1548-1558.

［21］ZOGHBI W A,ADAMS D,BONOW R O,et al. Recommendations for Noninvasive Evaluation of Native Valvular Regurgitation：A Report from the American Society of Echocardiography Developed in Collaboration with the Society for Cardiovascular Magnetic Resonance ［J］. J Am Soc Echocardiogr,2017,30(4):303-371.

［22］ENDER J,SGOURPOULOUS S. Value of transesophageal echocardiography (TEE) guidance in minimally invasive mitral valve surgery ［J］. Ann Cardiothorac Surg,2013, 2(6):796-802.

［23］LANCELLOTTI P,TRIBOUILLOY C,HAGENDORFF A,et al. Recommendations for the echocardiographic assessment of native valvular regurgitation：an executive summary from the European Association of Cardiovascular Imaging ［J］. Eur Heart J Cardiovasc Imaging,2013,14 (7):611-644.

［24］GRIGIONI F,ENRIQUEZ-SARANO M,ZEHR K J, et al. Ischemic mitral regurgitation：long-term outcome and prognostic implications with quantitative Doppler assessment ［J］. Circulation,2001,103(13):1759-1764.

［25］NICOARA A,SKUBAS N,Ad N,et al. Guidelines for the Use of Transesophageal Echocardiography to Assist with Surgical Decision-Making in the Operating Room： A Surgery-Based Approach：From the American Society of Echocardiography in Collaboration with the Society of Cardiovascular Anesthesiologists and the Society of Thoracic Surgeons ［J］. J Am Soc Echocardiogr,2020,

33(6):692-734.

[26] BAUMGARTNER H,FALK V,BAX J J,et al. 2017 ESC/EACTS Guidelines for the management of valvular heart disease [J]. Eur Heart J,2017,38(36):2739-2791.

[27] BAUMGARTNER H,HUNG J,BERMEJO J,et al. Eae/Ase:Echocardiographic assessment of valve stenosis:EAE/ASE recommendations for clinical practice [J]. Eur J Echocardiogr,2009,10(1):1-25.

[28] NISHIMURA R A,OTTO C M,BONOW R O,et al. 2017 AHA/ACC Focused Update of the 2014 AHA/ACC Guideline for the Management of Patients With Valvular Heart Disease:A Report of the American College of Cardiology/American Heart Association Task Force on Clinical Practice Guidelines [J]. Circulation,2017,135(25):e1159-e1195.

[29] SONG H,PENG Y G,Liu J. Innovative transesophageal echocardiography training and competency assessment for Chinese anesthesiologists:role of transesophageal echocardiography simulation training [J]. Curr Opin Anaesthesiol,2012,25(5):686-691.

7 围手术期肺动脉导管临床应用指南

于春华(共同执笔人)　马骏(共同执笔人)　王天龙(共同负责人/共同执笔人)　王忠慧　王钟兴

王洪武　王晟(共同执笔人)　王浩　王海英　邓小明　史宏伟　吕欣　朱文忠　许平波

阮澂(共同执笔人)　孙绪德　李志坚　李克忠　李偲　吴超然　余海　汪炜健　张小龙

张炳东　张蕙　陈世彪　陈杰　陈忠华　武庆平　林洪启　郑清　胡啸玲　侯丽宏

姜陆洋　洪毅　袁素(共同执笔人)　夏中元(共同执笔人)　晏馥霞(共同负责人/

共同执笔人)　徐军美(共同负责人/共同执笔人)　徐建红　徐美英(共同执笔人)

徐海涛　黄宇光　董有静　董庆龙　董榕　韩建民　熊利泽

目　录

肺动脉导管(pulmonary artery catheter, PAC)也被称为 Swan-Ganz 导管，是右心导管的一种，经皮穿刺后导管经上腔或下腔静脉进入右心房、右心室，再进入肺动脉及其分支。具有随血流漂移特点的 Swan-Ganz 双腔肺动脉导管于 1970 年问世，随后被广泛用于临床。通过 PAC 可连续监测肺动脉压力(PAP)、心输出量(CO)、右心室舒张末期容积(RVEDV)和混合静脉血氧饱和度(SvO$_2$)，并通过计算心内分流量、全身血管和肺血管阻力、氧转运量和氧消耗量等指标，更好地显示心脏前负荷、后负荷、收缩功能和组织氧合的状态，评估心、肺功能和病变的严重程度，是评估危重症患者病情和疗效的较为准确的方法之一。

PAC 最初主要应用于危重症患者，随后迅速扩展到手术室。PAC 的血流动力学监测已经成为心脏手术患者麻醉管理及围手术期重症监护的重要组成部分。PAC 监测比单纯通过临床评估能更准确确定危重症患者的血流动力学状态，为术中和术后重症监护治疗病房(ICU)外科患者提供精确的临床信息。然而，PAC 操作的有创性、可能严重并发症和对改善患者预后的争议性以及近年来低侵入性监测技术的发展，使 PAC 的临床使用逐渐减少。但是，PAC 监测仍是围手术期血流动力学监测的金标准，在复杂病例中仍有非常重要的作用。在这些患者中，PAC 监测有助于评估液体和药物治疗后的血流动力学变化，维持满意的容量负荷，指导血管活性药和正性肌力药的使用，降低围手术期死亡率和重大并发症发生率，缩短 ICU 停留时间和住院时间，最终改善患者的转归。

PAC 置入可能导致动脉损伤、气胸和心律失常。置入的导管也存在潜在的致命性肺动脉出血、血栓栓塞、脓毒症和心内膜损伤等并发症风险。已有研究表明，血流动力学信息的错误解读和基于此解读的错误治疗可能造成更大危害。减少此类并发症的发生，需要进行充分和持续的培训，以确保 PAC 导出的血流动力学参数能得到正确解读和应用。强化 PAC 继续教育项目的开展和推广，对提高 PAC 的应用价值，改善患者预后具有重要作用。

围手术期肺动脉导管临床使用指南可作为麻醉科医师、重症监护室及相关科室医师的参考。PAC 的使用要密切结合患者临床情况，才能使其价值最大化。

一、PAC 临床使用适应证与禁忌证

PAC 能够连续监测心输出量、体及肺血管阻力和混合静脉血氧饱和度等血流动力学指标，在指导输液、输血、血管活性药物使用及优化全身氧供需平衡等方面发挥着重要作用。外科手术患者是否具有放置 PAC 的适应证，应从以下方面考虑：

1. 患者健康状态　ASA Ⅵ 或 Ⅴ 级、存在器官功能障碍或死亡高风险的高危患者，应该考虑 PAC 的使用；

2. 特定外科手术给患者带来的风险　外科治疗方案可能导致血流动力学紊乱，增加心脏、血管、肾脏、肝脏、肺脏或脑损害的风险，术中放置 PAC 可能使患者受益；

3. PAC 放置的条件和人员特征（医师是否受训，技术支持等）。

对上述几个方面的综合判定，将直接影响外科手术患者 PAC 放置的适应证，并决定患者从 PAC 监测中获益的程度，既降低病残率和死亡率，又改善患者转归，同时使 PAC 监测给患者带来的风险最小化。

（一）PAC 对治疗决策的影响

术后和重症监护病房的调查研究表明，PAC 监测为 30%~62% 的患者提供了新的临床信息或一定程度上影响了治疗决策的制定，这些影响的临床意义目前尚不明确。研究发现，是否参考 PAC 数据修正治疗方案与患者预后没有相关性。有研究显示，通过参考混合静脉血监测指标修正了 57% 的心脏手术患者的治疗方案，但这种改变并未改善患者预后。另一项队列研究的亚组分析显示，对标准治疗无效的休克患者，在 PAC 血流动力学数据指导治疗后，患者死亡率明显降低。目前，关于 PAC 研究的证据质量都很低，大多为基于问卷调查且不设盲的结果。多数研究中，PAC 指导治疗是否能改善临床结局的结论都通过主观判断。样本量不足导致无法得出 PAC 指导治疗与降低死亡率之间有相关性的结论，而除死亡率之外的临床结果一般也未统计。

（二）术前 PAC 检查

非对照临床研究显示，术前 PAC 的使用有助于判断是否需要取消手术、更换手术方案或调整血流动力学管理方案。多数调查性研究认为，术前 PAC 检查可以降低外科手术的病残率和死亡率。另外，部分对照试验的结果表明，术前 PAC 的使用可降低周围血管手术患者术中并发症和移植血管血栓形成的发生率，但这些试验都未能排除混淆因素的影响。

相反，一项择期血管外科手术的研究显示，患者术前是否常规 PAC 检查与术后死亡率和病残率无相关性，但该研究存在样本小且排除高危患者的局限性。总之，目前仍缺乏高质量临床研究证明常规或选择性术前放置 PAC 对此类患者血流动力学优化相关的临床预后有明显改善。

（三）PAC 的围手术期应用

目前，血流动力学监测能使手术患者获益的主要证据仅限于非随机观察研究，病种差异和疾病严重程度等因素干扰了研究结果的判断。一些随机对照试验的样本量，也不足以明确患者是否能真正获益。一项以超正常氧代谢为目标导向的 PAC 监测研究显示，PAC 组患者术后死亡率、ICU 停留时间和呼吸机使用时间明显降低，这一结果将促使更多临床试验去证实 PAC 在目标导向治疗（goal-directed therapy）中的有效性。

1. PAC 在目标导向治疗中的应用 在目标导向治疗中，PAC 能持续监测心输出量，使供氧（$DO_2=CO \times CaCO_2 \times 10$）达到超常值，以改善危重症患者的术后转归。PAC 监测下目标导向治疗的研究大多在 ICU 进行，研究对象主要是使用 PAC 监测的外科患者。部分临床对照试验表明，PAC 监测下的目标导向治疗可以缩短 ICU 停留时间、降低并发症和死亡率；也有研究表明，目标导向治疗仅能够缩短住院天数，降低患者出院时器官功能障碍的发生率。样本量最大的研究涉及 56 个重症监护室 762 例高危患者，分为正常心脏指数组、高心脏指数组和正常混合静脉血氧饱和度组。与正常心脏指数组患者相比，以达到心脏指数超正常值或混合静脉血氧饱和度正常值为目的的血流动力学治疗不能降低危重患者的死亡率、器官功能障碍发生率或缩短住院时间。一项涉及 138 例接受重大择期手术患者的研究显示，PAC 指导的术前优化能显著降低患者死亡率。一项包含 29 项试验共 4 805 例患者的 meta 分析表明，血流动力学监测联合治疗预案的治疗策略可降低手术死亡率和并发症发生率。在这 29 项研究中，有 15 项与 PAC 监测氧转运、心脏指数、全身血管阻力或 SvO_2 等血流动力学指标有关。亚组分析显示，PAC 指导的以超常复苏为目标和以心脏指数或氧转运为目标的治疗策略显著降低死亡率。上述研究结果的差异可能和病例选择偏倚有关，要得出肯定性结论仍需进一步研究。

2. PAC 在血流动力学监测中的应用 促使 PAC 使用的围手术期血流动力学障碍（如心肌梗死、脓毒症、肺水肿）通常也是外科患者放置 PAC 的主要原因。PAC 监测一直用于围手术期血流动力学障碍的研究，其通常有益，也有部分非对照研究得出不一致结论。一项回顾性对照研究显示，在 PAC 使用率增加的情况下，感染性休克患者的死亡率出现下降，但这一研究不能证明死亡率下降与 PAC 监测存在因果关系。对照研究普遍发现，采用 PAC 监测的心肌梗死及其他血流动力障碍患者的住院死亡率、ICU 停留时间和住院时间，均高于未采用 PAC 监测的患者。尽管这些研究的样本量大，却为回顾性研究，不能充分控制疾病严重程度、选择偏倚和导管操作技术的差异。患者基线数据也并不能说明接受 PAC 监测的患者是否比未接受监测的患者病情更加严重。

大量研究表明，在评估复杂患者血流动力学状态时，PAC 监测数据比临床评估更为准确。临床经验表明，对有适应证的择期外科手术患者进行 PAC 监测可减少围手术期并发症发生率，根据 PAC 提供的关键血流动力学数据，优化患者治疗方案是改善预后的主要原因。在医疗单位和病例都适合的前提下，PAC 的使用可缩短住院时间和 ICU 停留时间，改善术后脏器功能，并通过优化液体治疗减少血制品的需求。总之，正确的适应证选择，准确的 PAC 数据解读并给予精准治疗，可以降低患者围手术期死亡率和病残率，包括心脏并发症（如心肌缺血、充血性心力衰竭、心律失常）、肾功能不全、脑损伤和肺部并发症。

（1）PAC 在心脏外科手术中的应用：PAC 常用于心脏外科手术患者的血流动力学监测，特别是冠状动脉搭桥术、肺动脉高压及术前严重心功能不全的患者。PAC 监测的血流动力学指标联合连续混合静脉血氧饱和度监测，还可对全身氧供需平衡状态进行监测。当出现全身氧合状态失衡时，麻醉科医师需积极处理，防止发生因全身失氧合而引起的并发症。

对心功能较差的心脏外科患者，放置 PAC 可准确判断患者全身血流动力学状态并指导药物治疗。其适应证包括左心室收缩功能障碍（EF<33%）、右心室收缩功能障碍、左心室舒张功能障碍、急性室间隔穿孔和有左心室辅助装置的患者。

但当前的对照或非对照临床试验均未提示放置 PAC 具有改善患者预后、降低死亡率等优势。有研究表明，对接受心脏手术的高风险和低风险患者，PAC 置管与手术死亡率增加、有创机械通气时间和住院时间延长具有相关性。这种相关性是否由 PAC 或其他混杂变量引起，在没有进行随机对照试验的情况下很难予以明确。丰富的临床处理经验、熟练的手术技巧、拥有大量 PAC 放置经验，往往能改善危重患者或复杂手术患者的预后。这些差异可能由病例混杂（例如，PAC 监测的患者年龄较大，更易发生充血性心力衰竭）、选择偏倚和导管使用水平的差异所导致的。

对于心脏手术患者是否能从 PAC 监测中获益，目前的回顾性队列研究结果存在很多矛盾之处。有研究表明，肺动脉导管仍是心脏麻醉主要的监测手段之一，年龄 >50 岁，ASA 分级 3 级或以上，手术持续时间超过 6h，有住院医师或注册麻醉护士的情况下,PAC 放置的可能性增加。PAC 的使用从 2010 年到 2014 年有所增加,放置 PAC 患者的术中死亡率并未降低,但输血可能性更低。在成人心脏手术中,PAC 的应用能缩短住院时间,降低心肺并发症的发生率但增加感染发生率,而 30d 住院死亡率没有明显差异。在该类患者中应用 PAC 监测总体上具有潜在益处。临床使用时应结合患者具体情况,使患者临床获益最大化。总之,PAC 在心脏手术中的随机对照试验已刻不容缓,急需明确 PAC 在这类患者中应用的有效性和安全性。研究重心应集中在高危患者应用 PAC 监测是否能改善其临床预后并节约医疗资源。同时,还要鼓励前瞻性的研究设计来评估 PAC 培训和资格认证是否能优化 PAC 监测的临床效果。

(2) PAC 在周围血管外科的应用:随机对照临床试验发现,如果术前放置 PAC,可降低周围血管外科患者术中心动过速、低血压和心律失常的发生率,而且术后并发症,如肾衰竭、充血性心力衰竭、心肌梗死、移植血管血栓形成以及死亡的总体发生率似乎更低。需要注意的是,未放置 PAC 的对照组患者,术后移植血管血栓形成的发生率明显高于 PAC 组,这可能和围手术期低心排有关。但是,PAC 试验组患者术后死亡率并未显著降低。这项研究的局限性也非常明显,数据报告不统一和分组方案缺陷降低了这项研究的价值。

(3) PAC 在腹主动脉手术中的应用:既往对照研究提示,采用以 PAC 监测为核心的积极液体管理方案(包括 PAC 插管)与对照组患者相比,死亡率、围手术期低血压及肾衰竭发生率均明显降低。但近期随机对照研究显示,与单纯中心静脉压监测比较,PAC 监测并没有明显改善患者预后。

(4) PAC 在神经外科手术中的应用:虽然已有非对照、观察性试验提示 PAC 监测可降低颅脑外伤患者死亡率,但这些试验都只研究 PAC 对空气栓塞的检测能力,未将患者临床检验分析结果纳入研究方案,故存在较大的研究缺陷。例如,一项对接受 PAC 监测的儿童头部创伤患者的非对照观察性研究报告,创伤评分相似的患儿采用 PAC 监测,其死亡率低于文献报道的死亡率。该研究缺乏内部对照,PAC 监测也仅为多种监测和干预手段中的一种,大幅降低研究结果的临床价值。

(5) PAC 在创伤外科手术中的应用:目前有研究表明,创伤患者采用包括 PAC 在内的血流动力学监测可改善预后,但研究证据级别较低。一项回顾性研究提示,在危及生命的烧伤患者中,采用 PAC 监测下以高血流动力学指标为治疗目标的治疗方案,能够降低此类患者的死亡率和器官功能障碍发生率。另一项以重度创伤患者为研究对象的观察性研究显示,PAC 监测下以最佳左心室功能为目标导向的治疗方案,可以降低器官功能障碍的发生率。但上述研究都存在回顾性偏倚及未能对混杂变量进行调整等缺陷,限制了研究结果的推广。同时,也有研究得出相反结论。一项纳入 58 例创伤危重症患者的随机对照研究显示,PAC 监测和目标导向治疗均无明显的临床效果,但该研究也存在一定的研究设计缺陷。

(6) PAC 在妇产科手术中的应用:目前依然缺乏在妇产科手术中应用 PAC 监测是否有效的临床证据。PAC 监测已被推荐用于严重先兆子痫。PAC 监测常应用于产科危重疾病,如妊娠期心肌梗死、肺动脉高压的围手术期治疗,但尚无相关的随机对照临床研究结果报道。

(7) PAC 在器官移植手术中的应用:器官移植手术中的血流动力学监测对术中循环管理至关重要,而 PAC 监测是最重要的围手术期血流动力学监测手段。在肝脏和肺移植手术中,术中出现严重血流动力学障碍时,PAC 监测提供的心输出量、门肺高压数据在围手术期管理与治疗中发挥着重要作用。在心脏或肺移植术后早期,一过性的右心室衰竭是常见的并发症,PAC 监测指导下的抗心力衰竭治疗是最重要的治疗手段。目前为止,PAC 作为监测工具指导液体、药物治疗对临床结果的影响尚缺乏临床证据支持。PAC 改善预后的证据不足可能是由 PAC 监测存在滞后性,不能及时反映快速变化的血流动力学障碍。

3. PAC 在高危与重症手术患者中的应用 研究发现,在需要重症监护的老年高危外科患者中,PAC 指导的治疗与标准治疗相比,预后没有差异。对术前高危(合并至少一个脏器功能衰竭)并且接受中大型手术的患者,术前放置 PAC 在准确判断患者血流动力学状态、指导输液(血)及血管活性药物使用、优化全身氧供需平衡等方面,发挥着重要作用;积极、合理、准确的管理方案有助于降低患者术后死亡率和脏器功能衰竭发生率。

4. PAC 在 ICU/CCU 患者中的应用

(1) PAC 在心力衰竭患者中的应用:心肌梗死伴心源性休克或进行性低血压是 ACC/AHA 指

南中使用 PAC 的 I 级适应证。但相关专家认为，此类患者人群中使用 PAC 没有改善预后的结论性证据。从 2004 年到 2014 年，PAC 在心源性休克中的使用逐渐减少。在心源性休克患者人群中，PAC 与死亡率降低有相关性，但不能排除患者的选择偏倚和医师临床经验差异带来的干扰。对经验性治疗无效的充血性心力衰竭患者和传统治疗无效、血流动力学不稳定且同时合并充血和低灌注的患者，推荐使用 PAC 监测。通过 PAC 监测维持满意的容量负荷，指导血管活性药和正性肌力药的使用。

（2）PAC 在严重脓毒症和脓毒性休克患者中的应用：PAC 可能适用于早期复苏治疗无效的脓毒性休克患者，似乎更有助于维持此类患者的血流动力学状态，但对改善预后的有效性仍有待研究。

（3）PAC 在急性肺损伤（ALI）/急性呼吸窘迫综合征（ARDS）患者中的应用：PAC 在 ALI 和 ARDS 患者的血流动力学和液体管理方面，取得了一定进展。目前，仍未明确 PAC 作为诊断和监测工具在各类呼吸衰竭中的作用，还需要进一步研究进行明确。

PAC 的绝对禁忌证包括，持续室性心动过速或心室颤动高危患者、右心系统占位或血栓形成、三尖瓣重度狭窄、三尖瓣机械瓣置换术后、右心室流出道或肺动脉瓣重度狭窄。相对禁忌证包括，严重心律失常、凝血功能障碍、严重感染、近期放置起搏导管者、急性肺栓塞等。在某些情况下，不能实施 PAC 监测，可以选用其他的替代方法，包括中心静脉压、左房压或其他微创监测方法（如经食管超声、脉搏轮廓分析、生物阻抗、二氧化碳 Fick、锂稀释等），而非放弃对血流动力学的监测。当上述替代方法可用时，是否选择 PAC 监测可能需根据临床实际情况做出判断。

推荐意见：一般不建议将 PAC 用于低危者；高危患者、高风险手术以及有具备资质的医护人员时，推荐使用 PAC；在复杂临床情况下使用 PAC，改善临床转归的效果可能不同于文献报道的研究数据。经验、对血流动力学数据的正确解读以及治疗决策的选择，同样也会影响有 PAC 适应证患者的临床转归。专家意见指出，PAC 的争议不仅为是否应该使用 PAC 或是否正确解读 PAC 数据，除非结合已知有效改善预后的治疗方案，否则任何监测手段都无法真正影响患者预后。

二、PAC 放置的基本设备和操作

（一）基本设备

1. PAC 和相关物品 穿刺针、导引钢丝、带静脉扩张器和旁路输液管的导管鞘、导管、导管保护套、压力测量装置等。

2. PAC 种类 目前临床常用的 PAC 导管主要有六种，分别为二腔（测定 PAP 和 PAWP）、三腔（在二腔基础上增加中心静脉压 -CVP 监测）、四腔（增加 CO 监测）、五腔（增加 SvO_2 监测）和六腔（两种类型，其中一种增加连续心输出量监测功能；另一种为容量型 PAC，除连续心输出量监测功能外，还增加右心室射血分数 -RVEF 和右心室舒张末期容积指标 -RVEDV 的监测功能）；应根据临床需求选择不同类型的 PAC 导管。

（二）操作

1. PAC 置入途径 常用入路是经皮颈内静脉和股静脉穿刺，也可经锁骨下静脉穿刺置入 PAC，依据方便程度选择置入路径。

2. 操作技术

（1）患者体位要求：患者取仰卧位，如经股静脉途径，臀部垫高会增加穿刺置管成功率。如经右颈内静脉途径或右锁骨下静脉途径，将患者肩部垫一厚 5cm 宽 10cm 比两肩距离略短的垫子会增加穿刺成功率。在进行右锁骨下静脉置管时，将患者头部转向右侧会增加导引钢丝直接进入上腔静脉概率，极大程度避免导引钢丝逆行进入颈内静脉的可能。

（2）穿刺点选择等同于中心静脉穿刺入路。

（3）近年来关于导管相关性感染的报告越来越多，中心静脉导管置入过程中应追求最大化无菌操作制度。穿刺部位消毒面积达到 20cm×20cm 或上方至耳垂口角、下方双侧乳头、左右至两肩。消毒次数为至少两遍。待最后一次消毒完成 2min 后、局部皮肤干燥后，再敷放最大化无菌空单，并保证空单中心孔完全贴服在穿刺区域。

（4）操作者应进行手消毒至少至肘前，穿无菌手术大衣，戴合适型号的无菌手套。

（5）应用 Seldinger 方法完成漂浮导管鞘管（7.5F 或 8.5F）置入，然后固定并连接鞘管的外接静脉通路。在无菌状态下将 PAC 导管保护套首先安置在鞘管尾端,并保证保护套尾端不被污染。

(6) 检查 PAC 导管漂浮球囊是否漏气,连接压力换能器至肺动脉导管端并排气,连接中心静脉测压测量端并排气。注意,在经鞘管放置 PAC 导管时,在最初 20cm 内不应将漂浮球囊充气以免鞘管损坏球囊。另外,在导管前进过程中要保证球囊为充气状态,回撤导管时确保导管球囊处于排空状态,以避免回撤过程中充气球囊与心内结构形成缠绕状态。球囊内充气量按照球囊内允许充气量进行充气,不应该过度充气以免涨破。

(7) 漂浮导管置入过程中如不能顺利漂入目标位置,可通过变换手术床位置帮助导管漂入。

经颈内静脉途径进入的导管,在置入 20cm 左右时,管端即可达右心房,可记录到低平右房压波形;气囊充气,PAC 顺血流通过三尖瓣进入右心室,导管尖端达右心室时,压力突然升高,下降支又迅速回落接近零点,出现典型的右心室压力(RVP)波形。置入 35cm 左右后,导管进入肺动脉(PAP),此时收缩压改变不大,而舒张压显著升高,大于右心室舒张压,呈现肺动脉压力波形。将导管继续推进,即可嵌入肺小动脉分支,并出现 PAWP 波形;气囊放气后可再现肺动脉波形。图 7-1 为置入 PAC 过程中记录到的连续压力变化曲线。

影响测定结果准确性的因素包括,①测压传感器零点的位置;②PAC 尖端气囊所处的肺区带位置;③其他因素。

三、PAC 并发症

(一) 穿刺并发症

穿刺不当可能导致程度不等的损害,包括穿刺局部的血肿、误伤造成的动 - 静脉瘘、假性动脉瘤和血栓性静脉炎及静脉血栓形成等(表 7-1)。

(二) 导管并发症

1. 导管打折、断裂。

2. 心律失常 导管刺激心脏壁及心内结构时可产生心律失常,包括房性早搏、室性早搏、室上速、室速甚至心室颤动。若仅出现短暂室上速和房性早搏,只要把导管后退,心律失常便会转为正常,再改变方向和角度进入肺动脉。对持续快速性室性心律失常,甚至发生心室颤动时应及时电复律并按复苏处理。

3. 留置导管时可能造成肺动脉破裂、血栓性静脉炎、附壁血栓、静脉血栓、肺梗死、瓣膜 / 心内膜炎和与导管相关的脓毒症,甚至导致 PAC 相关性死亡。

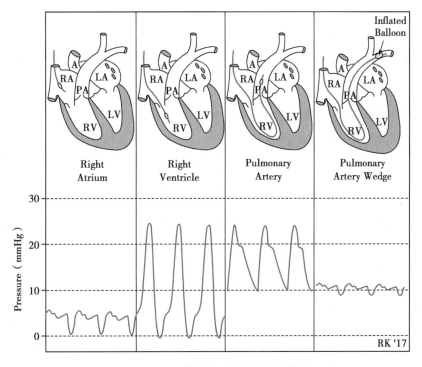

图 7-1 PAC 监测的连续压力变化曲线

表 7-1 报道的 PAC 并发症发生率

并发症	报道发生率（%）	大部分研究发生率（%）
中心静脉穿刺		
动脉穿刺	0.1~13	≤3.6
切开部位出血（儿童）	5.3	
术后神经病变	0.3~1.1	
气胸	0.3~4.5	0.3~1.9
空气栓塞	0.5	
置管		
轻度心律失常	4.7~68.9	>20
严重心律失常	0.3~62.7	0.3~3.8
（室性心动过速或心室颤动）		
轻度三尖瓣反流	17	
右束支传导阻滞	0.1~4.3	
完全性心脏阻滞	0~8.5	
（既往伴有 LBBB）		
导管留置		
肺动脉破裂	0.03~1.5	0.03~0.7
导管尖端阳性培养	1.4~34.8	≥19
导管相关脓毒症	0.7~11.4	0.7~3.0
血栓性静脉炎	6.5	
静脉血栓	0.5~66.7	0.5~3
肺梗死	0.1~5.6	0.1~2.6
附壁血栓	28~61	
瓣膜 / 心内膜炎	2.2~100	2.2~7.1
死亡（和 PAC 有关）	0.02~1.5	

四、PAC 监测参数及整体化血流动力学信息的解释

（一）PAC 监测参数

1. 前负荷相关参数

（1）中心静脉压（CVP）：其结果反映右心室前负荷，正常值为 2~6mmHg，受循环血容量、静脉张力和右心室功能影响。CVP 可用于指导输液和输血，判定血管活性药物治疗效果。最新临床研究显示，在左右心室顺应性改变、胸内压力改变、高 PEEP 等情况下，CVP 或肺动脉楔入压（PAWP）难以准确反映右心室或左心室舒张末期容量状态。

（2）PAWP：PAWP 反映左室舒张末期压力，可评估左心室前负荷。在肺动脉 - 左心室通道无狭窄时，PAWP 等于左房压（LAP）和左心室舒张末期压力（LVEDP），正常值为 6~12mmHg。PAWP 可协助判断左心室功能状态，鉴别心源性或肺源性肺水肿，诊断低血容量以及评估输液、输血及血管活性药物的治疗效果等。如果 SVI 降低，PAWP<6mmHg 提示可能存在低血容量；如果 SVI 低，PAWP>18mmHg 则通常反映左心功能衰竭，PAWP>25mmHg 则可能存在急性肺水肿。同样，PAWP 反映 LVEDV 时会受机械通气、PEEP、胸内压力升高、左心室顺应性改变、腹内压力升高、心脏瓣膜病变等因素影响，如存在主动脉反流、肺切除或肺栓塞时分支血管血流明显减少。左室顺应性降低时，PAWP 低于 LVEDP；相反，如存在气道压增加、肺静脉异常、心动过速、二尖瓣狭窄等病变时，PAWP 高于 LVEDP。在上述情况下，采用 PAWP 来判断 LVEDV 应十分谨慎。

（3）右心室舒张末期容积（RVEDV）：容量型 PAC 导管具有直接测定右心室射血分数（EF%）的功能，其正常值为 40%~60%；通过 SV/EF%（SV=CO/HR）计算可以获得 RVEDV，其正常值为 100~160ml（RVEDVI：60~100ml/m²）并通过 RVEDV-SV 计算获得 RVESV。其正常值为 50~100ml（30~60ml/m²）。RVEDV 不受胸内压和腹内压升高的影响，不论静态或动态情况下，其与 SVI 均具有很好的相关性。在分析 RVEDV 时，需考虑右心室收缩力、右心室后负荷及右心室容量的影响。使用 RVEDV 指导临床诊断时，可参考以下建议：

A. 以 RVEF（%）<30% 为指导的病因分析和处理

● 如果肺血管阻力指数（PVRI）>240Dyn·s⁻¹·cm⁻⁵，并且 RVESVI 超过正常高限、RVEDVI 和 RAP 超过正常范围：

治疗考虑：寻找 PVRI 增加原因，给予对应治疗（降低右心室后负荷）；如果 PVRI 降低存在困难，则给予强心药物（如多巴酚丁胺）增加 EF%。

● 如果 PVRI 在正常范围或低于正常值，且 RVEDVI 超过正常高限、RAP 超过正常范围，SVI 低于正常范围：

治疗考虑：右心功能不全或衰竭，给予强心药物；强心治疗后，在 RVEF 值提高后，可能会显示容量不足。

B. 以 RVEF（%）>30% 为导向的容量治疗病因分析和处理

● 如果 RVEDVI、RVESVI、SVI 和 RAP 低于正常值范围

病因考虑：低血容量或低血容量性休克表现。

治疗考虑：补充容量（晶体或胶体溶液）。

● 如果 RVEDVI、RVESVI、SVI 低于正常值，而 RAP 高于正常值

病因考虑：心包压塞、缩窄性心包炎或三尖瓣狭窄。

治疗考虑：解除病因（外科治疗）。

● 如果 RVEDVI 和 SVI 在正常范围，而 RVEDVI 和 RAP 超过正常范围

病因考虑：三尖瓣关闭不全，全身容量过负荷。

治疗考虑：三尖瓣重度关闭不全，需外科处理；如果全身容量过负荷，并未影响肺氧合、MAP 和 CO，可继续观察。

2. 后负荷相关参数 后负荷是指心室射血时所克服的压力，在没有流出道和瓣膜狭窄时，后负荷由动脉顺应性、外周血管阻力、血液黏度等因素决定。

（1）体循环阻力（SVR）=（MAP−RAP）/CO × 80，正常值为 800~1 200dyn/（s·cm^5）。全身血管阻力低可能使血压降低，如药物影响、脓毒症等；全身血管阻力高，可能影响心脏射血功能和器官组织的血液灌注。

（2）肺血管阻力（PVR）=（MPAP−LAP）/CO × 80，正常值 <250dyn/（s·cm^5）。肺血管阻力增高，考虑原发性或继发性肺动脉高压，如慢性肺部疾病、肺水肿、左心衰竭、ARDS。

3. 心脏收缩功能相关参数

（1）每搏量（SV）和每搏量指数（SVI）：SV 是指心脏每次收缩的射血量；正常值为 60~90ml（SVI：25~45ml/m^2），主要反映心脏的射血功能，取决于心室前负荷、心肌收缩力及全身血管阻力，是血流动力学的重要参数。在低血容量和心功能衰竭时，SV/SVI 是首先改变的变量之一，结合 PAWP 及 SVRI 参数，判断 SVI 降低的病因，指导血管活性药物的使用并评估治疗的效果。SVI<25ml/m^2 提示心脏射血功能减弱，原因包括前负荷降低、心肌收缩力降低（如左心力衰竭）、外周阻力增加等。

（2）右心室射血分数（EF%）：容量型 PAC 具有测定 RVEF 和 RVEDV 的功能。RVEF 正常值为 40%~60%，常会受右心室前负荷、右心室收缩力和后负荷影响，基于 RVEF 值，结合 CVP/RAP 和 PVRI，可以协助诊断右心室功能衰竭的病因（见上）。

（3）连续心输出量（CCO）和连续心指数（CCI）：PAC 热敏电阻连续发送热信号，通过远端温度感应器感知的温度变化曲线，计算心输出量大小。其正常值为 4~6L/min（2.5~4.0L/min/m^2）。CO 是全身供氧的主要决定因素，它反映心肌整体射血功能。在代偿状态下通过心率增快仍可维持 CO 在正常范围，因此在判断心功能状态时，使用 SVI 更能真实反映心肌的收缩状态。

4. 压力相关参数

（1）肺动脉压：通过 PAC 可以连续测定肺动脉压，成年人静息状态下平均肺动脉压正常值为 14mmHg ± 3.3mmHg，即使考虑年龄、性别、种族等因素，平均肺动脉压正常也不超过 20mmHg。静息状态下如果平均肺动脉压 >25mmHg，即可诊断肺动脉高压。肺动脉压受胸腔内压力影响，应在呼气相开始时测定压力。肺动脉压降低常见于低血容量。肺动脉压升高多见于 COPD、原发性肺动脉高压、心肺复苏后、心内分流等。缺氧、高碳酸血症、ARDS、肺栓塞等，可引起肺血管阻力增加而导致肺动脉压升高。左心功能衰竭、输液超负荷可引起肺动脉压升高，但肺血管阻力并不一定升高。当肺部疾病引起肺血管阻力增加时，肺动脉压可升高而 PAWP 可正常或偏低。左心功能衰竭时，肺动脉压升高，PAWP 也升高，以此可鉴别心源性与肺源性肺动脉高压。

（2）CVP/RAP：见前负荷相关参数。

（3）PAWP/LAP：见前负荷相关参数。

5. 全身氧供需平衡参数

（1）混合静脉血氧饱和度（SvO$_2$）：混合静脉血氧饱和度是衡量机体氧供需平衡的综合指标，不仅反映呼吸系统的氧合功能，也反映循环功能和代谢的变化，但不反映局部器官的氧合状态，其正常值范围为 60%~80%；SvO$_2$<60% 反映全身组织氧合显著下降，<50% 表明组织严重缺氧，>80% 提示氧利用不充分，>90% 提示组织分流显著增加。其结果由公式计算，SvO$_2$=SaO$_2$−VO$_2$/CO × 1.34 × Hb。SvO$_2$ 的影响因素包括 SaO$_2$、CO、Hb 和 VO$_2$。SvO$_2$ 读数及其临床解释，见表 7-2。

上述四个因素中任何一个发生变化，都能引起 SvO$_2$ 改变。当机体氧供需平衡受到威胁时，机

围手术期肺动脉导管临床应用指南

表 7-2　SvO_2 的临床解释

SvO_2	原因	临床解释
80%~90%	氧供增加（$SaO_2\uparrow$）	$FiO_2\uparrow$，低温，麻醉，肌松剂
	氧耗减少（$VO_2\downarrow$）	感染性休克血管扩张，导管移位
	血流动力学（$CO\uparrow$）	
60%~80%	供氧正常	组织灌注满意
	氧耗正常	
	CO 充足	
30%~60%	供氧减少（$SaO_2\downarrow$）	贫血，气道梗阻，气管内吸痰，高热，寒战
	氧耗增加（$VO_2\uparrow$）	体位，疼痛，心包压塞性心源性休克，张力性气胸
	血流动力学不稳定（$CO\downarrow$）	心律失常，休克，高 PEEP 血管收缩

体代偿机制开始运转，人体试图通过增加心输出量、氧摄取率和重要器官的血流量再分配等代偿机制来消除不良影响，使氧供需平衡关系得以恢复。临床使用 SvO_2 指导临床诊断和进行治疗决策时，可参考图 7-2 进行。

（2）氧供（DO_2）（需血气结果）：单位时间内由左心室向全身组织输送的氧总量，受呼吸、循环和血液系统影响。它由心输出量和动脉血氧含量（CaO_2）的乘积表示；当机体出现全身氧供需平衡紊乱时，如果 VO_2 不变，通过分析 DO_2 下降的各个因素，明确氧供需失衡的原因，如大出血或严重低血容量。造成 DO_2 下降的因素包括 SV 和 Hb。机体通过加快心率，将 DO_2 维持在临界水平以上；当不能维持在临界水平以上时，机体即处于失代偿状态，全身组织由于氧供需失衡而产生无氧代谢，最终导致脏器功能衰竭。借助 PAC 提供的 CO 和血气结果，可对危重患者 DO_2 进行实时监测。

$$DO_2=CO \times CaO_2 \times 10$$
$$=HR \times SV \times Hb \times SaO_2 \times 1.36$$
（忽略溶解氧量）

$CaO_2=Hb \times 1.36ml/g \times SaO_2$（Hb）$+0.003ml/mmHg \times PaO_2$

DO_2 正常范围为 600~1 000ml/min；麻醉期间 DO_2I（供氧指数）的临界值为 330ml/（min·m^2）或 7~8ml/（kg·min）。

（3）氧耗（VO_2）（需血气结果）：单位时间内组织细胞实际消耗的氧量，代表全身氧利用的情况，并不代表对氧的实际需要量。CvO_2 代表组织代谢后循环血液中剩余的氧。通过 PAC 测定的 CO 以及动脉、混合静脉血血气，即可实现对 VO_2 的实时监测。

$$VO_2=DaO_2-DvO_2$$
$$=（CO \times CaO_2-CO \times CvO_2）\times 10$$

VO_2 的正常值范围 200~250ml/min；VO_2I（氧耗指数）正常值范围 100~125ml/（min·m^2）。机体在不同状态下的氧耗不同。发热时，体温每升高 1℃，VO_2 升高 10%；寒战可以引起患者氧耗量成倍增加；严重感染时 VO_2 上升 50%~100%；麻醉状态下 VO_2 下降 15%。

（二）整体化血流动力学信息的解读

（1）基于 PAC 数据的急性右心功能衰竭诊断：借助 PAC 可以对急性右心力衰竭进行诊断；其整体化血流动力学数据特征表现为：CVP/RAP 明显增加，RVEF% 值降低（<30%），平均肺动脉压正常或显著升高（显著升高见于急性肺栓塞时），PAWP 正常，平均动脉压下降或正常，心率明显增快，PVRI>240Dyn·s^{-1}·cm^{-5} 或在正常范围，RVEDVI 显著增加，SVI 显著降低，气道压力（PAW）正常，CCI 正常或偏低（取决于代偿状态），氧合指数显著降低（死腔通气）。DO_2 降低，VO_2 增加（应激反应系统激活）。

（2）基于 PAC 数据的急性左心功能衰竭诊断：借助 PAC 可以很好地诊断急性左心功能衰竭，其整体化血流动力学数据特征表现为：MAP 正常或偏低，SVI 显著下降，心率明显增快，PAWP 显著升高，PAW 明显上升，氧合指数显著下降，PVRI/SVRI 显著升高（全身应激反应、肺淤血），RVEDVI 增加或正常。DO_2 降低，VO_2 增加（应激反应系统激活）。

（3）基于 PAC 数据的感染性休克诊断：感染性休克的典型整体化血流动力学数据特征表现为：MAP 正常或偏低，SVRI 显著下降，PVRI 正常或升高（特别是合并 ARDS 时），SVI/CCI 显著增加，氧合指数显著下降，PAW 升高，RVEDVI 显著升高，PAWP/CVP 升高。DO_2 增加，而 VO_2 低于正常水平（细胞病理性损害，氧摄取率降低）。

（4）基于 PAC 数据的出血性休克诊断：出血性休克典型的整体化血流动力学数据特征表现

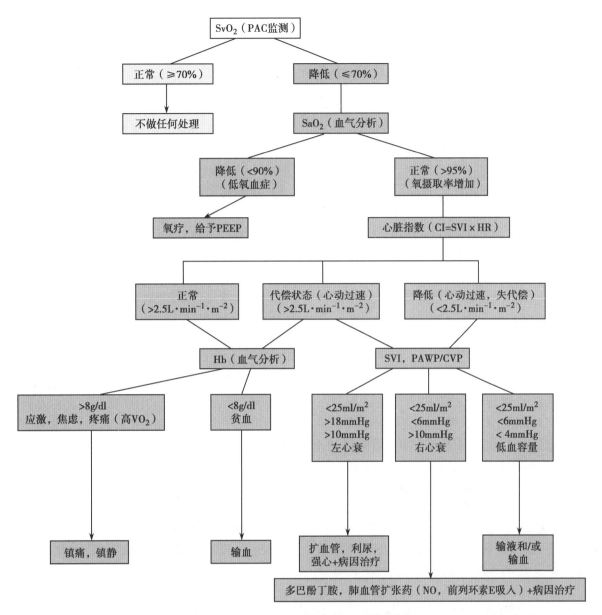

图 7-2　基于 SvO_2 的临床诊断与治疗图解

为:MAP 正常或偏高。失代偿状态时,动脉收缩压可低于 90mmHg;SVRI 显著增加,SVI 显著降低,CCI 正常或降低(取决于出血程度和代偿状态);心率明显增快,氧合指数可正常,PAW 正常,RVEDVI 明显降低,RVEF% 正常,PAWP/CVP 均降低,平均肺动脉压增加。DO_2 正常或降低(取决于机体代偿和出血程度),VO_2 增加(应激反应结果)。

(5)基于 PAC 数据的急性肺栓塞诊断:急性肺栓塞的整体化血流动力学特征表现为:平均肺动脉压显著增加,PVRI 显著增加,RVEF% 明显下降,RVEDVI 显著增加,心率明显增快,CVP/RAP 明显增高,PAWP 降低,SVI/CCI 显著降低,SVRI

正常或升高(机体应激性代偿),PAW 正常。DO_2 明显降低,VO_2 增加(机体应激反应)。

五、PAC 临床有效性的专家观点

　　最近发表的临床研究均未涉及 PAC 监测的有效性和并发症发生率。证明 PAC 临床益处的证据缺陷,主要集中在以下几个方面。第一,研究对象仅局限于部分亚专科手术,如心脏外科、腹主动脉重建和神经外科。第二,所有研究普遍因设计缺陷和缺乏统计效力而不能明确 PAC 益处。第三,非随机设计的研究普遍未能控制病例混杂和医师训练水平差异的影响,由此导致研究结论难以在临床实践中推广。

总之,仍然缺乏 PAC 监测的有效性和安全性证据,从已公开数据中难以得出明确结论。根据目前证据,建议如下:低危患者常规使用 PAC 监测不会降低患者死亡率或缩短住院时间;对有相对禁忌证的患者,PAC 监测本身的危险性可能超过其获益;对有明确适应证的患者,PAC 监测可能改善其预后。

并非所有放置 PAC 的外科患者都需进行 PAC 监测。只有术后出现血流动力学紊乱,且需及时做出诊断并给予液体和/或药物治疗的患者,才能体现出 PAC 的价值。尽管无法确定从 PAC 监测治疗中获益患者的准确比例和受益程度,但单纯根据临床经验或替代监测(如中心静脉压)来进行治疗显然并不合适。严重血流动力学紊乱发生后,延迟放置 PAC 会使特定患者遭遇危险,并且会增加急诊置管的并发症,如血管损伤、导管相关性脓毒症。

临床经验提示,对有临床适应证的患者行 PAC 监测能降低围手术期并发症的发生率。其机制主要是通过及时获取危重症患者血流动力学数据,并据此调整患者治疗方案,使患者最终获益。这类患者的 PAC 数据,经过临床医师的准确解读,并制定合理有效的治疗策略,减少心脏并发症(如心肌缺血、充血性心力衰竭、心律失常)、肾功能不全、脑损伤和肺部并发症,最终达到降低围手术期死亡率和病残率的目的。对有 PAC 适应证的患者,使用 PAC 可缩短住院和 ICU 停留时间,改善术后脏器功能,并通过优化液体治疗减少输血。

大量研究表明,对术前有合并症的患者进行血流动力学评价,PAC 数据比临床评估更为准确。如果上级医师因各种原因不能及时在床旁观察术后患者的病情变化,PAC 监测提供的准确病理生理学数据有助于迅速制定相应治疗决策。

试验研究结果与临床实际常存在差异。例如,有经验的临床医师使用 PAC 的患者转归明显优于文献发表的数据,这是因为部分文献中 PAC 置管常在非标准干预下进行或仅根据试验方案实施,试验多采用非标准化的操作技术和早期导管材料。而有经验的 PAC 使用者,在 PAC 数据解读、及时制定相应治疗方案及安全实施 PAC 置管和管理方面都有成熟的技术和经验,故 PAC 指导下实施的治疗可取得较好的转归和最低的并发症

发生率。同时,对护士进行 PAC 护理培训和 PAC 数据分析的基础培训,也会影响使用 PAC 患者的转归。

相关研究证据也表明,PAC 置管会导致严重甚至潜在致命性并发症。因此,PAC 监测不能作为外科患者的常规监测,需将其限制在获益大于潜在危险的特定患者。客观并发症的发生率尚不明确,背后原因较多,既有试验设计的问题,也有并发症上报的漏洞。严重并发症在 CVP 监测上也会出现。某些并发症的发生率基于早期研究确定,已不能反映现在的情况。例如,普遍采用预防性肝素和肝素化导管后,静脉血栓的发生率已大大降低。

推荐意见:尽管 PAC 监测的临床试验未能得出肯定性结论,但临床实践中的确有大量需要 PAC 监测的患者,且确实从 PAC 监测中获益。关于 PAC 临床应用获益与风险的评估策略,专家意见基本一致。目前认为,特定的外科患者(如心脏外科、大血管外科)、术中血流动力学波动大、术后相关并发症发生率高或术前存在相关危险因素(如晚期心肺疾病)导致术中血流动力学紊乱的患者,PAC 监测的获益高于风险。因此,这些患者即使存在风险,PAC 也是合理且必要的。应该综合以下三项因素来进行评估(图 7-3):患者健康状态、特定外科手术相关危险水平以及 PAC 放置的技术条件;综合考虑这三项参数有助于准确评估放置 PAC 监测的危险性。

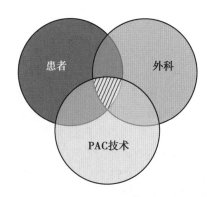

图 7-3　PAC 血流动力学并发症风险的影响因素

六、PAC 临床应用的可持续性

PAC 监测相关的并发症发生率高,未经规范化操作培训和血流动力学知识培训的医护人员不能盲目实施。PAC 放置和监测的有效性与医护人

员的经验密切相关,培训质量和培训后的临床实践经验都非常重要。

所有PAC操作人员都应受严格的、高质量的知识培训,以满足PAC临床要求。但是,不同专业的医师在培训后还需多少临床操作和血流动力学解读经验,现在仍未达成共识。Swan本人建议每年必须实施50次PAC技术训练。通常推荐,至少需要实施25次PAC操作才能掌握血流动力学监测技术(包括PAP监测、CVP监测、动脉系统测压以及CO测定)和数据解读。实际上,达到完全胜任PAC操作的训练数量存在很大的个体差异。严格的、高质量的PAC训练数量越多,越有利于受训人员在开展PAC时更好地掌握PAC的临床适应证,使患者获益最大化,并发症风险最小化。

如果没有上级医师的指导,经验有限的医护人员(如麻醉护士)不应进行PAC操作,或基于PAC数据作出临床处理决定。为患者提供PAC监测护理的护士(如重症监护室),同样需要达到最低数量的PAC训练要求,并且每年都需进行适当数量的再训练,才能进行PAC临床处理。

另外,PAC操作数量的最低要求还受患者严重程度及个人训练环境的影响。模拟器和模拟软件为基础的决策辅助系统可丰富医护人员的临床知识,减少实际操作所要求的数量,同时还可加强医护人员解读PAC数据并制定正确治疗方案的能力。

推荐意见:使用PAC的所有单位必须制定质量改进计划。理想的改进方案为:根据患者临床转归,定期对医护人员的知识体系和操作水平作出评价。专家意见认为,每年缺乏一定数量的PAC操作,就难于保持其PAC的技术能力,推荐每年进行10~25次PAC置入以保持技术能力的稳定。

总之,目前研究证据证实PAC监测对有适应证的患者具有潜在益处,但仍需更多设计完善的随机对照试验来证明PAC的有效性。未来研究应强调疾病严重程度分级、合并症情况,并采用相关临床结局指标来判断PAC有效性;研究应该包含足够的样本量,提供完整的方法学信息和完整的数据报告,采用正确的统计学方法;研究必须明确治疗的终点事件,明确血流动力学指标以及临床医师根据PAC数据作出的治疗决策;研究应统

一术后管理的单位(如都在ICU或病房),对照组应选择中心静脉压或其他适当的替代监测(如经食管超声)下进行治疗。此外,最佳的随机对照试验方案是只纳入一类疾病并进行同一种手术的患者作为研究对象。大规模多中心的观察研究更能提供高级别的证据以说明PAC的有效性,其中每种适应证应包含足够数量的患者;收集足够的试验数据,生成关于疾病严重程度、合并症、住院天数、近期和远期临床结果的全面数据库;提供关于PAC置入技术、医护人员技能和数据解读能力的标准化数据。例如,PAC测量的血流动力学变量以及PAC数据用于制定治疗决策的方式。尽管对患者或临床医师不能设盲,但可对评估人员进行设盲,以减少主观判断对研究结果的偏倚。最终,研究结果将超越专家意见成为判断PAC利弊的客观证据。

参 考 文 献

[1] SWAN H J,GANZ W,FORRESTER J,et al. Catheterization of the heart in man with use of a flow-directed balloon-tipped catheter[J]. N Engl J Med,1970,283(9):447-451.

[2] CHATTERJEE K. The Swan-Ganz catheters:past,present,and future. A viewpoint [J]. Circulation,2009,119(1):147-152.

[3] GINOSAR Y,SPRUNG C L. The Swan-Ganz catheter. Twenty-five years of monitoring [J]. Crit Care Clin,1996,12(4):771-776.

[4] Practice guidelines for pulmonary artery catheterization:an updated report by the American Society of Anesthesiologists Task Force on Pulmonary Artery Catheterization [J]. Anesthesiology,2003,99(4):988-1014.

[5] RICHARD C,MONNET X,TEBOUL J L. Pulmonary artery catheter monitoring in 2011 [J]. Curr Opin Crit Care,2011,17(3):296-302.

[6] IKUTA K,WANG Y,ROBINSON A,et al. National Trends in Use and Outcomes of Pulmonary Artery Catheters Among Medicare Beneficiaries,1999-2013[J]. JAMA Cardiol,2017,2(8):908-913.

[7] WIENER R S,WELCH HG. Trends in the use of the pulmonary artery catheter in the United States,1993-2004 [J]. JAMA,2007,298(4):423-429.

[8] CHATTERJEE K. The Swan-Ganz catheters:past,present,and future. A viewpoint [J]. Circulation,2009,119(1):147-152.

[9] HADIAN M,PINSKY M R. Evidence-based review of the use of the pulmonary artery catheter:impact data and complications [J]. Crit Care,2006,10 Suppl 3:S8.

[10] MIMOZ O,RAUSS A,REKIK N,et al. Pulmonary artery catheterization in critically ill patients:a prospective analysis of outcome changes associated with catheter-prompted changes in therapy [J]. Crit Care Med,1994,22(4):573-579.

[11] STAUDINGER T,LOCKER G J,LACZIKA K,et al. Diagnostic validity of pulmonary artery catheterization for residents at an intensive care unit [J]. J Trauma,1998,44(5):902-906.

[12] VEDRINNE C,BASTIEN O,DE VARAX R,et al. Predictive factors for usefulness of fiberoptic pulmonary artery catheter for continuous oxygen saturation in mixed venous blood monitoring in cardiac surgery [J]. Anesth Analg,1997,85(1):2-10.

[13] BERLAUK J F,ABRAMS J H,GILMOUR I J,et al. Preoperative optimization of cardiovascular hemodynamics improves outcome in peripheral vascular surgery. A prospective,randomized clinical trial [J]. Ann Surg,1991,214(3):289-297,298-299.

[14] JEFFREY S B,MELISSA A S,CALVIN E J. Routine pulmonary artery catheterization does not reduce morbidity and mortality of elective vascular surgery:results of a prospective,randomized trial [J]. Ann Surg,1997,226(3):229-237.

[15] BOYD O,GROUNDS R M,BENNETT E D. A randomized clinical trial of the effect of deliberate perioperative increase of oxygen delivery on mortality in high-risk surgical patients [J]. JAMA,1993,270(22):2699-2707.

[16] POLONEN P,RUOKONEN E,HIPPELAINEN M,et al. A prospective,randomized study of goal-oriented hemodynamic therapy in cardiac surgical patients [J]. Anesth Analg,2000,90(5):1052-1059.

[17] GATTINONI L,BRAZZI L,PELOSI P,et al. A trial of goal-oriented hemodynamic therapy in critically ill patients. SvO_2 Collaborative Group [J]. N Engl J Med,1995,333(16):1025-1032.

[18] WILSON J,WOODS I,FAWCETT J,et al. Reducing the risk of major elective surgery:randomised controlled trial of preoperative optimisation of oxygen delivery [J]. BMJ,1999,318(7191):1099-1103.

[19] HAMILTON M A,CECCONI M,RHODES A. A systematic review and meta-analysis on the use of preemptive hemodynamic intervention to improve postoperative outcomes in moderate and high-risk surgical patients [J]. Anesth Analg,2011,112(6):1392-1402.

[20] REYNOLDS H N,HAUPT M T,THILL-BAHAROZIAN M C,et al. Impact of critical care physician staffing on patients with septic shock in a university hospital medical intensive care unit [J]. JAMA,1988,260(23):3446-3450.

[21] VENDER J S. Pulmonary artery catheter utilization:the use,misuse,or abuse [J]. J Cardiothorac Vasc Anest,2006,20(3):295-299.

[22] GREENBERG S B,MURPHY G S,VENDER J S. Current use of the pulmonary artery catheter [J]. Curr Opin Crit Care,2009,15(3):249-253.

[23] BROVMAN E Y,GABRIEL R A,DUTTON R P,et al. Pulmonary artery catheter use during cardiac surgery in the United States,2010 to 2014 [J]. J Cardiothorac Vasc Anesth,2016,30(3):579-584.

[24] RAMSEY S D,SAINT S,SULLIVAN S D,et al. Clinical and economic effects of pulmonary artery catheterization in nonemergent coronary artery bypass graft surgery [J]. J Cardiothorac Vasc Anesth,2000,14(2):113-118.

[25] MARCO R. Which cardiac surgical patients can benefit from placement of a pulmonary artery catheter? [J]. Critical Care,2006,10(Suppl 3):S6.

[26] SHAW A D,MYTHEN M G,SHOOK D,et al. Pulmonary artery catheter use in adult patients undergoing cardiac surgery:a retrospective,cohort study [J]. Perioper Med(Lond),2018,7:24.

[27] BERLAUK J F,ABRAMS J H,GILMOUR I J,et al. Preoperative optimization of cardiovascular hemodynamics improves outcome in peripheral vascular surgery. A prospective,randomized clinical trial [J]. Ann Surg,1991,214(3):289-297,298-299.

[28] ADAMS J J,CLIFFORD E J,HENRY R S,et al. Selective monitoring in abdominal aortic surgery [J]. Am Surg,1993,59(9):559-563.

[29] SANDISON A J,WYNCOLL D L,EDMONDSON R C,et al. ICU protocol may affect the outcome of non-elective abdominal aortic aneurysm repair [J]. Eur J Vasc Endovasc Surg,1998,16(4):356-361.

[30] JOYCE W P,PROVAN J L,AMELI F M,et al. The role of central haemodynamic monitoring in abdominal aortic surgery. A prospective randomised study [J]. Eur J Vasc Surg,1990,4(6):633-636.

[31] ISAACSON I J,LOWDON J D,BERRY A J,et al. The value of pulmonary artery and central venous monitoring in patients undergoing abdominal aortic reconstructive surgery:a comparative study of two selected,randomized groups [J]. J Vasc Surg,1990,12(6):754-760.

[32] MARSHALL W K,BEDFORD R F. Use of a pulmonary-

artery catheter for detection and treatment of venous air embolism: a prospective study in man [J]. Anesthesiology, 1980, 52 (2): 131-134.

[33] KASOFF S S, LANSEN T A, HOLDER D, et al. Aggressive physiologic monitoring of pediatric head trauma patients with elevated intracranial pressure [J]. Pediatr Neurosci, 1988, 14 (5): 241-249.

[34] EVANS D C, DORAISWAMY V A, PROSCIAK M P, et al. Complications associated with pulmonary artery catheters: a comprehensive clinical review [J]. Scand J Surg, 2009, 98 (4): 199-208.

[35] SCHILLER W R, BAY R C, GARREN R L, et al. Hyperdynamic resuscitation improves survival in patients with life-threatening burns [J]. J Burn Care Rehabil, 1997, 18 (1 Pt 1): 10-16.

[36] CHANG M C, MEREDITH J W, KINCAID E H, et al. Maintaining survivors' values of left ventricular power output during shock resuscitation: a prospective pilot study [J]. J Trauma, 2000, 49 (1): 26-33, 34-37.

[37] DURHAM R M, NEUNABER K, MAZUSKI J E, et al. The use of oxygen consumption and delivery as endpoints for resuscitation in critically ill patients [J]. J Trauma, 1996, 41 (1): 32-39, 39-40.

[38] CLARK S L, COTTON D B. Clinical indications for pulmonary artery catheterization in the patient with severe preeclampsia [J]. Am J Obstet Gynecol, 1988, 158 (3 Pt 1): 453-458.

[39] COLLOP N A, SAHN S A. Critical illness in pregnancy. An analysis of 20 patients admitted to a medical intensive care unit [J]. Chest, 1993, 103 (5): 1548-1552.

[40] DELLA R G, BRONDANI A, COSTA M G. Intraoperative hemodynamic monitoring during organ transplantation: what is new? [J]. Curr Opin Organ Transplant, 2009, 14 (3): 291-296.

[41] SANDHAM J D, HULL R D, BRANT R F, et al. A randomized, controlled trial of the use of pulmonary-artery catheters in high-risk surgical patients [J]. N Engl J Med, 2003, 348 (1): 5-14.

[42] BARNETT C F, VADUGANATHAN M, LAN G, et al. Critical reappraisal of pulmonary artery catheterization and invasive hemodynamic assessment in acute heart failure [J]. Expert Rev Cardiovasc Ther, 2013, 11 (4): 417-424.

[43] HERNANDEZ G A, LEMOR A, BLUMER V, et al. Trends in Utilization and Outcomes of Pulmonary Artery Catheterization in Heart Failure With and Without Cardiogenic Shock [J]. J Card Fail, 2019, 25 (5): 364-371.

[44] LEIBOWITZ A B, OROPELLO J M. The pulmonary artery catheter in anesthesia practice in 2007: an historical overview with emphasis on the past 6 years [J]. Semin Cardiothorac Vasc Anesth, 2007, 11 (3): 162-176.

[45] KAHWASH R, LEIER C V, MILLER L. Role of the pulmonary artery catheter in diagnosis and management of heart failure [J]. Cardiol Clin, 2011, 29 (2): 281-288.

[46] RIVERS E, NGUYEN B, HAVSTAD S, et al. Early goal-directed therapy in the treatment of severe sepsis and septic shock [J]. N Engl J Med, 2001, 345 (19): 1368-1377.

[47] KAUKONEN K M, BAILEY M, SUZUKI S, et al. Mortality related to severe sepsis and septic shock among critically ill patients in Australia and New Zealand, 2000-2012 [J]. JAMA, 2014, 311 (13): 1308-1316.

[48] SHAH M R, HASSELBLAD V, STEVENSON L W, et al. Impact of the pulmonary artery catheter in critically ill patients: meta-analysis of randomized clinical trials [J]. JAMA, 2005, 294 (13): 1664-1670.

[49] RICHARD C, WARSZAWSKI J, ANGUEL N, et al. Early use of the pulmonary artery catheter and outcomes in patients with shock and acute respiratory distress syndrome: a randomized controlled trial [J]. JAMA, 2003, 290 (20): 2713-2720.

[50] HERESI G A, ARROLIGA A C, WIEDEMANN H P, et al. Pulmonary artery catheter and fluid management in acute lung injury and the acute respiratory distress syndrome [J]. Clin Chest Med, 2006, 27 (4): 627-635.

[51] EVANS D C, DORAISWAMY V A, PROSCIAK M P, et al. Complications associated with pulmonary artery catheters: a comprehensive clinical review [J]. Scand J Surg, 2009, 98 (4): 199-208.

[52] JOHNSTON I G, FRASER J F, SABAPATHY S, et al. The pulmonary artery catheter in Australasia: a survey investigating intensive care physicians' knowledge and perception of future trends in use [J]. Anaesth Intensive Care, 2008, 36 (1): 84-89.

[53] JUDGE O, JI F, FLEMING N, et al. Current use of the pulmonary artery catheter in cardiac surgery: a survey study [J]. J Cardiothorac Vasc Anesth, 2015, 29 (1): 69-75.

[54] RANDOLPH A G, COOK D J, GONZALES C A, et al. Benefit of heparin in central venous and pulmonary artery catheters: a meta-analysis of randomized controlled trials [J]. Chest, 1998, 113 (1): 165-171.

［55］TROTTIER S J,TAYLOR RW. Physicians' attitudes toward and knowledge of the pulmonary artery catheter：Society of Critical Care Medicine membership survey ［J］. New Horiz,1997,5(3):201-206.

［56］SWAN HJ. What role today for hemodynamic monitoring？ When is this procedure indicated？ How much training is required？ ［J］. J Crit Illn,1993,8(9):1043-1050.

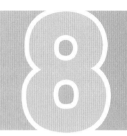

中国产科麻醉专家共识

李师阳(负责人) 李爱媛 张砡 张宗泽 陈新忠(共同执笔人) 林雪梅
赵平 姚伟瑜(共同执笔人) 徐世琴 黄绍强

产科麻醉主要包括孕产妇的手术麻醉(剖宫产手术麻醉、妊娠期非产科手术麻醉)、镇痛(分娩镇痛、术后镇痛)和危重症救治(羊水栓塞)等。产科麻醉风险大,极具挑战性。近年来产科麻醉发展迅速,新理念、新技术、新方法不断涌现。产科麻醉实施人员需要一个能指导产科麻醉临床实践的权威、科学的共识性意见。为此,中华医学会麻醉学分会产科麻醉学组组织专家,根据现有文献证据的综合分析、专家意见、临床可行性数据,并结合我国国情,在2017年版《中国产科麻醉专家共识》的基础上撰写2020版《中国产科麻醉专家共识》(以下简称"专家共识")。

本专家共识的内容主要包括剖宫产手术麻醉、高危产科麻醉及并发症的处理等。适用对象为麻醉科医师,同时也可供麻醉护士、产科医师、助产士及手术护士参考。本专家共识旨在提高产科麻醉质量,降低麻醉相关并发症的发生率,提升患者安全性和改善患者满意度。本专家共识不取代国家法律、法规的相关规定,如存在不一致,以法律、法规为准。

目 录

一、剖宫产麻醉

(一)麻醉前评估和准备

1. 病史采集 既往病史(包括手术麻醉史)、孕期保健、相关产科病史及相关用药情况。重点关注产科合并症和并发症,如妊娠高血压疾病、心脏病、糖尿病、特发性血小板减少症等。

2. 体格检查 重点评估气道、心血管系统。如拟行椎管内麻醉,应检查腰背部及脊柱情况。

3. 实验室检查 血常规、凝血功能、血型交叉检查及心电图检查等。

4. 胎心率检查 建议在麻醉前、后,由专业人员监测胎心率。

5. 预防反流误吸措施

对于无合并症的择期手术产妇,麻醉前禁饮清液体(包括但不限于水、不含果肉颗粒的果汁、碳酸饮料、清茶以及运动饮料等)至少 2h,禁食固体类食物 6~8h(具体视食物种类而定)。

对于急诊饱胃或拟行全身麻醉者,麻醉前30min 可酌情口服非颗粒性抑酸药(0.3M 枸橼酸钠 30ml)、静脉注射 H_2 受体拮抗剂(如雷尼替丁50mg)和 / 或胃复安(10mg)等。

6. 多学科会诊 对高危产妇,建议在麻醉前组织多学科(包括但不限于产科、麻醉科、重症医学科、内科等)讨论。

7. 麻醉物品和设备 无论选择何种麻醉方式,必须准备并检查人工气道相关的设施设备(如面罩、喉罩、声门上通气装置以及呼吸机、吸引器等),并保证设施设备处于可正常工作状态。麻醉科医师应熟练掌握应对各种困难气道的策略。同时还须准备与术中异常情况(如低血压、呼吸抑制、心搏骤停、局部麻醉药中毒、恶心、呕吐等)处理相关的药品和新生儿抢救的设施设备。

(二)麻醉方法选择

剖宫产手术的麻醉方法主要包括椎管内麻醉和全身麻醉。椎管内麻醉包括硬膜外麻醉、蛛网膜下腔阻滞麻醉(以下简称腰麻)、腰麻 - 硬膜外联合阻滞麻醉(以下简称腰硬联合麻醉)和全身麻醉。每种麻醉方法都有各自的优点和缺点。

麻醉方法的选择应个体化。主要根据产妇及胎儿状态(如产妇的心肺功能状态、胎儿宫内状态、手术的紧急程度等)和麻醉支撑条件(如麻醉科医师的技术水平、所在医院能提供的设施设备情况等)选择麻醉方法。

一般情况下,相对于椎管内麻醉,全身麻醉显著增加母体不良事件发生率(包括麻醉相关并发症、切口感染、静脉血栓等)。对大多数剖宫产手术,只要有椎管内麻醉的适应证,建议优先选择椎管内麻醉。

全身麻醉适应证包括但不仅限于:

存在椎管内麻醉禁忌的情况,如凝血功能异常、严重脊柱畸形、脓毒症、精神异常难以配合椎管内穿刺操作等(详见椎管内麻醉禁忌证)。

存在产科危急重症如羊水栓塞、子宫破裂、胎盘早剥、严重产科大出血以及脐带脱垂、严重胎心异常需要紧急剖宫产者。

其他,如术中需抢救和气道管理的产妇。

(三)主要麻醉技术及其操作规范

1. 硬膜外麻醉 硬膜外麻醉具有麻醉效果良好,麻醉平面和血压较容易控制,对母婴安全可靠等优点。但存在麻醉起效时间较长,可能出现镇痛不全或牵拉反应等缺点。

禁忌证:

(1)孕产妇拒绝。

(2)患有精神病、严重神经官能症、精神高度紧张等不能配合操作者。

(3)严重脊柱畸形、外伤等可能影响穿刺者。

(4)休克、低血容量等血流动力学不稳定者。

(5)穿刺部位感染或菌血症可能导致硬膜外感染者。

(6)低凝血功能状态者。

(7)血小板数量 $<50 \times 10^9/L$ 者。

(8)其他可能导致椎管内出血、感染者。

麻醉实施:

(1)麻醉操作体位:侧卧屈曲位或坐位。

(2)穿刺点:$L_{1~2}$ 或 $L_{2~3}$ 椎间隙。

(3)穿刺方法:可根据操作者习惯和产妇脊柱情况采用正中路、旁正中路或侧路进行穿刺。判断是否进入硬膜外腔可采用负压消退法(建议优先选用生理盐水,而非空气),如具备条件,也可采用超声技术。硬膜外穿刺成功后向头端置入导管 3~5cm。

(4)局部麻醉药选择

1)利多卡因:具有心脏毒性小,对母婴影响小的优点。1.5%~2% 的盐酸利多卡因是剖宫产硬膜外麻醉时常用的局部麻醉药,对母婴安全有效。碱化利多卡因可以缩短起效时间,临床上常选用 1.7% 碳酸利多卡因作为急诊剖宫产硬膜外麻醉的局部麻醉药,特别适合硬膜外分娩镇痛产妇中转剖宫产时应用。

2)布比卡因:相较利多卡因,布比卡因起效慢,心脏毒性高,目前较少用于剖宫产硬膜外麻醉。如无其他局部麻醉药可选择,可应用 0.5% 布比卡因。需要注意的是,产科麻醉禁用 0.75% 布比卡因原液。

3) 罗哌卡因:具有低心脏毒性和低神经毒性的优点,低浓度时运动 - 感觉神经阻滞分离的特点较其他局部麻醉药明显,但起效较慢。临床上常用 0.5%~0.75% 罗哌卡因用于剖宫产硬膜外麻醉。

4) 左旋布比卡因:左旋布比卡因是布比卡因的 S 异构体(即左旋体),临床药效与布比卡因相似,但安全性高于布比卡因。临床上常用 0.5%~0.75% 左旋布比卡因用于剖宫产硬膜外麻醉。

5) 氯普鲁卡因:具有起效迅速,作用时间短暂,水解速度快,在体内迅速代谢的特点。临床上常选择 3% 氯普鲁卡因用于紧急剖宫产硬膜外麻醉,特别适合硬膜外分娩镇痛产妇中转剖宫产时应用。

(5) 建议麻醉阻滞最高平面:$T_{6~4}$。

(6) 硬膜外麻醉局部麻醉药用量较大,应警惕局部麻醉药中毒等不良反应。预防措施包括注药前回抽、给予试验剂量(1.5% 利多卡因 2ml)以排除导管置入血管内;配伍 1 : 400 000~1 : 200 000 肾上腺素(合并心脏病、子痫前期的产妇慎用)等。

2. 腰麻 腰麻具有起效迅速、效果确切、肌松完善、局部麻醉药用量少的优点,但存在低血压发生率高、硬脊膜穿破后头疼、麻醉时间有限(连续腰麻除外)等缺点。

禁忌证:

(1) 孕产妇拒绝。

(2) 患有精神病、严重神经官能症、精神高度紧张等不能配合操作的孕产妇。

(3) 严重脊柱畸形、外伤等可能影响穿刺的孕产妇。

(4) 休克、低血容量等血流动力学不稳定的孕产妇。

(5) 穿刺部位感染或菌血症可导致椎管内感染的孕产妇。

(6) 低凝血功能状态的孕产妇。

(7) 血小板数量 $<50 \times 10^9/L$ 的孕产妇。

(8) 中枢神经系统疾病,特别是脊髓或脊神经根病变的孕产妇。

(9) 其他可能导致椎管内出血、感染者。

麻醉实施:

(1) 麻醉操作体位:左侧屈曲位或坐位。

(2) 穿刺点:优先选择 $L_{3~4}$ 椎间隙。

(3) 穿刺方法:建议选用笔尖式腰麻针行正中路穿刺。确认腰麻针进入蛛网膜下腔(有脑脊液流出)后注入局部麻醉药。

(4) 麻醉药物选择:临床常用局部麻醉药为罗哌卡因和布比卡因。罗哌卡因常用剂量为 10~20mg,布比卡因常用剂量为 5~15mg。腰麻时可伍用鞘内阿片类药物以减少局部麻醉药用量、降低低血压发生率和改善麻醉效果。鞘内常用阿片类药物为舒芬太尼 2.5~5μg,芬太尼 10~25μg。禁用利多卡因和氯普鲁卡因。可以通过混合葡萄糖将腰麻药液配置成重比重液,葡萄糖浓度不宜超过 8%。相较于等比重或轻比重液,重比重腰麻可缩短起效时间,改善腰麻效果以及利于麻醉平面调整。

(5) 建议麻醉阻滞最高平面:$T_{6~4}$。

(6) 如有必要,可谨慎选用连续腰麻。

3. 腰硬联合麻醉(CSEA) 腰硬联合麻醉具有起效迅速,麻醉完善,时控性强的优点。但也存在发生硬脊膜穿破后头疼、低血压、全脊麻的风险。

禁忌证:同硬膜外麻醉和腰麻。

麻醉实施:

(1) 麻醉操作体位:左侧屈曲位或坐位。

(2) 穿刺点:单点法(针内针)—推荐优先选择 $L_{3~4}$ 椎间隙。双点法—硬膜外穿刺点选择 $L_{1~2}$ 或 $T_{12}~L_1$ 椎间隙,腰麻穿刺点选择 $L_{3~4}$ 或 $L_{4~5}$ 椎间隙。

(3) 单点法(针内针)先行硬膜外穿刺,穿刺成功后用笔尖式腰麻针经硬膜外穿刺针管腔穿破硬膜,确认脑脊液流出后缓慢注入腰麻药液。拔出腰麻针,经硬膜外针置入硬膜外导管。双点法先行硬膜外穿刺,成功后留置硬膜外导管备用,然后行腰麻穿刺,确认脑脊液流出后缓慢注入腰麻药液。

(4) 麻醉药物选择:同单纯腰麻或单纯硬膜外麻醉时的药物配伍。如麻醉开始即同步应用硬膜外麻醉,腰麻药物剂量可适当减少。

4. 全身麻醉 全身麻醉具有起效迅速、保障通气、麻醉可控、舒适度高等优点,但也存在反流误吸、新生儿抑制、术中知晓、插管拔管困难等缺点。现有证据还不支持全身麻醉作为剖宫产手术的优先麻醉方式,因此应严格掌握适应证。

麻醉实施:

(1)麻醉诱导:麻醉诱导建议选择快速顺序诱导。合并有严重心脏病、血流动力学不稳定者麻醉诱导时应避免注药速度过快,以减轻对血流动力学的影响。诱导前常规吸纯氧 3~5min,或深吸气 5~8 次(氧气流量 10L/min)。麻醉诱导一般应在手术的各项准备措施(如消毒、铺巾等)完成后开始。

麻醉诱导药物选择:

1)静脉麻醉药:①硫喷妥钠:是经典的产科全身麻醉诱导药物。具有代谢快、对母体安全、新生儿呼吸抑制轻等优点。推荐剂量为:4~5mg/kg。②丙泊酚:是短效静脉麻醉药,起效快,维持时间短,苏醒迅速。术中知晓发生率较硫喷妥钠低,是剖宫产全身麻醉诱导的常用药物。大剂量时应注意其对产妇血压的影响。推荐剂量为 1.5~2.5mg/kg。③依托咪酯:对循环影响较小。起效快、维持时间短。但对新生儿皮质醇合成有一定的抑制作用,较少用于剖宫产全身麻醉。适用于血流动力学不稳定或对血流动力学波动耐受性差的孕产妇。推荐剂量:0.2~0.3mg/kg。④其他:氯胺酮镇痛作用强,对新生儿影响小,特别适用于血容量低、合并哮喘时的麻醉诱导。推荐剂量 0.5~1mg/kg。艾司氯胺酮为右旋氯胺酮,较氯胺酮镇痛效能更强,苏醒更快,精神方面的不良反应更少。

2)阿片类镇痛药:传统上,不建议将阿片类镇痛药物用于剖宫产全身麻醉的诱导。但越来越多的研究支持其应用于剖宫产全身麻醉的诱导,特别是合并子痫前期、妊娠期高血压、对血流动力学波动耐受性差的心脑血管疾病产妇,强烈建议应用阿片类镇痛药。谨记,只要应用阿片类药物即需要做好新生儿复苏准备。①芬太尼:起效快,作用时间长,易透过血胎屏障。推荐剂量为 2~5μg/kg 静脉注射。②舒芬太尼:与芬太尼类似,但效能大于芬太尼。推荐剂量为 0.2~0.5μg/kg 静脉注射。③瑞芬太尼:速效、短效的阿片类镇痛药,持续应用无蓄积效应。对产妇可提供良好镇痛,同时对胎儿无明显副作用,是产科全身麻醉诱导的首选阿片类药物。推荐剂量 0.5~1μg/kg 静脉注射或以 4ng/ml 效应室目标浓度靶控输注(TCI)。④其他阿片类药物:布托啡诺、纳布啡具有 κ 受体激动、μ 受体激动拮抗作用。对内脏痛作用有一定优势,可用于胎儿娩出后的麻醉维持或术后镇痛。

3)肌肉松弛剂(肌松药):①氯化琥珀胆碱:起效快、作用时间短,是经典的产科全身麻醉诱导的肌松药。推荐剂量 1~1.5mg/kg 静脉注射。②罗库溴铵:是至今起效最快的非去极化肌松药,3 倍 ED95 剂量时起效时间与氯化琥珀胆碱相当,推荐剂量 0.6~1.2mg/kg 静脉注射。

为减少全身麻醉诱导药物的剂量,同时又能有效抑制麻醉诱导气管插管的应激反应,建议在上述全身麻醉诱导药物组合的基础上,配伍应用硫酸镁、右美托咪定、利多卡因等药物。

(2)建立人工气道:考虑到产科全身麻醉有较高的反流误吸风险,建议优先选择气管插管。随着声门上人工气道装置的改良,越来越多的证据支持声门上人工气道装置(如喉罩)用于剖宫产全身麻醉,特别是禁食充分、低反流风险的产妇以及气管插管失败者。建议优先选用双管型喉罩。当选用喉罩作为人工气道时,因其置入刺激较小,诱导可不使用阿片类镇痛药物。在人工气道建立前,不反对正压人工面罩通气,但需要控制通气压力(<15cmH_2O)。

(3)麻醉维持:在胎儿娩出前,应特别注意麻醉深度和药物对新生儿抑制之间的平衡。可复合应用麻醉药物以减少单一药物剂量,可全凭静脉麻醉,也可静吸复合麻醉。尽量缩短麻醉诱导开始至胎儿娩出的时间(induction-delivery interval,I-D 间隔时间),最好控制在 10min 以内。

胎儿娩出后,重点考虑麻醉深度、麻醉药物对子宫收缩的影响。卤素类吸入麻醉药(如七氟烷、异氟烷等)、静脉麻醉药都有抑制子宫平滑肌收缩的作用,而卤素类药物作用更明显。因此,胎儿娩出后应降低吸入麻醉药浓度,适当增加镇静药、镇痛药剂量。

(四)低血压防治策略

1. 体位 胎儿娩出前保证子宫左倾位,以减轻或解除子宫对腹主动脉和/或下腔静脉的压迫,避免仰卧位低血压综合征的发生。

2. 液体扩容 可以在麻醉前(预扩容)或麻醉开始即刻(同步扩容)输注 500~1 000ml 的液体(晶体液、胶体液均可),以预防麻醉(主要是椎管内麻醉)期间低血压。优先推荐同步扩容。如明确血容量不足,建议快速扩容。

3. 血管活性药物 应用血管活性药物是防

治椎管内麻醉低血压的主要策略。腰麻时优先推荐预防性输注血管活性药物以降低低血压发生率。对合并子痫前期、高血压、心脏病等产妇，不建议预防性应用。

（1）α_1 受体激动剂：α_1 受体激动剂如去氧肾上腺素、甲氧明等仅激动外周血管 α_1 肾上腺素能受体，可使收缩压及舒张压同时升高，又能减慢心率，降低心肌氧耗，并且对胎儿的酸碱平衡影响小，可作为产科低血压防治的一线药物。需要注意掌握合适剂量，避免反应性高血压及反射性心动过缓。预防性应用：去氧肾上腺素 20~40μg 静脉注射或 0.5μg/（kg·min）静脉输注；甲氧明 1~2mg 静脉注射或 4μg/（kg·min）静脉输注。治疗性应用：去氧肾上腺素 50~100μg 静脉注射；甲氧明 2~3mg 静脉注射。

（2）去甲肾上腺素：具有强效的 α_1 受体兴奋作用，又有微弱的 β 受体作用。提升血压效果好，没有明显的反射性心动过缓的副作用。也可以作为低血压防治的一线药物。预防性应用：4~6μg 静脉注射或 0.08μg/（kg·min）静脉输注。治疗性应用：6~10μg 静脉注射。

（3）麻黄碱：直接兴奋 α、β 受体，也可促使去甲肾上腺素能神经末梢释放去甲肾上腺素而产生间接作用，从而提升血压。其缺点是心率增快、心肌耗氧增加，可增加新生儿酸血症的发生率。可作为产科低血压防治的二线药物。推荐用法：5~15mg 静脉注射或滴注。

二、高危产科麻醉及并发症的处理

（一）前置胎盘、胎盘早剥、凶险型前置胎盘、胎盘植入

1. 麻醉前准备 除普通产科麻醉前准备的相关措施以外，重点采取以下措施：

（1）确定异常胎盘的类型（完全性前置胎盘或中央性前置胎盘、部分性前置胎盘、边缘性前置胎盘、凶险型前置胎盘）。

（2）评估术前循环功能状态和贫血程度。重点关注凝血功能状态，如血小板计数、纤维蛋白原定量、凝血酶原时间和凝血酶原激活时间检查，并做 DIC 过筛试验。

（3）根据病情，留置桡动脉、颈内静脉穿刺导管行血流动力学监测。如具备条件，术前留置腹主动脉、髂总动脉或髂内动脉球囊。

（4）准备血液回输相关设施设备，做好大出血预案。

2. 麻醉选择

（1）如果母体、胎儿情况尚好，预计出血量较少，可选择椎管内麻醉，备全身麻醉。

（2）如果母体、胎儿情况尚好，预计出血量较大，可先选择椎管内麻醉，胎儿娩出后视出血情况改气管插管全身麻醉。

（3）如果胎儿情况较差需要尽快手术，或母体有活动性出血、低血容量休克，有明确的凝血功能异常或 DIC，选择全身麻醉。

3. 麻醉管理 全身麻醉诱导和维持基本与普通剖宫产麻醉相同。重点关注血容量、血流动力学状态。严密监测血压、心率、容量相关参数（如中心静脉压、心输出量、SVV、尿量等）、凝血功能指标、电解质及酸碱平衡等。开放动静脉通路，及时补充容量，预防急性肾衰竭，并做出对应处理。防治 DIC：胎盘早剥易诱发 DIC，围麻醉期应严密监测，积极预防处理。对怀疑有 DIC 倾向的产妇，在完善相关检查的同时，可谨慎地预防性给予小剂量肝素，并补充凝血因子和血小板（如新鲜冰冻血浆、冷沉淀、血小板、凝血酶原复合物等）。

（二）妊娠期高血压疾病的麻醉

妊娠期高血压疾病分为妊娠期高血压、子痫前期、子痫、慢性高血压伴发子痫前期、慢性高血压五大类。其中子痫前期在临床上最常见。

重度子痫前期易并发心力衰竭、脑出血、胎盘早剥等严重并发症，其最有效的处理措施是行剖宫产终止妊娠。

HELLP 综合征是妊娠期高血压疾病患者严重的并发症，主要是在妊娠期高血压疾病的基础上并发以肝酶升高、溶血以及血小板减少为主的一种临床综合征，一般发生在妊娠中晚期及产后数日内。

1. 麻醉前评估和准备 在常规评估和准备基础上，重点评估气道、凝血功能、水电解质酸碱平衡状态、治疗药物应用等情况。

根据手术的紧急程度选用合适降压药物调控血压，使目标血压控制在收缩压 140~150mmHg，舒张压 90~100mmHg。重度子痫前期患者首选硫酸镁预防子痫。

2. **麻醉选择** 根据患者相关脏器受损情况，并综合考虑妊娠期高血压疾病的病理生理改变及母婴安全选择麻醉方法。

（1）无凝血功能异常、无循环衰竭、意识清醒的产妇，建议首选椎管内麻醉。

（2）处于休克、昏迷、子痫、凝血功能异常者，建议选择全身麻醉。

3. **麻醉管理** 除非有明确的容量不足证据，不建议积极的容量扩充来改善血流动力学参数。

子痫前期产妇腰麻时低血压发生率低于非子痫前期。术中血管活性药物剂量应适当减少。如术前曾使用含利血平成分的降压药物，禁用麻黄碱或肾上腺素，建议应用 α_1 受体激动剂。

全身麻醉诱导可伍用硫酸镁、右美托咪定或利多卡因等药物，以减轻气管插管的应激反应，避免血流动力学波动过剧。但同时应适当降低全身麻醉诱导药物剂量，特别是麻醉前应用较大剂量硫酸镁的患者。亦可选用喉罩替代气管内插管以减轻气管插管的应激反应。

麻醉复苏过程力求平稳，重点关注血压水平及肌力恢复情况。如在复苏过程或复苏后发生子痫，首选硫酸镁静脉滴注。由于产后肺水肿、持续性高血压及脑卒中等风险依然存在，应密切监测血压、尿量及液体摄入量。

（三）羊水栓塞

羊水栓塞（amniotic fluid embolism，AFE）是妊娠期特有的一种并发症，临床表现凶险，死亡率高，至今仍是围产期死亡的主要原因之一。

1. **发病机制** 分娩过程中母胎屏障被破坏，羊水通过母胎屏障的破口（子宫颈内膜静脉、子宫下段的静脉以及子宫损伤和胎盘附着部位）进入母体循环。在此基础上，敏感的母体由于胎儿的异体抗原激活致炎介质产生炎症、免疫等瀑布样级联反应，进而产生一系列临床表现。

2. **临床表现** 临床表现形式多样、复杂，主要为"三低"：低氧血症、低血压、低凝血功能。具体表现为：突然出现的呼吸困难、发绀、与出血量严重不符的低血压、呼吸心搏骤停等。

3. **诊断** 主要根据临床症状和体征。分娩期间或分娩后即刻出现经典的三联症：突发低氧、低血压、低凝血功能是诊断羊水栓塞的临床标准。不典型者出现三联症中的一个或两个症状，需要排除其他原因（如产后大出血、肺栓塞、过敏性休

克、局部麻醉药中毒、脓毒症等）才能做出诊断。需要指出的是，肺动脉中检测到羊水任何成分不再作为 AFE 诊断标准。

4. **治疗措施** 应强调多学科合作，包括产科、麻醉科、重症医学科、血液科和新生儿科。一旦怀疑 AFE，应立即启动抢救流程。

AFE 的治疗措施主要是支持性、对症性的。

（1）如发生心跳呼吸骤停，按照 AHA 心肺复苏（CPR）标准流程进行基础生命复苏和高级生命支持。如条件具备，尽可能在 5min 内娩出新生儿。

（2）出现呼吸困难或低氧血症时，应保证患者气道通畅及充足供氧，必要时建立人工气道、正压通气。严重者可采用体外膜肺、心肺转流术、血液透析等措施。

（3）当出现循环系统受累、低血压时，快速建立畅通的液体输注通路，必要时留置中心静脉导管，进行有创血流动力学监测，积极进行液体复苏，并根据临床指征合理选择血管活性药物，推荐药物包括去甲肾上腺素、肾上腺素、多巴胺等。如右心功能不全，推荐选用米力农。液体复苏目标为 SBP≥90mmHg、PaO_2≥60mmHg、尿量≥0.5ml/（kg·h）。

（4）纠正凝血功能障碍的措施主要为补充凝血物质，如输注新鲜冰冻血浆（FFP）、冷沉淀、血小板等血制品和应用促凝血药物如氨甲环酸、抑肽酶等。发生持续性、顽固性凝血功能障碍，特别是难以制止的子宫大出血时，应考虑子宫切除术。

（5）建议应用肺动脉扩张药物，如一氧化氮、前列环素、氨茶碱、罂粟碱等，治疗羊水栓塞的肺动脉高压。

（6）其他措施：肾上腺糖皮质激素如氢化可的松、5-HT₃ 受体阻滞剂如恩丹西酮等也可应用。需要注意的是，不推荐羊水栓塞时常规应用肝素。对顽固性羊水栓塞患者，可联合应用阿托品、恩丹西酮、酮咯酸（即所谓的 A-OK 治疗法）。

（四）瘢痕子宫经阴道分娩的麻醉

剖宫产术后阴道分娩试产（trial of labor after previous cesarean delivery，TOLAC）在临床中开展越来越多。建议 TOLAC 在硬膜外分娩镇痛下进行。实施椎管内分娩镇痛可以减少产妇过度运用腹压，同时可以在发生先兆子宫破裂时迅速通过硬膜外导管给药麻醉行即刻剖宫产。

TOLAC 最严重的并发症为子宫破裂。分娩

过程中应严密监护,重点关注胎心、腹痛情况。如突然出现胎心率下降和/或突发并持续的剧烈腹痛(分娩镇痛状态下可能被掩盖)、血压下降等情况,应立即床旁超声检查。子宫破裂一旦诊断明确应紧急手术,麻醉优先选择全身麻醉。麻醉诱导和维持参照剖宫产全身麻醉处理。麻醉管理重点为保证循环血流动力学稳定,如实施有创血压监测、深静脉置管等操作,输注晶体液、胶体液以及血液制品。

(五)产科困难气道

妊娠期的生理性改变如体重增加、乳房增大、舌体肥大、气道水肿等,使孕产妇困难气道的风险较非妊娠女性显著增高。困难气道是产科全身麻醉、产科急重症抢救死亡的主要原因之一。

气道评估对困难气道的预测至关重要。每一位拟行产科手术的孕妇,都应进行仔细的气道评估。评估气道的参数主要有 Mallampati 分级、甲颏间距、BMI、张口度、Cormack 分级等。建议应用多参数综合评估方法,也可运用超声技术结合上述参数评估气道。

1. 困难气道产妇的术前准备

(1) 严格禁食,服用非颗粒型抗酸剂和 H_2 受体阻滞剂。

(2) 准备各种困难气道设施设备。

(3) 强调预充氧的重要性。

(4) 多学科抢救团队。

2. 全身麻醉采用快速顺序诱导

(1) 采用速效、短效麻醉诱导药物。

(2) 优化插管体位,头高位 20°~30° 能改善直视喉镜声门暴露程度,降低胃内容物反流风险。

(3) 适当的环状软骨按压。

(4) 在诱导过程中持续吸氧,必要时低压面罩通气。

建议将可视喉镜作为首次插管工具,选用较小型号气管导管。如首次插管失败,第二次插管应有麻醉科上级医师在场,最多只能尝试三次气管插管,而且第三次气管插管必须由经验丰富的高年资麻醉科医师实施。

气管插管失败后如果未发生声门周围组织水肿,可以考虑应用声门上气道装置。可供选择的声门上气道装置有各种类型的喉罩、食管气管联合导管等。如发生无法通气,可根据产科紧急程度考虑立即建立颈前入路气道,如气管切开或环

甲膜穿刺,或考虑唤醒。

(六)产科围手术期血液保护

术中回收式自体输血(intraoperative cell salvage,IOCS)是指利用血液回收装置,将患者手术失血进行回收、抗凝和洗涤,将得到的红细胞回输给患者本人。剖宫产 IOCS 技术在产科应用的安全性已得到较多证据的支持,并被国内外多个学术组织推荐。产科 IOCS 主要包括术野血回收、血液回收仪洗涤、回输前白细胞滤器过滤三个环节。

1. 适应证

(1) 预计出血量 >1 000ml,如术前诊断为凶险型前置胎盘和/或胎盘植入等。

(2) 术中各种原因导致失血性休克或严重贫血,不立即输血将危及患者生命。

(3) 预期需要输血但异体血源紧张。

(4) 患者拒绝异体输血。

2. 禁忌证

(1) 术野存在感染性病灶。

(2) 合并恶性肿瘤的产妇。

(3) 术野局部应用过某些化学物质或药物,如碘伏、过氧化氢、乙醇、低渗液、明胶海绵等。

3. 注意事项

(1) 可以采用两套吸引装置分别回收术野血和羊水,也可仅用一套吸引装置将术野血和羊水一起回收。

(2) 建议回收术野血的负压为 20~40kPa。

(3) 推荐采用肝素作为抗凝液。

(4) 回输前建议使用白细胞滤器。

(5) Rh(−)剖宫产患者进行回收式自体输血,确认胎儿血型为 Rh(+)时,为预防下一胎的免疫性溶血,推荐给产妇注射不少于 1 500IU 的抗 D 球蛋白。

(6) 大量回输红细胞后,需要补充适量血浆和/或凝血物质。

三、介入手术在产科血液
保护中的应用

近年来,医学多学科的共同发展促成了产科围手术期血液保护的新技术,尤其是血管与影像介入技术,明显减少了剖宫产患者大出血和子宫切除的风险。剖宫产相关介入技术主要包括动脉

球囊阻断和动脉栓塞,其各自具有不同意义。胎儿娩出后进行动脉球囊阻断,能够即刻减少术野出血,为下一步手术创造良好条件;在子宫缝合后再进行动脉栓塞,可以预防术后出血和子宫切除。介入手术用于产科的最大争议为射线对胎儿的影响,目前认为 200mGy 以下放射剂量对新生儿的影响无临床意义,而放置球囊时胎儿辐射剂量通常控制在 10mGy 以下。因此,目前认为剖宫产患者行介入手术是安全可行的。

1. 术前准备 高出血风险剖宫产手术需要产科、麻醉科、介入科和输血科等医师共同参与。术前超声和磁共振检查可以为前置胎盘或胎盘植入提供诊断依据,从而实现为该类患者预防性使用动脉球囊阻断,及时有效地控制术中出血。各科医师需要向患者及家属详细解释围手术期风险、治疗措施及其并发症等。患者应开放大静脉做好补液输血准备,建议进行有创血压监测,准备自体血回收装置,做好抢救和输血准备,同时做好新生儿抢救的准备工作。

2. 动脉球囊阻断与动脉栓塞 剖宫产术中动脉球囊阻断的位置有低位腹主动脉、双侧髂总动脉、双侧髂内动脉以及双侧子宫动脉。动脉栓塞通常是子宫动脉栓塞。

3. 麻醉管理

(1)麻醉方法:麻醉方法的选择应根据实际情况。若病情稳定,可选择局部麻醉。如果孕妇合并严重并发症,最好采用全身麻醉。若为急诊手术麻醉,准备时间有限,禁食禁饮时间不确定,应在较短时间内做好充分准备,迅速做出选择。在高危出血患者行剖宫产联合介入手术时,即使选择椎管内麻醉,也要做好预期全身麻醉的准备。如果介入手术时应用抗凝药物,应避免选择椎管内麻醉。

(2)血流动力学监测:动脉球囊阻断会影响患者血流动力学。临床观察发现,快速充盈球囊后上肢动脉血压可能发生迅速上升,采取加深麻醉等措施可以在一定程度上维持血压平稳。麻醉科医师应与介入医师相互配合,在充盈球囊时关注患者血压变化,如果发现充盈球囊造成患者血压迅速上升,应告知介入医师放慢充盈速度并做进一步处理。

4. 并发症与术后监护 剖宫产联合介入手术的并发症包括,立即出现的并发症(血管损伤、血管破裂、血肿、假性动脉瘤、股动脉夹层等)和迟

发并发症(盆腔及下肢动脉血栓形成、缺血性损伤、子宫与膀胱壁坏死、神经损伤等)。其中,下肢动脉血栓最为常见,这可能与产妇血液高凝状态有关。剖宫产介入手术术后应加强监护,及早发现动脉血栓等并发症,密切注意患者双下肢及股动脉搏动,双足颜色和温度,患者出现下肢疼痛尤其是爆发性疼痛时应及时上报医师。

参 考 文 献

[1] KINSELLA S M, CARVALHO B, DYER R A, et al. International consensus statement on the management of hypotension with vasopressors during caesarean section under spinal anaesthesia [J]. Anaesthesia, 2018, 73(1): 71-92.

[2] GIRARD T, PALANISAMY A. The obstetric difficult airway: if we can't predict it, can we prevent it? [J]. Anaesthesia, 2017, 72(2): 143-145.

[3] DESAI N, WICKER J, SAJAYAN A, et al. A survey of practice of rapid sequence induction for caesarean section in England [J]. Int J Obstet Anesth, 2018, 36: 3-10.

[4] GUGLIELMINOTTI J, LANDAU R, LI G. Adverse events and factors associated with potentially avoidable use of general anesthesia in cesarean deliveries [J]. Anesthesiology, 2019, 130(6): 912-922.

[5] YAO W Y, LI S Y, YUAN Y J, et al. Comparison of Supreme laryngeal mask airway versus endotracheal intubation for airway management during general anesthesia for cesarean section: a randomized controlled trial [J]. BMC Anesthesiology, 2019, 19(1): 123.

[6] LI SY, YAO W Y, YUAN Y J, et al. Supreme™ laryngeal mask airway use in general Anesthesia for category 2 and 3 Cesarean delivery: a prospective cohort study [J]. BMC Anesthesiology, 2017, 17(1): 169.

[7] YAO W Y, LI S Y, SNG B L, et al. The LMA Supreme™ in 700 parturients undergoing Cesarean delivery: an observational study [J]. Can J Anaesth, 2012, 59(7): 648-654.

[8] TAN H S, LI S Y, YAO W Y, et al. Association of Mallampati scoring on airway outcomes in women undergoing general anesthesia with Supreme™ laryngeal mask airway in cesarean section [J]. BMC Anesthesiology, 2019, 19(1): 122.

[9] RAJAGOPALAN S, SURESH M, CLARK S L, et al. Airway management for cesarean delivery performed under general anesthesia [J]. Int J Obstet Anesth. 2017, 29: 64-69.

[10] 邸绘婷, 陈新忠. 羊水栓塞研究新进展 [J]. 中国医

刊,2018,53(12):1317-1322.

[11] FU F,XIAO F,CHEN W,et al. A randomised double-blind dose-response study of weight-adjusted infusions of norepinephrine for preventing hypotension during combined spinal-epidural anaesthesia for Caesarean delivery [J]. Br J Anaesth,2020,124(3):e108-e114.

[12] XIAO F,SHEN B,XU W P,et al. Dose-Response Study of 4 Weight-Based Phenylephrine Infusion Regimens for Preventing Hypotension During Cesarean Delivery Under Combined Spinal-Epidural Anesthesia [J]. Anesth Analg,2020,130(1):187-193.

中国椎管内分娩镇痛专家共识

于泳浩　曲元　刘志强(共同执笔人)　李师阳(共同负责人)　李胜华　张小兰　郑晓春
姚尚龙(共同负责人)　徐子锋(共同执笔人)　徐铭军　韩东吉

为规范分娩镇痛的临床应用,保障围产期服务质量和医疗安全,提高产妇就医满意度并进一步推进舒适化医疗,中华医学会麻醉学分会产科麻醉学组在国内外相关研究、共识和指南的基础上,编写《中国椎管内分娩镇痛专家共识》。

一、分娩镇痛的目的和原则

分娩镇痛遵循产妇自愿和临床安全的原则,通过实施有效的分娩镇痛技术,达到最大限度减轻产妇产痛的目的。椎管内镇痛因其镇痛效果确切,对母婴安全性高,是首选的分娩镇痛方式。椎管内分娩镇痛不仅能有效减轻产妇产痛,还能为器械助产或产程中转剖宫产提供快捷及良好的麻醉效果。

本共识主要针对椎管内分娩镇痛技术,包括硬膜外(epidural,EP)镇痛、腰 - 硬联合(combined spinal-epidural,CSE)镇痛和单次蛛网膜下腔(single-shot spinal,SSS)镇痛技术。

二、分娩镇痛前的评估

(一)产妇分娩镇痛前评估

1. 病史　现病史、既往史、麻醉史、药物过敏史、合并症、特殊药物应用史等。

2. 体格检查　基本生命体征、全身情况,是否存在困难气道、椎间隙异常、穿刺部位感染等禁忌证。

3. **相关实验室检查** 血常规、选择性的凝血功能检查等。

4. **存在合并症或其他异常情况会增加麻醉和镇痛风险者**,麻醉门诊评估麻醉和镇痛风险,进行相应的特殊实验室检查,必要时进行多学科诊治:

(1)心脏疾病如瓣膜疾病、心肌病、先天性/获得性心脏病,心脏起搏器置入;

(2)血液系统异常如免疫性/先天性血小板减少症,凝血障碍,抗凝或抗血小板治疗;

(3)脊柱融合、脊柱手术史、骨骼肌疾病(如脊柱侧弯);

(4)中枢神经系统疾病如癫痫、颅内压增高、颅内病变、截瘫/四肢瘫;

(5)感染性疾病或感染如 HIV、流感、绒毛膜羊膜炎;

(6)麻醉高风险因素如预计困难插管、困难插管史,椎管内穿刺困难或失败史、麻醉药物过敏史,恶性高热史、阻塞性呼吸暂停综合征;

(7)病态肥胖。

(二)椎管内分娩镇痛的适应证与禁忌证

1. 适应证

(1)产妇自愿应用;

(2)经产科医师评估,可阴道分娩或经阴道试产者。

2. 禁忌证

(1)产妇不同意,拒绝签署知情同意书;

(2)产妇无法配合进行椎管内穿刺;

(3)存在椎管内阻滞禁忌证如凝血功能障碍、穿刺部位感染或损伤、未纠正的产妇低血容量或低血压、颅内压增高、严重脊柱畸形等;

(4)对局部麻醉药或阿片类药物过敏;

(5)神经系统疾病或神经病变并非椎管内镇痛的绝对禁忌证,但在操作前应行必要的神经病学检查并充分告知产妇潜在风险。产妇如接受抗凝治疗(如抗血小板药物、抗凝药物)或血小板功能异常,会增加硬膜外/蛛网膜下腔血肿风险。需根据产妇病史、体格检查和临床症状等因素,权衡利弊后考虑是否实施椎管内镇痛。产妇应用小剂量阿司匹林并非椎管内镇痛的禁忌证。

三、分娩镇痛的实施

(一)分娩镇痛前的宣教和知情同意

建议开设麻醉评估门诊或分娩镇痛评估门诊,医护人员为孕产妇提供镇痛宣教及咨询。分娩镇痛的实施应由产妇本人自愿同意,由产妇本人或其委托代理人签署知情同意书后方能实施。

(二)分娩镇痛前的准备

1. **场地准备** 具有完善消毒条件的独立操作空间,按照院内感染控制制度进行监测与管理。

2. **设备及物品要求**

(1)多功能监护仪;

(2)供氧设备:中心供氧/氧气瓶、鼻吸氧管、吸氧面罩;

(3)吸引设备:负压吸引器、吸引管、吸痰管;

(4)椎管内穿刺包、镇痛泵;

(5)胎心监护仪、新生儿抢救复苏设备;

(6)成人抢救车,包括抢救物品及药品;

(7)气管插管设备,包括喉镜、气管导管、口咽通气道、喉罩、困难气道器具等;

(8)医疗区域内具备麻醉机、除颤仪/自动体外除颤器。

3. **药品准备**

(1)静脉输液用液体;

(2)局部麻醉药:利多卡因、罗哌卡因、布比卡因等;

(3)阿片类药品:芬太尼、舒芬太尼等;

(4)急救类药品及 20% 脂肪乳剂等。

4. **人员要求**

(1)麻醉科医师:取得医师资格证书及医师执业证书,经评估具备独立从事分娩镇痛的能力;

(2)其他卫生专业技术人员:配合实施椎管内分娩镇痛的产科医师、护理人员等应当取得相关资格及执业证书,并经过椎管内分娩镇痛相关系统培训。

(三)分娩镇痛的实施时机

不以产妇宫口大小作为分娩镇痛的开始时机。进入产程后,产妇提出接受分娩镇痛的要求,经评估无禁忌证,在产程任何阶段均可开始实施椎管内分娩镇痛。

（四）椎管内分娩镇痛实施流程

1. 产程开始后，产妇提出要求；

2. 产科医师／助产士／产科护士、麻醉科医师进行评估；

3. 拟定镇痛方式；

4. 签署知情同意书；

5. 准备相关物品，建立生命体征监测及胎心监测；

6. 开放静脉通路；

7. 实施椎管内镇痛操作；

8. 镇痛管理；

9. 分娩镇痛结束，观察 2h 返回病房；

10. 24h 内随访，注意观察镇痛后恢复情况，积极处理相关并发症。

（五）分娩镇痛期间的监测

1. 生命体征和胎心监测

镇痛期间全程监测并记录产妇生命体征(呼吸、心率、血压、体温、血氧饱和度)及胎心。椎管内分娩镇痛在首次注药(包括试验剂量)后应每隔 2~5min 监测产妇生命体征，直至首次负荷量注入后 20min；期间处理爆发痛后如给予追加剂量，应每隔 5~10min 监测一次直至半小时；分娩镇痛结束后继续观察产妇生命体征 2h 后，无异常情况后返回病房。

2. 宫缩疼痛监测和运动阻滞监测

镇痛期间以视觉模拟评分（VAS）评估宫缩疼痛，VAS 评分≤3 为镇痛有效；必要时评估产妇运动阻滞情况(改良 Bromage 评分)。

（六）分工职责

分娩过程中产科医师、麻醉科医师、麻醉科护士、助产士及新生儿科医师之间应团结合作，各司其职，共同保障母婴安全。

1. 麻醉科医师职责

（1）分娩镇痛前评估；

（2）向产妇及家属宣教，签署知情同意书；

（3）分娩镇痛操作；

（4）分娩镇痛管理，及时处理镇痛不全及异常情况；

（5）产程中转剖宫产麻醉；

（6）参与产妇异常情况抢救；

（7）完成分娩镇痛记录；

（8）分娩镇痛后并发症的处理。

2. 麻醉科护士职责

（1）准备和配置药品；

（2）协助麻醉科医师完成分娩镇痛操作；

（3）协助镇痛管理，巡视观察产妇生命体征，有异常情况时及时汇报；

（4）协助麻醉科医师实施产妇抢救及中转剖宫产的麻醉；

（5）物品及药品的补充、收费；

（6）设备清洁保养、登记；

（7）分娩镇痛后随访。

3. 产科医师职责

（1）评估产妇，决定分娩方式；

（2）产程管理；

（3）产科并发症处理；

（4）异常及突发情况下，决定终止阴道分娩及实施剖宫产。

4. 助产士职责

（1）开放外周静脉通路；

（2）调整产妇体位为侧卧位或半坐卧位；

（3）监测产妇生命体征、宫缩、胎心等；

（4）观察产程，调整宫缩；

（5）有异常情况报告产科及麻醉科医师。

5. 新生儿科医师职责　新生儿评估与抢救。

（七）分娩镇痛期间的饮食和液体管理

产妇进入产程后应避免摄入固体食物，避免意外情况下的误吸。分娩期间可适当摄入清饮料，包括水、无气泡果汁、含糖饮料、茶、咖啡和运动饮料等。镇痛前开放产妇外周静脉，根据禁食水情况及是否合并其他疾病决定输注液体种类及速度；期间监测尿量，根据产妇生理及病情需要，维持液体输注直至分娩结束。

四、分娩镇痛技术的操作规范

本共识讨论的椎管内分娩镇痛技术，主要包括硬膜外镇痛、腰 - 硬联合镇痛和单次蛛网膜下腔镇痛技术。操作者可根据操作实施经验、机构规范和临床情况选择适宜的镇痛技术。

（一）硬膜外分娩镇痛技术

硬膜外分娩镇痛效果确切，可控性好，对母婴影响小，留置硬膜外导管在紧急情况下可用于剖宫产麻醉,是目前国内应用最为广泛的分娩镇痛方法之一。

1. 操作步骤

(1) 准备相关药品、物品和设备;

(2) 启动血压、脉搏氧饱和度和胎心监测;

(3) 开放静脉补液;

(4) 协助产妇摆放体位(侧卧位或坐位);

(5) 选择 L_{2-3} 或 L_{3-4} 间隙行硬膜外穿刺;

(6) 留置硬膜外导管,给予试验剂量;

(7) 试验剂量阴性后妥善固定导管,产妇左倾或右倾卧位,避免仰卧位;

(8) 给予硬膜外负荷量;

(9) 监测和评估(见上述分娩镇痛期间的监测);

(10) 连接并启动镇痛药物输注装置。

2. 药物选择 包括局部麻醉药和阿片类药物。推荐使用低浓度的局部麻醉药联合阿片类药物,可以达到满意的镇痛效果,降低运动神经阻滞及器械助产的发生率,并减轻对产程时间的影响。

推荐 1.5% 利多卡因 3ml 作为试验剂量(可加入 1:20 万或 40 万肾上腺素),妊娠高血压疾病、子痫前期、心脏病等产妇慎用肾上腺素;无异常后单次推注负荷量 6~15ml。国内常用的硬膜外镇痛负荷量和维持阶段的常用药物及浓度见表9-1,建议实施个体化给药。

表 9-1　硬膜外镇痛常用药物浓度

药物	硬膜外镇痛	
	负荷量	维持量
局部麻醉药 /%		
布比卡因	0.04~0.125	0.05~0.125
罗哌卡因	0.062 5~0.15	0.062 5~0.125
左旋布比卡因	0.04~0.125	0.05~0.125
阿片类药物 /(μg/ml)		
芬太尼	0.5~2	1~2
舒芬太尼	0.2~0.6	0.3~0.6

3. 镇痛维持阶段药物输注 镇痛维持阶段建议使用自控镇痛装置,患者自控硬膜外镇痛(patient controlled epidural analgesia,PCEA)联合持续硬膜外输注(continuous epidural infusion,CEI)或程控间歇硬膜外脉冲(programmed intermittent epidural bolus,PIEB)给药是较好的选择。根据疼痛程度调整镇痛泵的设置及药物浓度。以 0.08% 罗哌卡因复合 0.5μg/ml 舒芬太尼混合液的镇痛泵为例:

(1) CEI+PCEA 参数设置:背景剂量为 6~15ml/h,产妇自控剂量 8~10ml/ 次,锁定时间 15~30min;

(2) PIEB+PCEA 参数设置:脉冲 8~12ml,间隔时间 45~60min,产妇自控 8~10ml/ 次,锁定时间 15~30min。

(二) 腰 - 硬联合分娩镇痛技术

腰 - 硬联合镇痛是蛛网膜下腔镇痛和硬膜外镇痛的联合应用,起效快,镇痛效果完善,但需警惕胎心率减慢的风险以及鞘内使用阿片类药物引起的瘙痒。

1. 操作方法

(1) 准备、监测和补液同硬膜外镇痛;

(2) 选择 L_{3-4}(首选)或 L_{2-3}、L_{4-5} 间隙行硬膜外穿刺(首选 L_{3-4} 间隙,因马尾终止位置存在变异,建议宁低勿高);

(3) 使用针内针技术,穿破硬脊膜;

(4) 确认脑脊液回流后注入药物,蛛网膜下腔常用药物及剂量见表9-2;

(5) 留置硬膜外导管,妥善固定,产妇左倾平卧;

(6) 监测和评估(见上述分娩镇痛期间的监测);

(7) 在硬膜外给药前,注入试验剂量;

(8) 试验剂量阴性,连接硬膜外药物输注装置,硬膜外腔用药参考硬膜外镇痛方案(表9-1);

(9) 管理同硬膜外镇痛。

(三) 单次蛛网膜下腔分娩镇痛技术 (SSS)

单次蛛网膜下腔镇痛适用于可预见的短时间内分娩。经产妇因产程进展迅速,此技术是可推荐的镇痛方式。蛛网膜下腔注射药物及剂量可参考表9-2,建议实施个体化给药。

表 9-2　蛛网膜下腔常用药物剂量

单次阿片类药物	单次局部麻醉药	联合用药
舒芬太尼 2.5~7μg	罗哌卡因 2.5~3.0mg	罗哌卡因 2.5mg + 舒芬太尼 2.5μg(或芬太尼 12.5μg)
芬太尼 15~25μg	布比卡因 2.0~2.5mg	布比卡因 2.0mg + 舒芬太尼 2.5μg(或芬太尼 12.5μg)

(四) 静脉分娩镇痛

当产妇存在椎管内分娩镇痛禁忌时,静脉分娩镇痛可作为椎管内分娩镇痛的替代方法,但必须根据人员及设备条件谨慎实施,镇痛期间严密监测母体生命体征和胎心变化,防范母体呼吸抑制及胎儿宫内窘迫。

五、分娩镇痛的异常情况及其处理

(一) 阻滞不全 / 阻滞失败

分娩镇痛过程中,突然出现的疼痛剧烈发作,产妇经自控镇痛后疼痛仍不能缓解的情况称为爆发痛。处理爆发痛时,应综合评估疼痛性质和部位、产科因素后,采取相应措施。

1. 评估镇痛不全的原因 包括疼痛性质、程度和部位,产程进展,产科因素(如子宫破裂、异常分娩、胎盘植入)及其他可能原因(如膀胱过度充盈等)。

2. 评估镇痛情况和效果 测试椎管内镇痛的阻滞平面,检查硬膜外导管位置及深度,检查药物浓度和输注速度,排查药物输注系统故障(如镇痛泵故障、导管断开等)。

3. 处理方法 根据镇痛不全的表现,考虑可能原因并采取相应处理措施(表 9-3)。

(二) 硬脊膜意外穿破

1. 临床表现 硬膜外穿刺针或硬膜外导管

导致的硬脊膜意外穿破(unintended dural puncture, UDP)可以引发产妇硬脊膜穿破后头痛(post-dural puncture headache, PDPH)。PDPH 常在直立位时发生,由卧位转为直立或坐位时加剧,平躺时缓解,伴随症状有颈部疼痛和僵硬、畏光、耳鸣、听觉减退和恶心等。PDPH 在大多情况下可自行缓解,通常不超过 2 周。

2. UDP 后的镇痛管理 经评估后可继续实施椎管内分娩镇痛时,需更换间隙(通常选择上一个间隙)重新置入硬膜外导管。需注意的是,经硬膜外腔给予的药物可能通过硬脊膜破口进入蛛网膜下腔,导致高平面阻滞。因此,镇痛药应先小剂量分次给予,根据产妇反应调整剂量。

3. 硬脊膜穿破后 PDPH 的处理 参见《椎管内阻滞并发症防治专家共识(2017)》。

(三) 胎心率异常

协助产科医师排除产科原因。鞘内使用阿片类药物引起的胎心减慢,大多经处理后可恢复正常。处理措施包括产妇左侧卧位,给予吸氧、连续胎心监测,排除及处理母体低血压因素;暂停缩宫素使用;必要时应用抑制宫缩药物,如硝酸甘油、特布他林;持续观察胎心变异情况,随时做好胎儿宫内复苏准备;必要时进行紧急剖宫产。

(四) 严重运动阻滞

严重运动阻滞多见于反复单次注射或长时间连续输注局部麻醉药,可影响产妇活动,并在第二产程造成产妇乏力,增加器械助产率。处理措施

表 9-3　分娩期间镇痛不全的表现、原因及处理措施

镇痛不全的表现	原因	处理措施
镇痛平面足够($T_{10} \sim S_4$)	• 镇痛强度不够 • 产科因素:胎位不正(如枕后位疼痛部位为会阴 / 后背部)	• 增加局部麻醉药浓度或联合应用阿片类药物,增加镇痛强度 • 针对产科因素处理
双侧阻滞,镇痛平面不够	• 硬膜外药物容量不够 / 平面扩散不够:输注速度太慢;脉冲容量不够或间隔时间太长 • 多孔导管位置不佳	• 大容量(5~15ml)低浓度局部麻醉药 • 调整导管位置
单侧阻滞或节段缺失	• 导管过度偏离中线,或置管过深 • 解剖异常,如硬膜外腔存在分隔 • 长时间侧卧位的产妇容易导致药物向单侧扩散	• 拔出导管 1cm • 用大容量(5~15ml)低浓度局部麻醉药行平面扩散 • 调整产妇体位
完全无效(无感觉阻滞)	• 药物输注系统故障(镇痛泵故障、连接故障等) • 导管不在硬膜外腔	• 调试装置 • 确认导管位置 • 重新穿刺

包括调整药物输注,降低给药速度或局部麻醉药浓度,必要时停止给药。

(五) 分娩镇痛中转剖宫产

椎管内分娩镇痛留置硬膜外导管可用于剖宫产麻醉,若镇痛效果不佳可能预示其用于剖宫产麻醉失败。原因包括,硬膜外导管移位/脱出,硬膜外腔内中隔,硬膜外/蛛网膜下腔粘连等。应根据产妇及胎儿状态、分娩镇痛效果、医疗条件及麻醉技术水平选择麻醉方式,处理要点包括:

1. 首选椎管内麻醉,全麻剖宫产时困难插管和反流误吸风险高。

2. 硬膜外腔分次给予1.5%~2%利多卡因或2%~3%氯普鲁卡因,合用芬太尼或舒芬太尼可缩短起效时间。

3. 给予利多卡因时,用碳酸氢钠碱化硬膜外腔药液可加快麻醉起效时间。

4. 一旦决定实施剖宫产,可立即给予试验剂量评估麻醉效果。可在转运前给予首次剂量测试麻醉平面,入手术室后根据麻醉效果追加镇痛药物,以缩短麻醉时间。

5. 实施全产程镇痛。麻醉科医师定时巡视产房,评估镇痛效果,了解产程进展,及时诊断和积极处理爆发痛,有助于提高分娩镇痛中转剖宫产麻醉的成功率。

6. 一旦分娩镇痛中转剖宫产麻醉失败,应该根据剖宫产紧急程度选择重新穿刺或全麻。

六、椎管内分娩镇痛的不良反应及其处理

同其他椎管内阻滞相比,规范的椎管内分娩镇痛因应用药物剂量较小,局部麻醉药浓度较低,不良反应并不多见。简介如下。

(一) 低血压

评估低血压产生原因,排除产科因素。治疗措施包括调整产妇体位、吸氧、输液,必要时给予苯肾上腺素、麻黄碱等缩血管药物。

(二) 发热

硬膜外镇痛相关母体发热(核心温度≥38℃)的发病机制,可能与非感染性炎性反应有关。初产妇、胎膜早破、产程延长、妊娠期特殊的生理变化、局部麻醉药致炎作用、硬膜外阻滞操作等,均是引起发热的危险因素。目前尚无有效预防措施,预防性使用对乙酰氨基酚和抗生素并不能预防发热。治疗应根据母婴监测及检查结果对症处理,如物理降温、适量补液、抗感染、药物降温等。在无胎心率及产妇其他异常情况下,可继续镇痛并经阴道分娩。

(三) 瘙痒

鞘内使用阿片类药物后常见。其严重程度和阿片类药物使用剂量呈相关性,大多情况不需要治疗,瘙痒有自限性。治疗药物包括 μ 受体拮抗剂(如纳洛酮、纳曲酮)、部分 μ 受体拮抗剂和5-HT$_3$受体拮抗剂等。

(四) 恶心呕吐

可能与椎管内阿片类药物使用有关,或继发于椎管内镇痛后低血压。妊娠、疼痛、胃排空延迟也可能导致产妇恶心呕吐。一旦发生严重的恶心呕吐,应立即测量血压,如出现低血压时应及时纠正,还可给予甲氧氯普胺及5-HT3受体拮抗剂等。

(五) 尿潴留

分娩期间产妇一过性尿潴留/排尿障碍,可通过留置导尿管或间断导尿给予解决,分娩镇痛停药后功能即可恢复。产后鼓励产妇早期下床和排尿,可以减少产后尿潴留的发生。

(六) 寒战

多与产妇紧张或体温调节反应改变有关,无需特殊处理。避免过度保温增加产程中发热的可能。胎儿娩出后静脉给予哌替啶、曲马多、布托啡诺等药物均具有缓解作用。

(七) 局部麻醉药全身毒性反应

注入硬膜外腔的药物意外注入血管导致局部麻醉药全身毒性反应。临床表现为中枢神经系统症状,如产妇烦躁不安、头晕、耳鸣、口周异常感觉、说话困难、抽搐、意识丧失等,可伴有心血管系统症状,如血压升高、心动过缓、室速、心室颤动等。防治措施参见《椎管内阻滞并发症防治专家共识(2017)》,但需注意,治疗期间应保持子宫左倾,产妇生命体征和胎心率监测应贯穿始终;使用治疗药物应警惕对新生儿抑制的风险,做好实施

紧急剖宫产的准备;产妇心搏骤停立即启动孕产妇高级生命支持及新生儿复苏。

（八）高平面阻滞或全脊麻

见于硬膜外镇痛的局部麻醉药误入蛛网膜下腔引起的高平面阻滞或全脊麻。临床表现为产妇躁动、严重低血压、呼吸困难、失声、意识丧失及胎心异常等。防治措施参见《椎管内阻滞并发症防治专家共识(2017)》,诊治注意点见上述局部麻醉药全身毒性反应。

（九）神经损伤

椎管内分娩镇痛后神经损伤通常表现为产后下肢感觉和/或运动功能受损。其病因较复杂,并非所有发生于分娩镇痛后的神经并发症都与椎管内阻滞有关,还可能由妊娠和分娩所引起,包括巨大儿、产程时间延长、胎位改变、产钳助产、分娩体位等原因,应加以鉴别诊断及处理。椎管内阻滞引起神经损伤的预防与诊治参见《椎管内阻滞并发症防治专家共识(2017)》。

（十）背痛

约有一半以上的产妇可发生孕期或产褥期背痛。产后背痛最主要的危险因素是产前背痛史、产后体重控制不佳;短期背痛与穿刺点软组织损伤有关,通常可自行缓解,无需处理;慢性产后背痛大多和椎管内镇痛不直接相关。

七、分娩镇痛的质量控制

分娩镇痛的实施需要多学科合作。麻醉科与产科作为实施分娩镇痛的主体,应成立分娩镇痛质量控制与安全小组。实施分娩镇痛质量和管理的持续改进,内容包括制度流程、人员管理、硬件设施、操作规范等。小组应定期对分娩镇痛实施质量、产妇满意度、并发症发生、医疗文书等进行总结回顾和评价,以进一步提升分娩镇痛和产科麻醉质量,为产房安全和母婴健康提供坚实的安全保障。

致谢:感谢同济大学附属第一妇婴保健院段涛教授及美国俄亥俄州立大学医学院胡灵群教授的建议及参与。

参 考 文 献

［1］CHARLOTTE KINGSLEY, ALAN MCGLENNAN. The labour epidural: the basics. https://resources.wfsahq.org/atotw/the-labour-epidural-the-basics/

［2］中华医学会麻醉学分会产科学组. 分娩镇痛专家共识(2016 版)［J］. 临床麻醉学杂志,2016,32(8):816-818.

［3］ANIM-SOMUAH M, SMYTH R M, CYNA A M, et al. Epidural versus non-epidural or no analgesia for pain management in labour［J］. Cochrane Database Syst Rev,2018,5(5):CD000331.

［4］SIMMONS S W, TAGHIZADEH N, DENNIS A T, et al. Combined spinal-epidural versus epidural analgesia in labour［J］. Cochrane Database Syst Rev,2012,10(10):CD003401.

［5］CHESTNUT D H, WONG C A, TSEN L C, et al. Chestnut's Obstetric Anesthesia: principles and practice. 5th ed［M］. Philadelphia: Elsevier Saunders, 2014.

［6］TAN H S, SNG B L, SIA A T H. Reducing breakthrough pain during labour epidural analgesia: an update［J］. Curr Opin Anaesthesiol,2019,32(3):307-314.

［7］JONES L, OTHMAN M, DOWSWELL T, et al. Pain management for women in labour: an overview of systematic reviews［J］. Cochrane Database Syst Rev, 2012,2012(3):CD009234.

阻塞性睡眠呼吸暂停患者围手术期管理专家共识

10

于布为　王月兰（共同负责人，共同执笔人）　王古岩　王焕亮　邓小明　孙永涛（共同执笔人）
李天佐　李文献　吴新民（共同负责人）　黄宇光　薛张纲

阻塞性睡眠呼吸暂停（obstructive sleep apnea，OSA）系指患者睡眠时周期性地出现部分或完全的上呼吸道梗阻，以呼吸暂停和低通气为主要特征。初步统计，我国成人 OSA 总患病率为 3.93%，男性为女性的 2.62 倍，但临床诊断率较低。目前普遍认为 OSA 是高血压、代谢综合征的独立危险因素。据报道，手术患者中 OSA 患病率约为7%~10%，而高危人群（减肥手术或其他大型非心脏手术）患病率可达 68%~70%，其围手术期并发症和死亡率显著增加。因此，不论是否实施 OSA 矫正手术，该类患者均应被列为麻醉高危患者。为此，我们在 2014 版基础上，参考国内外最新相关指南及文献，重点对 OSA 患者的术前筛查与诊断、危险因素、气道管理、麻醉用药等予以修订，以提高对本疾病的认识，优化围手术期麻醉安全管理。

一、相 关 定 义

（一）呼吸事件的分类和定义

1. 睡眠呼吸暂停（sleeping apnea，SA） 睡眠过程中口鼻呼吸气流消失或明显减弱（较基线幅度下降≥90%），持续时间≥10s。

2. 阻塞型睡眠呼吸暂停（obstructive sleeping apnea，OSA） 睡眠过程中反复出现的上呼吸道塌陷所致呼吸暂停，但中枢神经系统呼吸驱动功能正常，继续发出呼吸运动指令兴奋呼吸肌，因此胸腹式呼吸运动仍存在。

3. 中枢型睡眠呼吸暂停（central sleeping apnea，CSA） 呼吸中枢神经功能调节异常引起睡眠时呼吸暂停，口鼻气流与胸腹式呼吸同时消失。

4. 混合型睡眠呼吸暂停（mixed sleeping apnea，MSA） 睡眠时 1 次呼吸暂停过程中，口鼻气流与胸腹式呼吸同时消失，数秒或数十秒后出现胸腹式呼吸运动，仍无口鼻气流。即先出现 CSA，后出现 OSA。

5. 低通气（hypopnea） 睡眠过程中口鼻气流较基线水平降低≥30%，同时伴脉搏血氧饱和度（SpO_2）下降≥3% 或伴有微觉醒，持续时间≥10s。

（二）呼吸暂停 - 低通气指数

呼吸暂停 - 低通气指数（apnea hypopnea index，AHI）是指睡眠中平均每小时呼吸暂停与低通气的次数之和。

（三）阻塞型睡眠呼吸暂停低通气综合征

阻塞型睡眠呼吸暂停低通气综合征（obstructive sleep apnea hypopnea syndrome，OSAHS）每夜 7h 睡眠过程中呼吸暂停及低通气反复发作 30 次以上，或 AHI≥5 次 /h。呼吸暂停事件以阻塞性为主，伴打鼾、睡眠呼吸暂停和白天嗜睡等症状。

二、病 理 生 理

（一）发病机制

上呼吸道由口、鼻、咽和喉组成，其中咽腔的前壁和侧壁无骨性组织支撑，仅靠咽部扩张肌保持其开放。睡眠时，由于扩张肌肌力下降、舌后坠，可不同程度地使咽腔变窄，吸气时产生鼾声和低通气状态。当咽部扩张肌完全失去肌力时，咽腔即塌陷，加之舌后坠，造成上呼吸道完全梗阻，出现虽用力通气，但无气流通过、无声音的窒息状态。

窒息时间超过 10s，将引起低氧和高碳酸血症，会触发用力呼吸并使呼吸道负压进一步增加，

同时导致患者睡眠减浅和微觉醒，出现肢体活动、翻身、憋醒，以缓解舌根后坠、咽部肌肉肌力增加、咽腔部分开放、通过吸入气体、伴有鼾声。患者呼吸道开放后，低氧和高碳酸血症得到缓解，复又进入深睡眠状态。如此循环反复。

睡眠结构的紊乱和反复发生的憋醒可致中枢神经系统损害及自主神经系统功能紊乱；而长期不同程度的低氧和高碳酸血症，可引起交感神经兴奋及全身炎症反应、氧化应激增加，可诱发高血压（晨起血压高，睡前血压低，血压波动较大，单纯抗高血压药物疗效差）、肺动脉高压、心绞痛、心律失常等，甚至夜间猝死。同时，窒息时呼吸道负压增加，可引起负压性肺水肿。缺氧可刺激促红细胞生成素增加，引起继发性红细胞增多，使血液黏稠度增加，诱发血栓形成。

来自国内 20 家医院的数据表明，我国 OSA 患者高血压患病率为 49.3%，而顽固性高血压患者中 OSA 患者占 83%，且治疗 OSA 可有效缓解高血压。此外，OSA 人群发生脑卒中的概率、病死率分别是非 OSA 患者的 4.33 倍和 1.98 倍。因此，早期筛查和有效治疗 OSA 具有重要的临床意义。

（二）危险因素及高危人群

1. **肥胖** BMI 超过标准值 20%，即 BMI≥28kg/m² 者；约 40% 肥胖者患有 OSA。

2. **年龄** 成年后随年龄增长患病率增加，50~59 岁为患病率最高年龄段，60 岁后呈下降趋势；女性绝经后患病率增加，70 岁后患病率趋于稳定。

3. **性别** 男性是女性 2.62 倍，女性绝经后与男性无显著性差异。

4. **上呼吸道解剖异常** 包括鼻腔阻塞（鼻中隔偏曲、鼻甲肥大、鼻息肉及鼻部肿瘤等）、Ⅱ度以上扁桃体肥大、软腭松弛、悬雍垂过长或过粗、咽腔狭窄、咽腔黏膜肥厚、肿瘤、舌体肥大、下颌后缩及小颌畸形等。

5. 具有 OSA 家族史。

6. 长期大量饮酒、服用镇静、催眠类药物。

7. 长期吸烟可加重 OSA。

8. **其他相关疾病** 包括甲状腺功能低下、肢端肥大症、心功能不全、脑卒中、胃食管反流、哮喘及神经肌肉疾病等。

三、临床筛查与诊断

（一）临床特点

夜间睡眠过程中打鼾且鼾声不规律，呼吸及睡眠节律紊乱，反复出现呼吸暂停及觉醒，或患者自觉憋气，夜尿增多，晨起头痛，口干，白天嗜睡明显，记忆力下降，严重者可出现心理、智力、行为异常；并可能合并高血压、冠心病、快-慢交替心律失常、脑卒中、糖尿病及胰岛素抵抗等。

（二）筛查方法

对高危患者，可使用 OSA 诊断参考、Epworth 嗜睡量表（Epworth sleepiness scale，ESS）、STOP-Bang 问卷、柏林问卷（Berlin questionnaire，BQ）、多导睡眠图（polysomnography，PSG）监测、便携式诊断仪（portable monitoring，PM）等作为术前筛查工具。但众多研究推荐 ESS 用于自我评价白天嗜睡情况；STOP-Bang 问卷是外科手术时最有效的筛查工具，主要评价睡眠呼吸暂停及术后并发症的风险。PSG 是诊断 OSA 的金标准，但受费用与检查时间的限制，不适用于麻醉科医师对患者术前访视评估与筛查。因此，本共识推荐麻醉科医护人员均应熟练掌握 OSA 诊断参考、Epworth 量表及 STOP-Bang 问卷（表 10-1~ 表 10-3）。

如果患者的症状或体征属于上述两个或多个类别，则很可能患有 OSA。OSA 的严重程度可通过睡眠监测确定（见表 10-4 与表 10-5）。如果无法进行睡眠监测，则应视为中度 OSA，而其中 1 项或以上的症状严重异常（例如，明显增加的 BMI

表 10-1 OSA 诊断参考

临床体征和症状提示可疑 OSA

1. 生理特点
- 成年患者：BMI>30kg/m^2
- 儿童：性别与年龄别 BMI 所对应的百分位数 >95%
- 颈围：>43cm（男性）或 41cm（女性）
- 颅面异常影响气道
- 扁桃体肥大 II 度或以上
- 儿童腺样体肥大，甚至出现腺样体面容

2. 睡眠期间明显的气道阻塞史

具有以下两项或更多：（如果患者独居或没有被旁人观察睡眠，1 项即可）
- 中重度鼾声（关闭房门之外可闻及）
- 经常打鼾，夜间睡眠呼吸节律紊乱
- 睡眠中被观察到呼吸暂停
- 睡眠中憋醒，有窒息感

小儿患者
○ 睡眠中间断出声
○ 父母发现睡眠不安，呼吸困难，或睡眠中有呼吸费力
○ 夜间惊醒
○ 异常体位睡觉
○ 新发的遗尿

3. 白天嗜睡（具有以下一项或更多）
- 尽管夜间"睡眠"充足，白天仍经常嗜睡或困倦，有时晨起头痛
- 即使有充足的"睡眠"，在无刺激的环境很容易入睡（如看电视，阅读，听报告或驾车）
- 小儿患者：父母或老师描述孩子白天很容易睡觉，注意力不易集中，易激惹，易怒
- 小儿患者：在通常的清醒时段不容易唤醒

或颈围，明显的呼吸暂停，患者在白天无刺激的情况下通常几分钟之内入睡），则将此类患者作为重度 OSA 处理。

表 10-2 Epworth 嗜睡量表

在以下情况有无嗜睡发生	从不（0分）	轻度（1分）	中度（2分）	重度（3分）
坐着阅读时				
看电视时				
在公共场所坐着不动时（如在剧场或开会）				
长时间坐车中间不休息时（超过 1h）				
坐着与人谈话时				
饭后休息时（未饮酒时）				
开车等红绿灯时				
下午静卧休息时				

注：评分≥9 分考虑存在日间嗜睡，>16 分为重度嗜睡。

表 10-3　STOP-Bang 问卷（中文版）

问题	否（0分）	是（1分）
S= 打鼾：是否大声打鼾（比讲话声音大，或关上门也可以听到）？		
T= 疲劳：白天是否感觉累，困倦或想睡觉？		
O= 观察：是否有人观察到睡眠中呼吸暂停？		
P= 血压：是否高血压？		
B=BMI：体重指数是否 >35kg/m^2？		
A= 年龄：年龄是否超过 50 岁？		
N= 颈围：颈围是否 >40cm？		
G= 男性：是否男性？		

注：0~2 分（低风险），3~4 分（中度风险），5~8 分（高风险）。

（三）OSA 诊断标准

1. 临床出现以下症状任何一项或以上：

（1）晚上失眠、醒后精力未恢复、白天嗜睡。

（2）夜间憋气、喘息或窒息而醒。

（3）习惯性打鼾、呼吸中断。

（4）高血压、冠心病、脑卒中、心力衰竭、心房颤动、2 型糖尿病、情绪障碍、认知障碍。

2. PSG 或 PM 监测 AHI≥5 次 /h，阻塞型事件为主。

3. 无上述症状，PSG 或 PM 监测 AHI≥15 次 /h，阻塞型事件为主。符合条件 1 和 2，或只符合条件 3 者可以诊断为成人 OSA。

4. 儿童睡眠过程中阻塞性呼吸暂停指数 OAI≥1 次 /h 或 AHI≥5 次 /h，每次持续时间≥2 个呼吸周期；最低 SpO$_2$<92%；儿童满足以上两者即可诊断 OSA。

5. OSA 病情程度　应当充分考虑临床症状、合并症、AHI 及夜间 SpO$_2$ 等指标，根据 AHI 和夜间最低 SpO$_2$，将 OSA 分为轻、中、重度，其中以 AHI 作为主要判断标准，夜间最低 SpO$_2$ 作为参考（表 10-4，表 10-5）。

表 10-4　成人 OSA 病情程度判断依据

程度	AHI（次 /h）[a]	最低 SpO$_2$（%）[b]
轻度	5~15	85~90
中度	>15~30	80~<85
重度	>30	<80

OSA：阻塞性睡眠呼吸暂停；AHI：呼吸暂停 - 低通气指数，即睡眠中平均每小时呼吸暂停 + 低通气次数；SpO$_2$：脉搏血氧饱和度；a：主要依据；b：辅助依据。

表 10-5　儿童 OSA 病情程度判断依据

程度	AHI 或 OAI（次 /h）	最低 SpO$_2$（%）
轻度	5~10 或 1~5	85~91
中度	11~20 或 6~10	75~84
重度	>20 或 >10	<75

注：OAI 为阻塞性呼吸暂停指数，即睡眠中平均每小时呼吸暂停次数。

（四）鉴别诊断（新增）

1. 单纯鼾症　夜间有不同程度打鼾，AHI<5 次 /h，白天无症状。

2. 肥胖低通气综合征　过度肥胖（BMI>30kg/m^2），清醒时 CO$_2$ 潴留，PaCO$_2$>45mmHg（1mmHg=0.133kPa），多数患者合并 OSA。

3. 中枢性睡眠呼吸暂停　夜间可以出现呼吸暂停、憋醒，白天嗜睡或疲劳，可伴有心力衰竭或脑卒中等，少伴有肥胖及呼吸道解剖异常，使用 PSG 并结合临床可鉴别诊断。

4. 发作性睡病　主要临床表现为难以控制的白天嗜睡、发作性猝倒、睡眠瘫痪和睡眠幻觉，多在青少年起病。

5. OSA 还需与引起夜间呼吸困难的疾病鉴别，如夜间惊恐发作、胃食管反流、支气管哮喘、充血性心力衰竭和夜间心绞痛发作等。

四、OSA 患者的术前评估和准备

（一）术前评估

建议将 OSA 筛查作为麻醉前标准评估的一

部分,包括睡眠相关病史采集、体格检查和问卷筛查。麻醉科医师应与手术科医师合作,共同制定围手术期管理方案。在术前对疑似 OSA 患者进行详细的评估,主要包括病史回顾、OSA 严重程度及治疗情况、术前合并疾病、手术因素、围手术期并发症风险及困难气道等方面。其中,OSA 严重程度和手术刺激(心、胸、腹部以及气道手术)是围手术期风险发生的重要因素,应明确告知患者、家属及手术医师。

对手术当日进行的术前评估,如已诊断或疑似的高危 OSA 患者,麻醉科医师须与手术科医师共同商议,以个体化原则抉择是否推迟手术。

1. OSA 严重程度及围手术期风险评估(表 10-6)

表 10-6　OSA 围手术期风险评分系统

A. OSA 严重程度(如无法进行睡眠研究则参考临床症状)(0~3)	得分
无	0
轻度	1
中度	2
重度	3
B. 手术和麻醉因素(0~3)	
局部或周围神经阻滞麻醉下的浅表手术,无镇静药	0
中度镇静或全身麻醉浅表手术,椎管内麻醉(不超过中度镇静)外周手术	1
全身麻醉外周手术,中度镇静的气道手术	2
全身麻醉下大手术或气道手术	3
C. 术后阿片类药物使用(0~3)	
不需要	0
低剂量口服阿片类药物	1
大剂量口服、肠外或神经轴性阿片类药物	3
D. 围手术期风险评估:	

总分:A 分值 + B 或 C 项目中较高分值者(0~6)

注:此系统未经临床验证,仅作为指导和临床判断,应用于评估个别患者的风险。①如患者术前已有 CPAP 或 NIPPV 治疗,且在术后将继续使用,则可减去 1 分。②如轻或中度 OSA 患者静息时 $PaCO_2>50mmHg$,则应增加 1 分。③评分为 4 分的 OSA 患者引发围手术期风险增加;评分为 5 分以上者则围手术期风险显著增加。CPAP= 连续气道正压通气;NIPPV= 无创正压通气;OSA= 阻塞性睡眠呼吸暂停。

2. 困难气道评估
OSA 患者围手术期最主要的风险是不能确保呼吸道通畅,麻醉诱导后插管困难、通气困难,甚至不能维持有效通气;拔管后立即出现呼吸道部分或完全梗阻;术后给予镇痛、镇静药后加重原有 OSA 病情,导致严重缺氧和高碳酸血症、脑缺氧性损害,甚至死亡。确诊或疑似 OSA 患者应被视为气管插管困难、面罩通气困难或两者结合的独立危险因素,应采取充分的困难气道处理措施。

困难气道评估:①详细询问气道方面的病史;②颜面部畸形,如小下颌畸形、下颌后缩畸形、舌骨位置异常等;③上呼吸道解剖异常,如口咽腔狭小、扁桃体腺样体肥大、舌体肥大等;④结合 Mallampati 分级(图 10-1)、直接或间接喉镜检查、影像学检查等结果综合判断。

3. 重要器官功能评估
OSA 患者病情越重,心、脑、肾等重要脏器受累的可能性与严重程度越大,围手术期的潜在风险也越大。应注意对心脑血管系统(合并高血压、心律失常、冠心病及脑血管疾病等)、呼吸系统(呼吸储备功能下降、右心室肥厚、肺动脉高压等)和肾脏功能等受累的严重程度进行评估,同时进行相应治疗,使受损器官达到较好的功能状态。

4. 日间与门诊手术评估
在计划进行手术前,应评估患者是否适合日间或门诊手术,其评估因素包括:①睡眠呼吸暂停状态;②上呼吸道解剖和生理异常程度;③并存疾病状态;④手术种类;⑤麻醉类型;⑥术后阿片类药物的需要程度;⑦患者年龄;⑧出院后观察的可靠程度;⑨门诊设施是否具备呼吸管理及紧急气道处理条件。

(二)术前准备

1. 患者准备
术前准备旨在改善或优化 OSA 患者围手术期身体状况,包括术前持续气道正压通气(CPAP)或无创正压通气(NIPPV),下颌前移矫正器或口腔矫治器及减肥等措施。对重度 OSA 患者,应考虑于术前即开始睡眠时经鼻罩 CPAP 辅助呼吸,也可以考虑在患者可耐受下术前使用下颌前移矫正器、口腔矫治器或减轻体重。对 CPAP 反应不佳的患者,可考虑睡眠时使用经鼻罩 NIPPV 或双水平正压通气(BIPAP)。通常经三个月规范的呼吸治疗,能够有效缓解 OSA 导致的心血管功能紊乱和代谢异常。

2. 麻醉物品与监测设备
术前必须充分准备常规及处理困难气道的各种导管、可视工具及紧急气管切开等设备。确保麻醉机处于工作状态,具有监测 $P_{ET}CO_2$、BP、HR、SpO_2 和 ECG 等生命体

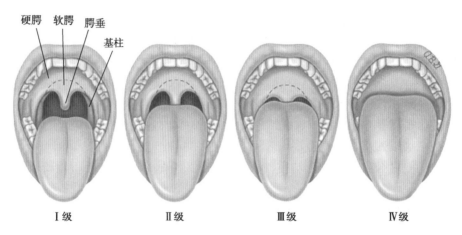

图 10-1　Mallampati 量表

Ⅰ级可见软腭,悬雍垂和基柱;Ⅱ级可见软腭和悬雍垂;Ⅲ级可见软腭和悬雍垂基部;Ⅳ级仅见硬腭。

征的监护仪。同时还应备有血气分析仪、有创血压监测、转运呼吸机以及必要的血流动力学监测仪。对于已明确的困难气道者,还应备好清醒气管插管的相关物品与药品,推荐使用视频喉镜、光导探条、光棒、插管型喉罩、纤维光导插管设备等可视化工具辅助完成插管。除了准备常规麻醉用药,还应备好各种抢救、防治支气管痉挛等药品。

五、OSA 患者术中管理

高危 OSA 患者应做好术前各项评估、制定充分的麻醉预案及术中心脑血管并发症防范等措施,必要时组织耳鼻喉、心内科等多学科协助。围手术期管理核心是全程保障有效通气与氧合、维持循环稳定、保障术后安全及减少并发症的发生。

(一) 监测

主要包括呼吸功能、循环功能、麻醉深度及术中可能发生的并发症等,应密切监测并随时观察其动态改变,尤其在麻醉诱导和苏醒期。全麻气管插管后须听诊双肺呼吸音,持续监测 $P_{ET}CO_2$ 以确保导管在气管内并通气正常;连续监测气道压、潮气量、呼吸频率等参数,调整报警装置。循环功能主要包括连续监测无创 / 有创血压、HR、ECG、ST-T 改变,及时诊断和处理心肌缺血、心力衰竭或心律失常等。对于较复杂手术,可行有创动脉压、CVP、心输出量监测(CO)、每搏输出量变异度(SVV)、动脉血气检查及肌松监测等。尽量实施脑

电双频指数(BIS)、熵指数等监测,防止患者术中知晓及避免过深麻醉,维持 BIS 值于 45~60 为宜。必要时经食管超声(TEE)连续评估容量状态及心脏功能。

(二) 麻醉方法选择

麻醉方法的选择取决于手术情况、OSA 严重程度和术前合并症,以及麻醉科医师、患者和手术医师的意愿。其基本原则是减少围手术期风险,将术后呼吸相关并发症降至最低。

1. 区域阻滞麻醉　与全身麻醉相比,区域阻滞麻醉可避免对上呼吸道影响,维持非阻滞区域的神经肌肉传导正常,利于有效的气道管理,具有减少镇静药和阿片类药物用量以及有效抑制全身性应激反应等优势。只要可行(浅表手术),区域阻滞(包括局部麻醉、外周神经阻滞及椎管内麻醉)应列为首选。如需辅助镇静,则镇静深度应控制在最小,且严密监测。否则,其风险远高于气管内插管全身麻醉。

减少区域阻滞麻醉中气道问题的策略包括:①以最低有效剂量持续输注镇静药或阿片类药物,避免静脉推注,以减少阵发性呼吸抑制;②使用短效镇静 / 阿片类药物,如丙泊酚、瑞芬太尼,尽量减少药物的术后残留效应;③选用无呼吸抑制的镇静药,如右美托咪定;④如果手术允许,避免仰卧位;⑤通过调整体位缓解阻塞,例如嗅物位(下颈屈曲,上颈伸展)或提下颌;⑥使用口咽或鼻咽气道;⑦对于习惯使用 CPAP 的患者,术中可继续使用。

2. 全身麻醉 对创伤较大、操作复杂、出血多、伴有大量体液丢失等手术以及对患者呼吸、循环功能影响较大的手术(如心、胸、腹腔镜和神经外科手术),特别是涉及呼吸道的手术(如悬雍垂腭咽成形术),仍以选择气管内插管全身麻醉为宜,且全身麻醉复合神经阻滞可以改善预后,降低术后机械通气时间、麻醉性镇痛药用量、转入ICU率和住院时间。

(三)气道管理

所有OSA患者均应考虑存在困难气道,准备常规和紧急气道管理器械,制定备用气道管理计划。即使患者的麻醉计划预计不需要气道干预,这一步也必不可少。实施麻醉诱导和气道管理时,推荐患者取头抬高体位(图10-2A);特别是对于肥胖患者,可采用头高斜坡位,即保持外耳道水平与胸骨切迹水平齐平,上肢远离胸廓(图10-2B)。关于困难气道的处理请参阅困难气道管理指南。

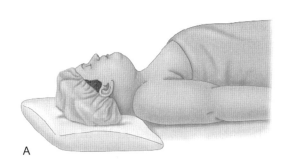

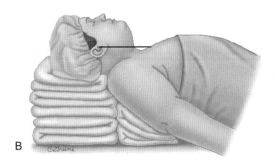

图10-2 头高斜坡位

1. 清醒镇静经鼻气管插管 主要包括患者准备、镇静镇痛和表面麻醉等几个环节:①充分沟通以取得患者积极配合;②评估鼻腔通畅情况,应选择患者感觉通气较好一侧的鼻腔,如两侧通气相同则以左侧为首选;③开放静脉通道,备好抗胆碱能药(阿托品、长托宁等)、镇静药(咪达唑仑、右美托咪定等)、镇痛药(阿片类药)等;④完善的表面麻醉(依次是鼻腔、口咽、声门和气管内)是顺利

实施经鼻清醒气管插管的关键;⑤置入气管导管:盲探插管时,将气管导管轻柔置入鼻孔,根据导管内的气流声,分次推进以接近声门,当气流声最大时推送导管;如在纤支镜引导下,可明视下将导管送入气管内,导管末端距隆突3~5cm左右为佳。患者可能伴随呛咳反应,此时应立即连接麻醉机呼吸回路,观察$P_{ET}CO_2$、呼吸波形、潮气量、气道压力波形及SpO_2等变化,以确定气管导管位置,确认成功后方可给予镇静、镇痛、肌松等药物加深麻醉。如经鼻气管插管困难时,应尽早使用视频喉镜或喉罩引导插管,尽快建立人工通气道,必要时应快速经皮气管切开插管或气管造口(切开)术。

2. 快速诱导经口/鼻气管插管 对行非OSA矫正手术、且无通气困难和插管困难的OSA患者,可行快速诱导经口或鼻腔气管插管,必要时配合使用先进的辅助插管设备,以确保患者麻醉诱导过程中的安全和舒适。

3. 快速诱导可视喉罩下气管插管 随着理念和技术更新,可视插管型喉罩已在临床推广和普及,在有条件且技术熟练的单位,患者取头抬高体位下充分预给氧、适度镇静和局部表面麻醉后,可先置入可视喉罩,确保对位准确、通气良好、有效氧合的情况下,再给予肌松药、镇痛药后经喉罩行气管插管,以确保诱导插管顺利安全。复合喉罩的应用也为麻醉复苏期管理提供极大的帮助。

4. 经鼻湿化快速吹氧通气交换技术 (transnasal humidified rapid-insufflation ventilatory exchange,THRIVE) THRIVE是在预充氧的基础上用于延长安全窒息时间的给氧方法。高流量经鼻氧疗(high-flow nasal oxygen therapy,HFNO)作为一种可以替代传统氧疗的方法,安全且疗效显著,在ICU及急诊科的应用越来越普遍。THRIVE具有提供高流量湿化空-氧混合气体、减少解剖死腔的重复呼吸、维持气道正压及提高呼吸末肺的顺应性等特点,越来越多的研究证实其显著改善氧合、延长安全窒息时间,因此THRIVE也用于特殊手术的麻醉管理。有文献报道,THRIVE能维持充分的氧合和稳定的pH值长达30min,可用于困难气道的处理,能安全有效地用于ASA Ⅰ~Ⅱ级、BMI<30kg/m²的咽喉部手术患者。因此,THRIVE有可能作为OSA患者辅助麻醉诱导完成气管插管的重要手段之一。但需注意,该方法还没有被确定为OSA患者麻醉诱导气管插管的常规方法。

（四）麻醉药物

麻醉药物如镇静剂、催眠药、阿片类药物和肌松药加重气道的不稳定性，抑制中枢对低氧和高碳酸血症的敏感性，减弱呼吸肌功能，从而导致更频繁和严重的呼吸暂停，同时因手术应激、心血管反应等使接受大手术的患者面临较高风险。

1. **肌松药** 对 OSA 尤其合并肥胖患者，可增加术后残余肌松作用、低氧血症或呼吸衰竭等风险。目前，没有足够的证据表明使用肌松拮抗剂可以降低 OSA 患者术后呼吸系统并发症的风险。肌松药的选择应坚持速效、短效、可拮抗的原则，术后尽可能安全合理拮抗。麻醉诱导可根据手术需要选择肌松药，术中维持以选择中短效非去极化肌松药为宜。

2. **镇痛药** OSA 患者长期低氧和高碳酸血症等导致痛觉敏化，对阿片类药物需求量增加，应高度警惕增加呼吸抑制等并发症的风险。建议选择复合麻醉（神经阻滞、非阿片类镇痛药、NSAIDs 或右美托咪定等），术后采用多模式镇痛方法，减少或避免使用阿片类药物。

3. **丙泊酚** 丙泊酚的初始剂量是低氧血症事件的独立危险因素，镇静用药可增加呼吸不良事件的风险，需密切监护并精确丙泊酚初始剂量，连续 $P_{ET}CO_2$ 监测可减少低氧血症发生。

4. **吸入麻醉药** 与静脉注射丙泊酚相比，地氟烷和七氟烷更适用于 OSA 患者；与七氟烷相比，地氟烷苏醒效果更佳。

5. **苯二氮䓬类** OSA 患者对静脉注射苯二氮䓬类镇静药物敏感且显著增加呼吸系统不良事件的风险，尤其无法保障有效通气。多数专家认为，OSA 患者不建议使用此类药物。

6. **α_2 肾上腺素受体激动剂** 代表药物是右美托咪定，具有呼吸抑制小和镇痛作用确切的特点，较适用于 OSA 患者。但关于 α_2 肾上腺素受体激动剂对有和无 OSA 患者所发挥的显著优势尚需进一步临床研究。

（五）循环功能及内环境稳定管理

首先应通过心脏超声、化验检查及临床心功能试验等，充分了解和评估患者术前心脏功能状态、心脏储备和代偿能力，有无肺动脉高压、肥厚性心肌病；了解所用药物及治疗效果，血糖及控制规律等。术中应控制一定麻醉深度、严密监测血压及波动、心律失常、ST-T 改变等，以期早发现急性心肌梗死、心力衰竭等；如术中出现无特殊原因且难于纠正的低血压，要慎用增强心肌收缩力的药物，应考虑有无肥厚性（梗阻）心肌病、脑血管意外或肺栓塞等，必要时术中心脏超声或 TEE 协助诊治。定期检测动脉血气，了解有无 CO_2 蓄积、电解质及酸碱平衡等变化，以确保组织氧合与灌注。

六、OSA 患者术后管理

OSA 患者围手术期心肺并发症发生率远高于无 OSA 患者。大多数不良事件（>80%）发生在术后 24h 之内，严密监测、判断拔管时机、气道管理预案、侧卧或半坐位、多模式镇痛、限制性液体管理和早期气道正压（PAP）通气治疗等适用于所有确诊或疑诊 OSA 患者全程术后管理。尤其应关注以下几个方面：

（一）术后疼痛管理

OSA 患者痛知觉均较非 OSA 者敏感，故对镇痛药的需求和剂量有所增加，这是 OSA 患者易发生术后呼吸抑制的原因之一，尤其在术后 24h 内使用。因此，采取不同作用机制的镇痛药物，多途径、多模式的镇痛方法更为安全可靠。

1. 非阿片类镇痛药包括 NSAIDs、对乙酰氨基酚以及选择性环氧合酶 2（cyclooxygenase-2，COX-2）抑制剂、氯胺酮、右美托咪定和可乐定等镇痛辅助药也可能减少术后阿片类药物的需求。

2. 局部麻醉药行区域性镇痛（外周神经阻滞、硬膜外镇痛等）可减少或消除对阿片类药物的需求。使用长效局部麻醉药或通过持续性外周神经阻滞，可维持数小时至数天的镇痛作用。近年来，超声引导下神经阻滞的应用极大提高了此类患者术后镇痛的效果和安全性。

3. 需额外给予阿片类药物镇痛者，均应使用最低有效剂量，并密切监测呼吸氧合变化。应尽量避免同时使用镇静剂，并备好各类拮抗剂（纳洛酮、氟马西尼及新斯的明等）。

（二）气道正压通气（PAP）治疗

建议对确诊为 OSA 且术前依从 PAP 治疗的患者在术后常规采用 PAP（通常为 CPAP）治疗。对未诊断为 OSA 者或诊断为 OSA 但不依从或不耐受 PAP 治疗的患者，建议在发生低氧血症、气道梗阻、呼吸暂停或通气不足时使用 PAP。PAP 治疗最好在 PACU 启用,在病房和出院后的康复过程中也应持续使用。因为术后患者常在白天睡觉,只要卧床即应使用 PAP,治疗期间应常规监测氧合和通气情况。

(三) PACU 管理

OSA 患者麻醉苏醒期管理十分重要,其重点为维持充足的氧合及气道通畅、合理判断拔管时机及防止相关并发症发生。应做好相应准备和配置,以便早期发现呼吸抑制,实行气道干预和通气支持,并根据需要使用拮抗药物。多数患者在达到常规出 PACU 标准后还应再监测至少 60min。

应高度重视拔管时机及拔管后呼吸道梗阻等并发症的处理。应根据患者 OSA 严重程度、麻醉诱导时面罩通气和气管插管的难易程度、手术时间、种类及术毕时患者的恢复质量等来决定其术后是否需要保留气管内导管继续观察。凡重症 OSA 患者,或轻中度 OSA 患者且具有明显困难气道表现、接受 UPPP 或联合正颌外科手术以及手术过程不顺利的患者,术后可能出血或发生气道梗阻的患者,均需保留气管内导管,直至患者完全清醒。并确保无活动性出血、大量分泌物和上呼吸道水肿等情况下,在侧卧位、半卧位或其他非仰卧位下拔管。拔管后若有可能,应尽量保持半直立体位。

(四) 病房管理

OSA 患者术后 72h 内睡眠结构紊乱最显著。患者应持续监测 SpO_2 和通气情况,尽可能避免仰卧位、脱离辅助供氧和镇痛药,并在睡眠期间维持 PAP 治疗。并据下列表现判断是否脱离高风险:①对阿片类镇痛药和镇静药的需求低;②维持清晰的精神状态;③自由采取睡眠体位,睡眠时成功恢复 PAP 治疗或口腔矫正器治疗;④氧合充足,即在清醒和睡眠时,呼吸室内空气 $SpO_2 > 90\%$。

总之,OSA 患者围手术期麻醉管理极具挑战性。此类患者不论接受何种手术,均应视为高风险的手术麻醉管理。目前的重点与难点是加强术前访视和筛查,提高诊断率。并做到综合评估各种风险、合理抉择手术时机、有效处理困难气道、积极采取多模式镇痛方式,防止术后不良事件的发生,保障 OSA 患者的围手术期安全。

参 考 文 献

[1] 潘悦达,王东博,韩德民.我国成人阻塞性睡眠呼吸暂停低通气综合征患病率的 Meta 分析[J].医学信息,2019,32(7):73-77,81.

[2] HIROTSU C,HABA-RUBIO J,TOGEIRO S M,et al. Obstructive sleep apnoea as a risk factor for incident metabolic syndrome:a joined Episono and HypnoLaus prospective cohorts study[J]. Eur Respir J,2018,52(5):1801150.

[3] MEMTSOUDIS S G,STUNDNER O,RASUL R,et al. The impact of sleep apnea on postoperative utilization of resources and adverse outcomes [J]. Anesth Analg,2014,118:407-418.

[4] CHAN M T V,WANG C Y,SEET E,et al. Association of Unrecognized Obstructive Sleep Apnea With Postoperative Cardiovascular Events in Patients Undergoing Major Noncardiac Surgery [J].JAMA,2019,321(18):1788-1798.

[5] 中华医学会呼吸病学分会睡眠呼吸障碍学组.阻塞性睡眠呼吸暂停低通气综合征诊治指南(2011 年修订版)[J].中华结核和呼吸杂志,2012,35(1):9-12.

[6] 中国医师协会睡眠医学专业委员会.成人阻塞性睡眠呼吸暂停多学科诊疗指南[J].中华医学杂志,2018,98(24):1902-1914.

[7] 中华医学会,中华医学会杂志社,中华医学会全科医学分会,等.成人阻塞性睡眠呼吸暂停基层诊疗指南(2018 年)[J].中华全科医师杂志,2019,18(1):21-29.

[8] American Society of Anesthesiologists Task Force on Perioperative Management of patients with obstructive sleep apnea,Practice guidelines for the perioperative management of patients with obstructive sleep apnea:an updated report by the American Society of Anesthesiologists Task Force on Perioperative Management of patients with obstructive sleep apnea [J]. Anesthesiology,2014,120(2):268-286.

[9] CHUNG F,MEMTSOUDIS S G,RAMACHANDRAN S,et al. Society of Anesthesia and Sleep Medicine Guidelines on Preoperative Screening and Assessment of Adult Patients With Obstructive Sleep Apnea [J]. Anesth Analg,2016,123(2):452-473.

[10] de Raaff C A L,GORTER-STAM M A W,de Vries N,et al. Perioperative management of obstructive sleep apnea in bariatric surgery:a consensus guideline [J].Surg Obes Relat Dis,2017,13(7):1095-1109.

[11] MEMTSOUDIS S G,COZOWICZ C,NAGAPPA M,et

al. Society of Anesthesia and Sleep Medicine Guideline on Intraoperative Management of Adult Patients With Obstructive Sleep Apnea [J]. Anesth Analg, 2018, 127 (4):967-987.

[12] 中华医学会呼吸病学分会睡眠呼吸疾病学组. 睡眠呼吸暂停人群高血压患病率的多中心研究[J]. 中华结核和呼吸杂志, 2007, 30(12):894-897.

[13] ARZT M, YOUNG T, FINN L, et al. Association of sleep-disordered breathing and the occurrence of stroke [J]. Am J Respir Crit Care Med, 2005, 172(11):1447-1451.

[14] CHUNG F, LIAO P, FARNEY R. Correlation between the STOP-Bang score and the severity of obstructive sleep apnea [J]. Anesthesiology, 2015, 122(6):1436-1437.

[15] 中华耳鼻咽喉头颈外科杂志编委会, 中华医学会耳鼻咽喉科学分会. 儿童阻塞性睡眠呼吸暂停低通气综合征诊疗指南草案(乌鲁木齐)[J]. 中华耳鼻咽喉头颈外科杂志, 2007, 42(2):83-84.

[16] CORDOVANI L, CHUNG F, GERMAIN G, et al. Perioperative management of patients with obstructive sleep apnea: a survey of Canadian anesthesiologists [J]. Can J Anaesth, 2016, 63(1):16-23.

[17] JOSHI G P, ANKICHETTY S P, GAN T J, et al. Society for Ambulatory Anesthesia consensus statement on preoperative selection of adult patients with obstructive sleep apnea scheduled for ambulatory surgery [J]. Anesth Analg, 2012, 115(5):1060-1068.

[18] ACAR H V, YARKAN U H, KAYA A, et al. Does the STOP-Bang, an obstructive sleep apnea screening tool, predict difficult intubation? [J]. Eur Rev Med Pharmacol Sci, 2014, 18(13):1869-1874.

[19] 于布为, 吴新民, 左明章, 等. 困难气道管理指南[J]. 临床麻醉学杂志, 2013, 29(1):93-98.

[20] MUTTER T C, CHATEAU D, MOFFATT M, et al. A matched cohort study of postoperative outcomes in obstructive sleep apnea: could preoperative diagnosis and treatment prevent complications? [J].

Anesthesiology, 2014, 121(4):707-718.

[21] NAQVI S Y, RABIEI A H, MALTENFORT M G, et al. Perioperative Complications in Patients With Sleep Apnea Undergoing Total Joint Arthroplasty [J]. J Arthroplasty, 2017, 32(9):2680-2683.

[22] GóMEZ-RíOS M Á, FREIRE-VILA E, CASANS-FRANCéS R, et al. The Totaltrack video laryngeal mask: an evaluation in 300 patients [J]. Anaesthesia, 2019, 74(6):751-757.

[23] GUSTAFSSON I-M, LODENIUS Å, TUNELLI J, et al. Apnoeic oxygenation in adults under general anaesthesia using Transnasal Humidified Rapid-Insufflation Ventilatory Exchange (THRIVE)- a physiological study [J]. Br J Anaesth, 2017, 118(4):610-617.

[24] HAFEEZ K R, TUTEJA A, SINGH M, et al. Postoperative complications with neuromuscular blocking drugs and/or reversal agents in obstructive sleep apnea patients: a systematic review [J]. BMC Anesthesiol, 2018, 18(1):91.

[25] COZOWICZ C, CHUNG F, DOUFAS A G, et al. Opioids for Acute Pain Management in Patients With Obstructive Sleep Apnea: A Systematic Review [J]. Anesth Analg, 2018, 127(4):988-1001.

[26] BLUMEN M, BEQUIGNON E, CHABOLLE F. Drug-induced sleep endoscopy: A new gold standard for evaluating OSAS? Part Ⅱ: Results [J]. Eur Ann Otorhinolaryngol Head Neck Dis, 2017, 134(2):109-115.

[27] CHUNG F, LIAO P, ELSAID H, et al. Factors associated with postoperative exacerbation of sleep-disordered breathing [J]. Anesthesiology, 2014, 120(2):299-311.

[28] GALI B, WHALEN F X, SCHROEDER D R, et al. Identification of patients at risk for postoperative respiratory complications using a preoperative obstructive sleep apnea screening tool and postanesthesia care assessment [J]. Anesthesiology, 2009, 110(4):869-877.

肝肺综合征患者围手术期麻醉管理指南

米卫东(共同执笔人) 李雨捷(共同执笔人) 陆智杰(共同执笔人) 易斌(共同执笔人) 俞卫锋

顾健腾 董海龙 董家鸿(共同负责人) 黑子清 鲁开智(共同负责人) 宵交琳 戴茹萍

我国是肝病大国,肝肺综合征(hepato-pulmonary syndrome,HPS)是在慢性肝病和/或门脉高压的基础上出现肺内微血管异常扩张(intrapulmonary vascular dilatation,IPVD)、肺内动静脉分流增加、气体交换障碍、动脉血氧合作用异常而导致的一种严重肺部并发症,发生率在5%~29%,其发生显著增加肝病患者围手术期死亡率,也是引起术后移植肝无功能及肺部感染的主要原因。充分认识并理解该类患者围手术期风险因素,在全面评估基础上进行针对性管理,对降低术后并发症发生率和死亡风险有重要意义。本指南旨在阐述 HPS 患者接受非肝移植手术的术前诊断/筛选、麻醉前评估、术中和术后管理的要点及其治疗措施。

一、肝肺综合征的病理生理改变及诊断

HPS 的病理生理改变及其诊断是围手术期针对性管理的前提条件。

(一)病理生理机制

HPS 的具体发病机制至今尚未完全明确,IPVD 是 HPS 最主要的病理生理改变之一,表现为大量的前毛细血管扩张,肺底动静脉交通支开放与形成,引起肺血流量和心输出量增加,导致肺内动静脉分流增加和通气/血流比例失调。此外,扩张的微血管增加了肺泡氧分子到红细胞血红蛋

白间的弥散距离,进一步损害肺换气功能。近来研究发现,低氧性肺血管重建和肺微血管新生亦是 HPS 发生发展的重要机制之一。

(二)临床表现及诊断标准

HPS 进展较为缓慢,早期多无明显自觉症状;约有 80% 因肝病就诊而无肺部症状主诉,随肝病进展出现以下表现(表 11-1):

表 11-1 肝肺综合征的临床特征表现

类型	症状
气体交换障碍	平卧呼吸、直立性低氧血症、氧饱和度降低
血管舒缩平衡失调	蜘蛛痣、杵状指 / 趾、发绀
高动力循环	食管静脉曲张,脾肿大,腹水,三尖瓣收缩期杂音,四肢潮红

1. 肝病表现(肝功能减退及门脉高压症状,如疲乏、纳差、食管静脉曲张、胃肠道出血、腹水、肝掌、脾肿大等);
2. 低氧血症(立位性缺氧);
3. 肺性骨关节病(杵状指 / 趾);
4. 神经系统损害(头痛、头晕、手足麻、脑水肿、颅内高压等)。

(三)诊断标准

1. 慢性肝病和 / 或合并门静脉高压;
2. 坐位吸空气情况下,$PaO_2 < 80mmHg$ 和 / 或 $P(A-a)O_2 \geqslant 15mmHg$($>65$ 岁老年人 $\geqslant 20mmHg$ 或其他年龄校正公式,见表 11-2);

表 11-2 肝肺综合征诊断标准及严重程度分级

项目	标准
气体交换异常	$P(A-a)O_2 > 10 + 0.43 \times [年龄 -20]$ mmHg,$PaO_2 < 80mmHg$
肺内血管扩张和肺内分流增加	增强超声心动图阳性或放射性肺灌注扫描脑内摄取异常($\geqslant 6\%$)
肝脏疾病	门静脉高压,伴或不伴肝硬化
HPS 严重程度	
- 轻度	$PaO_2 \geqslant 80mmHg$;伴上述临床表现
- 中度	$60mmHg \leqslant PaO_2 < 80mmHg$;伴上述临床表现
- 重度	$60mmHg > PaO_2 > 50mmHg$;伴上述临床表现;需行原位肝移植
- 极重度	$PaO_2 \leqslant 50mmHg$

3. 合并肺内微血管扩张和肺内分流增加(经胸对比增强超声心动图或放射性肺灌注扫描阳性)。

(四)严重程度分级标准

1. **轻度**　$P(A-a)O_2 \geqslant 15mmHg$,$PaO_2 \geqslant 80mmHg$;
2. **中度**　$P(A-a)O_2 \geqslant 15mmHg$,$80mmHg > PaO_2 \geqslant 60mmHg$;
3. **重度**　$P(A-a)O_2 \geqslant 15mmHg$,$60mmHg > PaO_2 > 50mmHg$;
4. **极重度**　$P(A-a)O_2 \geqslant 15mmHg$,$PaO_2 \leqslant 50mmHg$。

(五)鉴别诊断

HPS 需与成人呼吸窘迫综合征、原有先天性心肺血管畸形或心脏疾病所致的低氧血症、慢性阻塞性肺源性心脏病所致肝脏疾病等鉴别。

二、治疗方式及预后

HPS 处理原则是在常规原发肝病治疗的基础上予以氧疗,预防和控制感染,维持水电解质平衡等对症治疗,并尽量维持 SpO_2 在 88% 以上。目前尚无治愈 HPS 的药物,仅有针对 HPS 病理生理改变为靶点的药物,如抑制一氧化氮合酶或减少一氧化氮的产生,使内皮素 -1 失活,以及治疗细菌移位和肺血管生成等,以改善 HPS 患者症状或减慢疾病进程,但效果欠佳。围手术期常用药物包括己酮可可碱(pentoxifylline,PTX)、亚甲蓝(methyleneblue,MB)、麦考酚酸吗乙酯(mycophenolate Mofeil,MMF)等。

肝移植是目前治愈 HPS 的唯一有效方法,HPS 患者在肝移植术后肺内分流和低氧血症得到明显改善。目前,多个肝移植中心已将 HPS 作为肝移植手术指征之一,多中心研究发现对 HPS 患者优先肝移植的策略大幅改善 HPS 患者移植后结局,但 $PaO_2 < 50mmHg$ 反而是肝移植手术禁忌。

三、HPS 患者围手术期麻醉管理

HPS 患者肺功能受损,通常伴有低氧血症,围手术期风险将显著增高。HPS 患者围手术期麻醉管理的重点是积极维持正常的动脉氧合。早期识别 HPS 患者,在围手术期进行针对性的肺保护策略和管理,对降低 HPS 患者围手术期肺部并发症及死亡风险具有重要的临床意义。

(一) 术前评估

除术前常规评估外,还需重点关注慢性肝病情况和肺部改变。HPS 严重程度的评估主要根据患者病史、坐位动脉血气结果、直立位氧饱和度、肺内分流程度,具体如下:

1. 患者基本情况评估

(1) 患者病史:肝病类型(病程长短、病毒拷贝数、是否抗病毒治疗)、是否合并肝肿瘤、是否合并原发心肺疾病等;

(2) 患者肝功能状况:Child-Pugh 评分(表 11-3)、MELD(终末期肝病模型)评分(表 11-4);

(3) 肝功能相关体征:肝掌、蜘蛛痣、杵状指、巩膜黄染、腹水、腹壁静脉扩张情况等。

表 11-3 Child-Pugh 肝功能分级

临床生化指标	1 分	2 分	3 分
肝性脑病(期)	无	1~2	3~4
腹水	无	轻度	中、重度
总胆红素(μmol/L)	<34	34~51	>51
白蛋白(g/L)	>35	28~35	<28
凝血酶原时间延长(s)	<4	4~6	>6

A 级:5~6 分 手术危险度小,预后最好,1~2 年存活率 85%~100%;

B 级:7~9 分 手术危险度中等,1~2 年存活率 60%~80%;

C 级:≥10 分 手术危险度较大,预后最差,1~2 年存活率 35%~45%。

表 11-4 MELD 评分系统

计算公式	MELD=3.78 × ln［TBIL(μmol/L)÷17.1］+ 11.2 × ln［INR］+9.57 × ln［Cr(μmol/L)÷ 88.4］+ 6.43	
意义	<15	可不考虑肝移植
	20~30	病死率 >30%
	30~40	病死率 >50%
	>40	病死率 >70%

TBIL:总胆红素;INR:国际标准化比值;Cr:血清肌酐;ln:自然对数。

2. HPS 相关评估

(1) 运动能力检查:六分钟步行试验;

(2) 动脉血气分析:患者保持坐位或半坐卧位(保持上半身直立,肺血流向肺底部)至少

5min,吸空气,从桡动脉获取动脉血进行血气分析;严重程度分级见表 11-2;

(3) 指脉氧饱和度:测患者保持坐位或半坐卧位及平卧位且吸空气时指脉氧饱和度,两种体位间至少间隔 5min;

(4) 肺内分流情况的影像学检查

1) 对比增强超声心动图(CEE):于患者手臂静脉处注入含大量微气泡的 10ml 生理盐水(9ml 生理盐水 +1ml 空气),利用超声探头经胸观察四腔心平面,若右室出现气泡后的 4~6 个心动周期后,左室/房出现微泡或云雾状影,则认为存在肺内分流。

2) 放射性肺灌注扫描:患者右侧肘静脉注入 ^{99m} 锝 - 多聚白蛋白后,进行肺和脑灌注扫描,若大脑对放射性核素的摄取 ≥6%,则提示肺内或心内分流。

(5) 胸部 X 线检查及肺功能检查

此检查可进一步排除原发心肺疾病。若患者肺功能检查提示 FEV1/ FVC <0.70 且 FEV1<80% 的预计值和或 FVC<70% 预计值,则排除 HPS 诊断。

(二) 术前准备

除肝硬化患者术前准备常规外,还需进行术前支持治疗:

1. 术前通过氧疗,保证脉搏氧饱和度在 88% 以上;

2. 术前维持内环境平衡,防止因水电解质紊乱引起肝性脑病;

3. 在麻醉前通常不纠正凝血功能缺陷,除非有活动性出血或严重凝血病的证据,如凝血酶原时间(PT)>20s;

4. 对导致低氧血症的胸膜渗出,必须行胸腔穿刺引流;

5. 术前用药:可口服苯二氮䓬类或肌注苯巴比妥钠 0.1g,阿托品或东莨菪碱 0.01mg/kg。

(三) 术中监测 HPS

患者因肝功能持续异常而存在长时间多系统紊乱的生理状态,麻醉管理应当特别注重调节并维持其全身各系统尽可能接近生理状态;并对患者进行多系统监测。在有条件的情况下,应当行有创动脉和肺动脉导管监测。此外,还需重视氧供需平衡、术中容量、颅内压及肺水肿的监测。

1. 无创监测

（1）心电图（ECG）监测：应同时显示 II 和 V5 导联，主要观察心律失常及 T 波变化情况。

（2）连续脉搏血氧饱和度监测：这是术中低氧敏感直观的指标。

（3）体温监测：主要监测中心体温，温度探头可放置在咽喉或食管上段。经肺动脉导管监测血温，还应监测环境温度。

（4）尿量监测：尿量是反映容量是否充足、微循环灌注是否理想的一项较为准确和客观的指标。患者入手术室后应留 Foley 尿管连接尿袋，准确记录每小时的尿量。

（5）呼吸功能及麻醉气体监测：其中以呼气末二氧化碳分压（$P_{ET}CO_2$）、肺顺应性（lung compliance，CL）和呼吸道峰压（Ppeak）观察结果为依据，及时调节麻醉机和呼吸参数，同时动态了解患者术中肺功能变化情况。

（6）中心血容量监测：该监测基于用心血管/胸腔阻抗原理，能较直接测定心血管/胸腔内的血容量，以指导容量治疗。

（7）麻醉深度（BIS）监测：术中维持 BIS 值 40~60，根据 BIS 值及时调整麻醉药剂量，避免血流动力学剧烈波动，同时降低苏醒延迟风险。

（8）床旁即时超声（POCUS）监测：便携式超声可帮助快速进行患者术中容量、颅内压和心肺状态的实时综合评估。

2. 有创监测

（1）直接动脉压监测：HPS 患者普遍合并高动力型血流动力学状态，术中循环可能发生急剧变化，需及时准确了解血流动力学改变。现多采用经皮桡动脉穿刺置管术进行实时动脉血压监测，有条件者可连续监测心排和外周阻力。

（2）中心静脉压监测：这是反映右心房及大静脉充盈压的客观指标，在术中可及时了解循环血容量的状态。

（3）心输出量监测：放置合适的 Swan-Ganz 漂浮导管、Vigileo 或 Picco，及时了解术中不同主要阶段的循环参数，包括心输出量、心脏指数、肺动脉压、肺毛细血管楔压、体及肺循环血管阻力和混合静脉血氧饱和度等参数的变化。

（4）血气分析：在术前和术中不同阶段的动脉血气分析，可帮助及时了解供氧、酸碱平衡及电解质变化情况。当混合静脉血氧饱和度<65%，可考虑启动体外膜肺支持。

（5）血细胞比容、微量血糖监测：指导术中输液容量和种类。

（四）麻醉处理

除凝血异常等特殊情况外，HPS 患者麻醉方式的选择多与手术类型有关，本指南主要关注 HPS 患者行全身麻醉的管理。

1. 麻醉诱导

（1）在麻醉诱导前需连接好各种监测设备，包括有创监测；

（2）腹水、活动性胃肠道出血或肝性脑病可造成胃排空延迟，麻醉诱导时发生误吸的风险很大。因此，有条件者应在麻醉诱导前行超声胃内容物评估，或诱导时应按饱胃患者处理，选择起效快、对循环抑制轻的药物，采用快速诱导或清醒气管插管等方法防止反流；

（3）若患者情况尚可，咪达唑仑（0.02~0.06mg/kg）、丙泊酚（1~1.5mg/kg）或依托咪酯（0.2~0.4mg/kg）是目前较好的快速起效的麻醉诱导药。芬太尼（3~5μg/kg）及苯磺酸阿曲库铵（0.4~0.6mg/kg）亦是较常用的药物；

（4）气管插管后，接麻醉机行机械通气，采用肺保护通气模式，具体见麻醉维持；

（5）按需置入胃管和导尿管；

（6）如有必要，经颈内静脉穿刺置入肺动脉导管和三腔中心静脉导管。

2. 麻醉维持

（1）对于麻醉药物的选择，考虑 HPS 患者肝肺改变及血流动力学特点，推荐半衰期短、不影响内脏血流的药物。相较苯二氮䓬类药物，更推荐丙泊酚；肌松药更推荐顺式阿曲库铵；吸入麻醉药更推荐对肝毒性和肝血流影响较小的药物，如七氟烷和地氟烷等。尽管肝功能受损和肺血管床扩张提示 HPS 患者所需吸入麻醉药的 MAC 值较普通患者低，但也有研究显示吸入麻醉药的使用对肝移植患者预后并无明显影响，HPS 患者麻醉期间个性化用药仍需进一步研究。

（2）通常采用丙泊酚 2~4mg/（kg·h）持续泵注，同时又具有抗氧化作用。芬太尼 2~4μg/（kg·h）持续泵注。术中间断注射咪达唑仑 0.02~0.04mg/kg 增强遗忘，减少术中知晓的发生可能。肌松剂多采用苯磺酸阿曲库铵 0.25~0.5mg/（kg·h）连续输注，此药特点为经血液霍夫曼清除，而不经过肝脏代谢。也可采用间断静注中短效或长效肌松药，维持肌肉松弛。

（3）肺保护策略：HPS 患者肺部病理改变为肺微血管扩张及新生、炎性细胞浸润、肺血管重构等。HPS 患者通气 / 血流比失调是其低氧血症的重要原因。大多数 HPS 患者主要为气体分布异常所致的通气 / 血流比失调，少数极重症患者可由缺氧性肺血管收缩受抑制而使肺部血流量增加，进一步加重通气 / 血流比失调。术中推荐采取肺保护性通气策略，即小潮气量合并呼气末正压（Positive End Expiratory Pressure，PEEP）通气以改善通气 / 血流比。机械通气诱发肺损伤可引起肺泡过度膨胀和其他肺泡不张；理想的 PEEP 可使不张肺泡膨胀，同时避免过度膨胀。一般以准静态 P-V 曲线低处转折点压力高 2.0~3.0cmH$_2$O 作为最佳 PEEP，常使用 3~5cmH$_2$O 的 PEEP 减少术后局部肺不张。建议采用压力通气模型，潮气量 6~8ml/kg，吸呼比 1∶1.5，呼吸频率为 12~20 次 /min，维持 SpO$_2$ 在 97% 以上（争取氧合指数 >300mmHg），同时辅以 PEEP，尽可能维持动脉血气和肺功能等参数在正常范围。

（4）术中液体管理：通过容量监测合理进行液体管理，注意避免容量过负荷，可行适度利尿，以免增加术后肺水肿导致的低氧血症。如果合并低蛋白血症，建议将蛋白调整到 30g/L 以上，且晶胶比不超过 1∶2。

（五）术后处理

1. HPS 患者术后可能发生氧合指数恶化，故 HPS 患者延迟拔管或拔管后面罩吸氧，直至氧合好转是可以接受的，但需注意呼吸机相关肺损伤及肺炎的发生。同时，可以利用仰卧头低位（头低 10°）和连续侧向旋转体位，可能对改善患者氧合有益，但需特别注意仰卧头低位引起的误吸风险。对接受肝移植手术的重度 HPS 患者，可考虑使用 ECMO 技术桥接以减少机械通气时间。

2. HPS 患者术后疼痛管理应减少阿片类药物用量，不存在神经阻滞禁忌时，可尝试多模式镇痛，以减少阿片类药物相关呼吸抑制的发生。非甾体类药物推荐 COX2 抑制剂，在镇痛的同时可一定程度上逆转 HPS 引起的低氧血症。

3. HPS 患者术后肺部并发症发生风险较其他肝硬化患者高。术后除防止容量过负荷外，还应密切关注肺部情况，及时发现肺部并发症，如胸腔积液、肺炎等，并早期处理防止肺功能进一步恶化。

4. 鼓励患者积极进行肺功能锻炼，加速康复。

四、结　语

HPS 患者术后肺部并发症和死亡风险升高，术前诊断、评估 HPS 和围手术期管理已逐渐引起麻醉科医师的重视。了解 HPS 的病理生理变化，熟悉手术步骤，掌握手术不同时期、麻醉药物、通气模式对 HPS 患者供氧和血流动力学的影响，连续监测和定时采集血样分析指导麻醉，术中正确的药物使用、循环血容量和呼吸通气管理模式的优化管理，以维持良好的供氧和血流动力学稳定，是 HPS 患者手术麻醉成功的关键。

参 考 文 献

[1] GUPTA D, VIJAYA D R, GUPTA R, et al. Prevalence of hepatopulmonary syndrome in cirrhosis and extrahepatic portal venous obstruction [J]. Am J Gastroenterol, 2001, 96 (12): 3395-3399.

[2] SCHENK P, FUHRMANN V, MADL C, et al. Hepatopulmonary syndrome: prevalence and predictive value of various cut offs for arterial oxygenation and their clinical consequences [J]. Gut, 2002, 51 (6): 853-859.

[3] SCHENK P, SCHONIGER-HEKELE M, FUHRMANN V, et al. Prognostic significance of the hepatopulmonary syndrome in patients with cirrhosis [J]. Gastroenterology, 2003, 125 (4): 1042-1052.

[4] RODRIGUEZ-ROISIN R, KROWKA M J. Hepatopulmonary syndrome--a liver-induced lung vascular disorder [J]. N Engl J Med, 2008, 358 (22): 2378-2387.

[5] UMEDA N, KAMATH P S. Hepatopulmonary syndrome and portopulmonary hypertension [J]. Hepatology Research, 2009, 39 (10): 1020-1022.

[6] SCHRAUFNAGEL D E, MALIK R, GOEL V, et al. Lung capillary changes in hepatic cirrhosis in rats [J]. Am J Physiol, 1997, 272 (1): 139-147.

[7] GOMEZ F P, MARTINEZ-PALLI G, BARBERA J A, et al. Gas exchange mechanism of orthodeoxia in hepatopulmonary syndrome [J]. Hepatology, 2004, 40 (3): 660-666.

[8] HOEPER M M, KROWKA M J, STRASSBURG C P. Portopulmonary hypertension and hepatopulmonary syndrome [J]. Lancet, 2004, 363 (9419): 1461-1468.

［9］ZHANG J，LUO B，TANG L，et al. Pulmonary angiogenesis in a rat model of hepatopulmonary syndrome ［J］. Gastroenterology，2009，136（3）：1070-1080.

［10］ROCHON E R，KROWKA M J，BARTOLOME S，et al. BMP9/10 in Pulmonary Vascular Complications of Liver Disease［J］. Am J Respir Crit Care Med，2020，201（12）：1575-1578.

［11］RAEVENS S，M. B FALLON. Potential Clinical Targets in Hepatopulmonary Syndrome：Lessons From Experimental Models［J］. Hepatology，2018，68（5）：2016-2028.

［12］RAEVENS S，GEERTS A，PARIDAENS A，et al. Placental growth factor inhibition targets pulmonary angiogenesis and represents a therapy for hepatopulmonary syndrome in mice［J］. Hepatology，2018，68（2）：634-651.

［13］OWEN N E，ALEXANDER G J，SEN S，et al. Reduced circulating BMP10 and BMP9 and elevated endoglin are associated with disease severity，decompensation and pulmonary vascular syndromes in patients with cirrhosis ［J］. EBioMedicine，2020，56：102794

［14］MARTINEZ G，BARBERA J A，NAVASA M，et al. Hepatopulmonary syndrome associated with cardiorespiratory disease［J］. J Hepatol，1999，30（5）：882-889.

［15］SWANSON K L，WIESNER R H，KROWKA M J. Natural history of hepatopulmonary syndrome：Impact of liver transplantation［J］. Hepatology，2005，41（5）：1122-1129.

［16］FALLON M B，KROWKA M J，BROWN R S，et al. Impact of hepatopulmonary syndrome on quality of life and survival in liver transplant candidates［J］. Gastroenterology，2008，135（4）：1168-1175.

［17］PALMA D T，PHILIPS G M，ARGUEDAS M R，et al. Oxygen desaturation during sleep in hepatopulmonary syndrome［J］. Hepatology，2008，47（4）：1257-1263.

［18］SILVERIO A O，GUIMARAES D C，ELIAS LF，et al. Are the spider angiomas skin markers of hepatopulmonary syndrome［J］. Arquivos de gastroenterologia，2013，50（3）：175-179.

［19］SOULAIDOPOULOS S，CHOLONGITAS E，GIANNAKOULAS G，et al. Review article：Update on current and emergent data on hepatopulmonary syndrome［J］. World J Gastroenterol，2018，24（12）：1285-1298.

［20］RODRIGUEZ-ROISIN R，KROWKA M J，HERVE P，et al. Pulmonary-Hepatic vascular Disorders（PHD）［J］. Eur Respir J，2004，24（5）：861-880.

［21］RODRIQUEZ-ROISIN R，KROWKA MJ，HERVE P，FALLON M B. Highlights of the ERS Task Force on pulmonary-hepatic vascular disorders（PHD）［J］. J Hepatol，2005，42（6）：924-927.

［22］KAWUT S M，ELLENBERG SS，KROWKA M J，et al. Sorafenib in Hepatopulmonary syndrome：a randomized，double-blind，placebo-controlled trial［J］. Liver Transpl，2019，25（8）：1155-1164.

［23］FAUCONNET P，KLOPFENSTEIN C E，SCHIFFER E. Hepatopulmonary syndrome：the anaesthetic considerations［J］. European journal of anaesthesiology，2013，30（12）：721-730.

［24］JIN X，SUN B，SONG J，et al. Time-dependent reversal of significant intrapulmonary shunt after liver transplantation［J］. Korean J Intern Med，2019，34（3）：510-518.

［25］RAEVENS S，ROGIERS X，GEERTS A，et al. Outcome of liver transplantation for hepatopulmonary syndrome：a Eurotransplant experience［J］. Eur Respir J，2019，53（2）：1801096-2018.

［26］FORDE K A，FALLON M B，KROWKA M J，et al. Pulse oximetry is insensitive for detection of hepatopulmonary syndrome in patients evaluated for liver transplantation ［J］. Hepatology，2019，69（1）：270-281.

［27］KROWKA M J，FALLON，M B，KAWUT，et al. International Liver Transplant Society Practice Guidelines ［J］. Transplantation，2016，100（7）：1440-1452.

［28］GUPTA S，CASTEL H，RAO RV，et al. Improved survival after liver transplantation in patients with hepatopulmonary syndrome［J］. Am J Transplant，2010，10：354-363.

［29］STARCZEWSKA M H，MON W，SHIRLEY P. Anaesthesia in patients with liver disease［J］. Curr Opin Anaesthesiol，2017，30（3）：392-398.

［30］BARON-STEFANIAK J，GOTZ V，ALLHUTTER A，et al. Patients undergoing orthotopic liver transplantation require lower concentrations of the volatile anesthetic sevoflurane［J］. Anesth Analg，2017，125（3）：783-789.

［31］KIM J A，LEE J J，KIM C S，et al. Does general anesthesia with inhalation anesthetics worsen hypoxemia in patients with end-stage liver disease and an intrapulmonary shunt［J］. Transplantation Proceedings，2011，43（5）：1665-1668.

［32］NAGRAL A，NABI F，HUMAR A，et al. Reversal of severe hepatopulmonary syndrome in congenital hepatic fibrosis after livingrelated liver transplantation［J］. Indian J Gastroenterol，2007，26（2）：88-89.

［33］MEYERS C，LOW L，KAUFMAN L，et al. Trendelenburg positioning and continuous lateral rotation improve oxygenation in hepatopulmonary syndrome after liver transplantation［J］. Liver Transplant Surg，1998，4（6）：

510-512.

[34] LIU C,GAO,J,CHEN,B,et al. Cyclooxygenase-2 promotes pulmonary intravascular macrophage accumulation by exacerbating BMP signaling in rat experimental hepatopulmonary syndrome [J]. Biochem

Pharmacol,2017,138:205-215.

[35] TANG X,LIU C,CHEN L,et al. Cyclooxygenase-2 regulates HPS patient serum induced-directional collective HPMVEC migration via PKC/Rac signaling pathway[J]. Gene,2019,692:176-184.

12 成人肝脏移植围手术期麻醉管理专家共识

王勇　杨璐（共同执笔人）　杨立群　杨建军　罗爱林　祝胜美（共同负责人）

姚永兴（共同执笔人）　黄文起（共同负责人）　喻文立　喻红辉

目　录

肝脏移植是治疗终末期肝病唯一确切的方法。目前我国每年实施的肝脏移植手术接近5 000例，临床应用已趋近成熟。肝脏移植手术操作复杂、耗时长、创伤大，除外科操作相关因素外，麻醉及围手术期管理也对术后并发症的产生及受者生存率有着重要影响。受者全身一般情况常较差或并存其他疾病，抗、促凝系统的失衡及术中出血，无肝前期、无肝期、新肝期各具特点的病理生理及循环改变，均增加肝脏移植围手术期麻醉管理的难度。同时，由于供体器官短缺导致扩大潜在供体技术的持续兴起，再加上等待肝脏移植的患者年龄跨度较大，因此在这些复杂患者的围手术期管理中麻醉科医师的作用显得愈发重要。

一、与肝脏功能衰竭相关的病理生理改变

无论何种原因引起的慢性或急性肝脏损害，一旦出现肝脏功能失代偿，都会导致多个器官及系统的病理生理改变。

（一）心血管系统

心脏功能与肝脏功能之间存在相互依存关系。在肝硬化患者中可能会出现独特的心脏问题。此外，一些全身性疾病可同时引起肝脏和心脏功能异常，如酒精中毒可同时导致肝硬化和心肌病。

1. 心脏功能障碍　大多数终末期肝病患者表现出特征性的血流动力学变化：心指数增加和

外周血管阻力（SVR）降低的高动力循环状态。这种病理生理变化可以激活肾素-血管紧张素系统，通过增加血容量来维持平均动脉压和肾脏灌注，同时也存在交感神经系统的活性增强和循环中儿茶酚胺水平的升高。这种变化往往会掩盖心室功能不全的情况。

部分肝脏移植患者术前合并肝硬化性心肌病，表现为心血管系统对应激的反应能力降低。虽然在静息状态下表现为心脏收缩功能正常甚至增强，这些患者往往存在潜在的心肌变力性和变时性异常、心室的收缩和舒张功能不全、QT 间期延长以及心肌电机械偶联异常等。

2. 冠状动脉性心脏病　有数据显示，在行肝脏移植的患者中有 5%~26% 合并冠心病（coronary artery disease，CAD）。存在 CAD 的患者移植后 3 年的存活率可低至 50%，而术中死亡率可达 12.5%。随着老年和肥胖患者的增加，移植前合并 CAD 的患者比率也将明显上升。

3. 门脉性肺动脉高压症　门脉性肺动脉高压（portopulmonary hypertension，POPH）是指平均肺动脉压在静息时 >25mmHg 或运动时 >30mmHg，肺血管阻力升高 >240dyn/（s·cm^{-5}）且肺动脉楔压正常或 <15mmHg。在等待肝脏移植的患者中，POPH 的发病率为 2%~10%。POPH 分为轻度（25~35mmHg），中度（35~45mmHg）或重度（>45mmHg）。对于合并轻度 POPH 的患者，围手术期风险似乎没有增加，而合并中度和重度 POPH 的患者围手术期相关死亡率增加。

（二）呼吸系统

大多数患有终末期肝病的患者都有呼吸困难。晚期肝病可能通过多种机制对呼吸功能产生不良影响。此外，许多肝移植受体都是吸烟者，容易发生与肝脏疾病无直接关联的肺部病变。

1. 肝肺综合征　肝肺综合征（hepatopulmonary syndrome，HPS）是指慢性肝病患者同时伴发肺血管扩张和肺内分流增加的综合征。临床表现低氧血症以及相关的症状与体征，可概括为肝病-肺血管扩张-低氧血症三联症。肺血管扩展导致 V/Q 比例失调及肺内分流增加是发生 HPS 的两个重要机制。HPS 的严重程度可根据吸空气时的动脉血氧水平进行分类：60~80mmHg 为轻度，50~60mmHg 为中度，<50mmHg 为重度。当吸空气，PaO$_2$≤44mmHg 时，术后死亡率将明显增加。

2. 肝性胸水　在肝硬化患者中，若胸腔积液超过 500ml，在排除了由心肺或胸膜疾病引起的前提下，则称为肝性胸水。这种并发症被认为是腹水通过小的膈肌缺损迁移而引起的，多达 10% 的腹水患者可并发肝性胸水，通常为右侧。患者可表现为呼吸短促或咳嗽，并伴有低氧血症。

（三）中枢神经系统

慢性肝病患者通常会出现肝性脑病（hepatic encephalopathy），症状以轻度运动失调和行为改变为主。而在急性肝衰竭中，肝性脑病常伴有脑水肿，研究发现在急性肝功能衰竭引起的严重肝性脑病患者中，超过 65% 的患者会出现脑水肿和不同程度的颅内高压，而这在慢性肝衰竭的患者中很少见。

（四）泌尿系统

急性肾损伤是晚期肝硬化的常见并发症，肝功能障碍和肾功能异常之间存在很强的关联性，最严重的一种形式被称为肝肾综合征（hepatorenal syndrome，HRS）。HRS 是一种可逆性功能性的肾功能损害，常发生于晚期肝硬化患者或暴发性肝功能衰竭患者，其特征是在没有其他肾衰竭原因的情况下肾小球滤过率和肾血流量显著降低。HRS 的病理生理改变特点是强烈的肾血管收缩并伴有外周动脉血管扩张。

（五）血液系统

肝脏移植的患者术前凝血功能存在巨大差异，从凝血功能正常（肝细胞癌）到严重异常（暴发性肝衰竭）都可能发生。急性或慢性肝功能不全患者术前有不同程度的凝血功能异常，凝血酶原时间（PT）、国际标准化比值（INR）以及活化部分凝血活酶时间（APTT）均可延长。此外，由于脾脏肿大导致血小板减少，或血小板数量正常甚至增加但功能下降，也是导致凝血功能障碍的重要原因。在严重的肝脏功能衰竭的患者中，其促凝血因子和抗凝血因子均降低，凝血功能会出现一种脆弱的"再平衡"的现象。这种现象意味着凝血功能处于一种狭窄的平衡状态，凝血系统极不稳健，因此患者可能同时出现异常出血或血栓形成。此外肝功能衰竭和消化道出血的患者常伴有轻到中度的贫血。

（六）营养代谢障碍与水电解质、酸碱平衡紊乱

肝脏移植患者术前可表现出不同程度的水电解质、酸碱平衡与营养代谢功能紊乱。晚期肝病者伴有明显的营养代谢障碍：①糖耐量差，血糖升高，而严重者血中胰岛素水平升高，在糖原异生能力差及内分泌作用下可发生低血糖症。②血浆蛋白合成减少，特别是白蛋白合成减少，产生低蛋白血症，一方面使血浆胶体渗透压下降，导致水肿；另一方面白蛋白所担负的多种物质的运输功能也受到影响。③对药物的吸收与代谢异常，因消化道水肿、淤血，口服吸收甚差；药物的分布与蛋白结合低，代谢降解力弱，常导致血药相对浓度增高，以药效延迟及耐受性差为特征。

与此同时体内水电解质也会发生紊乱，如低钠血症、水潴留、低钾血症、低钙血症和低镁血症。酸碱平衡失常与肝脏损害的严重程度有关，包括呼吸性碱中毒和代谢性酸中毒，后者可能由乳酸、丙酮酸盐、乙酰乙酸盐、枸橼酸盐、琥珀酸盐、延胡索酸和游离脂肪酸等堆积所致。

二、术前评估与准备

肝脏移植手术的麻醉管理对麻醉科医师来说是一项巨大的挑战。手术时间冗长、血流动力学干扰、容量的交换、凝血功能异常、复杂的代谢和电解质紊乱和多器官衰竭都需要麻醉科医师做好充分的术前评估和准备，以应对围手术期复杂的变化，努力改善患者预后。

（一）肝病严重程度评估

Child-Turcotte-Pugh（CTP）评分在临床仍广泛用于判断患者肝病的严重程度（表 12-1）。CTP评分取决于血清白蛋白水平、血清胆红素水平、INR、PT 延长秒数、腹水和肝性脑病的严重程度，所有指标得分总和即为 CTP 评分。终末期肝病模型（model for end-stage liver disease，MELD）评分是 Kamath 等采用血清肌酐、总胆红素、INR 及肝病原发病因作为参数，通过数学公式计算得分。该评分系统简便可行、重复性好，较客观地反映终末期肝病患者病情严重程度。MELD 评分适用于年龄 ≥12 岁的患者，而 <12 岁的患者可采用儿童终末期肝病评估程式（pediatric end-stage liver disease model，PELD），PELD 与 MELD 相似，并把患儿的年龄和生长障碍也整合入公式内（表 12-2）。MELD 评分越高表示疾病越严重。ΔMELD 是 30d 内同一患者的 MELD 评分差值，ΔMELD≤0 表明该患者肝脏病变好转或相对稳定，ΔMELD>0，表明患者的肝脏病变加重，应尽快进行肝脏移植。

（二）常规检查与评估

术前患者应进行全身基本情况筛查。常规检测可能包括以下内容：全血细胞计数；肝功能、肾功能和电解质；凝血功能（PT、INR、APTT 和 Fib）；病毒学检查（甲型、乙型、丙型肝炎、巨细胞病毒、EB 病毒、单纯疱疹病毒、HIV 和水痘带状疱疹病毒）；血型和抗体筛查；动脉血气（存在低氧饱和度）；12 导联心电图；胸部 X 线（前后位和侧位）；经胸超声心动图；肺功能检查（有吸烟史或有肺部疾病史）。

表 12-1　Child-Turcotte-Pugh 评分系统

项目	分值		
	1	2	3
白蛋白（g/dl）	>3.5	2.8~3.5	<2.8
胆红素（mg/dl）	<2	2~3	>3
INR	<1.7	1.7~2.3	>2.3
PT 延长秒数（s）	<4	4~6	>6
腹水	无	轻微	中等
肝性脑病	无	1~2 级	3~4 级

A 级：<7 分；B 级：7~9 分；C 级：>9 分；INR：国际标准比。

表 12-2　MELD 和 PELD 评分系统

$$MELD = 10 \times [0.957 \times LN(肌酐\ mg/dL)$$
$$+0.378 \times LN(总胆红素\ mg/dL)$$
$$+1.12 \times LN(INR)$$
$$+0.643 \times (病因学：胆汁淤积型或酒精性肝硬化 =0，其他原因 =1)]$$

$$PELD = 0.436 \times 年龄（<1\ 岁 =1，其他 =0）$$
$$-0.687 \times LN(白蛋白\ g/dL)$$
$$+0.480 \times LN(总胆红素\ mg/dL)$$
$$+1.857 \times LN(INR)$$
$$+0.667 \times (生长障碍：< 正常标准差 2 倍 =1，其他原因 =0)$$

（三）特殊检查与评估

术前合并心血管疾病是肝脏移植患者 1 年内

死亡的主要风险因素。因此建议年龄 >50 岁的患者、有心脏病临床症状或家族史的患者、或有糖尿病的患者,术前应重视心功能的检查与评估,如进行多巴酚丁胺负荷超声心动图检查或心肌显像。

1. 如果经胸超声心动图怀疑存在肺动脉高压的,应进行右心导管检查以评估肺动脉血管阻力和排除肺动脉高压综合征。

2. 有明显的呼吸困难或低氧血症的患者需要评估是否存在肝肺综合征,使用右心声学造影(气泡试验)是一种敏感和无创的诊断方法。

3. 如果患者精神状态发生改变,则提示应行颅脑 CT 以评估是否存在颅内出血、有无脑疝以及脑水肿的程度。

4. 如果术中考虑行肾替代治疗(如连续静脉血液滤过),则应事先请肾病科医师会诊。

(四)术前访视

患者入院后,由肝脏移植专科的麻醉科医师按照医疗常规,在术前 1 天至数天到患者病房访视对病情做出充分评估,开具必要的检查项目,调整术前用药方案,与术者进行沟通,和患者及其家属充分交流并签署麻醉知情同意书。手术开始前 2h 通知具体负责该例肝脏移植的麻醉科医师。手术开始前 1.5h 将患者送入确定的肝脏移植手术间。

(五)术前用药

1. **预防性抗感染** 肝脏移植手术时间长、创伤大,术中需使用免疫抑制剂,故预防性抗感染治疗尤为重要。术前 1h 常规给予抗生素,可联合使用抗真菌药物。

2. **镇静、抗焦虑** 移植受者常紧张、焦虑,术前可运用药物改善患者情绪。终末期肝病患者对作用于中枢神经系统的药物格外敏感,有明显肝性脑病症状的患者应避免运用中枢神经系统抑制药物,尤其是苯二氮䓬类药物。右美托咪定作为一种高选择 α_2 受体激动剂,可在有效镇静、抗焦虑的同时降低移植术后认知功能障碍的发生率,可酌情选用。

3. **其他** 由于大多数肝脏移植患者麻醉诱导时均存在"饱胃"的顾虑,因此术前应考虑运用抑酸剂如奥美拉唑等。对于凝血功能异常的患者,术前用药应避免使用肌注方式。

(六)麻醉前准备

1. 患者入手术室时的室温应为 25~26 ℃,准备变温水毯、输液加温仪、对流加温装置、加压输液装置等。

2. 除颤仪。

3. 配备床旁血气、血糖、电解质和凝血功能监测设备。

4. 准备充足的血液制品,包括浓缩红细胞、新鲜冰冻血浆、冷沉淀和血小板。

5. 药品准备:除麻醉药品外,抗生素、肾上腺素 20μg/ml、去甲肾上腺素 20μg/ml、多巴胺 2mg/ml、阿托品、麻黄碱、钙剂、葡萄糖、胰岛素、氨甲环酸、利多卡因、特利加压素等也需根据具体情况备妥。

三、术中麻醉管理

(一)麻醉方式及药物选择

麻醉诱导前应尽量在上肢建立一条不小于 16G 的外周静脉通道。术中至少建立 1 条膈肌水平以上双腔中心静脉通道,所有通道输液速度总和应不小于 500ml/min。

全身麻醉或全身麻醉联合区域神经阻滞均可用于肝脏移植手术。考虑到终末期肝病患者常伴凝血功能障碍,联合椎管内阻滞仍需全面评估后谨慎选择。在满足镇静、镇痛、肌松等基本手术条件下,联合麻醉能有效减轻手术应激,减少阿片类药物及丙泊酚的用量。

肝脏移植患者多有呼吸功能受损,麻醉诱导前应充分预给氧。多数肝移植患者伴腹水,胃内压增高,且终末期肝病患者胃排空延迟,肠胀气,反流误吸风险增加。诱导前准备好吸引设备,并按压环状软骨行快速序贯诱导。

丙泊酚是当前最常用的静脉麻醉药物之一,其优势主要为起效时间短、苏醒迅速且完全、持续给药情况下药效较少蓄积等。丙泊酚在肝脏缺血-再灌注损伤中具有保护作用,且对改善肝门阻断后缺血损伤的作用强于异氟烷。常用于麻醉维持的吸入麻醉药包括异氟烷、地氟烷、七氟烷等,体内代谢率均较低,可安全应用于肝移植。七氟烷对受者的器官保护作用并不弱于丙泊酚,但需注意其 MAC 值低于肝功能正常者。肌松药方面,罗库溴铵因其起效快而可用于麻醉诱导,而阿曲库铵和顺式阿曲库铵在人体内代谢较少依赖于肝脏,故可优先选择用于术中肌松维持。阿片类药物方面,舒芬太尼除镇痛效果强于芬太尼外还具有更好的血流动力学稳定性,但二者代谢均依赖于肝功能,大剂量使用芬太尼将对肝功能产生损害。瑞芬太尼起效快,作用时间短,消除不依赖肝脏,其药代动力学在肝脏移植受体中并未发生明显变化,与其他芬太尼类似物明显不同,瑞芬太尼还可减轻肝脏的缺血再灌注损伤,在近几年得到了广泛的应用。

(二) 术中监测

肝脏移植麻醉过程要求对各项生命体征及内环境指标进行实时、甚至连续监测。所有有创监测的建立必须严格遵循无菌操作原则。

必备监测项目:

1. 5 导联 ECG;

2. ABP 监测;

3. SpO_2;

4. CVP;

5. 呼末二氧化碳 ($EtCO_2$);

6. 氧浓度及吸入麻醉药浓度监测;

7. 中心体温;

8. 血气分析(pH 值、电解质、血红蛋白、血乳酸、血糖及 BE 值等);

9. 凝血功能监测(快速凝血四项或血栓弹力图监测);

10. 血液动力学监测(Swan-Ganz 导管或脉搏指示连续心输出量监测(PiCCO));

11. 镇静深度监测(BIS 或 Narcotrend 等)。

建议使用的监测项目:

1. 肌松监测;

2. 经食管超声心动图监测(TEE);

3. 脑氧饱和度监测;

4. 术中多普勒肝血流监测。

(三) 术中管理

肝移植一般分为三个阶段:病肝分离期(无肝前期)/肝脏游离期:包括粘连分离和搬动肝脏;无肝期:包括切除肝脏和植入供肝;新肝(再灌注期):包括几个吻合口的操作、止血以及关腹。

1. 无肝前期　无肝前期指从切皮开始至肝动脉、门静脉结扎。这一时期麻醉科医师将面临

的问题包括:分离和切除肝脏过程中的出血、门脉高压、血小板减少和凝血功能紊乱,因此常出现大量失血,同时大量腹水引流和 / 或血管压迫而导致的血流动力学不稳定。此外,在这个时期常出现低体温、高血糖和少尿。

失血是无肝前期最显著的问题之一,尤其是在术前有上腹部手术史(肝肿瘤切除术、脾切除术以及门脉高压手术治疗等)、自发性细菌性腹膜炎、肝脏肿瘤介入治疗后的患者,腹腔粘连严重导致手术分离困难、创面巨大、失血量明显增加。低中心静脉压(low central venous pressure,LCVP)(3~4cmH_2O)技术会对减少失血量有所帮助。

术前凝血功能异常也是导致失血增加的重要因素,因此根据凝血功能监测的结果以及术野的凝血状态进行针对性的凝血功能调节是这一时期麻醉管理的关键,影响到整个术中的麻醉管理效果甚至患者的预后。

循环波动也是这一时期常见的问题,除了与麻醉深度、失血相关外,腹水引流是导致循环波动的重要原因。腹水引流时应注意引流速度,除适当补液外,血管收缩剂(如去甲肾上腺素)通常需要从麻醉诱导就开始持续使用,另外血管加压素对门静脉高压症和腹水患者的扩张内脏血管床具有良好的收缩作用。

保温也是这一时期麻醉管理的重要工作之一,应采取有效措施预防低体温的发生,目标是确保患者在进入无肝期时核心体温 >36℃。

通过及时的血气监测来指导内环境的调节,以维持稳定的血红蛋白、血糖和电解质。

2. 无肝期　无肝期指从门静脉结扎至门静脉复流,此阶段通常持续 30~90min。这一时期的主要问题是下腔静脉钳闭所导致的低血压,由于手术方式的不同而致静脉阻断的程度也不尽相同,因此血流动力学的变化也有所不同。此外在这个时期将遇到各种代谢紊乱,包括代谢性酸中毒、输血后低钙血症、凝血功能紊乱、低体温和肾功能异常等。

这一时期由于下腔静脉阻断,回心血量可降低 50%~60%,表现为 CI、MAP、PCWP 及 CVP显著下降,而 HR、体循环阻力指数和肺循环阻力指数明显增加。如术野无明显出血,应采用"血管活性药物为主、输液为辅"的策略来维持MAP>60mmHg。阻断即刻若 MAP 显著下降,可予去甲肾上腺素 10~20μg 静注,必要时重复。后

续可予少许升压药持续泵注维持血压,如多巴胺、去甲肾上腺素和 / 或肾上腺素。控制此阶段的液体输入总量,500~1 000ml 即可,以避免在供体复流后出现 CVP 过度升高。液体种类应以血制品和白蛋白为主,既可以有效扩容又可以再次调节凝血功能以应对供体复流期出现的凝血功能紊乱,应谨慎选择人工胶体。

内环境最显著的变化是肝脏乳酸代谢能力的丧失和血浆乳酸的升高以及血浆 pH 的降低,其程度与无肝期时间长短相关。若无肝期时间较长,酸中毒明显,应使用碳酸氢钠纠正。由于血制品的输注,大多数患者血钙降低。

由于 MAP 降低,下腔静脉压力增高,肾灌注降低,肾小球滤过降低,大多数患者在无肝期表现为无尿。此时不首选使用利尿药,而应通过血管活性药的应用和适当的容量补充来维持肾脏灌注。

由于缺乏肝脏产热以及冰冷供体器官的置入,大面积长时间的腹腔暴露,在无肝期中心体温可下降 2~3℃,应重视各种保温措施得到确实有效地执行。

3. 新肝期 这个阶段开始于肝移植物的再灌注(通常在完成下腔静脉和门静脉吻合术之后)至皮肤缝合并将患者转移到 ICU。这个阶段的手术操作主要是肝移植物在下腔静脉和门静脉吻合完成恢复灌注后,再序贯完成肝动脉及胆管吻合。麻醉科医师在此期间重要任务是积极应对患者的病理生理变化以优化移植物存活的条件。

再灌注后综合征(post reperfusion syndrome, PRS)是新肝期最重要的麻醉管理问题,其特征包括显著的心血管功能障碍,心输出量减少,严重的低血压,心动过缓,肺动脉压升高,肺毛细血管楔压升高和 CVP 压升高,严重时甚至发生心搏骤停。PRS 的机制复杂,目前尚不完全清楚,应做好充分的应对准备,预防严重并发症的发生。

经过 PRS 导致的循环抑制后,多数肝移植患者循环为高血流动力学状态,表现为心输出量增高,外周血管阻力降低。可根据循环监测的数据来指导补液和选择血管活性药及调节血管活性药的剂量。当发生与容量无关的循环不稳定时,可能与外周血管扩张及心功能收缩功能下降有关,可使用去甲肾上腺素和 / 或肾上腺素支持循环功能。

无论患者之前凝血功能是否正常,在此期均可出现凝血功能迅速下降,应根据血气分析和凝血功能监测结果,将血红蛋白水平维持在 80~100g/L 之间,并有针对性使用抗纤溶药物,补充凝血物质,如血小板、新鲜冰冻血浆、冷沉淀、纤维蛋白原和凝血酶原复合物等。

进入此期后,肾脏泌尿功能逐渐恢复,如发生无尿或少尿,应分析原因进行对症治疗。在保证适当的容量状态下,可使用血管活性药适当提高 MAP 和增加胶体渗透压以提高肾的灌注压,增加肾小球滤过率,并及时运用利尿剂。

在新肝早期,内环境会发生剧烈变化。复流前外科医师会使用白蛋白或血浆通过门静脉系统冲洗供肝,因此复流后的高钾血症已不常见,但仍需警惕。血乳酸升高是复流后发生酸中毒的主要原因,如果 pH<7.20 应使用碳酸氢钠进行纠正。复流后常见血糖升高,这可能与循环剧烈波动导致的应激增加和新肝功能尚未恢复有关,当血糖 >12mmol/L 时应积极使用胰岛素处理。

再灌注后的几分钟内,患者核心体温会下降约 0.5~1℃,而在此之后,核心温度的回升可被视为新肝功能开始恢复的重要标志。此外,酸碱状态的改善、血糖水平的稳定以及胆汁的产生和新肝呈现的"健康颜色"都是肝脏功能恢复的迹象。

(四) 术中特殊问题的麻醉管理

1. 凝血功能的调节 大多数肝脏移植患者存在凝血功能异常。在手术期间,由于稀释、肝素效应、纤维蛋白溶解、失血、低钙血症和体温过低等因素,患者的凝血状态有可能迅速恶化。如不及时处理,大量失血会导致循环崩溃、内环境紊乱,进而造成重要器官功能损害,预后不良。此外,围手术期血制品输注亦为影响患者预后的重要危险因素。因此,在肝脏移植麻醉管理的全过程中均应重视凝血功能的调控,建立"以调节凝血功能为核心"的麻醉管理理念。

(1)术前应积极治疗凝血因子不足,力争在手术开始前或手术开始初期输注新鲜冰冻血浆将患者的凝血功能调节至正常或接近正常的范围。

(2)术中应该根据凝血功能监测的结果和术野的凝血状况,使用血制品对凝血功能进行针对性的处理,同时应避免盲目大量使用血制品。

(3)药物治疗建议补充足够的纤维蛋白原和凝血酶原复合物,及时运用抗纤溶药物,如氨甲环酸等。

（4）维持体温在正常范围。

（5）避免出现严重酸中毒（pH<7.10）。

2. 血流动力学监测与管理 终末期肝病患者术前常处于凝血功能障碍、代谢紊乱、心功能代偿能力下降及高动力循环伴低血容量的状态。术中无肝前期大量放腹水及手术搬动肝脏阻断静脉回流可影响循环，若合并门脉高压则术中更易出血，加剧血压变化；无肝期夹闭门静脉及下腔静脉可使心输出量骤降，出现血压降低伴心率增快；新肝期再灌注过程中，大量酸性产物、炎性因子等进入体循环，影响心血管舒缩功能，引起外周血管阻力下降，甚至出现再灌注后综合征。肝移植术中循环变化剧烈，再叠加上麻醉药物的影响，循环管理变得愈发复杂和困难。无肝前期可在保证有效组织灌注的前提下采用 LCVP 技术，减少术中出血，合并大量腹水的患者应注意腹水引流期间的循环管理。在无肝期，下腔静脉的阻断人为造成脏器处于热缺血状态，如术野无明显出血，应采用"血管活性药物为主、输液为辅"的策略来维持 MAP>60mmHg。在开放后再灌注阶段，应避免 CVP 过度升高导致的新肝淤血而发生灌注不良。术中应及时综合分析 ABP、CO、每搏量（SV）、全身血管外周阻力（SVR）以及每搏量变异度（SVV）或脉搏压力变异度（PPV）的监测结果，做出针对性处理，为血管活性药物的合理使用提供依据，力争维持术中循环的相对稳定。术中持续输注特利加压素有助于改善内源性血管收缩系统活性，提高外周血管阻力及 MAP，减少血管活性药物使用量，对肾功能有潜在保护作用。

3. 腹水引流管理 部分患者合并大量腹水，患者开腹放腹水后会出现循环不稳定，此时需根据血流动力学监测结果对症处理。放腹水对症处理分为 2 阶段处理：放腹水期间和放腹水后期。

（1）放腹水前或初始阶段：主要依靠使用血管活性药物如多巴胺 2~3μg/（kg·min）。放腹水期间可将血管活性药物多巴胺逐渐增加剂量，或间断使用去甲肾上腺素 16~20μg/ 次。在放腹水期间应慎重补充血容量，初始扩容速度是缓慢或维持均速，并应维持原麻醉深度。

（2）放腹水后期：腹压明显减轻后，出现有效血容量不足的迹象时，应增加补液量和补液速度。扩容液体以胶体为主，采用的胶体是：①白蛋白 1.0~2.0g/kg，浓度为 20%。术中使用 50~100g 白蛋白对稳定循环和肾血流灌注有帮助。②血制品：

这个时期补充新鲜冰冻血浆不但可以维持有效血容量，而且可以改善凝血功能，并在保持有效血容量适当的情况下逐步减少血管活性药物的用量。整体要求是：①放腹水初始阶段主要依靠血管活性药物维持循环稳定，然后逐步减量；②放腹水后期阶段主要依靠扩容治疗，综合分析循环监测结果，逐步增加和增快，直至血管活性药物减量时也能维持循环稳定；③放腹水前、后的循环血压应维持平稳；④尿量维持或恢复正常。

4. 低中心静脉压技术 LCVP 技术可以在一定程度上减少出血量。LCVP 技术在肝脏手术中的应用日趋增多，终末期肝病的患者部分合并有明显的门脉高压症状，因此通过降低 CVP 可增加肝静脉回流，减轻肝脏淤血，减少术中分离肝门，肝上、下腔静脉时的出血量。病肝分离期 CVP 可控制在 3~4cmH_2O 或降低原有 CVP 基础值的 40%，可促进血液由肝静脉向腔静脉回流，减轻肝窦内压力，在不影响肾功能的同时可有效降低无肝前期游离肝脏时的出血量及血乳酸水平，在门脉开放后还能保护肝功能。而在新肝期 CVP 维持于 8cmH_2O 能有效降低门肝血流速度从而避免门脉高灌注。故建议根据手术不同阶段采取不同的 CVP 维持策略，无需全程采用 LCVP 技术，切肝关键步骤完成后可进行适当的液体复苏。控制性降低 CVP 的方法包括限制性输液、阿片类药物加深麻醉、使用硝酸甘油等血管扩张药及降低潮气量等，上述措施通过直接调控容量或改变血管直径与胸腔跨壁压而降低 CVP。应强调的是，肝移植围手术期尤其在病肝分离阶段采用 LCVP 技术时一定要具备有快速扩容条件，如大口径的静脉通道和快速加压输液器或快速输液仪，以便在突发大出血情况下能及时有效维持有效血容量，同时需警惕由此带来的空气栓塞或 CO 降低继而组织器官灌注不足，注意肾功能的保护，必要时可伍用血管活性药物。

5. 容量监测与管理 肝移植受者多为肝硬化、重肝患者，水钠潴留明显，术中采取限制性补液[5ml/（kg·h）]策略能减少肝移植术后肺功能不全的发生，术后 3d 内的容量负平衡也有助于降低早期肺部并发症。术中以动态反映容量状况的 SVV、PPV 等指标为导向，必要时辅以短时间内 200~250ml 的容量冲击即可满足大部分患者的容量要求。采取目标导向液体治疗可较为精准地对术中液体进行管理，减轻容量负荷的同时避免在实施 LCVP 过程中 CO 过度降低,还有助于缩短移植后机械通气时间及降低肠梗阻发生率。对于液体种类的选择,应采取"胶体为主、晶体为辅"的方法。一般的做法是使用复方醋酸钠等平衡晶体液以背景速度维持,而容量不足时以血制品、白蛋白等胶体液短时间内冲击。生理盐水因其带来高氯性酸中毒而不推荐用于肝脏手术。复方乳酸钠虽临床应用广泛,但仍需注意由此所导致的高乳酸血症,可考虑使用不含乳酸的醋酸林格式液等其他平衡液。选择人工胶体时应警惕其肾毒性和导致稀释性凝血功能障碍的可能性,应全面评估后谨慎使用。

6. PRS 的管理   PRS 定义为发生在新肝再灌注后的 5min 内,MAP 降低至基线值以下 30%,并持续至少 1min。根据血流动力学变化的剧烈程度,PRS 又分为轻度和重度:①轻度 PRS:MAP 和 / 或 HR 降低未达到基线值的 30%,持续时间不超过 5min,对静脉推注剂量的氯化钙(1g)和 / 或肾上腺素(≤100ug)有反应,无需连续输注血管收缩剂;②重度 PRS:MAP 和 / 或 HR 下降超过基线的 30%,发生伴血流动力学变化的心律失常、甚至心搏骤停;或者需要输注血管收缩剂并持续至手术结束。重度 PRS 的其他表现还包括延长(持续超过 30min)或复发(治疗后 30min 内再次出现)、纤溶亢进。

预防 PRS 的处理方法:①复流前应维持动脉血气在正常范围,纠正血浆电解质紊乱,体温维持在 35.5~36.0 ℃,准备急救药物,做好输血准备。②复流前纠正低钙血症,提高碱剩余值(BE),当 pH<7.20 时,应给予碳酸氢钠。③输入钙以维持血浆离子钙浓度在 1.1~1.2mmol/L,可拮抗高钾血症和有利于增加心肌收缩力及外周血管阻力。④新肝复流前,适当提高平均动脉血压,复流后出现明显低血压合并 HR<60 次 / 分时及时使用肾上腺素纠正,同时加快去甲肾上腺素的泵注速度。⑤若血钾浓度高于 5.0mmol/L,在再灌注之前应通过过度通气和 / 或输入碳酸氢钠以达到 pH 偏碱性;如果血液偏碱性而血钾仍高于 5.0mmol/L,可给予速尿 0.5~1.0mg/kg。静脉注射 0.25~0.5g/kg 葡萄糖并 0.2U/kg 可溶性胰岛素,可以快速降低血钾浓度。⑥尽量缩短无肝期时间。⑦一旦发生心搏骤停,立即开始心肺复苏。

7. 血糖管理   终末期肝病患者常伴糖代谢异常及胰岛素抵抗,术前并存糖尿病、禁食、手术应激及糖皮质激素的使用等均可使术中血糖异常,增加移植术后并发症及死亡率。持续性高血糖可增加术后感染的风险,延缓伤口愈合,延长住院时间,还可能抑制肝脏再生,而正常水平的血糖已被证明可提高细胞吞噬和氧化杀伤功能,故通过监测血糖水平及优化血糖管理可使受者受益。建议每 30~60min 监测 1 次血糖,术中血糖水平维持在 8~11mmol/L 之间为宜。新肝期因供肝内糖原分解可出现一过性血糖高峰,>12mmol/L 则应考虑使用胰岛素处理,尤其对于合并肝性脑病者。需注意胰岛素用量可因无肝期加重的胰岛素抵抗效应而偏大。

8. 肾脏功能的保护   终末期肝病的患者常常合并肾功能异常,肝脏移植术后也常发生急性肾损伤,最终导致患者预后不良。肝脏移植术中肾脏功能保护的关键是维持肾脏的有效灌注压。术中需持续监测尿量,当尿量 <0.5ml/(kg·h) 时,应采取积极措施维护肾脏功能。

主要措施包括:①适当补充液体和白蛋白,及时纠正贫血,维持适当的容量状态和胶体渗透压,同时提升 MAP 以维持有效的肾血流灌注。②特利加压素:可增加动脉压力,从而降低肾素浓度,减轻肾血管的收缩,同时收缩内脏血管,血流重新分布而使肾灌注压增加。围手术期可 250~1 000μg/h 静脉输注。③术中常用的利尿药为:呋塞米:首次注射量为 20~40mg,必要时可重复或增量注射,急性肾衰时可达 200mg,一次静注 400mg 仍无效时应停用,以防加重耳毒性及多尿期电解质紊乱。20% 甘露醇:术中可予 20% 甘露醇 60~100ml,5~10min 内静脉注射。注射过多过快可致循环超负荷,应严格控制用量及滴速,加强监测。④术前存在严重肾功能功能衰竭并已行连续肾替代治疗(continuous renal replacement therapy,CRRT)的患者,在术中应继续行无肝素 CRRT 治疗。

四、不同类型患者的麻醉管理特点

(一)急性肝功能衰竭患者

病情常常较为危重。由于没有广泛的侧支循环形成,门静脉和下腔静脉阻断后,血流动力学波动较长期慢性肝硬化患者显著。常伴肝性脑病,且病死率极高,脑水肿和颅内高压是其主要致死原因。围手术期肾衰竭发生率高,应积极保护肾功能。凝血功能常极度紊乱,需要使用大量的凝血物质和外源性凝血药物,应根据临床观察和凝血监测结果确定用量。酸碱和电解质紊乱也十分常见。糖代谢障碍可表现为低血糖。

(二)慢性肝功能衰竭患者

由于广泛侧支循环的建立,其无肝期的血流动力学变化较急性肝功能衰竭患者轻。可出现一系列的系统功能紊乱,如肝肾综合征、肝肺综合征、门静脉肺动脉高压症、肝硬化性心肌病等。绝大多数慢性肝功能衰竭患者后期伴有凝血功能障碍。

(三)肝功能相对正常的肝癌患者

多数患者术前状况良好。一般心功能正常,心排量及血管阻力无明显异常。在无肝期,由于患者并无丰富的侧支循环,血流动力学波动较大。术前常无明显呼吸功能障碍。通常直径在 5cm 以下的小肝癌本身无明显症状,临床症状多来源于合并的肝硬化。可能存在高凝状态,术中应谨慎使用凝血物质和促凝药物。

五、不同手术方式对麻醉管理的影响

目前原位肝脏移植的主要手术方式有:经典原位肝脏移植术、经典背驮式肝移植术、附加腔静脉整形的改良背驮式肝移植术。

经典原位肝脏移植术术中需完全阻断肝上、肝下下腔静脉和门静脉,并将肝后下腔静脉作为病肝的一部分一并切除,因而导致无肝期时间较长且血流动力学不稳定,而且阻断了肾静脉的回流,对肾功能造成影响。

经典背驮式肝移植在切除病肝时保留肝后下腔静脉,该术式在无肝期保持下腔静脉回流通畅,因此血流动力学更为平稳,减少了术后肾衰竭的发生率,对合并心功能不全或全身情况较差的重型肝炎或肝硬化终末期患者更为有利。但此术式也有其自身的缺陷,如易造成肝静脉扭曲、供肝移位时压迫下腔静脉,造成肝静脉和下腔静脉阻塞和不同程度肝静脉回流受阻,从而使移植肝发生淤血、肿胀,肝功能恢复延迟甚至功能衰竭。

改良背驮式肝移植优点是简化切肝分离的步骤,且腔静脉的吻合口巨大,可避免流出道发生梗阻,吻合方便而无肝期时间缩短,但是该术式仍需要完全阻断下腔静脉,亦可导致血流动力学不稳定及影响肾功能。

六、术后早期的麻醉管理

手术完成后,患者常规转入 ICU 监护治疗。此阶段应重视监测和维护心、肺、肾术后等重要器官功能,及时处理并发症、纠正凝血功能、评估新肝功能。

近年来加速康复外科(enhanced recovery of surgery,ERAS)的理念在众多外科手术中得到成功推广和应用,显著提高了患者术后康复速度。目前 ERAS 相关理念也在肝脏移植中得到应用,在一些移植中心内,对于一些术前病情较轻、术程顺利、术中失血较少、生命体征较平稳的患者,在充分评估后可根据各自中心的条件和麻醉科医师的经验,尝试早期复苏和拔除气管导管。同时加强术后疼痛管理,减轻患者疼痛、改善患者预后也越来越受重视,但应考虑肝移植术后移植肝脏功能尚未完全恢复,术后镇痛需根据患者的具体情况选择镇痛方式和药物。

参 考 文 献

[1] MOLLER S,BENDTSEN F,HENRIKSEN J H. Pathophysiological basis of pharmacotherapy in the hepatorenal syndrome [J]. Scand J Gastroenterol,2005, 40(5):491-500.

[2] ZARDI E M,ABBATE A,ZARDI D M,et al. Cirrhotic cardiomyopathy [J]. J Am Coll Cardiol,2010,56(7): 539-549.

[3] MANDELL M S,LINDENFELD J,TSOU M Y,et al. Cardiac evaluation of liver transplant candidates [J]. World J Gastroenterol,2008,14(22):3445-3451.

[4] PLOTKIN J S,SCOTT V L,PINNA A,et al. Morbidity and mortality in patients with coronary artery disease undergoing orthotopic liver transplantation [J]. Liver Transpl Surg,1996,2(6):426-430.

[5] NANDHAKUMAR A,MCCLUSKEY S A,SRINIVAS C, et al. Liver transplantation:Advances and perioperative care [J]. Indian J Anaesth,2012,56(4):326-335.

[6] MURRAY K F,CARITHERS R J. AASLD practice guidelines:Evaluation of the patient for liver transplantation [J]. Hepatology,2005,41(6):1407-1432.

[7] HEMPRICH U,PAPADAKOS P J,LACHMANN B. Respiratory failure and hypoxemia in the cirrhotic patient including hepatopulmonary syndrome [J]. Curr Opin Anaesthesiol,2010,23(2):133-138.

[8] GOLDBERG D S,KROK K,BATRA S,et al. Impact of the hepatopulmonary syndrome MELD exception policy on outcomes of patients after liver transplantation:an analysis of the UNOS database [J]. Gastroenterology, 2014,146(5):1256-1265.

[9] HOETZEL A,RYAN H,SCHMIDT R. Anesthetic considerations for the patient with liver disease [J]. Curr Opin Anaesthesiol,2012,25(3):340-347.

[10] WADEI H M,MAI M L,AHSAN N,et al. Hepatorenal syndrome:pathophysiology and management [J]. Clin J Am Soc Nephrol,2006,1(5):1066-1079.

[11] WARNAAR N,LISMAN T,PORTE R J. The two tales of coagulation in liver transplantation [J]. Curr Opin Organ Transplant,2008,13(3):298-303.

[12] WIESNER R H,MCDIARMID S V,KAMATH P S,et al. MELD and PELD:application of survival models to liver allocation [J]. Liver Transpl,2001,7(7):567-580.

[13] EVANS J D,MORRIS P J,KNIGHT S R. Antifungal prophylaxis in liver transplantation:a systematic review and network meta-analysis [J]. Am J Transplant, 2014,14(12):2765-2776.

[14] SIDHU G K,JINDAL S,KAUR G,et al. Comparison of intranasal dexmedetomidine with intranasal clonidine as a premedication in surgery [J]. Indian J Pediatr,2016, 83(11):1253-1258.

[15] XU G,LI L L,SUN Z T,et al. Effects of dexmedetomidine on postoperative cognitive dysfunction and serum levels of β-amyloid and neuronal microtubule-associated protein in orthotopic liver transplantation patients [J]. Ann Transplant,2016,21:508-515.

[16] SITSEN E,OLOFSEN E,LESMAN A,et al. Epidural blockade affects the pharmacokinetics of propofol in surgical patients [J]. Anesth Analg,2016,122(5): 1341-1349.

[17] HAO W,ZHAO Z H,MENG Q T,et al. Propofol protects against hepatic ischemia/reperfusion injury via miR-133a-5p regulating the expression of MAPK6 [J]. Cell Biol Int,2017,41(5):495-504.

[18] ZHANG Y,CHEN Z,FENG N,et al. Protective effect of propofol preconditioning on ischemia-reperfusion injury in human hepatocyte [J]. J Thorac Dis,2017,9(3): 702-710.

[19] UCAR M,OZGUL U,POLAT A,et al. Comparison of antioxidant effects of isoflurane and propofol in patients undergoing donor hepatectomy [J]. Transplant Proc, 2015,47(2):469-472.

[20] BECK-SCHIMMER B,BONVINI J M,SCHADDE E,et al. Conditioning with sevoflurane in liver transplantation: results of a multicenter randomized controlled trial [J]. Transplantation,2015,99(8):1606-1612.

[21] BARON-STEFANIAK J,GOTZ V,ALLHUTTER A,et al. Patients undergoing orthotopic liver transplantation require lower concentrations of the volatile anesthetic sevoflurane [J]. Anesth Analg,2017,125(3):783-789.

[22] BURGMANN H,RECKENDORFER H,SPERLICH M,et al. Influence of incubated atracurium on rat liver function [J]. Br J Anaesth,1994,72(3):324-327.

[23] CAMMU G,BOSSUYT G,De BAERDEMAEKER L,et al. Dose requirements and recovery profile of an infusion of cisatracurium during liver transplantation [J]. J Clin Anesth,2002,14(2):135-139.

[24] DJAFARZADEH S,VUDA M,JEGER V,et al. The effects of fentanyl on hepatic mitochondrial function[J]. Anesth Analg,2016,123(2):311-325.

[25] KIM J W,KIM J D,YU S B,et al. Comparison of hepatic and renal function between inhalation anesthesia with sevoflurane and remifentanil and total intravenous anesthesia with propofol and remifentanil for thyroidectomy [J]. Korean J Anesthesiol,2013,64(2): 112-116.

[26] ZHANG L P,YANG L,BI S S,et al. Population pharmacokinetics of remifentanil in patients undergoing orthotopic liver transplantation [J]. Chin Med J(Engl), 2009,122(9):1032-1038.

[27] LIU X,PAN Z,SU D,et al. Remifentanil ameliorates liver ischemia-reperfusion injury through inhibition of interleukin-18 signaling [J]. Transplantation,2015,99 (10):2109-2117.

[28] HALL T H,DHIR A. Anesthesia for liver transplantation [J]. Semin Cardiothorac Vasc Anesth,2013,17(3): 180-194.

[29] HUNTINGTON J T,ROYALL N A,SCHMIDT C R. Minimizing blood loss during hepatectomy:a literature review [J]. J Surg Oncol,2014,109(2):81-88.

[30] RUDNICK M R,MARCHI L D,PLOTKIN J S. Hemodynamic monitoring during liver transplantation:A state of the art review[J]. World J Hepatol,2015,7(10): 1302-1311.

[31] FUKAZAWA K,YAMADA Y,GOLOGORSKY E,et al. Hemodynamic recovery following postreperfusion syndrome in liver transplantation [J]. J Cardiothorac Vasc Anesth,2014,28(4):994-1002.

[32] VIEIRA D M P,MIRANDA L E,BATISTA L L,et al.

Orthotopic liver transplantation without venovenous bypass using the conventional and piggyback techniques [J]. Transplant Proc,2011,43(4):1327-1333.

[33] REYDELLET L,BLASCO V,MERCIER M F, et al. Impact of a goal-directed therapy protocol on postoperative fluid balance in patients undergoing liver transplantation:a retrospective study [J]. Ann Fr Anesth Reanim,2014,33(4):e47-e54.

[34] FAYED N,REFAAT E K,YASSEIN T E,et al. Effect of perioperative terlipressin infusion on systemic,hepatic, and renal hemodynamics during living donor liver transplantation [J]. J Crit Care,2013,28(5):775-782.

[35] FENG Z Y,XU X,ZHU S M,et al. Effects of low central venous pressure during preanhepatic phase on blood loss and liver and renal function in liver transplantation [J]. World J Surg,2010,34(8):1864-1873.

[36] HUGHES M J,VENTHAM N T,HARRISON E M,et al. Central venous pressure and liver resection:a systematic review and meta-analysis [J]. HPB(Oxford),2015,17 (10):863-871.

[37] RYU T H,JUNG J Y,CHOI D L,et al. Optimal central venous pressure during the neohepatic phase to decrease peak portal vein flow velocity for the prevention of portal hyperperfusion in patients undergoing living donor liver transplantation [J]. Transplant Proc,2015,47(4): 1194-1198.

[38] ZATLOUKAL J,PRADL R,KLETECKA J,et al. Comparison of absolute fluid restriction versus relative volume redistribution strategy in low central venous pressure anesthesia in liver resection surgery:a randomized controlled trial [J]. Minerva Anestesiol, 2017,83(10):1051-1060.

[39] SOONAWALLA Z F,STRATOPOULOS C,STONEHAM M,et al. Role of the reverse-Trendelenberg patient position in maintaining low-CVP anaesthesia during liver resections [J]. Langenbecks Arch Surg,2008, 393(2):195-198.

[40] UKERE A,MEISNER S,GREIWE G,et al. The influence of PEEP and positioning on central venous pressure and venous hepatic hemodynamics in patients undergoing liver resection [J]. J Clin Monit Comput, 2017,31(6):1221-1228.

[41] REKMAN J,WHERRETT C,BENNETT S,et al. Safety and feasibility of phlebotomy with controlled hypovolemia to minimize blood loss in liver resections [J]. Surgery,2017,161(3):650-657.

[42] SAHMEDDINI M A,JANATMAKAN F,KHOSRAVI M B,et al. Restricted Crystalloid Fluid Therapy during Orthotopic Liver Transplant Surgery and its Effect on

Respiratory and Renal Insufficiency in the Early Post-operative Period:A Randomized Clinical Trial [J]. Int J Organ Transplant Med,2014,5(3):113-119.

[43] JIANG G Q,PENG M H,YANG D H. Effect of perioperative fluid therapy on early phase prognosis after liver transplantation [J]. Hepatobiliary Pancreat Dis Int,2008,7(4):367-372.

[44] MILLER T E,ROCHE A M,MYTHEN M. Fluid management and goal-directed therapy as an adjunct to Enhanced Recovery After Surgery(ERAS)[J]. Can J Anaesth,2015,62(2):158-168.

[45] SU B C,TSAI Y F,CHENG C W,et al. Stroke volume variation derived by arterial pulse contour analysis is a good indicator for preload estimation during liver transplantation [J]. Transplant Proc,2012,44(2): 429-432.

[46] BONIATTI M M,FILHO E M,CARDOSO P R,et al. Physicochemical evaluation of acid-base disorders after liver transplantation and the contribution from administered fluids [J]. Transplant Proc,2013,45(6): 2283-2287.

[47] SHIN W J,KIM Y K,BANG J Y,et al. Lactate and liver function tests after living donor right hepatectomy:a comparison of solutions with and without lactate [J]. Acta Anaesthesiol Scand,2011,55(5):558-564.

[48] HAND W R,WHITELEY J R,EPPERSON T I, et al. Hydroxyethyl starch and acute kidney injury in orthotopic liver transplantation:a single-center retrospective review [J]. Anesth Analg,2015,120(3): 619-626.

[49] SINISCALCHI A,GAMBERINI L,LAICI C,et al. Post reperfusion syndrome during liver transplantation:From pathophysiology to therapy and preventive strategies[J]. World J Gastroenterol,2016,22(4):1551-1569.

[50] PARK C S. Predictive roles of intraoperative blood glucose for post-transplant outcomes in liver transplantation[J]. World J Gastroenterol,2015,21(22):6835-6841.

[51] MARGONIS G A,AMINI N,SASAKI K,et al. Perioperative hyperglycemia and postoperative outcomes in patients undergoing resection of colorectal liver metastases [J]. J Gastrointest Surg,2017,21(2):228-237.

[52] MARGONIS G A,AMINI N,BUETTNER S,et al. Impact of perioperative phosphorus and glucose levels on liver regeneration and long-term outcomes after major liver resection [J]. J Gastrointest Surg,2016,20(7): 1305-1316.

[53] WEYMANN A,HARTMAN E,GAZIT V,et al. p21 is required for dextrose-mediated inhibition of mouse liver

regeneration [J]. Hepatology,2009,50(1):207-215.

[54] WEEKERS F,GIULIETTI A P,MICHALAKI M,et al. Metabolic,endocrine,and immune effects of stress hyperglycemia in a rabbit model of prolonged critical illness [J]. Endocrinology,2003,144(12):5329-5338.

[55] AMMORI J B,SIGAKIS M,ENGLESBE M J,et al. Effect of intraoperative hyperglycemia during liver transplantation [J]. J Surg Res,2007,140(2):227-233.

[56] PARK C,HSU C,NEELAKANTA G,et al. Severe intraoperative hyperglycemia is independently associated with surgical site infection after liver transplantation[J]. Transplantation,2009,87(7):1031-1036.

[57] SHANGRAW R E,HEXEM J G. Glucose and potassium metabolic responses to insulin during liver transplantation [J]. Liver Transpl Surg,1996,2(6):443-454.

[58] 何晓顺,巫林伟,鞠卫强,等. 四种不同肝移植手术方式的选择[J]. 中国医学科学院学报,2008,30(4):426-429.

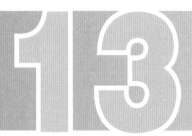

气道异物取出术麻醉专家共识

王月兰(共同负责人) 王古岩 李天佐(共同负责人,共同执笔人) 李文献(共同执笔人)

乔晖 张诗海 吴震(共同执笔人) 麻伟青 蔡一榕

目 录

一、定 义

所有自口或鼻开始至声门及声门以下呼吸径路上的异物存留都可以称之为气道异物(airway foreign body)。异物位置对麻醉管理具有重要意义,本共识将气道异物按其所处的解剖位置分为以下四类:①鼻腔异物(nasal foreign body);②声门上(声门周围)异物(supraglottic foreign body);③声门下及气管异物(subglottic and trachea foreign body);④支气管异物(bronchial foreign body)。狭义的气道异物是指位于声门下、气管和支气管的异物。

此外,按照化学性质可将气道异物分为有机类和无机类异物,有机类异物以花生、葵花籽、西瓜子等植物种子多见,无机类异物中则常见玩具配件、纽扣、笔套等。按异物来源可分为内源性和外源性异物,患者自身来源或接受手术时产生的血液、脓液、呕吐物及干痂等为内源性异物,而由口鼻误入的外界异物为外源性异物。医源性异物是指在医院实施诊断、手术、治疗等技术操作时造成的气道异物,常见的有患者脱落的牙齿、医用耗材和医疗器械配件等。

二、流 行 病 学

一般临床上的"气道异物"多指狭义的气道异物。气道异物多见于3岁以内的婴幼儿,所占比例约为80%,男孩发病率高于女孩为1.5∶1~2.4∶1,且农村儿童发病率高于城市儿童。80%以上的气道异物位于一侧支气管内,少数位于声门下及总气道内,极少数患儿异物位于多个部位。右侧支气管异物多于左侧,但也有文献报道左右两侧发生率相似。2017年全球5岁以下儿童的气道异物死亡率约为5.44/10万,在5岁以下儿童伤害死因顺位中居第2位。2009—2011年美国全国住院患者样本中所有儿科气道异物病例中,死亡和缺氧性脑损伤的发生率共约为4%,并且每年相关住院费用接近1 300万美元。中国5岁以下儿童因气道异物死亡的人数自2005年以后呈明显下降趋势,2017年,气道异物是5岁以下儿童伤害死亡的首位原因,死亡率为8.57/10万。

婴幼儿最常见的吸入异物为食物,年长儿童多为如硬币、回形针、大头针、钢笔帽等。增加异物取出难度及并发症风险的因素包括,异物为圆形(圆形物体最有可能导致气道完全梗阻和窒息)、不易破碎分解、有压缩性以及表面光滑。

三、病理生理学

异物吸入气道造成的损伤可分为直接损伤和间接损伤。直接损伤又包括机械损伤(如黏膜损伤、出血等)和机械阻塞。异物吸入后可能嵌顿在肺的各级支气管,造成阻塞部位以下的肺叶或肺段发生肺不张、肺气肿的改变。异物存留会导致不同的阀门效应,如双向阀(bypass valve)效应,指气流可进可出但部分受限(图13-1A);止回阀(check valve)效应,指气流进入多于流出,导致阻塞性肺气肿(图13-1B);球阀(ball valve)效应,气流能进入但不能流出,导致阻塞性肺气肿(图13-1C);截止阀(stop valve)效应,指气流无法进出,肺内气体吸收导致阻塞性肺不张(图13-1D)。间接损伤是指存留的异物导致炎症反应、感染、肉芽形成等。

四、诊 断

(一) 病史、症状和体征

异物吸入史(目击误吸异物后剧烈呛咳)是气道异物最重要的诊断依据,有文献报道其敏感度为93.2%,特异度为45.1%,阳性预测值为86.5%,阴性预测值为63.6%。临床表现有咳嗽、喘息、发热、呼吸困难、喘鸣、发绀等。双肺听诊可闻及异物侧呼吸音弱,当异物位于声门下时常可听到特征性的声门下拍击音,而双肺呼吸音对称。典型的哮鸣音、咳嗽和呼吸音减弱三联症并不普遍存在。在一项纳入135例儿童气道异物的回顾性研究中,典型三联症仅见于57%的病例。存在三联症对于诊断气道异物有很高的特异性(96%~98%),但敏感性较低(27%~43%)。

(二) 影像学检查

CT、颈侧位片和胸片等影像学检查可以帮

双向阀	止回阀	球阀	截止阀
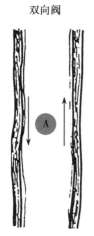	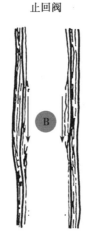	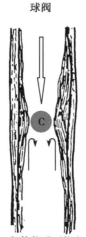	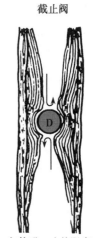
气体能进能出 X线可正常	气体进大于出 阻塞性肺气肿	气体能进不能出 阻塞性肺气肿	气体进、出均阻塞 阻塞性肺不张

图 13-1 气道异物引起的阀门效应

助诊断。据报道,胸片诊断气道异物时的敏感性是 68%~76%,特异性 45%~67%。52% 的患者胸片检查可以是正常的。多层螺旋 CT 及三维重建技术、低剂量 CT 和 CT 仿真支气管镜等检查具有识别异物准确率高,安全无痛等优点,检查结果与传统硬支气管镜检查结果的符合率较高。CT诊断气道异物的敏感性几乎为 100%,特异性为66.7%~100%,而且 CT 通常可以发现透 X 线的异物,如蔬菜等。颈侧位片有助于发现声门下气道异物。大多数情况下胸片显示的是一些提示气道异物的间接征象,如肺气肿、肺不张、肺渗出等。

(三) 其他

纤维支气管镜检查(flexible bronchoscopy)是一种微创的诊断方法,对可疑患儿进行纤支镜检查可以使很多没有异物的患儿避免硬支气管镜检查所带来的损伤和风险。有学者提出一套包含病史、体格检查、影像学检查等内容的评分系统,主张根据评分结果来选择进行诊断性的纤维支气管镜检查或治疗性的硬支气管镜手术。

早期诊断(24h 以内)可以提高气道异物取出术的成功率并降低并发症的发生率,但是仅有52.6% 的患者在 24h 内得出诊断并接受治疗,很多患儿常被误诊而作为哮喘、肺炎、上呼吸道感染等接受内科治疗,误诊的原因包括病史不详、体格检查不仔细和影像学诊断不清。延误诊断时异物存留时间延长将会导致炎症加重和肉芽形成,手术时容易发生气道高敏反应、出血等并发症。

五、病　程

一般将病程分为四期,但并非所有病例都有典型的分期,由于异物的位置、大小、性质、存留时间以及并发症不同而病情进展各异。

(一) 异物进入期

异物经过声门进入气管时,均有憋气和剧烈咳嗽。若异物嵌顿于声门,可发生极度呼吸困难,甚至窒息死亡;若异物进入更深的支气管内,除有轻微咳嗽或憋气以外,可没有明显的临床症状。

(二) 安静期

异物吸入后可停留在支气管内某一处,此时可无症状或仅有轻咳,此期长短不一,与异物性质

及感染程度有关。

(三) 刺激期或炎症期

因异物局部刺激、继发炎症或支气管堵塞可出现咳嗽、喘息等症状以及肺不张、肺气肿的表现。

(四) 并发症期

轻者有支气管炎和肺炎,重者可有肺脓肿和脓胸等。

六、手术方式和手术时机

应对不同年龄儿童及其监护人开展健康教育,普及气道异物院前急救方法,"预防气道异物的发生是气道异物最好的治疗方式"。门诊中对于因异物阻塞气管而有窒息、神志不清等症状需立即处理的急症患者,无手术和其他条件时可尝试使用腹部冲击法(abdominal thrusts),又称海姆立克急救法(Heimlich Maneuver)。硬支气管镜(最常用的是 Karl-Storz 支气管镜)下取异物仍是目前气道异物取出术最常用的手术方法,其优点是视野好、操作空间大、便于术中通气和吸引,结合支气管内镜视频监视系统更便于取出异物。近年来,因具有易操作、损伤小等优点,经纤维支气管镜钳取气道异物在临床上得到了广泛应用,但应备有硬支气管镜以及有经验的人员以做其失败后的应急之选。一项大型病例系列研究显示,91% 的患者可通过纤维支气管镜成功取出异物。喉罩联合纤维支气管镜应用可以为异物取出术提供良好的通气和供氧,减少并发症的发生。一般认为,对于诊断明确的病例,首选用硬支气管镜取出异物;而对于可疑病例,首选纤维支气管镜来检查、诊断或排除异物。

早期诊断和早期手术可以提高气道异物取出术的成功率并降低并发症的发生率,但支气管镜手术是一类风险高、专业性强的手术,需要有经验丰富的耳鼻喉科医师、麻醉科医师和护理人员的配合,是否要在条件相对较差的夜间手术还是推迟到次日工作时间手术是需要权衡的问题。对情况稳定且不太可能进展为气道梗阻的患儿,手术应安排在手术室人员配置最佳的情况下,并进行常规术前禁食(即禁食固体食物 6h,禁食清流质2h),以尽可能降低麻醉诱导时的误吸风险。有学者认为,对于稳定的气道异物患者即异物位于一

侧支气管内、无明显呼吸困难者,将手术推迟到次日工作时间进行并不会增加不良事件的发生率。有呼吸窘迫、疑似主气道异物或认为有进展为气道阻塞风险的患儿应紧急送往手术室行支气管镜术,不应为了饱胃问题而推迟。在关于儿童气道异物的大型病例系列研究中还没报道过胃内容物误吸的情况,但有多项报道称有患儿因异物移位、肿胀或气管支气管黏膜肿胀而从气道部分梗阻进展为完全性梗阻。对于饱胃患儿,可以放置大口径胃管并在麻醉诱导后抽吸,以减少胃内容物。

七、麻醉前评估

首先要快速评估患者有无窒息、呼吸窘迫、发绀、意识不清等需要紧急处置的危急状况,若患者一般情况比较平稳,可以继续进行以下详细的麻醉前评估。

(一) 患者一般情况

患者年龄以及是否合作对麻醉诱导方案和通气方式的选择非常重要。不合作的小儿可采取七氟烷吸入诱导方案,小于 10 个月的患儿置入喷射通气导管可能影响支气管镜的置入和操作视野,可选择保留自主呼吸或经支气管镜侧孔通气方案。患者此前若有试取异物手术史,则可能因上次手术造成气道损伤或异物移位、碎裂而增加此次手术的难度和风险。

(二) 判断有无气道异物以及异物的位置、大小、种类、存留时间

通过详细询问病史(尤其是异物吸入史)以及对症状、体征、影像学检查结果的综合评估,可以比较准确地判断有无气道异物以及异物的位置、大小、种类、存留时间等。这些资料对于麻醉方案和通气方式的选择极为重要(见"麻醉方法"部分)。存留时间较长的植物种子类异物常常会产生花生四烯酸等炎症介质而加重肺部炎症,术中和术后比较容易出现低氧血症。如果患者诊断不明确,需要做诊断性纤维支气管镜检查来排除气道异物时,要考虑患者是否有重症肺炎、急性喉炎、支气管哮喘的可能,对这些患者进行纤维支气管镜检查操作会增加对呼吸道的激惹,麻醉处理尤其是麻醉恢复期的管理可能极其困难,表现为顽固性低氧、气管导管拔除困难等。

(三) 评估是否存在呼吸系统的合并症和异物导致的并发症

如果患儿在术前伴有上呼吸道感染、肺炎、哮喘发作等合并症,则术中比较容易出现低氧血症,术后也容易发生喉痉挛、低氧血症、气胸等呼吸系统不良事件。如果患儿在术前因气道异物发生肺气肿、肺不张、肺炎、气道高敏反应等,围手术期麻醉处理也将比较困难。如果肺气肿明显,可考虑采用保留自主呼吸的麻醉方案以避免正压通气造成气压伤。

(四) 对医疗团队的评估

除对患者的病情进行评估以外,麻醉科医师还需要对耳鼻喉科医师的操作技能和麻醉科医师自身的经验进行评估。如耳鼻喉科医师置入支气管镜的操作不够娴熟,则可采用保留自主呼吸或喷射通气的方式以提供从容的置镜时间,而选择哪一种用药方案则依据麻醉科医师以及所在单位和团队的经验而定。

八、麻醉前准备

(一) 气源、电源、麻醉机、输液泵、监护仪检查

(二) 药品准备(按照不同的麻醉方案准备以下药品中的数种)

1. 阿托品 0.1mg/ml。

2. 地塞米松 1mg/ml 或甲强龙 10mg/ml。

3. 七氟烷。

4. 丙泊酚 10mg/ml。

5. 芬太尼 10μg/ml 或舒芬太尼 1μg/ml、瑞芬太尼 10μg/ml。

6. 琥珀胆碱 10mg/ml、米库氯铵 0.5mg/ml、顺阿曲库铵 1mg/ml、罗库溴铵 5mg/ml。

7. 右美托咪定 2μg/ml 或 4μg/ml。

8. 2% 利多卡因注射液(接喉麻管)、利多卡因气雾剂。

9. 其他抢救药品,如肾上腺素(10μg/ml)等。

(三) 器械和物品准备

手动喷射通气装置(调整到合适的压力),连

接麻醉机和支气管镜侧孔的连接管,喉镜,插管钳,气管导管(带管芯),吸痰管(代替喷射通气导管),喉、鼻咽通气道,面罩,听诊器,胶布,负压吸引器,气管切开包等。

(四) 人员准备

气道异物取出术的手术和麻醉风险很高,需要有经验丰富的耳鼻喉科医师和麻醉科医师在场(至少需要各2名),还需要有熟练的护理人员。

(五) 麻醉方案的确定和沟通

制定麻醉方案,包括选择诱导用药、维持用药;确定通气方式、手术结束以后的气道维持方式以及发生各种意外和并发症时的应对措施等。当术中出现突发情况时,麻醉方案也需做相应的调整。气道异物的手术特别强调麻醉科医师、耳鼻喉科医师以及护理人员的合作,因此在术前麻醉科医师要和耳鼻喉科医师就麻醉方案以及可能的调整方案作充分的沟通以达成共识。

九、麻 醉 方 法

气道异物取出术的麻醉原则是维持气道通畅,保证氧合充分,减少并发症的发生。一般按照气道异物的位置和术前是否有明显的呼吸窘迫来选择不同的麻醉方法,术前有明显呼吸窘迫或高度怀疑异物嵌顿在声门周围或声门下时,尽可能保留自主呼吸;术前无明显呼吸窘迫、考虑异物在一侧支气管内时,可以使用肌松剂控制呼吸。保留自主呼吸除了能尽可能减少不稳定异物由于正压通气移动到支气管远端及造成完全梗阻以外,对于一些梗阻性病变,负压通气从理论上来说能够实现更充分供氧和通气。此外,还需考虑患者年龄、异物是否容易取出、耳鼻喉科医师操作是否熟练、麻醉科医师自身的经验等因素。

当患者因异物阻塞总气道而有明显发绀、意识不清等症状时,应立即由耳鼻喉科医师插入支气管镜取出异物或将异物推入一侧支气管,手术条件不具备时也可由麻醉科医师尝试气管插管建立气道,此时可以不用麻醉药且不拘泥于下述的麻醉方案。

(一) 鼻腔异物

鼻腔异物一般多见于小儿。

1. 异物位置浅、存留时间短、比较容易取出时

(1) 经面罩吸入8%七氟烷,氧流量8L/min,保留自主呼吸,开放静脉备用。观察呼吸幅度和频率,如果发现呼吸抑制,酌情降低氧流量或松开面罩以降低吸入药物浓度。

(2) 等麻醉达到一定深度(下颌松弛)后,由耳鼻喉科医师取出异物。

(3) 关闭吸入麻醉药,继续经面罩吸氧至苏醒。

2. 异物位置深、存留时间长、取出有困难、估计手术操作中有出血或异物进入气管等风险时

(1) 不合作的小儿以七氟烷吸入诱导以后开放静脉,合作的小儿直接开放静脉;以芬太尼(2μg/kg)或舒芬太尼(0.2μg/kg)、丙泊酚(3~5mg/kg)、罗库溴铵(0.3mg/kg)或米库氯铵(0.2mg/kg)诱导后置入合适的可弯曲喉罩或插入气管导管,也可不使用肌松剂而在合适麻醉深度下(下颌松弛时)置入喉罩。

(2) 术中吸入七氟烷(1.0~1.5MAC)或静脉输注丙泊酚(200μg/(kg·min))维持。

(3) 术毕停麻醉药,将患儿置于侧卧位,待患儿苏醒、肌张力恢复、自主呼吸通气量满意后拔出喉罩或气管导管。

(二) 声门上 (声门周围) 异物

声门上异物或声门周围异物在大多数成人可以在局部麻醉下取出。需要全身麻醉的患者多为小儿或高龄以及有意识障碍的成人。异物较大且未进入气管时,术前常有不同程度的呼吸困难,这时在诱导后可能会发生面罩通气困难,需要在诱导前要充分预给氧;这类异物因体积大、位置浅,取出一般难度不大。异物较小时,患者术前可能没有呼吸困难,但在麻醉诱导过程中小异物可能进入气管,耳鼻喉科医师和麻醉科医师均要预先做好取声门下或支气管异物的准备,并在术前各自准备好所需的器械、物品,同时就有关麻醉和手术方案进行充分的团队沟通。

1. 成人

(1) 充分预给氧,以5L/min的氧流量吸氧3min以上。

(2) 以芬太尼或瑞芬太尼(1~2μg/kg)或舒芬太尼(0.2~0.3μg/kg)、丙泊酚(1~2mg/kg)、琥珀胆碱(1~2mg/kg)诱导后由耳鼻喉科医师取异物。

（3）如果异物顺利取出，可以面罩通气或插入喉罩继续通气至苏醒。

（4）如果异物难以取出或怀疑异物进入食管，则插入气管导管进行机械通气，以吸入或静脉麻醉药维持麻醉，必要时追加肌松剂，等异物取出后苏醒拔管。

（5）如果怀疑异物进入气管，则按照声门下异物或支气管异物来处理。

2. 小儿

（1）经面罩吸入 8% 七氟烷，氧流量 8L/min，保留自主呼吸，开放静脉备用。

（2）待下颌松弛后由耳鼻喉科医师取出异物，停止麻醉药并继续经面罩吸氧至苏醒。

（3）如果异物难以取出或怀疑异物进入食管，则可加深七氟烷麻醉至 2MAC 以上后插入气管导管，也可以经静脉追加芬太尼、丙泊酚、肌松剂等药物后插管，以吸入或静脉麻醉药物维持麻醉，必要时追加肌松剂，等异物取出后苏醒拔管。

（4）如果怀疑异物进入气管，则按照声门下异物或支气管异物来处理。

（三）声门下及气管异物

声门下及气管异物常会引起不同程度的吸气性呼吸困难，常有三凹征和特征性的声门下拍击音，胸片提示两肺透亮度相似。因异物种类不同取出难度各异。在成人一般不会导致气道完全梗阻，可以采取控制通气的方式；在小儿如果术前有明显的呼吸窘迫，一般采取保留自主呼吸的麻醉方法。

1. 成人

（1）充分预给氧。

（2）以芬太尼或瑞芬太尼（1~2μg/kg）或舒芬太尼（0.2~0.3μg/kg）、丙泊酚（2mg/kg）、琥珀胆碱（1~2mg/kg）或米库氯铵（0.2mg/kg）或罗库溴铵（0.6mg/kg）诱导。右美托咪定成人用量为：输注 1μg/kg 负荷量后（>10min）以 0.2~0.7μg/(kg·h) 维持。

（3）诱导后面罩通气辅助呼吸，或插入较细的加强气管导管（ID 5.0mm）连接麻醉机行控制通气，或插入喷射通气导管连接手动喷射通气装置行手动喷射通气。

（4）由耳鼻喉科医师置入支气管镜取出异物。在插管的患者，当支气管镜通过气管导管的套囊时，抽出套囊内空气，加大新鲜气体流量行辅

助通气。

（5）术中以吸入或静脉麻醉药物维持麻醉，必要时追加肌松剂。

（6）异物取出、退出支气管镜以后继续面罩通气，或插入喉罩行控制通气直至患者苏醒拔管；插管患者则将套囊充气继续行控制通气直至患者苏醒拔管；采用喷射通气的患者可以继续采用手动喷射供氧（低压）直至患者苏醒、自主呼吸恢复后拔出喷射通气导管，也可在支气管镜退出以后将喷射通气导管更换为喉罩。

2. 小儿 小儿保留自主呼吸的麻醉方法有多种。预计异物容易取出时，可以采用吸入七氟烷的方案。预计异物取出困难、手术时间长时，一般采用全凭静脉麻醉方案，可采用右美托咪定方案或丙泊酚复合瑞芬太尼方案。采用丙泊酚复合瑞芬太尼方案时需警惕呼吸抑制而失去"保留自主呼吸"，此时可以手动辅助呼吸保证通气。无论采用哪种方案，以 1%~2% 的利多卡因（3~4mg/kg）行完善的气管内表面麻醉有助于保持麻醉平稳。利多卡因的最大剂量不含肾上腺素时为 4~5mg/kg，含肾上腺素时 5~7mg/kg。需要注意的是，实施表面麻醉必须在足够的麻醉深度下完成，否则表面麻醉操作本身很容易引起屏气、喉痉挛等不良事件。可单独或联合使用这些用药方案，联合应用时应酌情调整药物剂量。

（1）吸入七氟烷方案

1）经面罩吸入 8% 七氟烷，氧流量 8L/min，保留自主呼吸，开放静脉后注射阿托品 0.01mg/kg，地塞米松 0.2mg/kg。观察呼吸幅度和频率，如果发现呼吸抑制，酌情降低氧流量或松开面罩以降低吸入药物浓度。

2）等麻醉达到一定深度时（持续吸入七氟烷 5min 以上，2.2~2.3MAC），用喉镜暴露声门，经喉麻管以 2% 的利多卡因（3~4mg/kg）在声门上和声门下行喷雾表面麻醉。

3）继续吸七氟烷数分钟至呼吸平稳、氧饱和度稳定于满意数值（原则上应在 95% 以上，特殊情况时达到患者能达到的最佳值）时由耳鼻喉科医师取出异物。

4）手术结束后，将患儿置于侧卧位，停止麻醉药，继续经面罩吸氧至苏醒。

（2）右美托咪定方案

1）七氟烷吸入诱导后开放静脉，静脉注射阿托品和地塞米松。

2）输注负荷量右美托咪定（2~4μg/kg，>10min），泵注过程中观察心率、自主呼吸频率和胸廓起伏，根据呼吸情况调整七氟烷吸入浓度和氧流量。

3）10min 后停七氟烷吸入，调整右美托咪定速度为 1~3μg/（kg·h），用喉镜暴露声门，经喉麻管以 2% 的利多卡因在声门上、下行喷雾表面麻醉。

4）继续吸氧数分钟至呼吸平稳、氧饱和度稳定于满意数值时开始手术，置入支气管镜后，将支气管镜侧孔连接麻醉机供氧，氧流量 5~8L/min。

5）手术结束后，停右美托咪定，将患儿置于侧卧位，经面罩吸氧（有舌根后坠时可放置鼻咽通气道）至完全苏醒。

（3）瑞芬太尼复合丙泊酚方案

1）七氟烷吸入诱导后开放静脉，静脉注射阿托品和地塞米松，停止吸入七氟烷。

2）丙泊酚 200μg/（kg·min）持续输注，瑞芬太尼以 0.05μg/（kg·min）的速率开始输注，逐渐增加输注速率 [每次增加 0.05μg/（kg·min）]，直至呼吸频率降至接近生理值。

3）用喉镜暴露声门，经喉麻管以 2% 的利多卡因在声门上、下行喷雾表面麻醉。

4）继续吸氧数分钟至呼吸平稳、氧饱和度稳定于满意数值时开始手术，置入支气管镜后，将支气管镜侧孔连接麻醉机供氧。

5）手术结束后停止输注丙泊酚和瑞芬太尼，将患儿置于侧卧位，经面罩吸氧至苏醒。

（四）支气管异物

支气管异物患者一般呼吸窘迫的症状不严重，麻醉处理的难度相对较小。因一侧支气管阻塞，患者术前常伴有阻塞性肺气肿、阻塞性肺不张、肺部炎症等合并症，当存留时间较长、异物取

出困难时麻醉也常会面临诸多困难，如低氧血症等。此外还要考虑到术中可能发生异物脱落至声门下造成窒息等紧急情况，麻醉科医师和耳鼻喉科医师要密切配合共同应对。

1. 成人 成人的支气管异物麻醉方案同成人声门下及气管异物麻醉方案。

2. 小儿 支气管异物患儿的麻醉可以采用控制通气方式，也可以采用自主呼吸方式。使用肌松剂可以为耳鼻喉科医师提供更好的手术条件，但是必须牢记，只有在确保能够有效通气的情况下才能使用。控制通气方式有两种：经支气管镜侧孔行控制通气以及经喷射通气导管行手动喷射通气。无论采用哪种控制通气方式，都要保证足够的麻醉深度以避免屏气、体动、喉痉挛、支气管痉挛等，因上述情况下控制通气有可能造成气压伤，严重时还可能导致纵隔气肿、气胸等并发症。

（1）经支气管镜侧孔行控制通气（图 13-2）：该麻醉方案的优点是耳鼻喉科医师的操作视野较好，缺点是置入支气管镜的过程中不得不中断通气，此时如果耳鼻喉科医师置镜时间过长，容易造成低氧血症。此外，该通气方式经由支气管镜进行，当支气管镜进入患侧支气管时间较长时，因健侧肺通气不足也会造成低氧血症。

1）不合作的小儿以七氟烷吸入诱导以后开放静脉，合作的小儿直接开放静脉，充分预给氧后以芬太尼（2μg/kg）或舒芬太尼（0.2μg/kg）、丙泊酚（3~5mg/kg）、琥珀胆碱（1~2mg/kg）或米库氯铵（0.2mg/kg）诱导。

2）由耳鼻喉科医师置入支气管镜，将支气管镜的侧孔连接麻醉机行手控辅助呼吸或机控呼吸，或连接高频喷射呼吸机行高频喷射通气（驱动压力 0.3~1.0kg/cm^2，频率 100~120 次 /min），增加氧流量，以胸廓起伏来判断通气量是否足够。

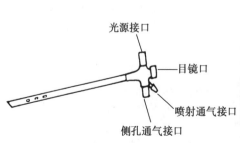

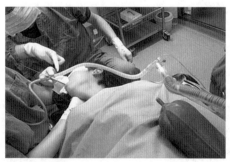

光源接口

目镜口

喷射通气接口

侧孔通气接口

图 13-2 经支气管镜侧孔行控制通气

3）术中持续输注丙泊酚和瑞芬太尼，必要时追加肌松剂。如果支气管镜进入患侧时间较长引起低氧血症时，应及时让耳鼻喉科医师将支气管镜退至总气道，待通气改善、氧饱和度上升后再行手术，如情况仍无好转时应立即退出支气管镜，面罩通气或行气管插管。

4）手术结束退出支气管镜以后插入喉罩，将小儿置于侧卧位，停麻醉药；也可面罩通气至自主呼吸恢复。

5）待自主呼吸恢复，潮气量、呼吸频率、呼气末二氧化碳等指标达到理想值时拔出喉罩，继续观察至苏醒。

（2）经喷射通气导管行手动喷射通气（图13-3）：该麻醉方案的优点是通气不依赖于支气管镜，为耳鼻喉科医师提供了从容的置镜时间，也避免了支气管镜进入患侧时健侧肺通气不足导致的低氧血症；缺点是需要在总气道置入喷射通气导管，在小婴儿可能影响支气管镜的置入和操作视野，此外还有气压伤的风险。

1）不合作的小儿以七氟烷吸入诱导以后开放静脉，合作的小儿直接开放静脉，充分预给氧后以芬太尼（2μg/kg）或舒芬太尼（0.2μg/kg）、丙泊酚（3~5mg/kg）、琥珀胆碱（1~2mg/kg）或米库氯铵（0.2mg/kg）诱导。

2）在麻醉喉镜引导下经鼻插入喷射通气导管至声门下 2cm（避免置入过深），将喷射通气导管连接手动喷射通气装置（如 Manujet Ⅲ）行手动喷射通气，1 岁以内小儿压力设置为 0.1~1bar，1 岁以上小儿压力设置为 1~2.5bar，通气频率为 20~35 次/min，以胸廓起伏来判断通气量是否足够。

3）由耳鼻喉科医师置入支气管镜开始手术，术中持续输注丙泊酚，必要时追加肌松剂。

4）手术结束退出支气管镜，拔出喷射通气导管，插入喉罩，将小儿置于侧卧位，停止输注丙泊酚。

5）待自主呼吸恢复，潮气量、呼吸频率、呼气末二氧化碳等指标达到理想值时拔出喉罩，继续观察至苏醒。

（3）保留自主呼吸：当患儿较小，置入喷射通气导管可能影响支气管镜的置入和操作视野时，或异物取出难度较大、采用支气管镜侧孔通气方案可能导致反复的低氧血症时，可以考虑采用保留自主呼吸的麻醉方案。此外，如果患儿术前有明显肺气肿时，为避免正压通气导致的气压伤，一般也采用保留自主呼吸的麻醉方案。保留自主呼吸的麻醉方案可以采用如前所述的右美托咪定方案和瑞芬太尼复合丙泊酚方案；一般不采用吸入七氟烷方案，因为支气管异物取出术一般所需时间较长，吸入七氟烷由于部分气道开放而不易保持麻醉深度的稳定。

气道异物取出术的麻醉管理流程见图13-4。

十、麻 醉 监 测

所有患者从诱导开始至苏醒全程监测心电图、无创血压、脉搏氧饱和度。除此之外，还需密切注意患者的呼吸幅度、呼吸频率和口唇皮肤颜色以及肺部听诊等情况。当气道开放无法监测呼气末二氧化碳时，要特别注意观察胸廓起伏和呼

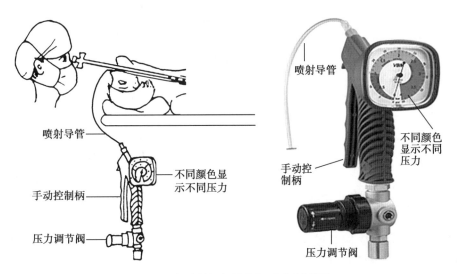

喷射导管
手动控制柄
压力调节阀
不同颜色显示不同压力

喷射导管
手动控制柄
不同颜色显示不同压力
压力调节阀

图 13-3　经喷射通气导管行手动喷射通气

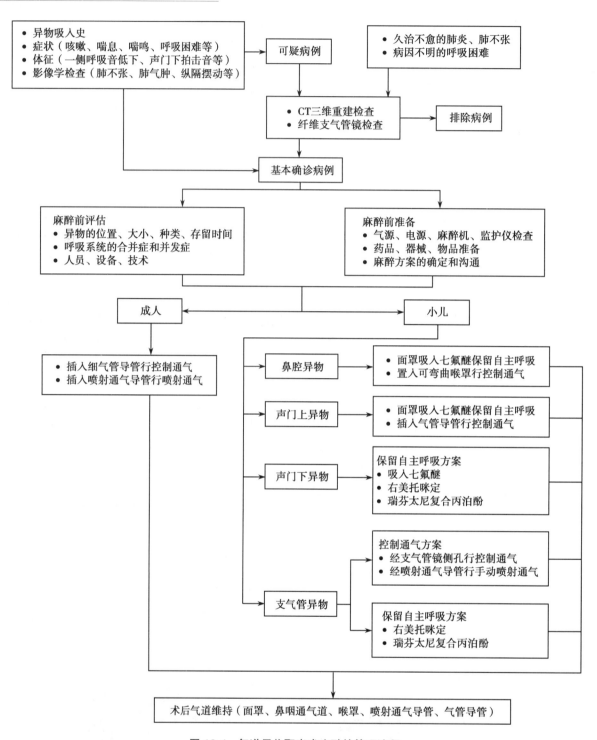

图 13-4　气道异物取出术麻醉的管理流程

吸频率,插入喉罩或气管导管以后要监测呼气末二氧化碳浓度。

十一、麻醉后苏醒管理

取出异物和支气管镜后,应在患儿还处于深度麻醉状态时吸引气道分泌物,以减少喉痉挛的可能。苏醒技术的选择很大程度上取决于肺部气体交换状态和气道水肿程度。对于判断气道水肿不明显的小儿患者,倾向于在只通过面罩或喉罩供氧的情况下苏醒;而对于考虑存在气道水肿、有持续氧饱和度下降或残余神经肌肉阻滞的患者,需要在异物取出后进行气管插管并在镇静状态下判断患者呼吸情况,在呼吸参数达到可以拔除气管导管时再予以做拔管准备。有条件时也可以送重症监护室做延迟拔管处理。

十二、常见并发症处理

(一) 喉痉挛

喉痉挛常由于在浅麻醉下进行气道操作而诱发。部分喉痉挛时托起下颌、以纯氧行正压通气通常可以缓解;完全喉痉挛时,气道完全梗阻,以吸入或静脉麻醉药(丙泊酚)加深麻醉,给予琥珀胆碱(0.5~1mg/kg)以后经面罩或插入气管导管行正压通气。小剂量的琥珀胆碱(0.1mg/kg)可以缓解喉痉挛,同时保留自主呼吸。术中应用肌松剂可减少喉痉挛的发生。

(二) 支气管痉挛

支气管痉挛常因气道处于高敏状态而受到刺激或缺氧、二氧化碳潴留等因素而诱发。除了去除这些因素以外,用吸入麻醉药加深麻醉,给予沙丁胺醇或爱喘乐喷雾治疗,静脉给予氢化可的松(4mg/kg)、氯胺酮(0.75mg/kg)、氨茶碱(3~5mg/kg)、小剂量肾上腺素(1~10μg/kg)或硫酸镁(40mg/kg,20min 内缓慢输注)都可以起到治疗作用。发生支气管痉挛行气管插管后,在尝试拔管时常因减浅麻醉后痉挛加重而无法拔管,此时可以静脉输注右美托咪定 1μg/kg(>10min),随后 1~2μg/(kg·h)维持,使患儿在耐受气管导管的同时自主呼吸恢复,改善缺氧和二氧化碳潴留,同时通过上述解痉治疗缓解支气管痉挛,通常可以顺利拔管。

(三) 声门水肿

声门水肿可以因多次置入支气管镜、操作粗暴或取出较大异物时异物擦伤声门所致。除氧疗外,可给予激素治疗。

(四) 气胸

气胸可以因手术操作损伤支气管壁、正压通气压力过高、患者屏气导致胸腔压力增高等因素而诱发。发生气胸后要尽快使患者恢复自主呼吸,避免正压通气。婴幼儿患者可能因胸腔压力骤然升高而回心血量骤减,发生氧饱和度瞬间下降、心跳减慢甚至心搏骤停,此时应果断地在患侧第二肋间、锁骨中线外区域行胸腔穿刺减压术,常常可立即缓解缺氧并恢复心跳节律,应同时请胸外科医师急会诊行胸腔闭式引流术。对于缺氧不严重、循环维持相对稳定的患者,可以按照气胸的诊断和处理原则请相关科室协助诊疗。

(五) 肺不张

肺不张多由于异物取出后肺叶没有复张或分泌物(残留异物)堵住支气管开口所致,有时会导致比较明显的低氧血症。在异物取出后耳鼻喉科医师应常规检查有无异物残留并吸尽分泌物。如果发生肺不张,在明确诊断并排除气胸以后,可以 20~30cmH_2O 的气道压力进行鼓肺,促使萎陷的肺泡复张。必要时再次置入支气管镜将分泌物吸除。

(六) 异物嵌顿窒息

钳取异物过程中可能发生异物脱落、嵌顿于声门下造成窒息等紧急情况,此时如果难以快速取出异物,可将异物推入一侧支气管(患侧),待通气状况改善以后再行支气管镜检查。

十三、结　　语

气道异物取出术取得成功的关键在于充分的术前评估和准备、完善而灵活的管理方案以及麻醉科医师、耳鼻喉科医师、护理人员三方的密切合作。其麻醉难点在于麻醉科医师和耳鼻喉科医师共用一个狭小气道的同时,麻醉既要保证通气通畅、氧合充分、麻醉深度足够,又要争取平稳快速地苏醒。早期气道异物取出术多在气道表面麻醉下完成,对患者身心创伤极大。20 世纪 90 年代开始采用 γ-OH 和氯胺酮等药物实施保留自主呼吸的镇静或浅全麻,辅以完善的表面麻醉,给气道异物取出术带来了极大便利,但因麻醉深度难以掌握,常常发生喉痉挛、支气管痉挛或呼吸抑制导致低氧血症,苏醒时间也很长,麻醉的可控性较差。近二十多年以来,在可以保证通气的患者中,麻醉科医师开始采用使用肌松剂、控制通气的方式(经支气管镜侧孔通气或喷射通气)管理气道,这样不仅为耳鼻喉科医师了提供更好的手术条件,也减少了喉痉挛、支气管痉挛、低氧血症等不良事件的发生率。近些年来,随着七氟烷、丙泊酚、右美托咪定、瑞芬太尼等药物的广泛应用,对于声门下气道异物等有呼吸窘迫、不能保证通气的患者,或者对气压伤存有顾虑的情况时,麻醉科医师又开始探索新的麻醉方法以期在保证足够麻醉深度的前提下保留自主呼吸,并让患者术后快速平稳苏醒。总之,目前尚没有一种完美的麻醉方法可以适用于所有气道异物患者,麻醉科医师要依据异物的具体情况、患者的全身情况、肺部病变以及医护团队的技术和经验,选择合适的麻醉药物和通气方式,并根据术中情况灵活应变,对术中可能发生的危急事件做好应对准备,从而减少并发症的发生,降低死亡率。

参 考 文 献

[1] FIDKOWSKI C W,ZHENG H,FIRTH P G. The anesthetic considerations of tracheobronchial foreign bodies in children:a literature review of 12,979 cases[J]. Anesth Analg,2010,111(4):1016-1025.

[2] TAN H K,BROWN K,MCGILL T,et al. Airway foreign bodies(FB):a 10-year review[J]. Int J Pediatr Otorhinolaryngol,2000,56(2):91-99.

[3] SALIH A M,ALFAKI M,ALAM-ELHUDA D M. Airway foreign bodies:A critical review for a common pediatric emergency[J]. World J Emerg Med,2016,7(1):5-12.

[4] XU B,WU L,JIN Z,et al. Residual airway foreign bodies in children who underwent rigid bronchoscopy[J]. Int J Pediatr Otorhinolaryngol,2019,118:170-176.

[5] SAHIN A,METEROGLU F,EREN S,et al. Inhalation of foreign bodies in children:experience of 22 years[J]. J Trauma Acute Care Surg,2013,74(2):658-663.

[6] ZHANG X,LI W X,CAI Y R. A time series observation of Chinese children undergoing rigid bronchoscopy for an inhaled foreign body:3,149 cases in 1991-2010[J]. Chin Med J(Engl),2015,128(4):504-509.

[7] 中华医学会耳鼻咽喉头颈外科学分会小儿学组. 中国儿童气管支气管异物诊断与治疗专家共识[J]. 中华耳鼻咽喉头颈外科杂志,2018,53(5):325-338.

[8] OGUZ F,CITAK A,UNUVAR E,et al. Airway foreign bodies in childhood[J]. Int J Pediatr Otorhinolaryngol,2000,52(1):11-16.

[9] KIM I A,SHAPIRO N,BHATTACHARYYA N. The national cost burden of bronchial foreign body aspiration in children[J]. Laryngoscope,2015,125(5):1221-1224.

[10] 叶鹏鹏,金叶,段蕾蕾. 1990—2017 年中国 5 岁以下儿童因气道异物死亡情况分析[J]. 中华预防医学杂志,2019,53(9):891-895.

[11] CHAPIN M M,ROCHETTE L M,ANNEST J L,et al. Nonfatal choking on food among children 14 years or younger in the United States,2001-2009[J]. Pediatrics,2013,132(2):275-281.

[12] JIAQIANG S,JINGWU S,YANMING H,et al. Rigid bronchoscopy for inhaled pen caps in children[J]. J Pediatr Surg,2009,44(9):1708-1711.

[13] ZUR K B,LITMAN R S. Pediatric airway foreign body retrieval:surgical and anesthetic perspectives[J]. Paediatr Anaesth,2009,19 Suppl 1:109-117.

[14] AYDOGAN L B,TUNCER U,SOYLU L,et al. Rigid bronchoscopy for the suspicion of foreign body in the airway[J]. Int J Pediatr Otorhinolaryngol,2006,70(5):823-828.

[15] SINGH H,PARAKH A. Tracheobronchial foreign body aspiration in children[J]. Clin Pediatr(Phila),2014,53(5):415-419.

[16] SVEDSTROM E,PUHAKKA H,KERO P. How accurate is chest radiography in the diagnosis of tracheobronchial foreign bodies in children?[J]. Pediatr Radiol,1989,19(8):520-522.

[17] ONCEL M,SUNAM G S,CERAN S. Tracheobronchial aspiration of foreign bodies and rigid bronchoscopy in children[J]. Pediatr Int,2012,54(4):532-535.

[18] ULLAL A,MUNDRA R K,GUPTA Y,et al. Virtual Bronchoscopy:Highly Sensitive Time and Life Saving Investigation in the Diagnosis of Foreign Body Aspiration-Our Experience[J]. Indian J Otolaryngol Head Neck Surg,2019,71(Suppl 1):378-383.

[19] GIBBONS A T,CASAR B A,HANKE R E,et al. Avoiding unnecessary bronchoscopy in children with suspected foreign body aspiration using computed tomography[J]. J Pediatr Surg,2020,55(1):176-181.

[20] 郭运凯,蔡霞红,谢鼎华,等. 喉、气管及支气管异物诊治 20 年回顾[J]. 中国耳鼻咽喉颅底外科杂志,2004,10(3):173-176.

[21] SINGH V,SINGHAL K K. The tools of the trade - uses of flexible bronchoscopy[J]. Indian J Pediatr,2015,82(10):932-937.

[22] KAPOOR R,CHANDRA T,MENDPARA H,et al. Flexible bronchoscopic removal of foreign bodies from airway of children:single center experience over 12 years[J]. Indian Pediatr,2019,56(7):560-562.

[23] KADMON G,STERN Y,BRON-HARLEV E,et al. Computerized scoring system for the diagnosis of foreign body aspiration in children[J]. Ann Otol Rhinol Laryngol,2008,117(11):839-843.

[24] 刘冰,张杰,刘世琳,等. 小儿气管支气管异物诊断指标的量化评分及其对治疗的意义[J]. 中国耳鼻咽喉头颈外科,2009,16(5):277-279.

[25] 王斌全,孔维佳. 气管、支气管异物(第四章)[M]//耳鼻咽喉头颈外科学. 北京:人民卫生出版社,2005:322-326.

[26] KARAASLAN E,YILDIZ T. Management of anesthesia

and complications in children with Tracheobronchial Foreign Body Aspiration [J]. Pak J Med Sci,2019,35(6):1592-1597.

[27] GOUSSARD P,MFINGWANA L,MORRISON J. Removal of distal airway foreign body with the help of fluoroscopy in a child [J]. Pediatr Pulmonol,2020,55(3):E5-E7.

[28] TANG L F,XU Y C,WANG Y S,et al. Airway foreign body removal by flexible bronchoscopy:experience with 1027 children during 2000-2008 [J]. World J Pediatr,2009,5(3):191-195.

[29] SUZEN A,KARAKUS S C,ERTURK N. The role of flexible bronchoscopy accomplished through a laryngeal mask airway in the treatment of tracheobronchial foreign bodies in children [J]. Int J Pediatr Otorhinolaryngol,2019,117:194-197.

[30] MANI N,SOMA M,MASSEY S,et al. Removal of inhaled foreign bodies—middle of the night or the next morning? [J]. Int J Pediatr Otorhinolaryngol,2009,73(8):1085-1089.

[31] CHEN L H,ZHANG X,LI S Q,et al. The risk factors for hypoxemia in children younger than 5 years old undergoing rigid bronchoscopy for foreign body removal [J]. Anesth Analg,2009,109(4):1079-1084.

[32] ZHANG X,LI W,CHEN Y. Postoperative adverse respiratory events in preschool patients with inhaled foreign bodies:an analysis of 505 cases [J]. Paediatr Anaesth,2011,21(10):1003-1008.

[33] ZUR K B,LITMAN R S. Pediatric airway foreign body retrieval:surgical and anesthetic perspectives [J]. Paediatr Anaesth,2009,19 Suppl 1:109-117.

[34] CAI Y,LI W,CHEN K. Efficacy and safety of spontaneous ventilation technique using dexmedetomidine for rigid bronchoscopic airway foreign body removal in children [J]. Paediatr Anaesth,2013,23(11):1048-1053.

[35] MASON K P,ZURAKOWSKI D,ZGLESZEWSKI S E,et al. High dose dexmedetomidine as the sole sedative for pediatric MRI [J]. Paediatr Anaesth,2008,18(5):403-411.

[36] SHEN X,HU C B,YE M,et al. Propofol-remifentanil intravenous anesthesia and spontaneous ventilation for airway foreign body removal in children with preoperative respiratory impairment [J]. Paediatr Anaesth,2012,22(12):1166-1170.

[37] LI S,LIU Y,TAN F,et al. Efficacy of manual jet ventilation using Manujet Ⅲ for bronchoscopic airway foreign body removal in children [J]. Int J Pediatr Otorhinolaryngol,2010,74(12):1401-1404.

[38] LIU Y,CHEN L,LI S. Controlled ventilation or spontaneous respiration in anesthesia for tracheobronchial foreign body removal:a meta-analysis [J]. Paediatr Anaesth,2014,24(10):1023-1030.

[39] KENDIGELEN P. The anaesthetic consideration of tracheobronchial foreign body aspiration in children[J]. J Thorac Dis,2016,8(12):3803-3807.

14 气管导管拔除的专家共识

马武华　仓静　邓小明　左明章(共同负责人)　田鸣(共同负责人)

张加强(执笔人)　易杰　姜虹　倪新莉　薛富善　魏新川

目　录

气管导管拔除(以下简称"拔管")是全身麻醉患者麻醉恢复过程中一个非常关键的阶段,拔管过程可并发缺氧、呼吸困难、喉痉挛等并发症。如管理不当可造成严重后果甚至死亡,麻醉科医师需要面临巨大挑战。近几年,随着拔管相关研究的深入,循证医学证据的增多,中华医学会麻醉学分会气道管理学组对《气管导管拔除的专家共识(2014)》进行修订,以供临床相关专业医师参考。

与困难气管插管的识别和处理相比,麻醉科医师对拔管重要性的认识常常不足,主要表现在:缺乏有效的拔管策略;对拔管的困难程度和风险评估不足;拔管方法和时机掌握不足等。方案失败是造成拔管相关并发症的常见原因。因此必须规范拔管的策略和方法,以降低气道并发症,提高拔管安全性。

拔管主要包括四个阶段:①初步计划;②拔管准备;③实施拔管;④拔管后处理。建议处理的流程图如图 14-1 所示。

一、初　步　计　划

初步气管拔管计划应该在麻醉诱导前制定,并于拔管前时刻保持关注。该计划包括对气道及其危险因素的评估。气管拔管大体上可粗略分为"低风险"和"高风险"两大类。

(一) 气管拔管危险因素的评估

1. 气道危险因素

(1) 困难气道:包括诱导期间已预料和未预

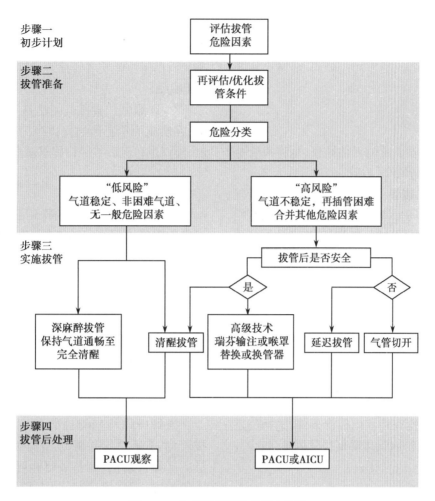

图 14-1　气管导管拔除的四个阶段

料的困难气道,如病态肥胖、阻塞性睡眠呼吸暂停综合征等。

(2) 围手术期气道恶化:包括解剖结构的改变、出血、血肿、手术或创伤导致的水肿以及其他非手术因素导致的气道恶化。需要特别注意甲状腺手术、颈动脉内膜剥脱术、口腔颌面外科手术、颈深部感染、颈椎手术、血管性水肿、后颅窝手术、气管切除术、过敏性休克、其他原因导致肺水肿或呼吸道痉挛,以及长期带气管导管的患者。拔管后再次气管插管往往比第一次插管更加困难,且常合并面罩通气困难。

(3) 气道操作受限:插管时气道在可操作范围内,术后因为各种固定装置导致气道操作困难或无法进行,如与外科共用气道、头或颈部活动受限等(下颌骨金属丝固定、植入物固定和颈椎固定等)。

2. 肌松残余　术中使用肌肉松弛药物的患者,术后肌松残余发生率为 2%~64%。麻醉科医师对自己管理肌肉松弛药物能力的过度自信,是

围手术期肌松监测应用较少的部分原因。拔管前四次成串刺激(TOF)比值 >0.95 较 TOF 比值 >0.9 能降低术后肺部并发症。拔管时肌肉无力在儿童中也很常见,且与拔管后再插管有独立关系。儿童拔管时无法很好地做配合动作,从而无法准确判断儿童肌力恢复情况,通常只能从拔管前自主呼吸情况来判断。拔管前最大气道压力较低、通气时间较长、拔管后上气道阻塞、拔管后呼吸阻力较大,均为拔管危险因素。

3. 手术特殊要求　部分手术要求患者平稳苏醒,避免呛咳和躁动。咳嗽和躁动可能形成血肿、气道受压和伤口裂开;眼内压和颅内压升高可破坏手术效果甚至造成手术失败;心血管系统改变可导致严重心肌缺血。

4. 人为因素　工具准备不充分、缺乏经验以及与患者沟通障碍等。

5. 手术并发症　腔镜手术造成高碳酸血症或全身广泛性皮下气肿或肺二氧化碳栓塞。

6. 一般危险因素　患者整体情况也需引起

关注,其可能使拔管过程变得复杂,甚至延迟拔管,包括呼吸功能受损、循环系统不稳定、神经功能受损、低温或高温、凝血功能障碍、酸碱失衡及电解质紊乱等。

(二) 拔管分类

根据拔管危险因素的评估结果,可将拔管分为"低风险"和"高风险"拔管。

1. "低风险"拔管　指常规拔管操作,患者气道在麻醉诱导期间无特殊,手术过程中无气道相关风险增加,再次气管插管较容易,患者常规禁食且不存在一般危险因素。

2. "高风险"拔管　指患者存在术前判断为困难气道、术中气道管理风险增加、术后再插管受限、饱胃、合并一项或多项拔管危险因素,拔管后可能需要再次插管且再次插管困难的情况。

二、拔管准备

拔管准备是检查并优化拔管条件、选择气道和全身情况的最佳时机,以降低拔管风险,减少并发症。

(一) 评价并优化气道情况

手术结束拔管前需要重新评估并优化气道情况,并制定拔管失败情况下的补救措施以及重新插管计划。

1. 上呼吸道　拔管后有上呼吸道梗阻的可能性,故拔管前需要考虑面罩通气的可行性。"高风险"拔管患者可使用普通喉镜、可视喉镜、可视插管软镜,检查气道有无水肿、出血、血凝块、外伤或气道扭曲等。需要注意的是,气道水肿可在拔管后快速进展而造成严重的上呼吸道梗阻。

2. 喉　套囊放气试验可用来评估气道有无水肿。以套囊放气后可听到明显的漏气声为标准,如果合适的导管型号下听不到漏气的声音,常需延迟拔管。校准的呼吸感应体积描记法(RIP)和食管测压可客观识别声门下水肿。有套囊的气管导管可根据拔管前泄露压力或泄漏量,来预测儿童声门下水肿。如果有临床症状提示存在气道水肿,即便套囊放气后能听到声音,也需要警惕。

3. 下呼吸道　下呼吸道因素也会限制拔管的实施,例如下呼吸道外伤、水肿、感染、气管软化

以及大量分泌物等。如果术中氧合不满意,超声有助于判断气胸、肺水肿、肺不张、胸腔积液等。胸片有助于排除支气管插管、肺炎、肺气肿或其他肺疾病。

4. 胃胀气　胃胀气可能压迫膈肌而影响呼吸,在实施面罩正压通气或声门上工具正压通气时,建议进行经鼻或经口胃管减压。

(二) 评估并优化患者一般情况

拔管前肌肉松弛药的作用必须被完全拮抗,以最大限度地保证足够通气,并使患者气道保护性反射完全恢复,便于排出气道分泌物。维持血流动力学稳定及适当的有效循环血容量,调节患者体温、电解质、酸碱平衡及凝血功能至正常范围,提供良好的术后镇痛,防止气道不良反射的发生。糖皮质激素局部应用于气管插管可预防成人拔管后咽喉痛。

(三) 评估并优化拔管的物品准备

拔管操作与气管插管具有同样的风险,在拔管时应配置与插管时相同级别的设备及人员。开始拔管前,调整呼吸机呼吸参数,包括吸入氧浓度、潮气量、呼吸频率和PEEP,以维持正常通气。同时保护气管导管以防止患者意外自行拔管,由此导致的低氧血症可能非常严重。另外,与手术团队的充分沟通也是拔管安全的重要保障。

三、实 施 拔 管

拔管后的目标是保证患者维持有效的通气,避免气道刺激。拔管可以理解为气道管理逻辑上的延续,麻醉科医师在拔管前要制定一套方案来应对拔管失败的突发性状况,确保在最短时间内对患者进行有效通气或再插管,保证拔管安全。制订方案要依据手术、患者情况及麻醉科医师技术和经验综合考虑。理想的拔管方案是待患者自主呼吸完全恢复,在可控、分步且可逆的前提下拔除气管导管。

(一) 拔管需注意的事项

所有拔管操作都应尽量避免干扰肺通气,保证供氧。"低风险"拔管和"高风险"拔管时,都需注意以下问题。

1. 氧储备 拔管前需建立充分的氧储备,吸入纯氧以维持拔管后呼吸暂停时机体的氧摄取,同时可为进一步气道处理争取时间。设备包括吸引器、吸痰管、面罩、氧源,以及改善通气的口(鼻)咽通气道、声门上通气工具,同时准备好气管插管器械。在极少数情况下,拔管后无法给患者通气或重新插管,可能有必要通过环甲膜切开术来建立直接通气道。

2. 体位 拔管前可将患者从仰卧位置于半卧位,以增加功能余气量,改善氧合。尚无证据表明某一种体位适合所有拔管的患者,目前主要倾向于头高脚低位(半卧位)和半侧卧位。头高脚低位尤其适用于肥胖或患有睡眠呼吸暂停的患者,左侧卧头低位常用于未禁食禁饮的患者。

3. 吸引 口咽部非直视下吸引可能会引起软组织损伤,理想情况应该在足够麻醉深度下使用喉镜辅助吸引,特别是口咽部存在分泌物、血液及手术碎片污染的患者。对气道内存在血液的患者,因存在凝血块阻塞气道的可能性,吸引时应更加小心。进行下呼吸道吸引时,可使用细支气管内吸痰管。

4. 肺复张措施 保持一定的 PEEP 及肺活量呼吸等肺复张措施,可暂时性减少肺不张的发生,但对改善术后肺不张作用不大。在吸气高峰同时放松气管导管套囊,并随发生的正压呼气拔出气管导管可产生一个正压的呼气,有利于分泌物的排出,并减少喉痉挛和屏气的发生。

5. 牙垫 牙垫可防止麻醉中患者咬闭气管导管导致气道梗阻。在气管导管阻塞的情况下,用力吸气可迅速导致肺水肿。一旦发生咬闭气管导管,迅速将气管导管套囊泄气,因气体可从导管周围流出,避免气道内极度负压的产生,可能有助于防止梗阻后肺水肿的发生。

6. 拔管时机 根据拔管时机可将拔管分为清醒和深麻醉下拔管。清醒拔管总体上来说更安全,患者气道反射和自主呼吸已经恢复。对患有阻塞性睡眠呼吸暂停综合征或肥胖的患者,拔管前必须确保患者完全清醒,并能够对指令做出正确反应时才可拔管。

深麻醉拔管能减少呛咳以及血流动力学波动,但会增加上呼吸道梗阻的发生率。深麻醉拔管是一种更高级的技术,常应用于气道容易管理且误吸风险较低的患者,也可用于哮喘等气道激惹状态的患者。

(二)"低风险"拔管

尽管所有的拔管都有风险,但对二次插管并无困难的患者,可以选择常规拔管。"低风险"患者可选择清醒(表 14-1)或深麻醉下(表 14-2)拔管。减轻拔管期应激反应、预防呛咳、维持血流动力学稳定并减少其他并发症的方法,包括静脉注射右美托咪定、静脉或气管内应用利多卡因、头抬高以及与地面呈 60°拔管等。

表 14-1 "低风险"拔管的清醒拔管步骤

1. 纯氧吸入
2. 吸引口咽部分泌物,最好在直视下
3. 置入牙垫
4. 合适的体位
5. 拮抗肌松残余
6. 保证自主呼吸规律并达到足够的分钟通气量
7. 意识清醒,能睁眼并遵循指令
8. 避免头颈部移动
9. 肺活量正压通气膨肺,松套囊拔管
10. 面罩纯氧吸入,确认呼吸通畅且充分
11. 持续面罩给氧至完全恢复

表 14-2 "低风险"拔管的深麻醉拔管步骤

1. 无手术刺激
2. 良好镇痛,无呼吸抑制
3. 纯氧吸入
4. 保证足够麻醉深度
5. 合适的体位
6. 吸引口咽部分泌物,最好在直视下
7. 松套囊,如咳嗽加深麻醉
8. 正压通气下拔出导管
9. 再次确认呼吸通畅且充分
10. 手法或口(咽)鼻咽通气道,保持气道通畅至患者清醒
11. 持续面罩给氧至完全恢复
12. 继续监测至患者清醒且自主呼吸完全恢复

(三)"高风险"拔管

"高风险"拔管主要用于已证实存在气道或全身危险因素,以致无法保证拔管后维持充分自主通气的患者。"高风险"拔管的关键在于拔管后患者是否能保证安全,如果考虑能安全拔管,清醒拔管或其他高级技术可以克服绝大多数困难;如果考虑无法安全拔管,则应延迟拔管或实施气管切开。任何技术都可能存在风险,熟练程度和

经验至关重要。

1. 相对安全拔管

（1）清醒拔管："高风险"患者的清醒拔管在技术上同"低风险"患者没有差别，而且适用于绝大多数的"高风险"患者，例如有误吸风险、肥胖以及绝大多数困难气道患者。但是在某些情况下，以下一种或多种技术可能对患者更有利。对拔管后的"高风险"患者进行经鼻高流量氧疗和无创机械通气（NIV）会降低再插管发生率。

（2）瑞芬太尼输注技术：对颅脑手术、颌面手术、整形外科手术以及严重心脑血管疾病的患者，应避免拔管引发的呛咳、躁动及血流动力学波动。输注瑞芬太尼可减少这些刺激反应，并能使患者在耐管的情况下，意识完全清醒且能遵循指令（表14-3）。瑞芬太尼的输注主要有两种方式，延续术中继续使用或拔管时即刻使用。成功的关键在于拔管前其他镇静药物（吸入麻醉药及丙泊酚）已经充分代谢，调整瑞芬太尼的剂量使其既能避免呛咳又能避免清醒延迟及呼吸暂停。

表 14-3　瑞芬太尼输注技术的拔管步骤

1. 保证有效术后镇痛，可静注吗啡
2. 手术结束前，将瑞芬太尼调至合适的输注速度
3. 手术后适当阶段给予肌松拮抗药
4. 停止使用其他麻醉药物（吸入麻醉药或丙泊酚）
5. 若使用吸入麻醉药，高流量洗脱
6. 持续正压通气
7. 尽量直视下吸引
8. 合适的体位
9. 不催促、不刺激，等待患者按指令睁眼
10. 停止正压通气
11. 自主呼吸良好者拔管并停止输注
12. 自主呼吸欠佳者鼓励深吸气并减少输注量
13. 呼吸改善后拔管并停止输注
14. 拔管后严密监护至完全苏醒
15. 注意瑞芬太尼无长效镇痛作用
16. 注意瑞芬太尼可被纳洛酮拮抗

（3）喉罩替换技术：使用喉罩替换气管导管，可以建立一个生理稳定的非刺激气道，并能阻止来自口腔的分泌物和血液对气道的污染（表14-4）。该技术既可用于清醒拔管也可用于深麻醉拔管，主要适用于气管导管引起的心血管系统刺激可能影响手术效果的患者，同时对吸烟、哮喘等气道高敏患者可能更有益处，但不适用于有饱胃风险的患者。该技术需反复练习且应谨慎，足够的麻醉深度是避免喉痉挛的关键。选择可用于引导气管插管的喉罩，可视插管软镜定位和引导使再插管更容易。当问题发生在声门水平或声门下，喉罩不能保证建立通畅气道。

表 14-4　喉罩替换技术的拔管步骤

1. 纯氧吸入
2. 避免气道刺激，深麻醉或肌肉松弛剂
3. 喉镜下直视吸引
4. 气管导管后部置入未充气喉罩
5. 可视插管软镜检查确保喉罩位置正确
6. 喉罩套囊充气
7. 松气管导管套囊，正压通气下拔出导管
8. 使用喉罩通气
9. 置入牙垫
10. 合适体位
11. 持续监护至完全清醒

（4）气道交换导管（airway exchange catheter, AEC）辅助技术：再次插管有风险的患者，可在拔管前把气道交换导管、插管软探条或硬质鼻胃管等工具置入气管内（表14-5），使气道可在需要时快速重建（表14-6）。AEC（又称换管器，如COOK气道交换导管、Frova插管引导器等）是一种内径很细的中空半硬质导管，常用于拔管的COOK气道交换导管可连接麻醉机或喷射呼吸机，既可作为重新插管的导引，也可作为吸氧和通气的通道，使麻醉科医师有更多时间评估重新插管的必要性。AEC辅助重新插管的成功率非常高，但应以良好的监护设施、训练有素的操作者及充足的器械准备为前提。需要强调的是，这些装置并不能保

表 14-5　AEC 辅助技术的拔管步骤

1. 判断 AEC 插入深度，成人不超过 25cm
2. 按预定深度插入 AEC，避免超过隆突
3. 充分吸痰
4. 拔出气管导管，避免 AEC 过深或脱出
5. 固定 AEC
6. 记录 AEC 插入深度
7. 使用麻醉回路确定 AEC 周围有气体泄漏
8. 标记固定 AEC
9. 患者送至 AICU 或 ICU 护理
10. 面罩吸氧或持续面罩正压通气供氧
11. 拔出 AEC 前需充分吸引口腔分泌物
12. 呛咳时确认是否过深，可经 AEC 注入局部麻醉药
13. 患者多可保持咳嗽和发声能力
14. 建议 AEC 保留时间不超过 72h

表 14-6　AEC 引导重插管步骤

1. 合适体位
2. 面罩吸纯氧,持续正压通气
3. 选择尖端柔软的小号气管导管
4. 重新麻醉诱导或表面麻醉
5. 喉镜挑起舌体,AEC 引导下置入气管导管
6. 根据呼气末二氧化碳波形图确认导管位置

证成功导引气管插管,仍应常备其他方案。另外,也有报道在心脏手术后因使用气管交换导管而出现张力性气胸,故需谨慎使用。双腔气管导管应使用专用换管器,或应用可视插管软镜辅助下换管。

2. 不安全拔管

(1) 延迟拔管:当气道损害严重时,往往需要延迟拔管。延迟几小时或几天待气道水肿消退后再拔管,可提高拔管成功率。如患者 24h 内可能再回到手术室,明智做法是保留气管插管。自身技术和周围条件不足等特殊情况下,也可延迟拔管,例如接受 24h 以上机械通气的患者在夜间拔管会增加死亡率。

延迟拔管的危险因素,包括颈椎手术、21 三体综合征、低心输出量综合征、室间隔缺损、使用大量血管收缩药或正性肌力药的患者,口腔恶性肿瘤术后延迟拔管是避免气管切开及相关并发症的一种安全可行方法。对多节段俯卧位脊柱手术(持续≥8h 俯卧位)患者,延迟拔管术后肺炎发生率较高,麻醉科医师应综合考虑,再决定立即拔管或延迟拔管。

(2) 气管切开:当患者因预先存在的气道问题、手术(如游离皮瓣重建)、肿瘤、水肿及出血,可能在较长一段时间内无法保持气道通畅时,应考虑行气管切开。麻醉科医师应与外科医师共同讨论,主要依据以下四点:①手术结束时气道受累程度;②术后气道进一步恶化的可能性;③是否具备重建气道的能力;④气道明显受累的持续时间。当患者发生喉头水肿或短期内无法解决的气道问题时,应尽早气管切开,以减少长期使用气管导管造成的声门损伤等。对机械通气的儿童,早期气管切开术(气管插管≤14d)可显著降低死亡率,缩短机械通气天数、重症监护时间和总住院时间,减少其他并发症。

四、拔管后处理

拔管后可能导致生命危险的并发症,并不仅局限于导管后即刻。拔管后仍应持续管理监测,并注意下述问题。

(一) 人员配置和交流

患者气道反射恢复、生理情况稳定前,需要专人持续监测与护理。尤其是有困难气道或肺部合并症的患者,人员配备应包括麻醉科护士在内的至少两名医务人员,并保证随时能联系到经验丰富的麻醉科医师。对于困难气道患者,麻醉科医师应在手术结束前与外科医师就麻醉恢复、气管导管是否保留、患者术后去向等问题进行充分交流。将患者转运至麻醉后监护治疗室或相关 ICU 时,必须进行口头及书面交接。

(二) 监测和预警信号

拔管后监测意识、呼吸频率、心率、血压、脉搏氧饱和度、体温和疼痛。使用特制的 CO_2 监测面罩能早期发现气道梗阻。声波呼吸频率(RRa)监测可以准确地连续测量呼吸频率,监测是否发生气道阻塞或呼吸窘迫。脉搏氧饱和度监测易受周围环境影响,并不适合作为通气监测的唯一指标。预警信号包括拔管后气道相关并发症危险因素,喘鸣、血性痰液、阻塞性通气症状和躁动常提示气道问题,而引流量、游离皮瓣血供、气道出血和血肿形成常提示手术方面问题。

(三) 设备

拔管后早期,患者停留区域应包括困难气道抢救车、急救车、监护仪和 CO_2 监测等设备。

(四) 转运

所有拔管均应在麻醉科医师监测下进行,"高风险"拔管应该在手术室内、PACU 或 ICU 内进行。存在气道风险的患者转送至 PACU 或 ICU 时,应有麻醉科医师陪同。

(五) 气道损害患者的呼吸管理

存在气道损害的患者应该给予湿化氧,同时监测呼气末二氧化碳分压。鼓励患者深吸气或咳出分泌物,阻塞性睡眠呼吸暂停综合征患者最好保留气管导管进入 AICU 或相关 ICU 进行监护。术后首个 24h 内,应高度警惕创面出血和呼吸道梗阻,术后第 2 天拔管是较安全的选择。拔管后,鼻咽通气道可改善上呼吸道梗阻;头高位或半坐

位能减轻膈肌上抬所致的功能残气量降低；糖皮质激素能减轻气道损伤所致的炎性水肿，但对颈部血肿等机械性梗阻无效。急诊饱胃、有恶心症状的患者，应注意防范拔管后反流误吸。

（六）镇痛

良好的镇痛可促进术后呼吸功能的恢复，但要注意部分镇痛药物存在呼吸抑制作用，要避免同时或谨慎使用镇静药物，尤其是镇痛药物和镇静药物联合使用时应严密监测患者呼吸。

（七）再插管

再插管事件独立危险因素主要包括高龄、术前合并症较多、手术时长及胸部手术。颈椎手术患者术后早期使用抗凝治疗，术后再次插管的风险增加。

（八）拔管后咽喉痛

全身麻醉后咽喉痛发生率高达 51%~100%。术后咽喉痛与气管内插管、女性患者和带管时间长有关，与手术类型、插管次数、气道管理人员类别及是否使用口咽通气道无关。

（九）拔管失败

拔管失败的主要原因是上呼吸道梗阻。水肿、软组织塌陷和喉痉挛是上呼吸道梗阻的最常见原因。神经系统后遗症，急性神经系统损伤，计划外拔管和拔管后喘鸣，是拔管失败的相关危险因素。声门下水肿是小儿拔管失败的最常见原因。

参 考 文 献

[1] NAGUIB M，BRULL S J，HUNTER J M，et al. Anesthesiologists' overconfidence in their perceived knowledge of neuromuscular monitoring and its relevance to all aspects of medical practice：an international survey [J]. Anesth Analg，2019，128（6）：1118-1126.

[2] BLOBNER M，HUNTER J M，MEISTELMAN C，et al. Use of a train-of-four ratio of 0.95 versus 0.9 for tracheal extubation：an exploratory analysis of POPULAR data[J]. Br J Anaesth，2020，124（1）：63-72.

[3] KHEMANI R G，SEKAYAN T，HOTZ J，et al. Risk factors for pediatric extubation failure：the importance of respiratory muscle strength [J].Crit Care Medicine，2017，45（8）：e798-e805.

[4] 王树欣，张丽君，韩文军，等. 麻醉后监测治疗室内全身麻醉苏醒期患者呼吸系统并发症的风险评估与防范护理[J].国际麻醉学与复苏杂志，2018，39（2）：148-152.

[5] 魏福生，马龙先. 腹膜后腔镜手术二氧化碳气腹并发皮下气肿临床观察[J].国际麻醉学与复苏杂志，2015，36（5）：404-407.

[6] KHEMANI R G，HOTZ J，MORZOV R，et al. Evaluating risk factors for pediatric post-extubation upper airway obstruction using a physiology-based tool [J]. Am J Respir Crit Care Med，2016，193（2）：198-209.

[7] KURIYAMA A，MAEDA H，SUN R，et al. Topical application of corticosteroids to tracheal tubes to prevent postoperative sore throat in adults undergoing tracheal intubation：a systematic review and meta-analysis [J]. Anaesthesia，2018，73（12）：1546-1556.

[8] ORTEGA R，CONNOR C，RODRIGUEZ G. Endotracheal extubation [J]. N Engl J Med，2014，370（13）：1266-1268.

[9] LANGERON O，BOURGAIN J L，FRANCON D，et al. Difficult intubation and extubation in adult anaesthesia [J]. Anaesth Crit Care Pain Med，2018，37（6）：639-651.

[10] 邓美玲，杨帆，梁应平，等. 头抬高后仰位联合 60° 气管导管拔除对患者拔管期应激反应的影响[J].临床麻醉学杂志，2016，32（11）：1091-1093.

[11] LAM F，LIN YC，TSAI HC，et al. Effect of intracuff lidocaine on postoperative sore throat and the emergence phenomenon：a systematic review and meta-analysis of randomized controlled trials[J]. PLoS One，2015，10（8）：e0136184.

[12] PENG F，WANG M，YANG H，et al. Efficacy of intracuff lidocaine in reducing coughing on tube：a systematic review and meta-analysis [J]. J Int Med Res，2020，48（2）：300060520901872.

[13] HERNÁNDEZ G，VAQUERO C，COLINAS L，et al. Effect of postextubation high-flow nasal cannula vs noninvasive ventilation on reintubation and postextubation respiratory failure in high-risk patients：a randomized clinical trial [J]. JAMA，2016，316（15）：1565-1574.

[14] BERGUSON M，JAN R，MORRIS R J，et al.An uncommon cause of cardiovascular collapse after cardiac surgery：tension pneumothorax following the use of an airway exchange catheter [J]. J Cardiothorac Vasc Anesth，2019，33（12）：309-341.

[15] WU H L，TAI Y H，WEI L F，et al. Bronchial lumen is the safer route for an airway exchange catheter in double-lumen tube replacement：preventable complication in airway management for thoracic surgery [J]. J Thorac Dis，2017，9（10）：E903-E906.

[16] DIWAN M,WOLVERTON J,YANG B,et al. Is nocturnal extubation after cardiac surgery associated with worse outcomes？ [J] Ann Thorac Surg,2019, 107(1):41-46.

[17] RAKSAKIETISAK M,KEAWSAI T,BUSARA S. Factors related to delayed extubation in cervical spine surgery in an academic hospital：a retrospective study of 506 patients [J]. Asian J Anesthesiol,2019:57(4): 111-116.

[18] PARMAR D,LAKHIA K,GARG P,et al. Risk factors for delayed extubation after ventricular septal defect closure：a prospective observational study [J]. Braz J Cardiovasc Surg,2017,32(4):276-282.

[19] SCHMUTZ A,DIETERICH R,KALBHENN J,et al. Protocol based evaluation for feasibility of extubation compared to clinical scoring systems after major oral cancer surgery safely reduces the need for tracheostomy： a retrospective cohort study [J]. BMC Anesthesiol, 2018,18(1):43.

[20] ANASTASIAN Z H,GAUDET J G,LEVITT L C, et al. Factors that correlate with the decision to delay extubation after multilevel prone spine surgery [J]. J Neurosurg Anesthesiol,2014,26(2):167-171.

[21] ABDELAAL AHMED MAHMOUD MAA,YOUNIS M, JAMSHIDI N,et al. Timing of tracheostomy in pediatric patients：a systematic review and meta-analysis [J]. Crit Care Med,2020,48(2):233-240.

[22] MCLAUGHLIN C,DARCY D,PARK C,et al. Timing of tracheostomy placement among children with severe traumatic brain injury：A propensity-matched analysis [J]. J Trauma Acute Care Surg,2019,87(4):818-826.

[23] OU J,CHEN H,LI L,et al. The role of non-invasive ventilation used immediately after planned extubation for adults with chronic respiratory disorders [J]. Saudi Med J,2018,39(2):131-136.

[24] TILLQUIST M N,GABRIEL R A,DUTTON R P,et al. Incidence and risk factors for early postoperative reintubations [J]. J Clin Anesth,2016,31:80-89.

[25] WILSON LA,ZUBIZARRETA N,BEKERIS J,et al. Risk factors for reintubation after anterior cervical discectomy and fusion surgery：evaluation of three observational data sets[J]. Can J Anaesth,2020,67(1): 42-56.

[26] SHRESTHA S,MAHAR JAN B,KARMACHARYA RM,et al. Incidence and associated risk factors of postoperative sore throat in throat in tertiary care hospital [J]. Kathmandu Univ Med J,2017,15(57): 10-13.

[27] CAVALLONE LF,VANNUCCI A. Review article： extubation of the difficult airway and extubation failure [J]. Anesth Analg,2013,116(2):368-383.

[28] SIMONASSI J,BONORA SANSO JP. Prevalence of extubation and associated risk factors at a tertiary care pediatric intensive care unit [J]. Arch Argent Pediatr, 2019,117(2):87-93.

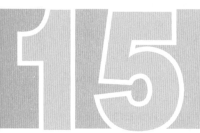

（支）气管镜诊疗镇静/麻醉专家共识

邓小明（负责人） 王月兰 冯艺 刘敬臣 刘友坦 米卫东 杨宇光 杨金凤 朱涛 张卫 张加强 张良成 郭曲练 徐国海 韩建阁 鲁开智 薄禄龙（执笔人）

目 录

（支）气管镜是临床诊断和治疗呼吸系统疾病的重要手段，其临床应用日益普及。（支）气管镜诊疗是一种刺激强度大、低氧血症发生率高、患者不适感强烈的操作。镇静/麻醉技术可提高接受（支）气管镜诊疗的患者的舒适度和耐受性，并为操作者提供更好的条件；但是，镇静/麻醉本身可明显影响患者的呼吸循环，且如何与（支）气管镜操作者共用气道，并保证患者安全，对麻醉科医师是一个重大挑战。

镇静/麻醉下实施（支）气管镜诊疗的医疗单位逐渐增多，因（支）气管镜诊疗操作复杂程度不同，其镇静/麻醉方案和通气方式差异颇大。参照国内外相关指南与研究，中华医学会麻醉学分会于 2014 年首次制定《（支）气管镜诊疗镇静/麻醉的专家共识（2014）》。本次专家共识的更新，旨在进一步规范（支）气管镜诊疗镇静/麻醉的适应证、禁忌证、操作流程、术前准备、术中监护、术后恢复及并发症处理等方面，以利于我国舒适化（支）气管镜诊疗的普及和推广，降低镇静/麻醉相关的风险及并发症。新型冠状病毒肺炎（coronavirus disease 2019，COVID-19）对（支）气管镜诊疗的安全有序开展提出了新挑战，本专家共识也就 COVID-19 疫情下的（支）气管镜诊疗镇静/麻醉要点予以强调。本专家共识未涉及重症监测治疗病房内（支）气管镜诊疗的镇静/麻醉。

一、（支）气管镜诊疗镇静／麻醉的定义及目的

（支）气管镜诊疗镇静／麻醉是指麻醉科医师在密切监控患者呼吸、循环状态下，通过应用适当的镇静药和／或麻醉性镇痛药等药物以及维持呼吸等技术，使患者达到一定镇静或麻醉状态的一项麻醉技术。

绝大多数患者对（支）气管镜诊疗操作怀有紧张、焦虑和恐惧的心理，检查过程易发生恶心呕吐、剧烈咳嗽、喉痉挛与支气管痉挛、气胸、低氧血症等呼吸系统异常以及血压升高、心律失常等循环系统异常，甚至诱发心绞痛、心肌梗死、脑卒中、呼吸衰竭或心搏骤停等循环系统并发症。少部分患者因不能耐受或配合，使（支）气管镜操作无法精确地诊治相关疾病，造成漏诊或误诊，甚至加重患者损伤。（支）气管镜诊疗镇静／麻醉的目的是消除或减轻患者的焦虑和不适，从而增强患者对于该内镜操作的耐受性、满意度与依从性，并最大限度地降低其在（支）气管镜操作过程中发生损伤和意外的风险，为（支）气管镜操作提供最佳的诊疗条件。

二、（支）气管镜诊疗镇静／麻醉的实施条件

（一）（支）气管镜诊疗镇静／麻醉的场所与设备要求

除应符合常规（支）气管镜诊疗室的基本配置要求外，开展（支）气管镜诊疗镇静／麻醉还应具备以下条件：

1. 每个诊疗单元面积宜 >20m²，若空间有限，最低不应 <15m²。

2. 每个诊疗单元应符合手术麻醉的基本配置要求，即必须配备麻醉机和常规监护仪（包括心电图、呼吸频率、脉搏氧饱和度和无创血压）、供氧与吸氧装置以及供麻醉使用的负压吸引装置、静脉输液装置、常规气道管理设备（简易呼吸囊、普通金属喉镜或视频喉镜、常用型号气管与支气管导管等插管用具等）、常用麻醉药物（如丙泊酚、依托咪酯、咪达唑仑、阿片类药物、肌肉松弛药物等）以及常用心血管药物（如阿托品、麻黄碱、去氧肾

上腺素等）。建议有条件者配备呼气末二氧化碳、动脉血气和／或有创动脉压力等监测设备。开展气管内电灼烧或激光消融手术的单元，应配备压缩空气装置或呼吸机。开展硬质气管镜的单元，建议配备高频喷射呼吸机。

3. 具有独立的麻醉后监护治疗室，根据受检患者数量与镇静／麻醉性质，合理设置面积和床位数，建议麻醉后监护治疗室与（支）气管镜操作室床位比例约为 1∶1。其设备应符合麻醉后监护治疗室基本要求，即应配置常规监护仪、麻醉机和／或呼吸机、输液装置、吸氧装置、负压吸引装置以及急救设备与药品等。

4.（支）气管镜诊疗区域须配备困难气道处理设备（如喉罩、视频喉镜等）和抢救设备（如心脏除颤仪、经皮或气管切开器具），以及常用急救药品（如肾上腺素、异丙肾上腺素、利多卡因等）和拮抗药（如氟马西尼、纳洛酮、舒更葡糖钠）等。

（二）人员配备与职责

（支）气管镜诊疗的轻度、中度镇静可由经过专门镇静培训的医师负责。（支）气管镜诊疗的深度镇静／麻醉应由具有主治医师（含）以上资质的麻醉科医师负责实施。应根据（支）气管镜患者诊疗人数、诊疗方式以及镇静／麻醉的性质，合理配备麻醉科医师人数。建议每个实施深度镇静／麻醉的诊疗单元配置至少 1 名麻醉科高年资住院医师，并建议每 1~2 个诊疗单元配备 1 名麻醉科护士，其中护士负责麻醉前准备和镇静／麻醉记录，协助镇静／麻醉管理；每 2~3 个诊疗单元配置 1 名具有主治医师（含）以上资质的麻醉科医师，指导并负责所属单元的患者镇静／麻醉以及麻醉恢复。麻醉后监护治疗室内的麻醉科护士数量与床位比宜为 1∶2~4 配备，负责监测并记录患者麻醉恢复情况。麻醉科医师与麻醉科护士宜相对固定，以保证患者在镇静／麻醉及麻醉恢复过程的安全。

三、（支）气管镜诊疗镇静／麻醉的适应证和禁忌证

（一）适应证

1. 所有因（支）气管镜诊疗需要并愿意接受镇静／麻醉的患者。

2. 对（支）气管镜检查有顾虑或恐惧，高度敏感而且不能耐受局麻下操作的患者。

3. 一般情况良好，ASA Ⅰ级或Ⅱ级患者。

4. 处于稳定状态的 ASA Ⅲ级或Ⅳ级患者，应在密切监测下实施。

（二）禁忌证

1. 有常规（支）气管镜操作禁忌者，严重肝肾功能和止血功能障碍以及饱胃或胃肠道梗阻伴有胃内容物潴留者。

2. 未得到适当控制的可能威胁生命的循环与呼吸系统疾病，如急性冠状动脉综合征、未控制的严重高血压、严重心律失常、严重心力衰竭、新近发生的急性心肌梗死以及哮喘急性发作等。

3. ASA V级的患者。

4. 无陪同或监护人者。

5. 有镇静／麻醉药物过敏及其他麻醉风险极高者。

（三）相对禁忌证

以下情况须在麻醉科医师管理下实施镇静／麻醉，禁忌在非麻醉科医师管理下实施镇静：

1. 明确困难气道的患者，如张口障碍、颈颏颌部活动受限、强直性脊柱炎、颞颌关节炎、气管部分狭窄等，Mallampati 分级Ⅳ级。

2. 严重的神经系统疾病者，如脑卒中、偏瘫、惊厥、癫痫等。

3. 有药物滥用史、年龄过高或过小、病态肥胖以及确诊的阻塞性睡眠呼吸暂停等患者。

4. 多发性肺大疱、严重的上腔静脉阻塞综合征、活动性大咯血等。

5. 对气道严重狭窄、活动性出血、异物梗阻等紧急气道患者，应按紧急手术麻醉原则处理，在严格履行知情同意的前提下，实施急救进行生命抢救。

四、（支）气管镜诊疗镇静／麻醉深度的分期和评估

（支）气管镜诊疗操作过程中应用镇静／麻醉药物可使患者意识水平下降或消失。根据患者意识水平受抑制的程度，镇静／麻醉深度可分为四级：轻度镇静、中度镇静、深度镇静和全身麻醉（表15-1）。不同患者耐受（支）气管镜诊疗所需的镇静深度／麻醉不同。（支）气管镜诊疗所需镇静深度／麻醉受诸多因素影响。因患者个体反应差异、操作部位、操作刺激强度等原因，同等剂量的镇静／麻醉药可产生不同的镇静深度或麻醉。

五、（支）气管镜诊疗镇静／麻醉的操作流程

任何（支）气管镜操作均属有创操作范畴，术前需遵循有创操作的准备原则，优化各类合并症的诊疗，做好访视评估、镇静／麻醉前准备工作，以保证镇静／麻醉的顺利安全实施。

（一）镇静／麻醉前访视与评估

在进行（支）气管镜诊疗镇静／麻醉前，麻醉科医师需充分做好麻醉前访视与评估，可在麻醉门诊或术前评估中心进行。包括下列内容：

1. **麻醉前评估**　评估内容应与手术室内接受镇静／麻醉患者的术前评估相同，但应重点关注与（支）气管镜诊疗相关的个体风险评估。患者临床症状和体征以及（支）气管镜诊疗方案，对麻醉／镇静方案以及通气维持方式的选择十分重要。应主要包括三个方面：病史、体格检查和实验室检查。重点判断患者是否存在困难气道；是否存在急性冠状动脉综合征、未控制的高血压、严重心律失常和明显心力衰竭等可能导致围手术期严

表 15-1　（支）气管镜诊疗的镇静／麻醉深度及其评估要点

	轻度镇静	中度镇静	深度镇静 *	全身麻醉 *
Ramsay 镇静评分	2~3 分	4 分	5~6 分	
反应	对语言刺激反应正常	对语言或触觉刺激存在有目的反应	对非伤害性刺激无反应，对伤害性刺激有反应	对伤害性刺激无反应
通气功能	无影响	足够，无需干预	可能不足，可能需要干预	常不足，常需干预
心血管功能	无影响	通常能保持	通常能保持	可能受损

* 深度镇静及全身麻醉必须由麻醉科医师实施。

重心血管事件的情况,建议基于改良心脏风险指数(revised cardiac risk index,RCRI)评估患者心脏事件风险;是否有严重气道狭窄、急性呼吸系统感染、肥胖、哮喘、吸烟等可能导致围手术期严重呼吸系统事件的情况;是否有未禁食、胃肠道潴留、反流或梗阻等可能导致反流误吸的情况。

每例患者应常规拍摄胸部正侧位片和/或胸部 CT 检查(必要时需行增强或薄层 CT),以确定病变部位、范围和严重程度等,帮助麻醉科医师评估气道和肺部情况。对严重气道狭窄患者的评估更应全面,应详细了解患者在自然睡眠状态下呼吸困难程度、体位改变对呼吸困难的影响以及气管狭窄的性质(内生型或外压型),胸部 CT 检查及此前(支)气管镜检查结果有助于病情评估,对外压性气道狭窄患者的评估更应谨慎。需注意的是,患者术前任何影像学检查均不能完全代表患者当前气道状态。

在实验室检查上,患者应常规行血常规、血生化检查(肝肾功能及电解质);若无明显出血风险倾向,不推荐常规实施凝血功能检查,建议遵循机构内常规。对拟行活检的患者,应全面评估患者术前用药史,推荐提前 5~7 天停用氯吡格雷,提前 3~5d 停用替格瑞洛,是否继续使用或停用阿司匹林应请相关专科医师会诊以权衡该药物使用利弊。对需要提前停用华法林的患者,应请相关专科医师会诊以评估停药期间血栓形成风险及是否需要桥接治疗。若存在或高度怀疑存在特殊合并症(如甲亢等内分泌疾病),应进行相关检查(如激素水平检测等)。

2. 患者知情同意 应告知患者和/或其委托代理人镇静/麻醉操作方案,并向患者和/或其委托代理人解释镇静/麻醉的目的和风险,取得患者和/或其委托代理人同意,签署麻醉知情同意书。

(二)(支)气管镜诊疗镇静/麻醉前准备

1. (支)气管镜诊疗镇静/麻醉前一般准备与普通(支)气管镜术前准备基本相同。

2. 一般患者应在术前禁食至少 6h,术前禁水至少 2h。如患者存在胃排空功能障碍或胃潴留,应适当延长禁食和禁水时间。必要时超声评估胃内容物及胃排空情况,也可行气管内插管以保护气道。

3. 患者如有活动义齿,应于检查前取下。

4. 当日实施镇静/麻醉的主管医师应当对镇静/麻醉前评估与准备记录进行确认,并再次核对患者和将要进行的操作,并与(支)气管镜操作医师充分沟通。

5. 术前不推荐常规应用抗胆碱能药物(如阿托品等)。

6. 特殊患者的术前准备

(1)对怀疑慢性阻塞性肺疾病的患者应检测肺功能。若肺功能重度下降,如 $FEV_1<40\%$ 预计值或 $SpO_2<93\%$,应测定动脉血气。

(2)哮喘患者应在(支)气管镜检查前预防性使用支气管舒张剂,慢性阻塞性肺疾病患者应视情况决定是否预防性使用支气管舒张剂。

(3)有出血风险的患者,应在术前常规检测血小板计数和/或凝血酶原时间。对拟行(支)气管镜活检的患者,若术前正在口服抗凝剂,应至少于检查前 3d 停用。若患者必须使用抗凝剂,应更换为普通肝素,并使国际标准化比值(INR)≤1.5。对拟行活检的患者,达比加群酯及利伐沙班需提前 24~36h 停药,不需使用低分子肝素替换。

(三)(支)气管镜诊疗镇静/麻醉的实施与呼吸管理

首先应建立静脉通路,患者采取平卧位或根据操作需要摆放体位,连接监护设备,记录患者生命体征并持续吸氧。根据(支)气管镜操作医师的诊疗目的,选择合适的镇静/麻醉方案,可采用下述不同的镇静或麻醉方法。

1. 表面麻醉 良好的表面麻醉可明显减轻患者痛苦,维持较稳定的血流动力学和呼吸功能,为术者提供良好的操作条件,减少术中并发症发生。单纯表面麻醉仅适用于患者耐受能力强且操作简单的(支)气管镜诊疗。

推荐将利多卡因作为常用表面麻醉药。目前,利多卡因的使用主要有下述方法:喷雾法或雾化吸入法、气管内滴注法、含漱法、环甲膜穿刺法。利多卡因气雾剂具有表面麻醉方便、效果好、定量准确、副作用小等特点,近年已成为(支)气管镜表面麻醉的主要方法,但仍有少数患者因感胸闷或诱发哮喘等而不能耐受。鼻部麻醉时推荐使用 2% 利多卡因凝胶。咽喉部麻醉时,推荐使用 1% 利多卡因喷雾,支气管镜通过声门前应局部表面喷雾给予利多卡因。利多卡因相关并发症主要为局部麻醉药的毒性反应。利多卡因总量应小于

8.2mg/kg。

2. 轻、中度镇静 表面麻醉虽可降低（支）气管镜检查的应激反应，仍有部分患者因紧张、恐惧而出现窒息、呼吸困难等，因此宜在表面麻醉的基础上给予镇静及适量镇痛药物，使患者处于轻、中度镇静水平，并保留自主呼吸。目前，临床最常选择咪达唑仑或联合芬太尼或舒芬太尼，适用于患者耐受能力较好且操作简单的（支）气管镜诊疗。

咪达唑仑可采用滴定法给予，60 岁以下成年患者的初始剂量为 0.03~0.05mg/kg（不宜超过 3mg），于操作开始前 5~10min 给药，静脉注射后 2min 起效，逐渐达到中度镇静的程度，在操作 30~40min 内一般无需再次追加。咪达唑仑静脉给药应缓慢，约为 1mg/30s；若操作时间延长，必要时可追加 1mg，但使用总量不宜超过 5mg。年龄超过 60 岁、衰弱及合并多种慢性疾病的患者，咪达唑仑用量应酌减。成人患者分次给予芬太尼 1~2μg/kg 或舒芬太尼 0.1~0.2μg/kg，可明显提高患者耐受程度。新型静脉麻醉药瑞马唑仑，起效和失效迅速，对呼吸及心血管系统抑制作用较轻，也可尝试用于（支）气管镜检查的镇静。成人可先缓慢静脉注射芬太尼 50~75μg 或舒芬太尼 5~7.5μg，再静脉注射瑞马唑仑 5.0~7.5mg，当达到中度镇静时即可开始操作，必要时可追加瑞马唑仑 2.5mg，但追加次数不宜超过 5 次。

3. 深度镇静或静脉麻醉 在表面麻醉基础上的深度镇静或静脉麻醉，适用于常规的（支）气管镜诊疗操作，尤其是耐受较差的患者。

右美托咪定联合应用麻醉性镇痛药物适用于（支）气管镜诊疗。在充分表面麻醉基础上，可在 10~15min 内静脉泵注右美托咪定 0.2~1μg/kg，随后以 0.2~0.8μg/（kg·h）维持。宜合用适量芬太尼、舒芬太尼或瑞芬太尼，可明显抑制气道操作的刺激。

咪达唑仑或丙泊酚也可用于（支）气管镜诊疗的深度镇静或静脉麻醉，建议联合应用麻醉性镇痛药物（如芬太尼、舒芬太尼、瑞芬太尼或羟考酮），以改善患者耐受程度。成人患者咪达唑仑的用量多在 1~3mg，或在 1~5min 内静脉注射丙泊酚 1~1.5mg/kg，维持剂量为 1.5~4.5mg/（kg·h）；芬太尼静脉注射常用剂量为 1~2μg/kg，其起效速度迅速，可维持 30~60min；舒芬太尼静脉注射常用剂量为 0.1~0.2μg/kg，其起效较快，作用时间较长；瑞芬太尼可成人每次静脉注射 0.5~1.0μg/kg，5min

后可追加，也可单次注射后持续输注 0.05~0.1μg/（kg·min），随后逐渐调整剂量至 0.025μg/（kg·min）。给予阿片类药物时应缓慢给药，以避免呼吸抑制及胸壁强直。盐酸羟考酮可以单次给药 0.05~0.1mg/kg，维持时间较长，一般无需再次追加。

也可单次注射芬太尼（1~2μg/kg）或舒芬太尼（0.1~0.2μg/kg）联合丙泊酚靶控输注（效应室浓度：3~5μg/ml）；也可选择丙泊酚（效应室浓度：3~5μg/ml）与瑞芬太尼（效应室浓度：1.5~3ng/ml）双靶控输注，一般要求靶控输注初始浓度较高，随后逐渐降低。患者睫毛反射消失、呼吸平稳后可开始（支）气管镜检查，并根据患者反应适当调整镇静或麻醉深度。若患者出现体动或呛咳，可追加丙泊酚 0.3~0.5mg/kg。

右美托咪定联合麻醉性镇痛药可能引起严重心动过缓甚至心搏骤停，尤其是在置入（支）气管镜时，应密切监测并及时处理。咪达唑仑或丙泊酚联合麻醉性镇痛药可能引起明显的呼吸抑制，因此药物剂量与用药速度应根据患者年龄、病情以及（支）气管镜操作性质作适当调整，并密切监护呼吸等生命体征。

依托咪酯对呼吸和循环系统的影响较小，经静脉注射后作用迅速而短暂，也适用于（支）气管镜诊疗的镇静／麻醉。宜在应用咪达唑仑和／或芬太尼或舒芬太尼等 1.5~2min 后给予依托咪酯（0.2~0.3mg/kg），以预防肌肉震颤。近年来，依托咪酯与丙泊酚混合液、依托咪酯与丙泊酚联合输注在各类内镜诊疗中的应用增多，其也可用于（支）气管镜诊疗的镇静／麻醉，既可避免丙泊酚所致低血压、呼吸抑制等不良反应，也可减少依托咪酯引起的肌肉震颤等不良反应。在静脉给予芬太尼或舒芬太尼 1.5~2min 后，使用容量配比为 1：2 混合液（依托咪酯 20mg/10ml 配比丙泊酚 200mg/20ml），首次剂量为 0.15~0.2ml/kg 缓慢静注，根据患者镇静深度单次给予 1~2ml 追加。

新型静脉麻醉药环泊酚属于 $GABA_A$ 激动剂，其疗效与丙泊酚相当，但注射痛发生率、呼吸及循环系统不良事件发生率减少，也适用于（支）气管镜诊疗的镇静／麻醉。宜在应用芬太尼或舒芬太尼等 2~3min 后，给予环泊酚首次剂量 0.3~0.4mg/kg。诊疗操作过程中，根据临床观察可给予追加环泊酚，<65 岁患者每次可追加 0.15mg/kg，≥65 岁患者每次可追加 0.12mg/kg，必要时可追加适量

芬太尼或舒芬太尼。

4. 硬质气管镜、喉罩或气管内插管下可弯曲支气管镜诊疗的全身麻醉 全身麻醉下硬质气管镜、喉罩或气管内插管下可弯曲支气管镜诊疗，适用于（支）气管镜诊疗操作复杂或操作时间长的患者，如（支）气管内异物取出，支架放置或取出以及肿瘤摘除等。

全身麻醉的实施与通气的维持应根据（支）气管镜诊疗操作性质与要求、气管镜室内麻醉设备配置以及麻醉科医师的经验与水平，选择合适的麻醉方法、气道管理工具如喉罩（宜选择经典型、可弯曲型和双腔型）、抗激光气管导管等以及恰当的通气方式。因麻醉科医师与内镜操作医师共用气道，支气管镜进入气道造成部分管腔阻塞，致气道阻力增加，引起肺泡通气量减少，所以双方应密切配合，采取恰当、有效的通气策略，如经喉罩或气管内导管末端Y型接口通气或硬质气管镜下高频喷射通气，以在保证患者有效氧合前提下顺利完成操作。

实施全身麻醉时，可考虑使用适量肌松药，以协助硬质气管镜、声门上气道管理工具（喉罩）或气管导管置入，尤其是进行损伤风险较大或需要精细定位的操作（如激光治疗、经支气管镜超声定位针吸活检术、电磁导航支气管镜检查等）时，要求保持患者无体动，以避免气道穿孔等并发症的发生。麻醉方式可根据患者病情、（支）气管镜操作性质以及麻醉科医师经验与水平选择全凭静脉麻醉、吸入麻醉或静吸复合麻醉，但需注意通气时可能存在严重漏气。气道管理工具的选择应依据诊疗类型、操作者经验等，气管插管麻醉适用于气管远端及支气管内的长时间诊疗操作，喉罩麻醉适用于声门下包括气管与主支气管诊疗操作。

5. 呼吸管理

（支）气管镜诊疗中，因操作医师与麻醉科医师共用气道，增加患者通气困难，镇静药和／或麻醉性镇痛药可能抑制呼吸，增加呼吸管理的难度。因此，维持有效的呼吸功能至关重要。临床常用的呼吸管理方式如下：

（1）去氮给氧：所有接受（支）气管镜诊疗镇静／麻醉的患者在镇静／麻醉前应自主呼吸下充分去氮给氧。

（2）鼻导管给氧：经鼻导管给氧通气是表面麻醉以及轻中度镇静时最常用的给氧方式，患者乐于接受，但不能保证维持患者足够的氧合，只适

用于表面麻醉或轻中度镇静下肺功能良好患者且接受操作简单、时间较短的（支）气管镜诊疗。

（3）面罩通气：有效的面罩通气（尤其是内镜面罩）有利于维持患者充分氧合，也可显著改善患者通气，是值得推荐的通气方式。当$SpO_2<90\%$时，应采取面罩辅助呼吸或控制呼吸，适用于深度镇静或静脉麻醉下氧合与（或）通气功能明显下降的患者。且采用面罩上的Y型接口通气，可在维持有效呼吸功能的同时，进行时间较短的（支）气管内简单的诊疗操作。

（4）高频通气：高频通气模式常用的包括高频喷射与高频振荡通气。高频通气导管直接经鼻或经口置于患者咽部供氧，也可通过喷射导管或与硬质气管镜连接，通过后者提供氧气，以降低低氧血症发生率。应选择合适的通气参数，包括通气频率、通气压力以及吸呼比率等，防止可能的并发症（如气压伤、二氧化碳蓄积等）。高频通气适用于深度镇静或静脉麻醉下的（支）气管镜，尤其是硬质气管镜的诊疗操作。

（5）喉罩通气：在全麻下实施（支）气管镜诊疗时，利用Y型接口进行喉罩通气是较常采用的通气方式，其优点在于便于（支）气管镜操作医师观察声门及气管内病变；使用方便迅速，气道较易维持；喉罩放置难度较小，成功率高，可用于自主通气和控制通气，并避免气管内黏膜损伤；患者在较浅麻醉状态下也可耐受，麻醉恢复期咳嗽发生率低。喉罩通气也适用于全身麻醉下较复杂、时间较长的（支）气管内诊疗操作。

（6）（支）气管导管通气：全身麻醉下利用Y型接口进行经（支）气管导管通气的效果确切可靠，适用于全身麻醉下较复杂、时间较长的气管远端与支气管内诊疗操作，尤其适合气管严重狭窄梗阻或外部压迫导致的气管狭窄。经气管导管行支气管异物取出或肿瘤摘除时，可能面临异物或肿瘤取出困难，有退出气管导管的风险。经支气管导管单肺通气时应注意防治低氧血症。

（7）气道内操作需应用电刀、电凝器或激光等时，宜选用全凭静脉麻醉，并选择适当的气管内导管（如抗激光导管）。操作过程中严密监测吸入和呼出氧浓度，在保证患者不缺氧的情况下应全程将氧浓度控制在40%以下，避免气道内起火。

（四）镇静／麻醉中及恢复期的监护

镇静／麻醉中及恢复期患者生命体征监测是

（支）气管镜诊疗镇静／麻醉中的重要环节。常规监测应包括：心电图、呼吸、血压和脉搏血氧饱和度，有条件者宜监测呼气末二氧化碳分压；气管内插管（包括喉罩）全身麻醉宜常规监测呼气末二氧化碳分压。

1. **心电图监测** 密切监测心率与心律的变化和异常，必要时及时处理。约 90% 的心搏骤停前会发生心动过缓，若无连续动态的心电监护则很难及时发现。因此，在镇静／麻醉期间必须严密监护心电图。

2. **呼吸监测** 应密切监测患者呼吸频率与呼吸幅度，尤其注意有无喉痉挛或气道梗阻。呼吸变慢变浅，提示镇静／麻醉较深；呼吸变快变深，提示镇静／麻醉较浅。如出现反常呼吸，往往提示气道梗阻，常见原因包括喉痉挛、舌后坠和支气管痉挛。托下颌往往即可解除因麻醉恢复期舌后坠引起的气道梗阻，必要时可放置口咽或鼻咽通气管。特殊手术及高频通气时应监测动脉血气。

3. **血压监测** 一般患者监测无创动脉血压（间隔 3~5min）即可，但特殊患者（合并心血管疾病、预计诊疗时间较长）宜进行有创动脉压监测。一般患者血压水平变化超过基础水平的 ±30%，高危患者血压水平变化超过基础水平的 ±20%，即应给予血管活性药物干预并及时调整镇静／麻醉深度。

4. **脉搏血氧饱和度监测** 在实施镇静／麻醉前即应监测患者血氧饱和度，并持续至完全清醒后。值得注意的是，脉搏血氧饱和度主要代表肺的换气功能，并不是反映早期低通气的敏感指标；脉搏血氧饱和度下降提示通气功能已明显下降，因此需要严密观察患者呼吸状态。

5. **呼气末二氧化碳分压监测** 有条件时推荐持续监测呼气末二氧化碳分压，该方法可在患者脉搏血氧饱和度下降前发现低通气状态。可利用鼻面罩、鼻导管、经喉罩或气管导管监测呼气末二氧化碳分压，并显示其图形的动态变化。因（支）气管镜诊疗操作及通气方式等影响，呼气末二氧化碳描记图可能不规则。研究表明，通过二氧化碳描计图发现患者肺泡低通气比视觉观察更为敏感，对深度镇静或全身麻醉患者宜考虑采用该方法。

（五）麻醉后恢复

1. 麻醉后监护治疗室是镇静／麻醉结束后继续观察病情、防治镇静／麻醉后近期并发症、保障患者安全的重要场所。凡镇静／麻醉结束后尚未清醒（含嗜睡）、或虽已清醒但肌张力恢复不满意的患者均应进入麻醉后监护治疗室观察。

2. 观察指标包括患者血压、心率、呼吸、脉搏血氧饱和度和神志状态以及有无恶心呕吐等并发症。如有呼吸道少量持续出血，应延长观察时间，直至出血停止，待（支）气管镜操作医师与麻醉科医师共同评估后方可离院。

3. 严密监护，确保不发生坠床等。

4. 离室标准：门诊接受一般（支）气管镜诊疗镇静／麻醉患者可以用评分系统来评价患者是否可以离院（表 15-2）。一般情况下，如果评分 ≥9 分，患者可由亲友陪同离院。如为住院患者，则按麻醉恢复常规管理。

表 15-2　镇静／麻醉后离院评分量表

生命体征（血压和心率）	疼痛
2= 术前数值变化 20% 范围内	2= 轻微
1= 术前数值变化 21%~40%	1= 中等
0= 变化超出术前值的 41% 以上	0= 严重
运动功能	**手术出血**
2= 步态稳定／没有头晕	2= 轻微
1= 需要帮助	1= 中等
0= 不能行走／头晕	0= 严重
恶心呕吐	
2= 轻微	
1= 中等	
0= 严重	

5. 告知患者饮食、活动、用药和随访时间等注意事项，局部麻醉结束 2h 后或全身麻醉结束 6h 后方可饮水、进食。嘱咐患者当日不可从事驾驶、签署法律文件或操作机械设备，并给予书面指导，提供紧急情况联系电话。

六、常见及特殊（支）气管镜诊疗的镇静／麻醉

熟悉（支）气管镜诊疗的方式和类型，对顺利完成此类患者的镇静／麻醉至关重要。麻醉科医师应了解（支）气管镜的特殊诊疗及操作方式，熟悉操作相关要点。麻醉科医师与实施（支）气管镜诊疗的操作医师，在患者操作前密切沟通，操作过

程中实时就气道管理、操作过程保持交流，对确保患者安全具有重要意义。

（一）气管与支气管异物取出术

参见《气道异物取出术麻醉的专家共识》。

（二）（支）气管镜下超声定位和／或活检

（支）气管表面组织活检可在直视下实施。（支）气管表面下肿瘤可能需要在超声定位下活检，尤其当肿瘤较小时，可能需要暂停通气以使局部组织动度最小，避免损伤血管，从而提高超声下穿刺针定位的准确性与活检阳性率。穿刺活检后应充分止血。因此，宜选用全凭静脉麻醉喉罩通气，并避免患者呛咳及体动反应等。

（三）（支）气管内肿瘤消融术

气管与支气管内肿瘤消融术一般需要在硬质气管镜、喉罩或气管内插管全身麻醉下进行，适用于气管或支气管表面较小的肿瘤。此类肿瘤切除或剥除术较复杂、时间较长，且需应用电刀、电凝器或激光等，宜选用全凭静脉麻醉，并选择适当的气管内导管（如抗激光导管）。操作过程中麻醉科医师需严密监测吸入和呼出氧浓度，在保证患者不缺氧的情况下应全程将氧浓度控制在40%以下，避免气道内起火。若患者术中氧饱和度下降需要提高吸入氧浓度，应与内镜操作医师保持沟通和配合。手术结束前应充分止血，尽可能避免麻醉恢复期患者剧咳或呛咳。

（四）气管或主支气管内支架放置与取出

（支）气管支架置入的适应证主要包括：①中央气道（包括气管和段以上的支气管）器质性狭窄的管腔重建；②气管、支气管软化症软骨薄弱处的支撑；③气管、支气管瘘口或裂口的封堵。气管支架可能因支架两端和间隙内肉芽（或肿瘤组织）反复增生，或经治疗后肿瘤组织压迫气管改善，或良性狭窄气道重塑成功，可根据情况选择取出支架。需（支）气管支架置入或取出的患者均因气管阻塞存在不同程度的呼吸困难和阻塞性通气障碍，发生低氧血症甚至是呼吸衰竭，因此镇静／麻醉和支架置入与取出的风险和难度均明显加大。

镇静／麻醉前应充分评估患者病情，尤其是通气功能。可在表面麻醉联合镇静下完成操作，也可全凭静脉麻醉喉罩通气或直接硬质气管镜下实施（支）气管支架放置或取出。处理（支）气管肉芽如需应用电灼器时，麻醉科医师应严密监测吸入和呼出氧浓度，在保证患者不缺氧的情况下应全程将氧浓度控制在40%以下或暂停通气；如果患者术中氧饱和度下降需要提高吸入氧浓度，应与内镜操作医师保持沟通和配合。手术结束前应充分止血，并尽可能避免麻醉恢复期患者剧烈咳嗽或呛咳。

（五）支气管肺灌洗术

支气管肺灌洗术常用于肺泡蛋白质沉积症、尘肺等的治疗。支气管肺灌洗术需要在全身麻醉双腔支气管导管肺隔离的前提下进行。双腔支气管导管应该在纤维支气管镜下（或可视双腔管）准确定位，套囊密封良好。两肺病变程度不同时先灌洗病变较重侧肺，两肺病变程度相同时先灌洗左肺。支气管肺灌洗术全身麻醉管理的关键包括：维持适当的麻醉深度、深度肌松、控制适当灌洗量及速度、双肺灌洗时两侧肺转换期间的通气策略、PEEP选择、通气时间、如何评估灌洗后肺功能以及麻醉恢复策略等。灌洗中应注意患者保温。灌洗液为温热等渗生理盐水，并防止手术中灌洗液渗漏入对侧肺。灌洗结束后应彻底吸引灌洗肺，进行小潮气量肺通气与肺复张手法以促进灌洗肺肺泡的重新膨胀。待灌洗肺顺应性恢复至灌洗前水平后再考虑拔管。

七、常见并发症及处理

（一）呼吸抑制

呼吸抑制是镇静／麻醉以及（支）气管镜诊疗时最常见并发症，当呼吸暂停或呼吸频率及幅度减少或患者屏气时，可出现SpO_2明显下降，此时应暂停操作，提高吸入氧浓度并采用面罩辅助呼吸或控制呼吸，待患者呼吸恢复正常，SpO_2回升后再继续操作。必要时，可气管内插管或置入喉罩辅助或控制呼吸，直至患者呼吸完全恢复正常。若患者采用苯二氮䓬类药物镇静，必要时可考虑静脉给予拮抗剂氟马西尼。

（二）喉、（支）气管痉挛

口腔内分泌物直接刺激咽喉部，（支）气管镜反复进出声门诱发喉部肌群反射性收缩，发生喉痉挛。麻醉不充分，患者高度紧张或操作技术不规范和强行刺激声带、气管壁或注入药物及冷盐水等，均可造成气管或支气管痉挛。因此，必须保证良好的表面麻醉效果与适当的镇静／麻醉深度，并严密观察患者的生命体征。发生严重喉、支气管痉挛，应立即停止所有诊疗。发生喉痉挛时，可面罩加压给氧，加深麻醉，必要时给予肌肉松弛药。轻度支气管痉挛时，可面罩加压给氧，给予支气管舒张剂和／或静脉注射糖皮质激素；严重支气管痉挛时，如患者氧饱和度难以维持，可加深麻醉并行面罩正压通气，必要时气管内插管并控制通气，同时给予支气管舒张剂和／或静脉注射糖皮质激素。

（三）反流误吸

镇静状态下，患者咽喉反射可能被抑制，口腔内分泌物可能误吸入气管。胃液及胃内容物可能反流并误吸入呼吸道，造成吸入性肺炎。因此，必须严格禁食禁饮，防止反流误吸。一旦发生呕吐，立即使患者采取侧卧位，叩拍背部，及时清理口咽部的呕吐物，观察生命体征，特别是氧合状态，必要时插入气管内导管并在（支）气管镜下行气管内冲洗及吸引。

（四）心血管并发症

镇静／麻醉的药物、麻醉操作以及（支）气管镜诊疗操作可能造成患者心率与血压剧烈波动，甚至出现心律失常、心搏骤停等。因此应加强监测，并及时发现和处理相关并发症。

（五）出血

出血多由诊疗操作中气道损伤所致。与诊断性（支）气管镜检查相比，治疗性支气管镜检查具有更高的出血风险。轻者可不处理，出血较多者可局部止血，保证氧合下镜下止血，严重时应进行支气管插管隔离双肺，必要时介入或外科手术治疗。谨记，气道血液积聚、血块堵塞等造成的气体交换障碍比失血本身更为危险。与潜在的失血性休克相比，患者更有可能死于出血所致的窒息。对于气道内出血的处理应提前做好预案；操作开始前应与操作医师充分沟通；处理出血时，决策应及时准确，避免由于决策延误造成的处理困难。

（六）气道灼伤

气道灼伤多由气道内着火所致，多在高浓度氧气下应用手术电刀或激光引燃气管内导管所致。发生气道内着火时，应立即停止所有气体，移走（支）气管镜设备，去除体内可燃物质（如气管导管、喉罩等），注入生理盐水。确认火焰熄灭后可使用面罩重新建立通气。此时应检查气道管理设备（如气管导管、喉罩等），评估是否有碎片残留于气道内。可考虑用支气管镜检查气道，清除异物，评估伤情，以确定后续处理。

（七）气胸

主要见于气管与支气管异物取出术和经（支）气管镜钳活检术。术中或术后如出现持续低氧血症，胸部叩诊过清音、呼吸音减弱，则警惕并发气胸，应进行胸部 X 线检查，确诊后作出相应处理，严重者则需胸腔闭式引流。

八、COVID-19 与（支）气管镜诊疗

COVID-19 主要通过呼吸道飞沫传播及密切接触传播。结合支气管镜操作的特点，及国内外相关学会关于 COVID-19 疫情防控期间开展（支）气管镜诊疗的相关指南或共识，在实施镇静／麻醉时应遵循下述要点。

1. 确诊或疑似 COVID-19 是（支）气管镜诊疗的相对禁忌证；（支）气管镜检查不应作为诊断 COVID-19 的常规手段。在 COVID-19 疫情期间，在做好防护的基础上，须限制检查室内人员数量，并严格把握（支）气管镜诊疗适应证，如非病情急需，建议暂缓或延迟该诊疗操作。防护标准及装备等，严格按照医院感染防控要求进行。

2. 对排除 COVID-19 感染、感染者康复期（≥2 次病毒检测阴性且已解除隔离）或痊愈患者，建议在镇静／麻醉下实施（支）气管镜诊疗。对 COVID-19 确诊或疑似感染者，如确需实施（支）气管镜诊疗，如严重气道梗阻需（支）气管镜检查明确病因、（支）气管异物等抢救性治疗或因病情极度需要，应在特定的负压病房或通风良好的单独房间内操作。为避免患者咳嗽及雾化微粒播散，操作前不建议雾化吸入局部表面麻醉药物；建议采用静脉麻醉、喉罩或气管插管建立人工气道。应尽量避免使用硬质支气管镜进行操作，确需使

用者应避免使用开放式喷射通气,建议采用正压机械通气(封闭硬镜近端各种开口,同时口腔填堵纱布绷带密封硬镜周边气道缝隙)。具体实践方案可参考中华医学会呼吸病学分会《2019 新型冠状病毒感染疫情防控期间开展支气管镜诊疗指引(试行)》。

九、其他注意事项

1. 所有医务人员应接种乙型肝炎及结核分枝杆菌疫苗,适当时候应监测机体免疫状态;对乙型肝炎及怀疑或确诊结核的患者,宜安排在当日所在诊室的最后进行检查。对多重耐药结核分枝杆菌感染或高度怀疑结核的患者,医务人员须佩戴高级防微粒口罩。

2. 从事(支)气管镜镇静／麻醉的医务人员,应接受有关感染控制、器械清洁等知识培训,熟悉气管镜室人员培训制度、操作规程等。在行支气管镜检查术过程中,医务人员应穿戴防护用具,包括隔离衣或防水围裙、口罩、护目镜和手套;对确诊或疑诊多重耐药结核分枝杆菌感染的患者进行支气管镜检查术时,推荐医务人员佩戴医用防护口罩。

3. (支)气管镜诊疗操作属不定型手术,故镇静／麻醉方案与通气方式差异性较大,麻醉科医师应在本共识基础上,结合所在单位(支)气管镜操作类型、设备条件以及临床经验,在充分考虑药物特点基础上灵活掌握运用镇静／麻醉方案与通气方式。

参考文献

[1] 中华医学会麻醉学分会编.中国麻醉学指南与专家共识(2014版)[M].北京:人民卫生出版社,2014.
[2] 中华医学会呼吸病学分会介入呼吸病学学组.成人诊断性可弯曲支气管镜检查术应用指南(2019年版)[J].中华结核和呼吸杂志,2019,42(8):573-590.
[3] 中华医学会呼吸病学分会介入呼吸病学学组.2019新型冠状病毒感染疫情防控期间开展支气管镜诊疗指引(试行)[J].中华结核和呼吸杂志,2020,43(3):199-202.
[4] JOSÉ RJ,SHAEFI S,NAVANI N. Sedation for flexible bronchoscopy:current and emerging evidence [J]. Eur Respir Rev,2013,22(128):106-116.
[5] DU RAND IA,BARBER PV,GOLDRING J,et al. British Thoracic Society guideline for advanced diagnostic and therapeutic flexible bronchoscopy in adults [J]. Thorax,2011,66(S3):iii1-iii21.
[6] MOHAN A,MADAN K,HADDA V,et al. Guidelines for diagnostic flexible bronchoscopy in adults:Joint Indian Chest Society/National College of chest physicians (I)/Indian association for bronchology recommendations [J]. Lung India,2019,36:S37-S89.
[7] WAHIDI MM,JAIN P,JANTZ M,et al. American College of Chest Physicians consensus statement on the use of topical anesthesia,analgesia,and sedation during flexible bronchoscopy in adult patients [J]. Chest,2011,140(5):1342-1350.
[8] GAISL T,BRATTON DJ,HEUSS LT,et al. Sedation during bronchoscopy:data from a nationwide sedation and monitoring survey[J]. BMC Pulm Med,2016,16(1):113.
[9] 顾韡,章祺,徐美英,等.连续无创动脉血压监测在气管镜诊疗麻醉中的应用[J].国际麻醉学与复苏杂志,2019,40(3):208-212.
[10] 刘亮,耳建旭,韩建阁.国内五省市无痛气管镜诊疗麻醉开展情况的调查[J].中华麻醉学杂志,2019,39(7):775-779.
[11] 袁媛,张杰,岳红丽,等.无痛支气管镜检查麻醉方法的初步探讨[J].中华结核和呼吸杂志,2019,42(2):106-113.
[12] WAHIDI M M,SHOJAEE S,LAMB C R,et al. The Use of Bronchoscopy During the Coronavirus Disease 2019 Pandemic:CHEST/AABIP Guideline and Expert Panel Report [J]. Chest,2020,158(3):1268-1281.
[13] PASTIS N J,YARMUS L B,SCHIPPERS F,et al. Safety and Efficacy of Remimazolam Compared With Placebo and Midazolam for Moderate Sedation During Bronchoscopy [J]. Chest,2019,155(1):137-146.
[14] LEONE M,EINAV S,CHIUMELLO D,et al. Noninvasive respiratory support in the hypoxaemic peri-operative/periprocedural patient:A joint ESA/ESICM guideline [J]. Eur J Anaesthesiol,2020,37(4):265-279.
[15] JIN F,LI Q,LI S,et al. Interventional Bronchoscopy for the Treatment of Malignant Central Airway Stenosis:An Expert Recommendation for China [J]. Respiration,2019,97(5):484-494.
[16] 张贺铭,孙绪德.布托啡诺复合瑞芬太尼对纤维支气管镜麻醉术后不良反应的影响[J].临床与病理杂志,2020,40(5):151-156.
[17] 姚益冰,沈徐,曹婧,等.静脉镇静镇痛麻醉在电子纤维支气管镜检查中的应用[J].上海医学,2019,42(9):62-63.

[18] 胡佳艳,王坤.无痛支气管镜患者应用不同镇静策略的临床研究[J].浙江创伤外科,2019,24(02):300-301.

[19] MADAN K,BISWAL S K,MITTAL S,et al. 1% Versus 2% lignocaine for airway anesthesia in flexible bronchoscopy without lignocaine nebulization (LIFE): a randomized controlled trial [J]. J Bronchology Interv Pulmonol,2018,25(2):103-110.

[20] DOUGLAS N,NG I,NAZEEM F,et al. A randomised controlled trial comparing high-flow nasal oxygen with standard management for conscious sedation during bronchoscopy [J]. Anaesthesia,2018,73(2):169-176.

[21] BARENDS CRM,DRIESENS M K,VAN AMSTERDAM K,et al. Moderate-to-deep sedation using target-controlled infusions of propofol and remifentanil: adverse events and risk factors:a retrospective cohort study of 2 937 procedures [J]. Anesth Analg,2020, 131(4):1173-1183.

中国消化内镜诊疗镇静 / 麻醉专家共识

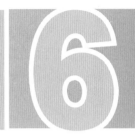

中华医学会麻醉学分会,国家麻醉质控中心:于金贵　马正良　马爽　王月兰　仓静　邓小明(共同负责人 / 共同执笔人)　卞金俊(共同执笔人)　左明章　申乐　冯艺　朱涛　刘进　米卫东　苏帆　李天佐　李刚　李金宝　李博　张卫　张加强　欧阳文　赵国庆　类维富　徐国海　郭曲练　黄宇光(共同负责人)　章放香　黑子清　嵇富海　鲁开智

中华医学会消化内镜学分会,中国医师协会内镜医师分会、国家消化内镜质控中心:于红刚　王邦茂　王洛伟　戈之铮　方莹　令狐恩强　任旭　杜奕奇　李延青　李兆申(共同负责人 / 共同执笔人)　李锐　邹晓平　张澍田　陈卫刚　陈幼祥　金震东　宛新建　胡冰　胡兵　钟良　党彤　徐红　郭强　智发朝　冀明

消化道内镜诊疗技术是消化道疾病最常用、最可靠的方法之一,但可给患者带来不同程度的痛苦及不适感。随着患者对医疗服务要求的不断提高,对消化内镜诊疗的舒适需求也日益增加{Riphaus,2009 #146}。目前我国多数医疗机构开展了镇静 / 麻醉下的消化内镜操作,业已积累了丰富的临床经验。但是,需要认识到镇静 / 麻醉本身具有较高风险,有些并发症可造成严重后果,甚至死亡。为了规范消化内镜诊疗麻醉 / 镇静的适应证、禁忌证、标准操作流程以及相关并发症的防治,我们在 2014 版专家共识的基础上,结合近几年来技术、设备和药物的新发展和临床数据的更新,在广泛征求麻醉和消化内镜医护人员意见和建议的基础上形成新一版的专家共识,以利于我国镇静 / 麻醉下消化内镜诊疗工作的安全普及和推广,最大限度减少并发症的发生。

一、消化内镜诊疗镇静 / 麻醉的定义及目的

消化内镜诊疗的镇静 / 麻醉是指通过应用镇静药和 / 或麻醉性镇痛药及相关技术等,消除或

目　录

减轻患者在接受消化内镜检查或治疗过程中的疼痛、腹胀、恶心呕吐等主观痛苦和不适感,尤其可以消除患者对检查的恐惧焦虑感,提高患者对消化内镜的接受度,同时为内镜医师创造更良好的诊疗条件。

大部分患者对消化内镜操作具有紧张、焦虑和恐惧的心理,检查过程中易发生咳嗽、恶心呕吐、心率增快、血压升高、心律失常等,甚至诱发心绞痛、心肌梗死、脑卒中或心搏骤停等严重并发症。少部分患者不能耐受和配合完成消化内镜操作,从而使内镜医师无法明确诊治相关疾病。消化内镜下诊疗的镇静／麻醉的目的是消除或减轻患者的焦虑和不适,从而提高患者对于内镜操作的耐受性和满意度,最大限度地降低其在消化内镜操作过程中发生损伤和意外的风险,为消化内镜医师提供最佳的诊疗条件。

二、消化内镜诊疗镇静／麻醉的实施条件

（一）消化内镜诊疗镇静／麻醉的场所与设备要求

开展消化内镜诊疗镇静／麻醉除应符合常规消化内镜的基本配置要求以外,还应具备以下条件:

1. 每个诊疗单元面积宜 >20m²,若空间有限,最低不应 <15m²。

2. 每个诊疗单元除应配置消化内镜基本诊疗设备外,还应符合手术麻醉的基本配置要求,即应配备常规监护仪(包括心电图、脉搏氧饱和度和无创血压)、供氧与吸氧装置和单独的负压吸引装置、静脉输液装置、常规气道管理设备(麻醉机或简易呼吸囊、麻醉咽喉镜或视频喉镜、口／鼻咽通气道、喉罩和常用型号气管导管等插管用具)和常用麻醉药物如丙泊酚、依托咪酯、咪达唑仑、阿片类药物等以及常用的心血管活性药物如阿托品、麻黄碱、去氧肾上腺素等。经气管内插管全麻下消化内镜操作时间较长或高危者还应配有麻醉机,宜有呼气末二氧化碳分压、有创动脉压和血气分析监测设备。

3. 具有独立的麻醉后监护治疗室或麻醉恢复区域,建议麻醉后监护治疗室与内镜操作室床位比例不低于 1∶1,并根据受检患者数量与镇静／麻醉性质设置面积。其设备应符合麻醉后监护治疗室的基本要求,即应配置常规监护仪、麻醉机和／或呼吸机、输液装置、吸氧装置、负压吸引装置以及急救设备与药品等。

4. 消化内镜诊疗区域须配备麻醉机、困难气道处理设备(如喉罩、视频喉镜等)、抢救设备(如心脏除颤仪)以及常用急救药品(如肾上腺素、去甲肾上腺素、异丙肾上腺素、利多卡因、沙丁胺醇等)和有关拮抗药(如氟马西尼和纳洛酮)。

（二）人员配备与职责

消化内镜诊疗的轻度、中度镇静可由经过专门镇静培训的医师负责。消化内镜诊疗的深度镇静／麻醉应由具有主治医师(含)以上资质的麻醉科医师负责实施。根据消化内镜患者受检人数与受检方式以及镇静／麻醉的性质合理配备麻醉科医师与麻醉科护士的人数。实施深度镇静／麻醉的每个诊疗单元配备至少 1 名麻醉科高年资住院医师,并建议每 1~2 个单元配备 1 名麻醉科护士,其中麻醉科医师负责患者的镇静／麻醉实施及患者安全,护士负责麻醉前准备和镇静／麻醉记录、协助镇静／麻醉管理;每 2~3 个诊疗单元应配备 1 名具有主治医师(含)以上资质的麻醉科医师,指导并负责所属单元患者的镇静／麻醉以及麻醉恢复。麻醉后监护治疗室的专职护士数量与床位比宜为 1∶2~4,负责监测并记录患者麻醉恢复情况。麻醉科医师与专职护士宜相对固定,以保证镇静／麻醉过程及麻醉恢复过程的患者安全。

三、消化内镜诊疗镇静／麻醉的适应证和禁忌证

（一）适应证

1. 所有因诊疗需要并愿意接受消化内镜诊疗镇静／麻醉的患者。

2. 对消化内镜诊疗心存顾虑或恐惧感、高度敏感而不能自控的患者。

3. 操作时间较长、操作复杂的内镜诊疗技术,如逆行胰胆管造影术(endoscopic retrograde cholangiography,ERCP)、超声内镜(endoscopic ultrasound,EUS)、内镜下黏膜切除术(endoscopic mucosal resection,EMR)、内镜黏膜下层剥离术(endoscopic submucosal dissection,ESD)、经口内镜

下肌离断术（peroral endoscopic myotomy，POEM）、小肠镜等。

4. 一般情况良好，ASA Ⅰ级或Ⅱ级患者。

5. 处于稳定状态的 ASA Ⅲ级或Ⅳ级患者，可酌情在密切监测下实施。

（二）禁忌证

1. 有常规内镜操作禁忌证或拒绝镇静／麻醉的患者。

2. ASA Ⅴ级的患者。

3. 未得到适当控制、可能威胁生命的循环与呼吸系统疾病，如急性冠状动脉综合征、未控制的严重高血压、严重心律失常、严重心力衰竭以及急性呼吸道感染、哮喘发作期、活动性大咯血等。

4. 肝功能障碍（Child-Pugh C 级以上）、急性上消化道出血伴休克、严重贫血、胃肠道梗阻伴有胃内容物潴留。

5. 无陪同或监护人者。

6. 有镇静／麻醉药物过敏及其他严重麻醉风险者。

（三）相对禁忌证

以下情况须在麻醉科医师管理下实施镇静／麻醉，禁忌在非麻醉科医师管理下实施镇静：

1. 明确困难气道的患者如张口障碍、颈颏颌部活动受限、类风湿脊柱炎、颞颌关节炎等。

2. 严重的神经系统疾病者（如脑卒中、偏瘫、惊厥、癫痫等）。

3. 有药物滥用史、年龄过高或过小、病态肥胖以及确诊的阻塞性睡眠呼吸暂停等患者。

四、消化内镜诊疗镇静／麻醉深度的评估

消化内镜诊疗操作过程中应用镇静／麻醉药物可使患者意识水平下降或消失。根据患者意识水平受抑制的程度，镇静深度可分为四级：即轻度镇静、中度镇静、深度镇静和全身麻醉（表 16-1）。不同患者耐受消化内镜诊疗所需的镇静／麻醉深度不同，理想状态是患者安全、舒适、无记忆，内镜操作易于实施。消化内镜诊疗所需镇静／麻醉深度受诸多因素的影响，包括患者年龄、健康状况、正在使用的药物、术前焦虑状态、疼痛耐受程度、内镜操作类别及操作者熟练程度等。

五、消化内镜诊疗镇静／麻醉的操作流程

（一）镇静／麻醉前访视与评估

在进行消化内镜诊疗镇静／麻醉前，麻醉科医师需要充分做好麻醉前评估，可在麻醉门诊或术前评估中心进行。具体包括下列内容（图 16-1）。

1. **麻醉前评估**　主要通过评估三个方面即病史、体格检查和实验室检查，重点判别：①患者是否存在困难气道、阻塞性睡眠呼吸暂停（OSA）、急性上呼吸道感染、肥胖程度、哮喘和未禁食等可能导致围手术期严重呼吸系统事件的情况；②是否存在急性冠状动脉综合征、未控制的高血压、严重心律失常和明显心力衰竭等可能导致围手术期严重心血管事件的情况；③是否有胃肠道潴留、活动性出血、反流或梗阻等可能导致反流误吸的情况。

2. **患方知情告知**　应告知患者和／或患者受托人镇静／麻醉的操作方案，并向患者和／或受托人解释镇静／麻醉的目的和风险，取得患者和／或受托人同意，并签署知情同意书。

（二）消化内镜诊疗镇静／麻醉前准备

1. 消化内镜诊疗镇静／麻醉前准备与普通消

表 16-1　消化内镜诊疗的镇静深度／麻醉及其评估要点

	轻度镇静	中度镇静	深度镇静 *	全身麻醉 *
Ramsay 镇静评分	2~3 分	4 分	5~6 分	
反应	对语言刺激反应正常	对语言或触觉刺激存在有目的反应	对非伤害性刺激无反应，对伤害性刺激有反应	对伤害性刺激无反应
通气功能	无影响	足够，无需干预	可能不足，可能需要干预	常不足，常需干预
心血管功能	无影响	通常能保持	通常能保持	可能受损

* 深度镇静、全身麻醉必须由麻醉科医师实施。

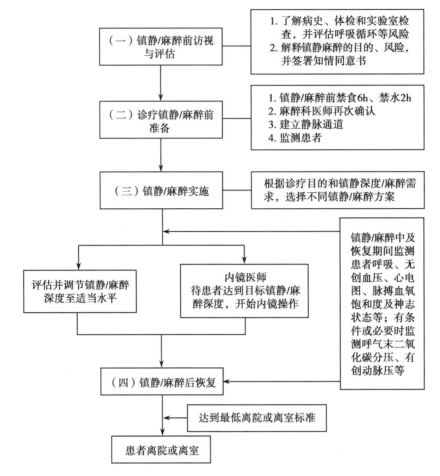

图 16-1　消化内镜诊疗镇静／麻醉操作流程

化内镜术前准备基本相同。

2. 一般患者应在术前禁食至少 6h，术前禁饮至少 2h；可按需服用小于 50ml 黏膜清洁剂。

3. 如患者存在胃排空功能障碍或胃潴留，应适当延长禁食和禁饮时间，必要时行气管内插管以保护气道。

4. 口咽部表面麻醉　口咽部表面麻醉可以增强轻度与中度镇静下患者耐受性，抑制咽反射，利于内镜操作；接受深度镇静及全麻状态的患者可不使用口咽部表面麻醉。

5. 具体实施镇静／麻醉的主管医师应当对镇静／麻醉前评估与准备包括麻醉相关的仪器设备与药物准备进行确认，并应在进行操作前执行核查制度（即：与内镜医师及护士再次核实患者身份和将要进行的操作）。

（三）消化内镜诊疗镇静／麻醉的实施

患者入室，根据检查类别摆放好体位，连接监护设备，自主呼吸下面罩充分给氧去氮（8~10L/min，3~5min），开放静脉通道，并记录患者生命体

征。根据消化内镜的诊疗目的和镇静／麻醉深度的需求，可采用下列不同的麻醉或镇静方法。

1. 咪达唑仑用于消化内镜诊疗镇静时，成人初始负荷剂量为 1~2mg（或小于 0.03mg/kg），1~2min 内静脉给药。可每隔 2min 重复给药 1mg（或 0.02~0.03mg/kg）滴定到理想的轻、中度镇静水平。静脉注射咪达唑仑具有"顺行性遗忘"的优点，即患者对后续检查过程有所"知晓"，且可配合医师，但待完全清醒后对检查无记忆。

2. 芬太尼用于消化内镜诊疗镇静时，成人初始负荷剂量 50~100μg，可每 2~5min 追加 25μg；应用舒芬太尼时，成人初始负荷剂量 5~10μg，可每 2~5min 追加 2~3μg；直至达到理想的轻、中度镇静水平。

3. 对于镇痛要求不高的简单诊疗过程如诊断性胃肠镜检查或胃肠镜下简单治疗如肠息肉摘除等，一般单用丙泊酚即可满足要求。成年患者缓慢静脉注射初始负荷剂量 1.5~2.5mg/kg，患者呼吸略缓慢但平稳、睫毛反射消失、全身肌肉放松即可开始内镜操作。操作过程中严密监测患者呼

吸和循环情况，确定是否需要气道支持（如托下颌、鼻咽通气管甚至辅助或控制呼吸）和循环支持（如阿托品、麻黄碱等）。如果诊疗时间稍长或操作刺激较强，根据患者体征如呼吸加深、心率增快，甚至体动等，可单次静脉追加 0.2~0.5mg/kg，也可持续泵注 4~10mg/(kg·h) 或靶控输注模式。诊疗过程中应维持良好的镇静／麻醉深度，以确保患者无知觉和体动，直至检查结束。

4. 成人可预先静注咪达唑仑 1mg 和／或芬太尼 30~50μg 或舒芬太尼 3~5μg，然后根据患者情况缓慢静脉注射初始负荷剂量的丙泊酚 1~2mg/kg 或依托咪酯 0.2~0.3mg/kg；如果选用依托咪酯，宜在应用咪达唑仑和／或芬太尼或舒芬太尼 1.5~2min 后给予，以预防肌震颤。患者自主呼吸略缓慢但平稳、睫毛反射消失、全身肌肉放松、托下颌无反应时开始插入内镜，确定无反应即开始消化内镜诊疗操作。如果诊疗时间稍长或操作刺激较强，根据患者体征如呼吸加深、心率增快，甚至体动等，可单次静脉追加丙泊酚 0.2~0.5mg/kg 或依托咪酯 0.1mg/kg，也可持续泵注丙泊酚 4~10mg/(kg·h) 或依托咪酯约 10μg/(kg·min)，或靶控输注模式。诊疗过程中应维持良好的镇静／麻醉深度，以确保患者无知觉和体动，直至检查结束。

5. 1~5 岁的小儿消化内镜诊疗可选用氯胺酮（3~4mg/kg）或右旋氯胺酮（2.5mg/kg），肌内注射后开放静脉，待患儿入睡后进行检查；必要时可持续泵注维持。如果患儿配合且有条件情况下，可以七氟烷吸入诱导后开放静脉，再以丙泊酚维持。

6. 对于消化内镜诊疗时间长、内镜操作或体位不影响呼吸循环的患者，右美托咪啶也是一个较好的选择，可使患者安静地处于睡眠状态，呼之能应，循环较稳定且无明显呼吸抑制。一般建议静脉泵注右美托咪定 0.2~1μg/kg（10~15min）后，以 0.2~0.8μg/(kg·h) 维持；可复合瑞芬太尼 0.1~0.2μg/(kg·min)，以加强镇痛作用。

7. 消化内镜诊疗操作较复杂且危及呼吸循环功能时，或操作要求的体位明显影响呼吸时，宜选用气管内插管全身麻醉。

值得注意的是，实施轻、中度镇静时可使患者进入深度镇静甚至麻醉状态，从而可能影响呼吸／循环功能；联合应用镇静药与麻醉性镇痛药时，宜适当减少药物剂量，并密切观察有无呼吸循环抑制。

（四）镇静／麻醉中及恢复期的监护

镇静／麻醉中及恢复期患者生命体征监测是消化内镜诊疗镇静／麻醉中的重要环节。常规监测应包括：心电图、呼吸、无创血压和脉搏血氧饱和度，有条件者宜监测呼气末二氧化碳分压；气管插管（包括喉罩）全身麻醉宜常规监测呼气末二氧化碳分压；必要时监测有创动脉压及血气分析。

1. **心电图监护** 密切监测心率和心律的变化和异常，必要时及时处理。约 90% 的心搏骤停前会发生心动过缓，若无连续动态的心电监护则很难及时发现。

2. **呼吸监测** 应密切监测患者呼吸频率与呼吸幅度，并注意有无气道梗阻。呼吸变慢变浅，提示镇静／麻醉较深；呼吸变快变深，提示镇静／麻醉较浅。如出现反常呼吸，往往提示有气道梗阻，最常见原因是舌后坠，其次是喉痉挛。托下颌往往可解除因舌后坠引起的气道梗阻，必要时可放置口咽或鼻咽通气管。

3. **血压监测** 一般患者无创动脉血压监测（间隔 3~5min）即可，但特殊患者（严重心肺疾病，且操作时间较长者）可能还需有创脉压监测。一般患者血压水平变化超过基础水平 ±30%，高危患者血压水平变化超过基础水平 ±20%，即应给予血管活性药物干预并及时调整镇静／麻醉深度。

4. **脉搏氧饱和度监测** 在实施镇静／麻醉前即应监测患者血氧饱和度，并持续至完全清醒后。值得注意的是，脉搏氧饱和度主要代表肺的换气功能，其反映低通气早期不敏感；脉搏氧饱和度下降提示通气功能已明显下降。因此需要严密观察患者呼吸状态。

5. **呼气末二氧化碳分压监测** 可利用经鼻和／或经口导管或经气管导管监测呼气末二氧化碳分压，并显示其图形的动态变化。该方法能在患者脉搏血氧饱和度下降前发现低通气状态，从而能有效地避免或减少低氧血症的发生。研究表明，通过二氧化碳波形图发现患者肺泡低通气比视觉观察更为敏感，因此对于气管内全身麻醉、深度镇静或无法直接观察通气状态的患者宜监测呼气末二氧化碳分压。

（五）镇静／麻醉后恢复

1. 麻醉后监护治疗室是镇静／麻醉结束后继续观察病情、防治镇静／麻醉后近期并发症、保障患者安全的重要场所。凡镇静／麻醉结束后尚未清醒、或虽已清醒但肌张力恢复不满意的患者均应进入麻醉后监护治疗室。麻醉后监护治疗室应配备专业的麻醉科护士，协助麻醉科医师负责病情监护与记录以及处理。

2. 观察指标包括患者血压、心率、心律、呼吸、脉搏血氧饱和度和神志状态以及有无恶心呕吐等并发症。如有消化道少量持续出血，应延长观察时间，直至出血停止，消化内镜医师与麻醉科医师共同评估后方可离院。

3. 严密监护，确保不发生坠床。

4. 离室标准　门诊接受一般消化内镜诊疗镇静／麻醉患者可以用评分量表来评价患者是否可以离院（表 16-2）。一般情况下，如果评分超过 9 分，患者可由亲友陪同离院。如为住院患者，则按麻醉恢复常规管理。

表 16-2　镇静／麻醉后离院评分量表

生命体征（血压和心率、心律）	疼痛
2= 术前数值变化 20% 范围内	2= 轻微
1= 术前数值变化 21%~40%	1= 中等
0= 变化超出术前值 41% 以上	0= 严重
运动功能	**手术出血**
2= 步态稳定 / 没有头晕	2= 轻微
1= 需要帮助	1= 中等
0= 不能行走 / 头晕	0= 严重
恶心呕吐	
2= 轻微	
1= 中等	
0= 严重	

5. 告知患者饮食、活动、用药和随访时间等注意事项，嘱咐患者当日不可从事驾驶、高空作业等，并给予文字指导，提供紧急情况联系电话。

六、常见消化内镜诊疗的镇静／麻醉

消化内镜诊疗的镇静／麻醉适用于胃镜、结肠镜、小肠镜、EUS、ERCP、EMR、ESD、POEM 等消化内镜诊疗技术。由于各项具体内镜操作不同，其对镇静及麻醉的要求也有所不同。

（一）胃镜一般诊疗的镇静／麻醉

传统胃镜诊疗采用咽喉表面麻醉，患者常有咽喉不适、咳嗽、恶心呕吐等痛苦感，不仅影响检查的准确性、易引发并发症，而且导致部分患者难以接受和惧怕再次诊疗。静脉注射咪达唑仑实施轻、中度镇静对不良刺激的抑制效果较差，胃镜经过咽喉时保护性反射未被完全抑制，患者可出现恶心、咽喉紧缩，使胃镜有时不能顺利通过咽部。因此，合用芬太尼或舒芬太尼可有利于检查和治疗。

目前临床一般胃镜检查及简单活检与治疗采用单纯静脉注射丙泊酚即可满足要求。

成人静脉注射 10~40mg 丙泊酚与 1μg/kg 芬太尼用于胃镜检查也可产生深度镇静，患者处于放松状态，胃镜在视野清楚的情况下，可轻贴咽后壁滑行进入食管，同时吸引咽部分泌物，可避免因胃镜刺激咽后壁所致的恶心呕吐和呛咳；消化道平滑肌松弛，可避免剧烈呕吐引起的贲门黏膜损伤，也避免消化道平滑肌强烈收缩后与镜头碰触而导致的损伤。该方法可使诊疗过程安全、顺利地进行，有利于操作者进行更细致检查，减少漏诊误诊，提高检查成功率。

（二）结肠镜诊疗的镇静／麻醉

结肠镜广泛应用于结直肠疾病的诊疗中，由于不影响呼吸道，其安全性高于胃镜检查。但操作时间较长，刺激较强，尤其肠管注气及被牵拉可引起恶心、疼痛，甚至肠祥或肠痉挛等，给患者带来不同程度的痛苦。一些患者因此恐惧再次结肠镜检查而延误病情。

临床上常用深度镇静或全麻方法，即静脉注射丙泊酚首次剂量（1~2mg/kg），必要时静脉间断注射或持续输注丙泊酚维持，直至开始退出内镜时停药。

成人也可给予静脉注射小剂量咪达唑仑（1~2mg）和 / 或芬太尼（30~50μg）或舒芬太尼（3~5μg）后静脉注射丙泊酚或依托咪酯，必要时可追加适量丙泊酚或依托咪酯，维持深度镇静状态至肠镜到达回盲部时停药。

镇静／麻醉下肠管松弛、患者疼痛反应消失也使肠穿孔和出血的可能增加，因此镇静／麻醉下的结肠镜检查须由经验丰富、操作熟练的高年资内镜医师操作完成。

（三）小肠镜的镇静／麻醉

小肠镜检查时间较长，通常在 30min ~2h 左右。除非患者有麻醉禁忌，无论采用经口或经肛途径的小肠镜检查都应在深度镇静／麻醉下实施，以避免患者痛苦，并获得患者配合。国内研究表明，静脉缓慢注射小剂量右美托咪定（0.4μg/kg）可减少丙泊酚用量，避免大剂量丙泊酚对循环系统的明显抑制，术中未见严重呼吸抑制，具有良好安全性。采用经口途径时，宜采用气管内插管全身麻醉，以有效保护呼吸道，避免检查过程中发生反流误吸。采用经肛途径时，宜先行普通胃镜检查或者胃部超声了解上消化道的食物潴留情况，如果患者有肠梗阻或胃内有大量液体潴留，也应采用气管内插管全身麻醉，以免出现意外。

（四）EUS 的镇静／麻醉

与普通胃镜相比，超声胃镜时间较长，且需在病变部位注入较多水；超声内镜引导下细针穿刺活检术（endoscopic ultrasonography-fine needle aspiration，EUS-FNA）要求胃肠道蠕动减弱或消失，以便穿刺针定位，提高穿刺准确性与活检阳性率。检查过程中患者长时间感觉恶心、疼痛等不适，因此应采用深度镇静／麻醉。但需要注意，超声胃镜探头需在注水后检查病变，这样增加了镇静／麻醉患者呛咳、误吸的风险。因此要求患者应处于头高足低位，内镜医师控制注水量及注水速度，并及时吸除水，并遵循操作最少、时间最短的原则。若病变部位位于食管，则应实施气管内插管全身麻醉，以策安全。

（五）ERCP 的镇静／麻醉

接受 ERCP 的患者多为老年，常较焦虑，且合并症较多；在操作过程中需要患者侧俯卧或俯卧位，患者胸部与腹部受压，对呼吸产生明显影响；ERCP 操作时间较长，刺激较强，应当给予充分镇静，以减轻患者痛苦，提高患者配合度，从而减少术后并发症。因此与消化内镜一般诊疗操作相比，ERCP 的镇静／麻醉风险更大。

ERCP 以往的镇静方案为静脉注射咪达唑仑 1~2mg 复合哌替啶 25~50mg。

目前可在常规气管内插管全身麻醉下实施 ERCP，也可在非气管内插管下采用丙泊酚，或丙泊酚复合芬太尼或瑞芬太尼的方法，如靶控输注丙泊酚（1.5~3.0μg/ml）与瑞芬太尼（1~2ng/ml）。实施非气管内插管全身麻醉行 ERCP，宜使用鼻咽通气管或者可通过消化内镜专用喉罩。这类患者选用右美托咪定复合瑞芬太尼可能也有较大的优势。

（六）其他消化内镜的镇静／麻醉

内镜下介入治疗主要包括息肉与平滑肌瘤摘除术、上消化道内异物取出术、食管白斑和 Barrett 食管的内镜治疗、ESD、EMR、POEM 等。这些治疗性内镜操作技术要求高、操作难度大且操作时间长，要求患者高度配合。患者感觉恶心、反复呕吐等不适使得胃肠道蠕动增加，操作者定位困难，从而延长操作时间，且有贲门撕裂的风险。因此这些治疗性内镜操作常需要在深度镇静／麻醉下进行，必要时实施气管内插管全身麻醉，以保证患者安全，并提高治疗成功率与患者满意度。

七、特殊人群消化内镜的镇静／麻醉

1. 心脏病患者 麻醉前要详细询问病史，了解患者心脏病病史，包括患者心脏结构、心脏起搏与传导、心脏收缩与舒张功能以及冠状血管有无异常。应尽可能改善心脏功能和全身情况，提高心血管系统的代偿能力。镇静／麻醉下消化内镜诊疗有再次诱发或加重原有心脏疾病的风险。3 个月内曾发生心肌梗死的患者应尽量避免行镇静／麻醉下消化内镜操作。对心脏病患者镇静／麻醉的基本要求是保障心肌的氧供与氧耗平衡，包括保证充分的镇静镇痛、维护循环状态稳定、维持接近正常的血容量和适度的通气。

2. 高血压病患者 内镜诊疗除了急诊外，一般应在高血压得到控制后进行，尽可能使血压控制在≤180/110mmHg。研究表明，患者应持续服用降压药至内镜诊疗当日，服用降压药与术中低血压风险无关。检查前一天要尽量消除顾虑，保证良好的睡眠。镇静／麻醉期间血压波动幅度一般以不超过基础水平 20% 为宜。如血压较原来水平降低 25%，即应视为低血压；如降低 30% 则应认为是显著的低血压。镇静／麻醉期间应当密切监测，及时防治低血压。

3. 肥胖及 OSA 患者 肥胖尤其是病态肥胖患者常伴有呼吸循环功能异常以及其他代谢性疾病，且为 OSA 极高危人群；而 OSA 患者大多数没有得到明确诊断。因此镇静／麻醉前应仔细评估患者肥胖程度以及可能并发的疾病，明确患者是否为 OSA,患者是否为困难气道。病态肥胖以及 OSA 患者必须由经验丰富的麻醉科医师实施镇静／麻醉,并备有随时可用的气道管理设备。

4. 肝功能异常患者 静脉麻醉和肝功能密切相关。很多麻醉药物都要经过肝脏转化和降解。严重肝病时,在肝内生物转化的药物作用时间可延长,药物用量应酌减。肝功能严重受损的患者,常因严重低蛋白血症产生腹水和浮肿;大量腹水可影响患者呼吸,应注意密切监护。

5. 老年患者 老年患者全身生理代偿功能降低,并可能伴有多种疾病,对镇静／麻醉的耐受能力降低,临床医师对此应有较深入的了解。由于老年人药代与药效动力学的改变以及对药物的反应性增高,镇静／麻醉药物的种类及剂量均应认真斟酌。老年患者,尤其是高龄患者选择依托咪酯替代丙泊酚或者配伍丙泊酚,可有利于血流动力学稳定,必要时及时使用血管活性药物干预;如果单独应用依托咪酯,应预先静脉注射适量麻醉性镇痛药,以防止肌震颤。应注意的是,老年患者颞下颌关节易脱位,注意及时发现,及早复位。

6. 儿童 儿童的生理功能有别于成年人,加上检查时离开父母,对医院存在恐惧心理,可产生严重的抑郁、焦虑、夜梦及其他心理创伤和行为改变。应注意患儿牙齿有无松动、扁桃腺有无肿大以及心肺功能情况等。氯胺酮以及右旋氯胺酮是儿童消化内镜常用的麻醉药物,但可引起口咽部分泌物增加、喉痉挛,甚至呼吸暂停,应加强监测。研究表明,丙泊酚或丙泊酚复合芬太尼也可安全有效地用于儿童消化内镜诊疗。

7. 妊娠及哺乳期妇女 消化内镜操作对于妊娠妇女安全性的研究较少,药物安全性数据多根据动物实验得出。胎儿对于母体缺氧及低血压尤其敏感,母体过度镇静导致的低血压、低通气可造成胎儿缺氧,甚至胎儿死亡。苯二氮䓬类药物为 FDA 分级 D 级药物。早孕期(最初 3 个月)持续应用地西泮可导致胎儿腭裂,而早孕期后应用则可能导致神经行为学障碍。因此,地西泮不应用于妊娠妇女的镇静。咪达唑仑也为 D 类药物,但无导致先天性异常的报道。当哌替啶镇静不能达到良好效果时,咪达唑仑是首选的苯二氮䓬类药物,但在早孕期应尽量避免使用。

八、常见并发症及处理

麻醉医护人员在消化内镜操作期间既要解除患者疼痛与不适、保障其生命安全、并为内镜操作期间提供最佳条件,还应积极防治镇静／麻醉以及麻醉恢复期间可能的意外和并发症。

(一) 呼吸抑制

镇静／麻醉及麻醉恢复期间应密切观察患者的呼吸频率、呼吸幅度以及有无反常呼吸。如怀疑舌后坠引起的气道梗阻,应行托下颌手法,必要时放置口咽或鼻咽通气管;同时应增加吸氧流量或经麻醉面罩给予高浓度氧。必要时嘱内镜医师退出内镜。经口进镜时麻醉科医师辅助托下颌,可减少内镜对口咽部的损伤,并可预防舌后坠的发生。如果患者脉搏血氧饱和度低于85%,应立即处理。可通过大声询问和压眶刺激患者加深呼吸。如采取上述措施后仍无效,则应给予辅助或控制呼吸,必要时行气管内插管或放置喉罩。如果患者采用苯二氮䓬类药物镇静,还可考虑立即静脉给予氟马西尼。

(二) 反流与误吸

镇静／麻醉能使胃肠道蠕动减弱,加上某些胃镜检查过程中可能大量注气和注水,使胃肠道张力下降。如果患者伴有胃食管交界处解剖缺陷、口咽或胃内大量出血或幽门梗阻等均可增加反流与误吸风险。无论固体或液体误吸入呼吸道均可造成呼吸道梗阻、气道痉挛、吸入性肺不张和吸入性肺炎等严重后果。因此应采取措施来减少胃内容物和提高胃液 pH 值,降低胃内压使其低于食管下端括约肌阻力以及保护气道等。当 EUS 检查,胃腔内需要大量注水时,注意注水部位,如位于食管、贲门等距咽喉部声门裂较近,应采用气管内插管全身麻醉。

一旦发生误吸,则应立即退出内镜并沿途吸引,尤其口咽部;同时立即使患者处于头低足高位,并改为右侧卧位,因受累的多为右侧肺叶,如此可保持左侧肺有效的通气和引流;必要时应及时行气管内插管,在纤维支气管镜明视下吸尽气管内误吸液体及异物,行机械通气,纠正低氧血症。

（三）血压下降

患者血压下降可给予输液或加快输液速度，必要时可给予去氧肾上腺素 25~100μg 或去甲肾上腺素 4~8μg，可反复使用。明显窦性心动过缓合并低血压时，可酌情静脉注射麻黄碱 5~15mg。对于操作时间较长、深度镇静／麻醉的患者应常规预防性补充液体。

（四）心律失常

内镜操作本身对植物神经的刺激以及镇静／麻醉药物的作用均可能引起心律失常。窦性心动过速一般无需处理。如心率 <50 次／分，可酌情静脉注射阿托品 0.2~0.5mg，可重复给药；必要时可静脉给予肾上腺素 0.02~0.1mg。如肠镜检查时突发窦性心动过缓，应考虑副交感神经兴奋所致，及时提醒内镜医师及时解袢，必要时中止操作。关键在于及时发现，并及时处理。

（五）心肌缺血

消化内镜操作无论是否采取镇静／麻醉均可能诱发或加重心肌缺血。在内镜操作过程中吸氧可以显著减少 ST 段压低。因此应加强监测，维持良好的心肌氧供与氧耗。

（六）坠床

坠床是消化内镜镇静／麻醉的严重并发症之一，轻者可造成患者四肢和躯体创伤，重者可危及患者生命。严密监护，并始终妥善固定与保护患者是防止坠床的关键。

（七）其他内镜诊疗并发症

内镜诊疗过程中，术者操作粗暴或麻醉效果不完全而致患者躁动挣扎，均有较大的危险，轻者引起消化道黏膜擦伤或撕裂，重者可引起消化道穿孔，甚至死亡。故在内镜操作过程中，需要内镜医师与麻醉科医师积极有效地配合，密切沟通，共同完成诊疗操作。

九、消化内镜镇静／麻醉的安全管理及注意事项

1. 镇静／麻醉前认真访视患者，尽量排除安全隐患，保障患者安全，同时做好心理护理，消除患者的紧张恐惧情绪，使其更好地配合镇静／麻醉，完善知情告知相关文件。

2. 镇静／麻醉中须保障静脉通畅，做好呼吸和循环的监护和管理。

3. 镇静／麻醉后复苏时应密切观测患者的生命体征及神志状态，严格掌握患者离院标准，并保证医护人员在场，以避免患者出现坠床、摔伤等意外。

十、结语和展望

消化内镜诊疗的镇静／麻醉日益广泛应用，所有患者在操作前均应评估其镇静／麻醉的风险。镇静／麻醉应由经专门培训的人员实施，其中深度镇静或麻醉必须由麻醉科医师实施。在镇静／麻醉以及苏醒过程中必须常规监测并管理患者生命体征如呼吸、血压、脉搏氧饱和度和心率与心律等。

随着胃部超声、经鼻和／或经口呼气末二氧化碳监测技术在消化内镜镇静／麻醉中的普及以及新型气道管理工具（如内镜专用喉罩等）的应用，消化内镜诊疗镇静／麻醉的安全与质量正不断提高。新型镇静和麻醉药物的开发和临床试验业已取得了较满意的效果。如我国自主研发的静脉麻醉镇静创新药环泊酚，与丙泊酚作用机制相似，具有良好的麻醉镇静作用，同时显著降低呼吸系统相关不良事件风险及注射痛的发生率。超短效苯二氮䓬类药物瑞马唑仑经血浆水解酯酶代谢，代谢不依赖于肝肾，Ⅲ期临床试验显示，其在消化内镜与气管镜诊疗镇静中呼吸循环功能更稳定，神经精神功能恢复更快、质量更高，明显优于安慰剂组和咪达唑仑组。相信在不久的未来，这些新技术、新设备和新型药物可更加安全有效地用于消化内镜诊疗的镇静／麻醉中。

参 考 文 献

[1] RIPHAUS A，WEHRMANN T，WEBER B，et al. S3 Guideline：Sedation for gastrointestinal endoscopy 2008 [J]. Endoscopy，2009，41（09）：787-815.

[2] LICHTENSTEIN D R，JAGANNATH S，BARON T H，et al. Sedation and anesthesia in GI endoscopy [J]. Gastrointest Endosc，2008，68（5）：815-826.

[3] COHEN L B，DELEGGE M H，AISENBERG J，et al. AGA Institute review of endoscopic sedation [J].

Gastroenterology, 2007, 133 (2): 675-701.

［4］中华医学会消化内镜学分会麻醉协作组. 常见消化内镜手术麻醉管理专家共识［J］. 中华消化内镜杂志, 2019, 36 (1): 9-19.

［5］罗俊, 刘进. 门诊胃肠镜麻醉的流程规范和安全管理探讨［J］. 中国误诊误治杂志, 2007, 7 (8): 1860-1861.

［6］李鹏, 冀明, 张澍田. 无痛消化内镜操作共识［J］. 中国实用内科杂志, 2010, 30 (7): 605-607.

［7］郑曼. 内镜操作的镇静与麻醉［J］. 中华消化内镜杂志, 2012, 29 (6): 304-306.

［8］PROBERT C S, JAYANTHI V, QUINN J, et al. Information requirements and sedation preferences of patients undergoing endoscopy of the upper gastrointestinal tract［J］. Endoscopy, 1991, 23 (4): 218-219.

［9］GROSS J B (CHAIR), FARMINGTON C T, BAILEY P L, et al. Practice guidelines for sedation and analgesia by non-anesthesiologists［J］. Anesthesiology, 2002, 96 (4): 1004-1017.

［10］CHUTKAN R, COHEN J, ABEDI M, et al. Training guideline for use of propofol in gastrointestinal endoscopy［J］. Gastrointest Endosc, 2004, 60 (2): 167-172.

［11］Practice Guidelines for Preoperative Fasting and the Use of Pharmacologic Agents to Reduce the Risk of Pulmonary Aspiration: Application to Healthy Patients Undergoing Elective Procedures: An Updated Report by the American Society of Anesthesiologists Task Force on Preoperative Fasting and the Use of Pharmacologic Agents to Reduce the Risk of Pulmonary Aspiration［J］. Anesthesiology, 2017, 126 (3): 376-393.

［12］EVANS L T, SABERI S, KIM H M, et al. Pharyngeal anesthesia during sedated EGDs: is "the spray" beneficial? A meta-analysis and systematic review［J］. Gastrointest Endosc, 2006, 63 (6): 761-766.

［13］ARNOT RS. Fentanyl in endoscopy of upper GI tract［J］. Med J Aust, 1983, 1 (4): 151.

［14］GILGER M A, SPEARMAN R S, DIETRICH C L, et al. Safety and effectiveness of ketamine as a sedative agent for pediatric GI endoscopy［J］. Gastrointest Endosc, 2004, 59 (6): 659-663.

［15］The use of pulse oximetry during conscious sedation. Council on Scientific Affairs, American Medical Association［J］. JAMA, 1993, 270 (12): 1463-1468.

［16］蒋宝峰, 王金璇, 翟学花, 等. 无痛结肠镜检查中呼气末二氧化碳分压预测低氧血症敏感性及呼吸抑制危险因素分析［J］. 国际麻醉学与复苏杂志, 2019, 40 (6): 544-548.

［17］邓硕曾, 梁幸甜, 黄慧慧, 等. 无痛消化内镜检查的麻醉与安全［J］. 临床麻醉学杂志, 2010, 26 (9): 825-826.

［18］EAD H. From Aldrete to PADSS: Reviewing discharge criteria after ambulatory surgery［J］. J Perianesth Nurs, 2006, 21 (4): 259-267.

［19］COHEN L B, WECSLER J S, GAETANO J N, et al. Endoscopic sedation in the United States: results from a nationwide survey［J］. Am J Gastroenterol, 2006, 101 (5): 967-974.

［20］PASPATIS G A, MANOLARAKI M M, TRIBONIAS G, et al. Endoscopic sedation in Greece: results from a nationwide survey for the Hellenic Foundation of gastroenterology and nutrition［J］. Dig Liver Dis, 2009, 41 (11): 807-811.

［21］RIPHAUS A, GEIST F, WEHRMANN T. Endoscopic sedation and monitoring practice in Germany: re-evaluation from the first nationwide survey 3 years after the implementation of an evidence and consent based national guideline［J］. Z Gastroenterol, 2013, 51 (9): 1082-1088.

［22］岳伟, 张丽, 郭强. 无痛苦胃肠镜技术应用十年分析［J］. 中华消化内镜杂志, 2013, 30 (2): 97-99.

［23］赵银洁, 王伍超, 陈扬, 等. 阿片类镇痛药复合丙泊酚在无痛胃镜检查麻醉中的应用比较［J］. 国际麻醉学与复苏杂志, 2012, 33 (8): 513-516.

［24］PAGGI S, RADAELLI F, AMATO A, et al. Unsedated colonoscopy: an option for some but not for all［J］. Gastrointest Endosc, 2012, 75 (2): 392-398.

［25］符策月, 张蓓琳, 陈丽华. 无痛消化内镜诊疗术的临床应用［J］. 中华现代临床医学杂志, 2007, 5 (10): 874-875.

［26］罗俊, 赵颖, 王晓, 等. 全麻无痛性胃镜结肠镜检查的临床比较［J］. 华西医学, 2004, 19 (2): 273-274.

［27］周桥灵, 章绵华, 杨智慧, 等. 丙泊酚不同输注方式用于80岁以上老年人无痛结肠镜检查的比较［J］. 国际麻醉学与复苏杂志, 2012, 33 (3): 174-177.

［28］陈燕, 解珂. 小剂量右美托咪定复合丙泊酚在无痛小肠镜诊疗术中的应用［J］. 临床麻醉学杂志, 2011, 27 (11): 1093-1094.

［29］PAGANO N, AROSIO M, ROMEO F, et al. Balanced propofol sedation in patients undergoing EUS-FNA: a pilot study to assess feasibility and safety［J］. Diagn Ther Endosc, 2011, 2011: 542159.

［30］KAPOOR H. Anaesthesia for endoscopic retrograde cholangiopancreatography［J］. Acta Anaesthesiol Scand, 2011, 55 (8): 918-926.

［31］张茚, 胡良皞, 廖专, 等. ERCP 术中镇静与麻醉的临床应用研究进展［J］. 中华消化内镜杂志, 2010, 27 (11): 612-614.

［32］张其胜,徐建华,包文敏.丙泊酚联合咪达唑仑静脉麻醉在老年患者 ERCP 中的应用［J］.中华消化内镜杂志,2011,28(5):284-285.

［33］张晞文,陈源昆,施维锦.静脉麻醉在内镜逆行胰胆管造影中的应用［J］.胃肠病学,2005,10(4):230-233.

［34］郑志远,卢振和,高崇荣,等.大剂量丙泊酚用于 ERCP 术中镇静及镇痛效果观察［J］.实用医学杂志,2005,21(22):2571-2572.

［35］YAMAGATA T,HIRASAWA D,FUJITA N,et al. Efficacy of propofol sedation for endoscopic submucosal dissection(ESD):assessment with prospective data collection［J］. Internal Medicine,2011,50(14):1455-1460.

［36］张立玮,王士杰,贾慧群,等.镇静术在早期食管癌、胃癌及癌前病变内镜治疗中的应用［J］.中国综合临床,2005,21(10):916-918.

［37］王贵齐,于桂香,鞠凤环,等.咪唑安定在早期食管癌及其癌前病变内镜治疗过程中的镇静作用［J］.中国内镜杂志,2003,9(1):9-11.

［38］白红梅,崔苏扬.内镜黏膜下剥离术的麻醉方法比较［J］.临床麻醉学杂志,2007,24(12):1050-1052.

［39］TANG D M,SIMMONS K,FRIEDENBERG F K. Anti-hypertensive therapy and risk factors associated with hypotension during colonoscopy under conscious sedation［J］. J Gastrointestin Liver Dis,2012,21(2):165-170.

［40］BAMJI N,COHEN L B. Endoscopic sedation of patients with chronic liver disease［J］. Clin Liver Dis,2010,14(2):185-194.

［41］HAQ M M,FAISAL N,KHALIL A,et al. Midazolam for sedation during diagnostic or therapeutic upper gastrointestinal endoscopy in cirrhotic patients［J］. Eur J Gastroenterol Hepatol,2012,24(10):1214-1218.

［42］郑丰平,黎嘉妍,郭云蔚,等.丙泊酚联合芬太尼作为肝硬化患者无痛胃镜检查镇静剂的临床效果观察［J］.中华消化内镜杂志,2012,29(6):311-315.

［43］TRAVIS A C,PIEVSKY D,SALTZMAN J R. Endoscopy in the elderly［J］. Am J Gastroenterol,2012,107(10):1495-1501;quiz 1494,1502.

［44］李莉,谭跃,黎振林,等.老年人无痛胃镜常见的并发症及其防治［J］.中国老年学杂志,2013,99(9):32-33.

［45］王芬,沈守荣,欧阳文,等.老年人实施镇静性上消化道内镜术的特点［J］.中华老年医学杂志,2007,26(11):813-815.

［46］COTE C J,WILSON S. Guidelines for monitoring and management of pediatric patients during and after sedation for diagnostic and therapeutic procedures:an update［J］. Pediatrics,2006,118(6):2587-2602.

［47］VAN BEEK E J,LEROY P L. Safe and effective procedural sedation for gastrointestinal endoscopy in children［J］. J Pediatr Gastroenterol Nutr,2012,54(2):171-185.

［48］刘鹏飞,江天,夏惠治,等.无痛内镜在儿童胃肠道疾病诊治中的应用［J］.中华消化内镜杂志,2006,23(5):369-371.

［49］SHERGILL A K,BEN-MENACHEM T,CHANDRASEKHARA V,et al. Guidelines for endoscopy in pregnant and lactating women［J］. Gastrointest Endosc,2012,76(1):18-24.

［50］QURESHI W A,RAJAN E,ADLER D G,et al. ASGE Guideline:Guidelines for endoscopy in pregnant and lactating women［J］. Gastrointest Endosc,2005,61(3):357-362.

［51］COTE G A,HOVIS R M,ANSSTAS M A,et al. Incidence of sedation-related complications with propofol use during advanced endoscopic procedures［J］. Clin Gastroenterol Hepatol,2010,8(2):137-142.

［52］LESLIE K,TAY T,NEO E. Intravenous fluid to prevent hypotension in patients undergoing elective colonoscopy［J］. Anaesth Intensive Care,2006,34(3):316-321.

［53］WANG C Y,LING L C,CARDOSA M S,et al. Hypoxia during upper gastrointestinal endoscopy with and without sedation and the effect of pre-oxygenation on oxygen saturation［J］. Anaesthesia,2000,55(7):654-658.

［54］罗俊,赵汝兰,赵颖.降低门诊胃肠镜麻醉风险的临床分析［J］.中国内镜杂志,2008,14(6):656-658.

［55］董莹,张先翠,左利霞.无痛消化内镜的风险评估及护理进展［J］.临床护理杂志,2013,12(4):47-50.

［56］陈敏芳,俞霞琴,赵庆东,等.476 例无痛结肠镜检查术中与术后不良反应的观察与护理［J］.中华护理杂志,2006,41(10):890-891.

［57］陈凯琪.无痛胃肠镜患者跌倒的风险因素分析及对策［J］.护理实践与研究,2012,9(12):97-98.

［58］QIN L,REN L,WAN S,et al. Design,synthesis,and evaluation of novel 2,6-disubstituted phenol derivatives as general anesthetics［J］. J Med Chem,2017,60(9):3606-3617.

［59］PASTIS N J,YARMUS L B,SCHIPPERS F,et al. Safety and efficacy of remimazolam compared with placebo and midazolam for moderate sedation during bronchoscopy［J］. Chest,2019,155(1):137-146.

［60］REX D K,BHANDARI R,DESTA T,et al. A phase Ⅲ study evaluating the efficacy and safety of remimazolam(CNS 7056)compared with placebo and midazolam in patients undergoing colonoscopy［J］. Gastrointest Endosc,2018,88(3):427-437.

17 神经外科术中唤醒麻醉专家共识

于泳浩　马艳丽　王国林（共同负责人）　田婧　李羽　李佩盈　角述兰
郭忠宝　黄焕森　韩如泉（共同负责人）　谢克亮（执笔人）

目　录

术中唤醒技术与术中电生理定位技术和神经功能监测联合应用，是在外科最大范围切除位于功能区及其附近病灶、利用脑深部电刺激治疗帕金森病等的同时，最大限度保留脑功能的重要方法。因此，唤醒麻醉的成功实施对病灶精确定位和手术成败至关重要。该技术操作关键步骤包括：

1. 开、关颅过程中充分镇静、镇痛；
2. 睡眠 - 清醒状态平稳过渡；
3. 唤醒期适当镇静，维持患者呼吸、循环等生命体征平稳；
4. 唤醒期脑皮层功能区定位时患者充分配合；
5. 术后患者对唤醒期无不良记忆。

一、唤醒麻醉开颅手术适应证

目前，临床上开颅手术术中唤醒的适应证主要包括：①术中需进行皮层脑电图或精细电生理监测，尽量避免麻醉药对电信号干扰的开颅手术，如癫痫手术、深部电极植入术及难治性中枢性疼痛手术；②临近或位于脑皮层运动、感觉、语言、认知等功能性区域的占位病变；③脑内重要功能区供血血管的手术；④协助神经纤维瘤病Ⅱ型患者进行听觉脑干植入手术等。当然，手术医师和麻醉科医师还要充分权衡利弊（表 17-1），决定患者是否适宜施行唤醒开颅手术。

表 17-1 唤醒开颅手术的利与弊

利	弊
手术方面	
有利于术中电生理监测	可能增加病变复发概率
确定病灶切除范围	可能延长手术时间
保留重要神经功能、减少术后神经系统并发症	
术后及时随访	
—早康复	
—早出院	
—及早进行神经功能检测	
患者方面	
术中主动性参与,有利于神经功能监测	气道梗阻性窒息、高碳酸血症
术后生活质量提高,生存时间延长	惊厥、癫痫发作、躁动
改善治疗成本效益和手术转归	恶心呕吐
	颅内压(ICP)升高
	术中合作困难
	—不愿合作
	—焦虑
	—疼痛
	—不舒适
	神经行为学异常
	—异常活动
	—言语困难

二、唤醒麻醉禁忌证

(一)绝对禁忌证

1. 术前严重颅内高压,已有脑疝者;

2. 术前有意识、认知功能障碍者;

3. 术前沟通交流障碍,有严重失语,包括命名性、运动性以及传导性失语等,造成医患沟通障碍,难以完成术中神经功能监测者;

4. 术前未严格禁食水和饱胃患者,可能造成术中胃内容物反流误吸;

5. 合并严重呼吸系统疾病和长期大量吸烟者;

6. 枕下后颅凹入路手术需要俯卧位者;

7. 无经验的外科医师和麻醉科医师。

(二)相对禁忌证

1. 对手术极度焦虑、恐惧者;

2. 长期服用镇静药、镇痛药,已成瘾者;

3. 病理性肥胖,BMI>35kg/m^2,合并有肥胖性低通气量综合征;

4. 合并有阻塞性睡眠呼吸暂停综合征(OSAS)患者;

5. 肿瘤与硬膜粘连明显,手术操作可能引起硬膜疼痛刺激明显的;

6. 不能耐受长时间固定体位的,如合并脊柱炎、关节炎患者;

7. 有全身或重要器官感染者;

8. 重要脏器功能严重受损,如严重肝肾功能不全者。

三、唤醒麻醉需达到目标

(一)睡眠-清醒状态平稳过渡

1. 保障气道通畅,供氧充足;

2. 保证患者自主呼吸平稳,避免呛咳;

3. 维持血流动力学稳定;

4. 维持 ICP 正常。

(二)保障患者唤醒期配合

1. 充分镇痛;

2. 手术不同阶段的充分镇静,缓解患者

焦虑;

    3. 舒适体位、保暖、减轻不良刺激;

    4. 预防恶心、呕吐、惊厥、躁动发生。

(三) 维持患者唤醒期内环境稳定

1. 维持酸碱平衡;

2. 维持电解质稳定。

四、术 前 评 估

(一) 气道评估

根据患者的气道解剖结构和病史,判断是否为困难气道。

(二) 心血管系统评估

了解患者是否存在冠心病、高血压等心血管疾患,服药情况以及病情控制状态。

(三) 用药史

了解患者长期用药史,尤其是神经安定类药物的使用情况。

(四) 癫痫患者

了解患者日常治疗方案及体内抗癫痫药物的血药浓度,患者癫痫发作频率和程度。

(五) 恶心、呕吐

了解患者既往麻醉史及是否患有晕动病。

(六) ICP 评估

通过影像学检查及临床表现,评估颅内病变对 ICP 的影响。

(七) 出血风险

了解颅内病变的部位和性质、是否服用过抗血小板药物以及既往是否有出血病史。

(八) 患者的合作性

了解患者焦虑状态、对疼痛的耐受性及是否已存在神经功能缺陷。

麻醉科医师术前必须访视患者,与其进行充分沟通,要让患者了解术中一些必要的手术操作及其可能会造成的患者不舒适感(如要保持固定体位、监测皮层脑电图时可能造成暂时性失语),嘱患者术前一晚保证睡眠,并取得患者理解和配合是唤醒手术成败的关键。

五、术 前 用 药

旨在解除患者焦虑情绪,充分镇静并产生遗忘;抑制呼吸道腺体活动;稳定血流动力学指标;提高痛阈;降低误吸胃内容物的危险程度及预防术后恶心、呕吐等。满足上述各项要求,需具有不同药物作用机制的药物联合应用,常用药物包括苯二氮䓬类药物、止吐药和抗胆碱类药等。

(一) 苯二氮䓬类药

苯二氮䓬类药可消除患者紧张、恐惧和疼痛等应激反应,可于静脉及动脉穿刺前给予短效药物,咪达唑仑 0.03~0.04mg/kg。但因该类药物是 GABA 受体激动剂,术中会干扰电生理监测,对于皮层脑电图(ECoG)描记的癫痫患者,应避免使用。

(二) 抗胆碱类药

对于使用监测麻醉管理技术(monitored anesthesia care, MAC)患者不建议使用,因抗胆碱类药抑制唾液分泌作用会增加患者口干等不适;对于睡眠—清醒—睡眠技术(asleep-awake-asleep, AAA)患者,可以应用阿托品或长托宁等抗胆碱药物,减少喉罩置入后因患者分泌物增加发生呛咳、误吸风险。

(三) 止吐药

建议提前应用,可预防因阿片类药物输注、硬脑膜及颅内血管收缩引发的恶心呕吐。通常使用的药物有甲氧氯普胺 10mg、昂丹司琼 4~8mg、小剂量氟哌利多 0.625~2.5mg、托烷司琼 2mg。

六、患者手术体位

唤醒麻醉开颅手术患者体位摆放原则为:患者舒适;保持呼吸道通畅。该类手术患者多处于侧卧位或半侧卧位,铺放手术单后要保证患者视野开阔,减少其焦虑情绪;同时确保术中神经监测时患者面向麻醉科医师,便于及时观察并处理可能发生的各种情况,以配合手术操作,同时要注意加温毯的应用和体位保护。见图 17-1。

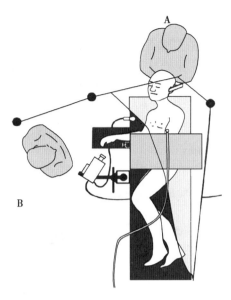

图 17-1 唤醒麻醉开颅手术建议患者体位
A.术者;B.麻醉科医师。

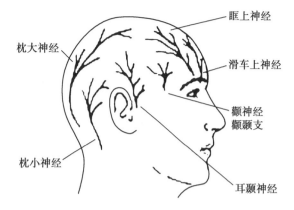

图 17-2 需阻滞的头皮神经

七、头皮局部麻醉

唤醒麻醉开颅手术在实施前需进行充分的头皮局部麻醉,包括头皮神经阻滞麻醉和切口部位浸润麻醉。

常需阻滞的头皮神经主要包括(图 17-2):①耳颞神经(三叉神经下颌支);②颧神经颧颞支(起源于三叉神经上颌支的颧神经末端);③眶上神经(起源于三叉神经眼支);④滑车上神经;⑤枕大神经;⑥枕小神经。通常将 75~150mg 罗哌卡因或 75~150mg 左旋布比卡因加利多卡因 200~400mg,稀释至 40~80ml,加用肾上腺素(1∶200 000),在阻滞 15min 后再开始手术操作。可采用实时超声引导进行头皮神经阻滞。

对不放置头架的患者,也可以采用沿手术切口的头皮浸润麻醉,常用局部麻醉药剂量及使用方法见表 17-2。

八、监测麻醉管理技术(monitored anesthesia care,MAC)

MAC 由传统意义上的神经安定镇痛术发展而来,指在临床诊疗过程中,在对患者严密监测下,麻醉科医师通过注射镇静、镇痛药物来消除患者的焦虑恐怖情绪、减轻疼痛和其他伤害性刺激,从而提高手术的安全性和舒适性。在神经外科唤醒麻醉 MAC 中常用丙泊酚—瑞芬太尼组合。由于均为超短效药物,具有起效快、消除迅速、不干扰电生理监测的优点。MAC 要求术前对患者进行充分的头皮神经阻滞和切口浸润麻醉,以减少术中阿片类药物用量,减少发生呼吸抑制的危险。

唤醒麻醉 MAC 中,丙泊酚 TIVA 的常用剂量为 0.8~1mg/(kg·h),TCI 时效应室靶浓度(Ce)

表 17-2 常用局部麻醉药物浓度、剂量和使用方法

局部麻醉药物		浓度(%)	起效时间(min)	作用时效(min)	单次最大剂量(mg)
利多卡因					
	头皮局部浸润	0.25~0.50	1	90~120	400
	头皮神经阻滞	1.00~1.50	10~20	120~240	
左旋布比卡因					
	头皮局部浸润	0.25~0.50	15~30	120~240	150
	头皮神经阻滞	0.25~0.50	15~30	360~720	
罗哌卡因					
	头皮局部浸润	0.25~0.50	1~3	240~400	200
	头皮神经阻滞	0.50~1.00	2~4	240~400	

为 0.25~0.5μg/ml；瑞芬太尼 TIVA 输注速度为 0.05~0.1μg/（kg·min），TCI 时 Ce 为 1~3ng/ml。通常应在进行脑电图监测 15min 前停止使用丙泊酚，瑞芬太尼 0.01~0.025μg/（kg·min）背景剂量输注，可有效缓解患者的疼痛与不适，从而顺利实施神经功能学检查及肿瘤切除，且对呼吸和血流动力学均无明显影响。关闭硬脑膜时，重新开始输注丙泊酚。

临床对患者施行 MAC 应达到的标准：①患者镇静、保留自主呼吸、唤之能应；②清醒镇静评分（observer's assessment of alertness/sedation scale，OAA/S）≥3（表 17-3）或脑电双频谱指数（Bispectral Index，BIS）>60；③患者完全不依赖或仅部分由呼吸机供氧。

九、睡眠 - 清醒 - 睡眠技术（asleep-awake-asleep，AAA）

AAA 模式是深度镇静甚至接近于全身麻醉的一种临床麻醉技术。患者 OAA/S<3 或 BIS<60，可以保留自主呼吸，但往往需要放置气道辅助工具以便必要时施行机械通气。

具体实施过程为：

1. 患者入室后吸氧，常规监护，建立静脉通路，常规诱导置入喉罩；

2. 麻醉维持采用丙泊酚 TCI 效应室靶浓度为 2.5~3μg/ml；瑞芬太尼输注速度为 0.15~0.2μg/（kg·min）；

3. 头皮神经阻滞及手术切口浸润麻醉；

4. 在进行电生理监测前 15~20min 停止丙泊酚及瑞芬太尼输注，给予右美托咪定 0.5~1μg/kg 负荷量，负荷量 15min 输注完毕，随后调整右美托咪定输注速度为 0.2~0.7μg/（kg·h），硬脑膜给予局部麻醉药 1% 利多卡因浸润，患者保持平稳自主呼吸并能够完成指令性命令后，清理口咽部分泌物并拔除喉罩，以配合电生理监测和手术操作；

5. 唤醒结束后再次使患者进入全身麻醉状态，侧卧位重置喉罩控制呼吸直至手术结束。

该技术实施中有引发呼吸抑制的风险，因此常需借助带 EtCO$_2$ 监测的鼻咽通气道、喉罩、带套囊口咽通气道（cuffed oropharyngeal airway，COPA）、可施行双水平气道正压通气（bilevel positive airway pressure，BiPAP）的鼻面罩等辅助通气装置（表 17-4）来保持呼吸道通畅，同时做好必要时施行机械通气的准备。

十、术 中 监 测

除常规心电图、血压、SpO$_2$、呼吸频率监测外，还需要进行 P$_{ET}$CO$_2$ 及体温监测。对术中需使用利尿剂或时间超过 2h 的手术，要常规放置尿管并进行尿量监测。EtCO$_2$ 监测非常必要，原因为开颅手术中麻醉科医师多位于患者侧面或足部，借助于 EtCO$_2$ 可及时发现患者是否存在通气过度或不足，从而采取必要措施。可采用 BIS 监测判断患者麻醉深度，以便及时配合手术操作。

十一、术中可能出现并发症

唤醒开颅手术术中常见并发症见表 17-5。其中最常见的并发症为呼吸道梗阻及由此引发的低氧血症。据报道，使用带套囊口咽通气道的唤醒开颅手术，呼吸道梗阻发生率为 15%。

（一）麻醉唤醒期躁动

全身麻醉药物作用于中枢神经系统，不同麻醉药物对中枢神经的抑制程度有所不同，故恢复时间亦不同，少数易感患者在脑功能反应模糊期间，任何不良刺激（疼痛、难受或不适感等）均可引起躁动。苏醒期躁动的原因包括：①镇痛不全；②定向力恢复不良；③催醒不当，如纳洛酮、氟马西尼本身虽无药理作用，但应用其拮抗药物阿片

表 17-3 清醒镇静评分（OAA/S）

OAA/S	应答	言语	表情	眼睛	镇静程度
5	反应迅速	正常	正常	正常	清醒
4	呼之能应，但反应较慢	有点慢	放松	放松	轻度镇静
3	大声呼唤能应	较慢	反应慢	上睑下垂	中度镇静
2	只对摇晃身体有反应	言语不清	—	—	深度镇静
1					全身麻醉

表 17-4　唤醒麻醉中的辅助通气装置

MAC	AAA
吸氧鼻导管	带套囊口咽通气道
鼻咽通气道	喉罩
面罩	气管导管

表 17-5　唤醒开颅手术术中并发症

麻醉相关并发症	手术相关并发症
气道梗阻	局部惊厥
低氧血症	全身惊厥
脑水肿	失语
高血压 / 低血压	出血
心动过速 / 心动过缓	脑水肿
恶心 / 呕吐	静脉气栓
寒战	癫痫发作
局部麻醉药中毒	
疼痛	
不合作 / 躁动	
改为全身麻醉	

类和苯二氮䓬类药物导致疼痛刺激增强,患者烦躁不安;④多沙普仑可提高中枢兴奋性,且药物本身即有增加躁动的不良反应;⑤缺氧和二氧化碳蓄积;⑥尿潴留与尿管刺激;⑦其他影响因素,如麻醉初期术中知晓、不恰当束缚制动、血流动力学指标异常、特殊药物的神经精神作用等。

(二) 呼吸道阻塞与呼吸抑制

麻醉期间最易发生急性气道阻塞,尤其是发生完全性气道梗阻时,如不即刻解除梗阻可危及生命。气道梗阻的原因主要有舌后坠、误吸和窒息、喉痉挛和支气管痉挛。唤醒麻醉呼吸抑制的重点在于预防和加强监测:①麻醉前访视应对术前有呼吸功能障碍或合并睡眠呼吸暂停综合征患者的呼吸代偿能力进行重点评价;②在麻醉镇静及唤醒状态下是否能够维持有效的自主呼吸、麻醉药物对自主呼吸的影响;③加强呼吸监测,唤醒麻醉中进行呼气末二氧化碳动态监测不仅可作为自主或控制呼吸的有效监测,亦能够反映呼吸道通畅情况和呼吸频率;④低氧血症和二氧化碳蓄积发生后及时进行辅助或控制呼吸,并针对原因进行处理。

(三) 高血压与心动过速

高血压与心动过速是麻醉唤醒期较为常见的

心血管系统并发症,主要原因包括:①唤醒期间麻醉变浅、患者意识恢复、疼痛;②二氧化碳蓄积和缺氧;③颅内占位性病变患者,当颅内压升高时也可出现高血压。

治疗方法应采取:①麻醉唤醒期保持适宜的镇静水平,避免患者焦虑紧张;②保持适宜的镇痛水平,避免麻醉唤醒期疼痛刺激;③保持呼吸道通畅,避免镇痛药和全麻药抑制呼吸;④对于麻醉唤醒过程中发生的高血压与心动过速,在加强监测和针对原因处理的同时,可给予艾司洛尔、尼卡地平、压宁定而有效控制其血流动力学改变。

(四) 癫痫

颅内肿瘤术中可发生自发性癫痫或诱发癫痫。其中 20% 以上的患者术前即有癫痫发作症状,诸如全身性大发作和局限性发作、麻醉唤醒阶段进行皮质功能区定位时诱发的癫痫大发作或局限性发作,个别患者甚至可出现癫痫持续状态或连续性癫痫发作。对于术前即有癫痫发作症状的患者,应加强术前评估:①大多数抗癫痫药物为肝代谢酶促进剂,长时间应用后可使肝酶活性增加,因此应注意避免使用增强此类作用的麻醉药物;②麻醉前应全面了解治疗癫痫所用的药物及治疗效果,特别注意是否能有效控制癫痫大发作;③抗癫痫药应服用至术前一日晚;④对皮质功能区定位时诱发的癫痫大发作或局限性发作采用冰盐水皮质局部冲洗有效,小剂量丙泊酚也可迅速终止术中癫痫。

(五) 恶心与呕吐

恶心与呕吐是唤醒麻醉中可能出现的一种危险并发症。持续性干呕可引起静脉压升高,增加颅内压力;全身麻醉状态或深度镇静可抑制保护性气道反射,一旦胃内容物反流或呕吐易误吸进入气管,引起支气管痉挛或淹溺、缺氧、肺不张、心动过速、低血压,甚至可窒息死亡。术中麻醉唤醒引起的恶心呕吐与患者年龄、性别、焦虑情绪,使用喉罩或带套囊口咽通气道通气可能引起胃腔扩张,或术中使用已知具有催吐作用的药物如阿片类药物有关。因此,麻醉中应采取头侧位使分泌物或反流物便于吸除,同时声门处于最高位避免误吸;对于高危患者,术前推荐预防性应用止吐药;术中一旦出现呕吐反应,应充分保护呼吸道畅通,避免误吸发生。

（六）颅内压升高

神经外科手术术中麻醉唤醒极易并存或诱发颅内压升高，为多种因素综合作用所致，需严密监测并及时处理。对于颅内占位及病灶周围明显水肿，或颅内顺应性降低的患者，术前应积极治疗脑水肿；麻醉中保持呼吸道通畅、通气充分、避免二氧化碳蓄积；麻醉前行腰椎蛛网膜下隙穿刺，术中打开颅骨骨瓣后缓慢释放脑脊液；针对脑水肿予以高渗性利尿药和肾上腺皮质激素；患者术中采取头高位（15°~30°），利于颅内静脉回流。

（七）低温与寒战

术中低温可造成患者强烈的不适感、血管收缩、寒战、组织低灌注和代谢性酸中毒等，以及损害血小板功能、心脏复极，并可降低多种药物的代谢过程。寒战可使患者代谢率增加，最高时可达300%，由此而引起的心输出量和通气需要量增加；同时还可使眼内压和颅内压增加。对低温的预防比对并发症的处理更为重要，应根据体温监测及时采取保温和其他相应措施，维持正常体温可应用保温毯；适宜的室温、静脉液体加温。许多药物都对寒战有效，其中曲马多（50mg 静脉滴注）对终止寒战和降低氧耗均十分有效。

（八）术中麻醉唤醒后的心理障碍

神经外科手术术中麻醉唤醒技术作为一种特殊的心理和躯体体验可诱发心理障碍，在保护患者运动和语言功能的同时是否会导致术后心理障碍值得重视。患者在极度压抑情绪下引起的精神改变，可产生创伤后应激障碍，可以是来自躯体的或情感的，也可以是单独的或重复的，在发生令人恐惧或不愉快的经历时，这种症状会进一步发展。可以通过以下措施加以预防：①术前充分沟通，使患者与手术医师、麻醉科医师建立信任，增强其对手术成功的信心；②手术过程中保持手术室环境舒适安静；③术中唤醒阶段不是完全清醒，而应给予适当浓度的镇静药，以减轻患者焦虑情绪，可以考虑应用有遗忘作用的药物；④采用有效的镇痛方法避免唤醒期间手术切口或伤口疼痛刺激。

总之，唤醒开颅手术是一类高风险性手术，麻醉科医师必须充分了解其手术操作细节及可能出现的各种意外和并发症，以便及时诊断与处理。同时，与手术医师及时沟通和积极配合也是决定手术成败的关键性因素。

参 考 文 献

[1] SOKHAL N, RATH G P, CHATURVEDI A, et al. Anaesthesia for awake craniotomy: A retrospective study of 54 cases [J]. Indian J Anaesth, 2015, 59(5): 300-305.

[2] HERVEY-JUMPER SL, LI J, LAU D, et al. Awake craniotomy to maximize glioma resection: methods and technical nuances over a 27-year period [J]. J Neurosurg, 2015, 123(2): 325-339.

[3] ARZOINE J, LEVÉ C, PÉREZ-HICK A, et al. Anesthesia management for low-grade glioma awake surgery: a European Low-Grade Glioma Network survey [J]. Acta Neurochir(Wien), 2020, 162(7): 1701-1707.

[4] SIVASANKAR C, SCHLICHTER R A, BARANOV D, et al. Awake craniotomy: a new airway approach [J]. Anesth Analg, 2016, 122(2): 509-511.

[5] GRABERT J, KLASCHIK S, GÜRESIR Á, et al. Supraglottic devices for airway management in awake craniotomy [J]. Medicine(Baltimore), 2019, 98(40): e17473.

[6] CHAKI T, SUGINO S, JANICKI P K, et al. Efficacy and safety of a lidocaine and ropivacaine mixture for scalp nerve block and local infiltration anesthesia in patients undergoing awake craniotomy [J]. J Neurosurg Anesthesiol, 2016, 28(1): 1-5.

[7] MCAULIFFE N, NICHOLSON S, RIGAMONTI A, et al. Awake craniotomy using dexmedetomidine and scalp blocks: a retrospective cohort study [J]. Can J Anaesth, 2018, 65(10): 1129-1137.

[8] STEVANOVIC A, ROSSAINT R, VELDEMAN M, et al. Anaesthesia management for awake craniotomy: systematic review and meta-analysis [J]. PLoS One, 2016, 11(5): e0156448.

[9] GOETTEL N, BHARADWAJ S, VENKATRAGHAVAN L, et al. Dexmedetomidine vs propofol-remifentanil conscious sedation for awake craniotomy: a prospective randomized controlled trial [J]. Br J Anaesth, 2016, 116(6): 811-821.

[10] MENG L, MCDONAGH D L, BERGER M S, et al. Anesthesia for awake craniotomy: a how-to guide for the occasional practitioner[J]. Can J Anaesth, 2017, 64(5): 517-529.

[11] ESEONU C I, REFAEY K, GARCIA O, et al. Awake craniotomy anesthesia: a comparison of the monitored anesthesia care and asleep-awake-asleep techniques [J].

World Neurosurg,2017,104:679-686.

[12] DILMEN O K,AKCIL E F,OGUZ A,et al. Comparison of conscious sedation and asleep-awake-asleep techniques for awake craniotomy [J]. J Clin Neurosci,2017,35: 30-34.

[13] PRONTERA A,BARONI S,MARUDI A,et al. Awake craniotomy anesthetic management using dexmedetomidine,propofol,and remifentanil [J]. Drug Des Devel Ther,2017,11:593-598.

[14] GERNSBACK J E,KOLCUN J P G,STARKE R M,et al. Who needs sleep? an analysis of patient tolerance in awake craniotomy [J]. World Neurosurg,2018,118: e842-e848.

[15] ÖZLÜ O. Anaesthesiologist's approach to awake craniotomy [J]. Turk J Anaesthesiol Reanim,2018,46 (4):250-256.

[16] LI T,BAI H,WANG G,et al. Glioma localization and excision using direct electrical stimulation for language mapping during awake surgery [J]. Exp Ther Med, 2015,9(5):1962-1966.

[17] PALDOR I,DRUMMOND K J,AWAD M,et al. Is a wake-up call in order? Review of the evidence for awake craniotomy [J]. J ClinNeurosci,2016,23:1-7.

[18] KULIKOV A,LUBNIN A. Anesthesia for awake craniotomy [J]. Curr Opin Anaesthesiol,2018,31(5): 506-510.

[19] ESEONU C I,RINCON-TORROELLA J,REFAEY K,et al. The cost of brain surgery:awake vs asleep craniotomy for perirolandic region tumors [J]. Neurosurgery, 2017,81(2):307-314.

[20] SEWELL D,SMITH M. Awake craniotomy:anesthetic considerations based on outcome evidence [J]. Curr Opin Anaesthesiol,2019,32(5):546-552.

[21] ZHOU Q,YANG Z,WANG Z,et al. Awake craniotomy for assisting placement of auditory brain stem implant in NF2 patients [J]. Acta Otolaryngol,2018,138(6): 548-553.

[22] LOBO F A,WAGEMAKERS M,ABSALOM A R. Anaesthesia for awake craniotomy [J]. Br J Anaesth, 2016,116(6):740-744.

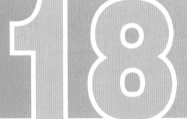

颅脑外伤患者的麻醉管理专家共识

于泳浩　马龙先　王国林(负责人)　艾米娜　李九会　李利彪

张军　林献忠(执笔人)　赵辉　顾伟　樊理华

颅脑外伤又称创伤性颅脑损伤(traumatic brain injury,TBI),因脑组织的特殊生理功能,其损伤后的致残率和死亡率在各种类型的创伤中位居首位。从急诊抢救室、手术室、神经放射介入治疗室,到神经外科重症监护室,麻醉科医师参与了颅脑外伤患者管理的各个环节。本专家共识旨在指导麻醉科医师对颅脑外伤患者做出快速准确的评估,采取及时有效的围手术期管理,避免继发性神经损伤的发生,以改善颅脑外伤患者的预后。

一、颅脑外伤定义和分类

(一) 定义

颅脑外伤是指外界暴力直接或间接作用于头部所造成的损伤。

(二) 分类

1. 原发性颅脑外伤　指机械撞击和加速减速挤压作用于颅骨和脑组织立即造成的局灶性或弥散性损伤,主要有脑震荡、弥漫性轴索损伤、脑挫裂伤、原发性脑干损伤及下丘脑损伤。

2. 继发性颅脑外伤　通常在原发性颅脑创伤后数分钟、数小时或数天后发生的神经组织的进一步损伤。继发性损伤包括:①全身情况:低氧血症、高碳酸血症或低血压;②形成硬膜外、硬膜下、脑内血肿或血肿增大;③持续的颅内高压症状。脑缺血和缺氧是导致和加重继发性脑损伤的主要原因。

二、颅脑外伤的病理生理

(一)中枢系统

1. 在原发性脑创伤的局灶性区域,脑血流(CBF)和脑氧代谢率(CMRO$_2$)降低。随着颅内压(ICP)升高,颅内更多的组织出现低灌注和低代谢。

2. 当 ICP 持续升高时,CBF 自主调节能力被削弱;同时合并的低血压将进一步加重脑组织缺血。

3. 血脑屏障破坏导致的血管源性脑水肿和缺血导致的细胞毒性脑水肿将进一步增高 ICP,从而加重脑组织缺血和缺氧,甚至引起致命性的脑疝。

(二)循环系统

由于继发性交感神经兴奋和/或颅内高压引起的库欣反射,存在低血容量的闭合性颅脑创伤患者常表现为高血压和心动过缓。镇静镇痛药物的使用、甘露醇和速尿的降颅压措施、打开硬脑膜的手术操作和/或合并其他器官损伤致大量失血时,都可使 TBI 患者出现严重的低血压、心动过速、心律失常和心输出量下降。心电图常见 T 波、U 波、ST 段、QT 间期等异常表现。

(三)呼吸系统

颅脑创伤患者可出现低氧血症和异常的呼吸模式(如自主过度通气),并经常伴有恶心呕吐和反流误吸。交感神经兴奋可引起肺动脉高压,导致神经源性肺水肿。

(四)体温

发热可进一步加重脑损伤。

三、颅脑外伤的麻醉管理

麻醉管理要点:对颅脑外伤患者做出快速全面的评估,采取及时有效的围手术期管理,维持脑灌注压和氧供,防止和减轻继发性神经损伤,为神经外科医师提供满意的手术条件,改善颅脑外伤患者的预后。

(一)术前评估

1. 患者评估

(1)神经系统评估:Glasgow 昏迷评分法(Glasgow Coma Scale,GCS)从睁眼反应、言语对答和运动反应三方面全面评估患者的意识和神经系统状态,对预后具有很好的预测价值。根据 Glasgow 评分,TBI 可以分为:重度,GCS=3~8;中度,GCS=9~12;轻度,GCS=13~14;正常,GCS=15。此外,还应检查瞳孔(大小、光反射)反应和四肢运动功能等。

对不能配合的患者,如使用大量镇静药物和气管插管患者,睁眼反应和言语对答的评估失去了作用,可以使用基于运动反应的简易运动评分方法(Simplified Motor Score,SMS),其与颅脑创伤的严重程度以及预后也有很好的相关性。SMS 由轻到重分为三个等级:2 分,能进行指令性运动;1 分,能定位疼痛部位;0 分,逃避疼痛的行为或对疼痛无反应。

(2)颈椎及其他器官损伤的评估:是否合并颈椎损伤和多器官系统损伤,如有无胸腔内出血和/或腹腔内出血等。

(3)全身状况评估:评估引发继发性脑损伤的危险因素,评估指标包括:

1)血压:低血压:收缩压 <90mmHg;TBI 早期低血压,将恶化神经系统的预后。高血压:收缩压 >160mmHg 或平均动脉压 >110mmHg。

2)呼吸氧合:低氧血症:PaO$_2$<60mmHg,氧饱和度 <90%;低碳酸血症:PaCO$_2$<35mmHg;高碳酸血症:PaCO$_2$>45mmHg。

3)出血:贫血:血红蛋白 <100g/L 或血细胞比容 <0.30。

4)电解质:低钠血症:血钠浓度 <142mmol/L。

5)血糖:高血糖症:血糖 >10mmol/L;低血糖症:血糖 <4.6mmol/L。

6)渗透压:高渗透压:血浆渗透压 > 310mOsm/Kg H$_2$O。

7)酸碱平衡:酸中毒:pH<7.35;碱中毒:pH>7.45。

8)体温:发热:体温 >37.5℃;低体温:体温 <35.5℃。

(4)气道评估 详见下文"气道管理和机械通气"部分。

（二）术中管理

1. 气道管理和机械通气　GCS 评分 <8 的重度 TBI 患者必须立即建立人工气道，如气管插管，并行机械通气，从而有效控制气道和 ICP。对轻或中度 TBI 患者，若患者不合作或伴随创伤有关的心肺功能不全时，也可能需要气管插管。气管切开术是一种具有成本效益的替代方案，更加方便气道清理和机械通气。与气管插管相比，其对镇静镇痛药的需求减少。GCS<7 的患者早期可选择气管切开术，对 GCS=8 的患者，只有在出现误吸或气道阻塞的情况才进行气管切开。在患者出现准确定位的疼痛反应或自发的睁眼反应时，就可考虑逐步封堵气管套管并最后封闭气管造口。

（1）气道评估：TBI 患者可能存在饱胃、颈椎不稳定、气道损伤、面部骨折等问题，增加了建立气道期间反流误吸、颈椎损伤、通气或插管失败的风险。反流误吸原因包括：患者在受伤之前摄入食物或液体，吞下从口腔或鼻腔的伤处流出的血液，应激导致的胃排空延缓等。因此，在建立气道前，麻醉科医师必须对患者气道进行仔细评估，以防止上述不良事件的发生。

（2）气道建立：根据患者的气道和全身情况，正确选择建立气道的路径和方式。

1）快速顺序诱导：所有脑外伤患者都应该被认为"饱胃"，约 10% 患者合并颈椎损伤。麻醉助手采用颈椎保护器或颈椎保护手法，在轴向上稳定颈椎。在预先给予患者充分吸氧后，麻醉科医师采用传统的环状软骨按压即 Sellick 手法，即上提患者下颏，且不移动其颈椎，向后推环状软骨关闭食管。在诱导用药与气管插管之间避免任何通气，从而最大程度地防止因正压通气使气体进入患者胃内而引起的反流误吸。然而，TBI 患者氧消耗增加，或因面部创伤或躁动导致预吸氧困难时，传统的 Sellick 手法可导致患者氧饱和度快速下降。在这种情况下，麻醉科医师可在诱导阶段进行正压通气，以确保患者氧合。推荐使用可视喉镜暴露下行气管插管。

2）存在颌面部骨折或严重软组织水肿致声门暴露困难的患者，可考虑使用纤维支气管镜或光棒进行气管插管。存在严重颌面部创伤或咽喉部创伤的患者，需要进行气管切开。

3）存在鼓室出血、耳漏、乳突或眼部周围有瘀斑的患者，应高度警惕患者可能存在颅底骨折。

当怀疑患者存在颅底骨折或严重颌面部骨折时，禁止行经鼻气管插管。

（3）机械通气：建立气道后，给予非去极化肌松药进行机械通气。管理目标为：维持 $PaCO_2$ 在 33.5~37.5mmHg（4.5~5kPa），PaO_2>95mmHg（13.0kPa）。其中，氧合最低限度为 PaO_2>60mmHg（8.0kPa）。目前研究证实，TBI 患者创伤区域脑组织内 CBF 急剧下降，过度通气（$PaCO_2$<25mmHg）可加重患者局灶性脑缺血的程度，因此不主张在 TBI 患者中采用过度通气。在对 TBI 患者实施过度通气（$PaCO_2$ 28~33.5mmHg）时，医护人员必须同时进行脑血流和脑灌注监测，以警惕脑缺血的发生。对可疑或实际存在脑疝的患者，采用急性短暂的过度通气治疗是相对安全和有效的。虽然研究表明在合适的 PEEP 值范围内，PEEP 每增加 $5cmH_2O$ 会使 ICP 增加 1.6mmHg，CPP 减少 4.3mmHg，但对未合并严重肺损伤患者的 ICP 和 CPP 均无明显影响，即使在严重肺损伤患者中使用 PEEP 后 ICP 和 CPP 有所增加，但增幅并无临床意义，因此 PEEP 可安全应用于大多数严重脑损伤患者的机械通气改善氧合。PEEP 的安全限值未有确定范围，可以根据 CPP 进行调控，建议保持 CPP>60mmHg，以降低继发性脑损伤恶化的风险。如果能够在维持动脉血压及 CPP 稳定的前提下，对脑损伤患者使用合适的 PEEP 是有利的。

2. 监测

（1）一般监测：包括呼气末二氧化碳（$EtCO_2$）、SpO_2、有创动脉血压、中心静脉压、体温、尿量和肌松监测。定期动脉血血气分析、血细胞比容、电解质、血糖、渗透压等监测。如果患者血流动力学不稳定或对容量治疗及血管活性药物无效，应进行有创或无创心排量监测。

（2）神经功能监测

1）ICP 监测：适用于所有重度 TBI 患者（GCS=3~8）及 CT 显示脑外伤、颅内血肿或具有颅高压征象的患者。如果重度 TBI 患者没有 CT 影像学的变化，但具有年龄超过 40 岁、神经系统阳性体征或收缩压 <90mmHg 等高危因素，也应该继续 ICP 监测。监测探头置于脑室内最精确，其次为脑实质、蛛网膜下腔、硬膜下及硬膜外腔。

2）脑氧监测：包括颈静脉球混合血氧饱和度（$SjvO_2$）及脑组织氧张力（$PbtO_2$）。$SjvO_2$ 可连续监测全脑的氧供情况，$SjvO_2$<50% 持续 15min

以上与不良的神经功能预后相关。PbtO₂ 通过置于脑组织中的有创探头监测局部脑组织的供氧，$PbtO_2 < 15mmHg$ 提示可能存在脑缺氧的风险。

3）脑血流监测：包括经颅多普勒超声（TCD）和近红外质谱（NIRS）。TCD 主要用于 TBI 患者脑血管痉挛、ICP 恶性升高、脑灌注压（CPP）降低、颈内动脉内膜剥脱及脑循环停止的诊断；TCD 衍生的搏动指数（PI）可用于识别脑脊液压力 $\geq 20cmH_2O$ 的患者，并可能作为监测工具发挥重要作用。NIRS 除了能够监测脑血流，与 SjvO₂ 类似也能够监测脑供氧情况，但其精确度较差，临床作用有限。

4）电生理监测：EEG 用于监测昏迷深度、瘫痪或使用肌松剂患者的癫痫大发作或亚临床小发作及诊断脑死亡。躯体感觉诱发电位可以评价 TBI 患者残存的神经功能，但其临床意义有限。

5）脑温监测：TBI 后脑组织温度较体温高 3℃。升高的脑组织温度是已知的继发性脑损伤诱因之一。目前，无创和有创的脑组织体温探头在临床上均有应用。

3. 控制循环稳定

（1）管理目标：维持 CPP 在 50~70mmHg，收缩压 >90mmHg。测定有创动脉血压的压力换能器应放置在乳突水平以反映脑循环的情况。应当避免采用过于积极的手段（如液体复苏和升压药）来维持 CPP>70mmHg，后者将增加急性呼吸窘迫综合征的发生率。围手术期低血压（收缩压 <90mmHg）可增加 TBI 患者术后死亡率，因此麻醉科医师必须严格控制患者术中血压。颅脑损伤后脑血管自动调节功能受损时，耐受颅内压升高的能力降低；当 CPP<50mmHg 时，无论持续时间长短，所有颅内压升高都与预后不良相关；与成人相比，儿童继发性损伤发生在较低的颅内压阈值。因此，50mmHg 可能是脑灌注压可接受的最低阈值。

（2）液体管理：使用无糖的等张晶体液和胶体液可维持正常的血浆渗透浓度和胶体渗透压，减少脑水肿的发生。高渗盐水已被用于 TBI 患者的液体复苏。4% 白蛋白可增加 TBI 患者的死亡率。含糖液体的使用与神经功能的不良预后密切相关，应当避免使用。建议 Hb<80g/L 和 / 或血细胞比容低于 25% 时进行红细胞输注，而输注储存红细胞与输注新鲜红细胞相比并不增加病死率。

（3）血管收缩剂和加压素：若液体治疗欠佳，可使用去氧肾上腺素、多巴胺、血管加压素等血管活性药物以维持收缩压 >90mmHg。

（4）其他药物：氨甲环酸的应用可减缓颅内出血的进展并具有改善临床预后的趋势。

4. 血糖控制 TBI 患者高血糖（血糖 > 11.1mmol/L）与创伤后高死亡率以及神经功能的不良预后密切相关。引起围手术期高血糖的独立危险因素包括：严重颅脑损伤、年龄 >65 岁、术前存在高血糖、硬膜下血肿、全身麻醉和手术的应激反应。但严格控制血糖在较低水平并不能改善神经系统的预后或死亡率。目前推荐维持围手术期血糖在 6~10mmol/L，并且避免血糖的剧烈波动。

5. 体温控制 大脑温度过高与 TBI 患者术后神经功能的不良转归密切相关。围手术期应当避免患者发热，并需要对发热患者给予有效的降温处理。亚低温能够保护神经元的同时降低颅内压，大脑温度每降低 1℃，理论上可降低脑代谢率 5%~7%。亚低温治疗可分为预防性亚低温及治疗性亚低温，治疗性低体温对成人创伤性颅脑损伤的治疗有益，可降低病死率，但不推荐用于儿童患者。在儿童患者中进行低温治疗，预后较差。也有多中心临床试验发现，与正常体温组患者相比，低体温 TBI 患者的死亡率并无改善。

6. 麻醉药物的选择 建议在麻醉诱导前建立有创动脉血压监测，采用滴定法给予麻醉药物，维持血流动力学的平稳。以 TBI 患者颅内的病理改变和全身状况作为麻醉药物的选择依据。

（1）吸入麻醉药：①高浓度卤代吸入麻醉药具有降低 CMRO₂、扩张脑血管、增加 CBF 和 ICP、削弱 CO₂ 反应的作用。建议卤代吸入麻醉药的使用浓度低于 1MAC。②N₂O 可增加 CMRO₂ 和 CBF，且枪弹伤或颅骨多发骨折的患者吸入 N₂O 可增加颅内积气的风险，因此不推荐使用。

（2）静脉麻醉药：①丙泊酚具有降低 CMRO₂、CBF 和 ICP、保留脑血管自主调节的作用，可用于控制 ICP。丙泊酚的使用不改善 TBI 患者死亡率和 6 个月后的神经功能恢复。全凭静脉（TIVA）麻醉（丙泊酚 + 瑞芬太尼）有利于 TBI 患者术后的快速神经功能评价。②当出现手术和其他药物无法控制的顽固性颅内高压时，可在血流动力学稳定情况下使用大剂量的巴比妥类药物来控制颅内压。不推荐预防性给予巴比妥类药物诱导 EEG 的爆发抑制。注意预防低血压，建议使用不影响血压的镇静剂，必要时纠正低血容量，调整机械通气以促进中心静脉回流。③氯胺酮可扩张脑血管,升高 ICP,不推荐使用。

(3) 肌肉松弛剂 足量肌松药可辅助气管插管、机械通气和降低 ICP。①琥珀胆碱可引起肌肉抽搐和 ICP 升高,预注少量非去极化肌松药可减少上述不良反应的发生。对存在困难气道的 TBI 患者,琥珀胆碱仍是最佳选择。②罗库溴铵(0.6~1.0mg/kg)起效迅速,方便麻醉科医师快速建立气道,对血流动力学影响小。③泮库溴铵可阻滞迷走神经,引起高血压和心动过速。④对准备术后拔除气管导管的患者,应该常规给予肌松监测和必要的药物拮抗。

7. 颅内压的控制 出现颅内高压时,可采取以下措施。

(1) 过度通气:避免长时间的过度通气($PaCO_2$ 28~33.5mmHg)时,并同时进行脑氧监测,以警惕脑缺血的发生。

(2) 高渗液体治疗:①甘露醇负荷剂量为 0.25~1g/kg,酌情重复给药,但不推荐持续输注。其副作用包括:利尿、急性肾损伤、电解质紊乱和 ICP 反跳性升高。为了避免肾毒性,当血浆渗透压超过 320mOsm/L 时应该停止使用甘露醇。②高张盐水具有降低 ICP 和液体复苏的治疗作用,适用于合并低血容量的 TBI 患者。建议:3% 高张盐水负荷量 250~300ml 或 7.5% 高张盐水 100~250ml 输注,并定期监测血钠。若血钠 >155mEq/L,应停止使用高张盐水。连续高渗液体治疗创伤后颅内压增高与 90d 生存率有关。

(3) 激素:糖皮质激素使用可增加中重度脑外伤患者的死亡率,不推荐使用。

(4) 体位:在确保血流动力学平稳的情况下,平卧位头部抬高 30° 可改善静脉回流,降低 ICP。

(5) 脑脊液引流:可采用单次或持续脑室外穿刺引流,少量脑脊液减少可明显降低颅内压。

(三) 术后管理

1. 营养 患者伤后 7d 接受营养支持治疗,能明显改善患者预后。

2. 感染 围手术期预防性使用抗生素能够降低患者肺炎的发生率,但并不降低死亡率或减少住院天数。早期气管切开能够减少机械通气的时间,但并不改变死亡率及肺炎发生率。

3. 下肢深静脉血栓预防 采用充气长袜对下肢进行间断性加压有效,但下肢受伤者禁用。

预防性使用低分子肝素会增加颅内出血的风险,对其治疗方案尚未明确。

四、总 结

颅脑外伤患者围手术期管理的主要目标是改善脑灌注和脑血流,控制颅内压,预防继发性脑损害。在围手术期整个过程中必须对患者进行快速正确的评估,选择合适的麻醉药物和方式,全面严格地管理患者的循环、呼吸、代谢和温度等,以改善颅脑外伤患者的预后。

参 考 文 献

[1] GEERAERTS T, VELLY L, ABDENNOUR L, et al. Management of severe traumatic brain injury (first 24hours) [J]. Anaesth Crit Care Pain Med, 2018, 37(2): 171-186.

[2] THOMPSON D O, HURTADO T R, LIAO M M, et al. Validation of the simplified motor score in the out-of-hospital setting for the prediction of outcomes after traumatic brain injury [J]. Ann Emerg Med, 2011, 58(5): 417-425.

[3] HAUKOOS J S, GILL M R, RABON R E, et al. Validation of the simplified motor score for the prediction of brain injury outcomes after trauma [J]. Ann Emerg Med, 2007, 50(1): 18-24.

[4] FULLER G, HASLER R M, MEALING N, et al. The association between admission systolic blood pressure and mortality in significant traumatic brain injury: a multi-centre cohort study [J]. Injury, 2014, 45(3): 612-617.

[5] SUNDARAM P K, ARORA P, RAMALINGAM J, et al. Is Mandatory for the management of severe head injury? outcome in 53 medically managed severe head injury patients, without ventilatory support: a prospective study [J]. Asian J Neurosurg, 2018, 13(1): 18-22.

[6] BOONE M D, JINADASA S P, MUELLER A, et al. The Effect of positive end-expiratory pressure on intracranial pressure and cerebral hemodynamics [J]. Neurocrit Care, 2017, 26(2): 174-181.

[7] WAKERLEY B R, KUSUMA Y, YEO L L, et al. Usefulness of transcranial Doppler-derived cerebral hemodynamic parameters in the noninvasive assessment of intracranial pressure [J]. J Neuroimaging, 2015, 25(1): 111-116.

[8] GUIZA F, DEPREITERE B, PIPER I, et al. Visualizing

the pressure and time burden of intracranial hypertension in adult and paediatric traumatic brain injury [J]. Intensive Care Med,2015,41 (6):1067-1076.

[9] American Society of Anesthesiologists Task Force on Perioperative Blood Management. Practice guidelines for perioperative blood management:an updated report by the American Society of Anesthesiologists Task Force on Perioperative Blood Management [J]. Anesthesiology, 2015,122(2):241-275.

[10] LACROIX J,HEBERT P C,FERGUSSON D A,et al.Age of transfused blood in critically ill adults [J]. N Engl J Med,2015,372(15):1410-1418.

[11] ZEHTABCHI S,ABDEL BAKI S G,FALZON L,et al. Tranexamic acid for traumatic brain injury:a systematic review and meta-analysis [J]. Am J Emerg Med,2014, 32:1503-1509.

[12] NICE-SUGAR Study Investigators for the Australian New Zealand Intensive Care Society Clinical Trials Group and the Canadian Critical Care Trials Group,

FINFER S,CHITTOCK D,et al. Intensive versus conventional glucose control in critically ill patients with traumatic brain injury:long-term follow-up of a subgroup of patients from the NICE-SUGAR study [J]. Intensive Care Med,2015,41 (6):1037-1047.

[13] CINOTTI R,ICHAI C,ORBAN J C,et al. Effects of tight computerized glucose control on neurological outcome in severely brain injured patients:a multicenter sub-group analysis of the randomized-controlled open-label CGAO-REA study [J]. Crit Care,2014,18(5):498.

[14] PEPE P E,ROPPOLO L P,FOWLER R L.Prehospital endotracheal intubation:elemental or detrimental? [J]. Crit Care,2015,19:121.

[15] ASEHNOUNE K,LASOCKI S,SEGUIN P,et al. Association between continuous hyperosmolar therapy and survival in patients with traumatic brain injury-a multicentre prospective cohort study and systematic review [J]. Crit Care,2017,21:328.

急性缺血性脑卒中血管内治疗麻醉管理专家共识

王国林（共同负责人） 时鹏才 何祥虎 郑跃英 高峰 梁发（执笔人）
葛圣金 韩如泉（共同负责人） 程明华

目　录

急性脑卒中是世界范围内致死及致残的第二位病因。2018年全球疾病负担报告显示，中国人群总体终身脑卒中风险高达39.3%，同项比较中位居全球首位。急性缺血性脑卒中（acute ischemic stroke，AIS）作为最常见的脑卒中类型，约占我国脑卒中的69.6%~70.8%，且一年病死率高达14.4%~15.4%，致残率达33.4%~33.8%，给我国带来了沉重的社会经济负担。早期快速的血管再通，挽救缺血半暗带，降低核心肌梗死体积，及时恢复闭塞血管灌注是AIS患者救治的关键，可以有效改善患者预后。随着2015年多项临床试验研究结果的发表、DAWN和DEFUSE3研究、2018年AHA/ASA急性缺血性脑卒中早期处理指南以及2018年中国急性缺血性脑卒中诊治指南的发布，麻醉方法和麻醉管理对急性缺血性脑卒中患者行血管内治疗（endovascular therapy，EVT）后神经功能预后的影响受到越来越广泛的关注。麻醉科医师从急诊急救、介入手术到神经重症监护治疗，参与了AIS患者治疗的多个环节。本共识旨在指导麻醉科医师在AIS患者诊疗过程中，做出快速准确的评估，采取迅速而有效的围手术期麻醉管理，改善AIS患者EVT后神经功能转归，并避免因麻醉原因引起的继发性神经功能损伤。本共识不具备强制性，亦不作为医学责任认定和判定的依据。

一、急性缺血性脑卒中

AIS是指急性脑局部血液循环障碍，缺血缺氧所致的局限性脑组织坏死或软化,引起新发的神经功能障碍,且症状/体征持续24h以上,通过CT/MRI排除脑出血。

(一) AIS 的分类

AIS 一般依据病因、责任血管及临床表现进行分型。

1. 病因分型

(1) 大动脉粥样硬化型:这一类型患者通过颈动脉超声波检查发现颈动脉闭塞或狭窄(狭窄≥动脉横断面50%)。血管造影或MRA显示颈动脉、大脑前动脉、大脑中动脉、大脑后动脉、椎-基底动脉狭窄程度≥50%,其发生是由动脉粥样硬化所致。患者如出现以下表现,对诊断大动脉粥样硬化型AIS有重要价值:①病史中曾出现多次短暂性脑缺血发作(transient ischemic attack,TIA),多为同一动脉供血区内的多次发作;②出现失语、复视、运动功能受损症状或有小脑、脑干受损症状;③颈动脉听诊有杂音、脉搏减弱、两侧血压不对称等;④颅脑CT或MRI检查可发现有大脑皮质或小脑损害,或皮质下、脑干病灶直径>1.5cm,可能为潜在的大动脉粥样硬化所致的AIS;⑤经颅多普勒超声(TCD)、MRA或数字减影血管造影(DSA)检查可发现相关的颅内或颅外动脉及其分支狭窄程度>50%,或有闭塞;⑥应排除心源性栓塞所致的脑卒中。

(2) 心源性栓塞型:这一类型是指包括多种可以产生心源性栓子的心脏疾病所引起的脑栓塞。特征为:①临床表现及影像学表现与大动脉粥样硬化型相似;②病史中有多次及多个脑血管供应区的TIA或脑卒中以及其他部位栓塞;③有引起心源性栓子的原因,至少存在一种心源性疾病。

(3) 小动脉闭塞型:患者临床及影像学表现具有以下3项标准之一即可确诊:①有典型的腔隙性梗死的临床表现,影像学检查有与临床症状相对应的脑卒中病灶且最大直径<1.5cm;②临床上有非典型的腔隙性梗死症状,但影像学上未发现有相对应的病灶;③临床上具有非典型的腔隙性梗死表现,而影像学检查后发现与临床症状相符的最大直径<1.5cm的病灶。

(4) 其他明确原因型:临床上较为少见,如感染性、免疫性、非免疫血管病、高凝状态、血液病、遗传性血管病,以及吸毒等所致急性脑梗死。这类患者应具备临床、CT或MRI检查显示AIS病灶以及病灶的大小及位置。血液病所致者可进行血液学检查,并应排除大、小动脉病变以及心源性脑卒中。

(5) 不明原因型:这一类型患者经多方检查未能发现其病因。

2. 责任血管栓塞部位分型

(1) 前循环栓塞:颈内动脉栓塞、大脑中动脉栓塞及大脑前动脉栓塞。

(2) 后循环栓塞:椎动脉栓塞、基底动脉系栓塞、大脑后动脉栓塞等。

3. 临床表现分型 即英国牛津郡社区脑卒中项目分型:完全性前循环梗死、部分性前循环梗死、后循环梗死和腔隙性脑梗死。

(1) 完全性前循环梗死:表现为三联症,即完全性大脑中动脉(MCA)综合征的表现:①大脑高级神经活动障碍(意识障碍、失语、失算、空间定向障碍等);②同向型偏盲;③对侧三个部位较重的运动和/或感觉障碍(面部、上肢和下肢)。责任血管闭塞部位:多位于MCA主干(M1段),颈内动脉(ICA)虹吸段次之,再次为ICA和MCA串联闭塞。

(2) 部分性前循环梗死:存在完全性前循环梗死三联症中的两个,或只有高级神经功能障碍,或感觉运动缺失较完全性前循环梗死局限。如:①运动/感觉缺失并偏盲;②运动/感觉障碍并新发高级神经功能损伤;③新发高级神经功能损伤并偏盲;④单纯运动/感觉障碍;⑤单独高级神经功能障碍,但超过一种大脑高级神经功能损害时,必须限于同侧大脑半球病变。责任血管闭塞部位:MCA远端主干、分支、或大脑前动脉及其分支闭塞引起的中小梗死;MCA近端主干闭塞,但M2段以远至皮层血流仍然存在,常伴有良好的侧支循环。

(3) 后循环梗死:表现为各种不同程度的椎-基底动脉综合征。可表现为同侧颅神经麻痹,对侧感觉运动障碍;双侧感觉运动障碍;双眼协同活动及小脑功能障碍,无传导束或视野缺失等。责任血管闭塞部位:椎-基底动脉系。

(4) 腔隙性脑梗死:表现为腔隙性脑梗死综合征。单纯性运动轻瘫,单纯感觉性脑卒中,共济失调性轻瘫,手笨拙-构音不良综合征等。责任血管闭塞部位多为穿支动脉,梗死多位于基底节或脑桥部位。

（二）AIS 患者的临床特征

1. 高龄 以 60~79 岁年龄段发病率最高。

2. 性别 男性发病率高于女性,约为 1.4：1。

3. 发病时间 以冬季最多(约 59%),其次为春季(约 30%),夏秋两季发病率较低。

4. 急性神经功能障碍 急性起病,表现为局灶性神经功能障碍,一侧面部 / 肢体无力 / 麻木、语言障碍等。EVT 术中发现 90% 的闭塞部位位于大脑前循环的大血管:近端 ICA 和 / 或一个或多个 MCA 分支。大约 10% 的 EVT 患者在后循环(椎 - 基底动脉)中存在闭塞。

5. 合并症较多 常合并慢性高血压(≥60%)、糖尿病(≥20%)、高脂血症、冠心病(25%)、心房纤颤(≥33%)及脑梗死病史(10%~15%)等。大多数行 EVT 的患者至少存在中度高血压。发病时收缩压(SBP)一般为 140~150mmHg,SBP 在 160~180mmHg 也很常见。发病时平均动脉压(MAP)一般为 100~105mmHg。常出现轻度高血糖(葡萄糖 7.5~8.1mmol/L)。

6. 凝血功能异常 多数 AIS 患者在 EVT 之前数分钟至数小时内接受过静脉 rt-PA 治疗。因此,大多数 EVT 患者在术中及术毕时常存在凝血功能障碍。

7. 血容量不足 AIS 患者从发病至麻醉前数小时常不能有效进食饮水。

8. 躁动 入院时,部分患者有严重躁动,术前评估困难,获取信息少。

9. ASA 分级较高 AIS 患者多合并慢性疾病,绝大多数行 EVT 的患者 ASA 评分为ⅢE 或ⅣE。

10. 肥胖 肥胖患者居多,体重指数 ≥ 28kg/m²。

（三）诊断标准

1. 急性起病 突然出现神经功能改变。

2. 以局灶性神经功能缺失为特征 一侧面部和 / 或肢体无力或麻木;语言障碍(失读、失语、构音障碍等);少数为全面神经功能缺失。

3. 责任病灶与症状 / 体征 影像学出现责任病灶或症状 / 体征持续 24h 以上。

4. 排除因素 排除非血管性原因。

5. 排除脑出血 通过脑 CT/MRI 检查,排除脑出血。

（四）治疗方法

1. 静脉溶栓 遵循静脉阿替普酶溶栓优先原则,静脉溶栓是血管再通的首选方法。应用重组组织型纤溶酶原激活剂(recombinant tissue plasminogen activator,rtPA)进行静脉溶栓。虽然 rtPA 静脉溶栓是一种有效的 AIS 早期血管再通的方法,但由于时间窗(4.5h 内)的严格限制,能够借此获益的患者不到 3%,而且合并大血管闭塞或病情严重的患者效果并不理想,其再通率仅为 13%~18%。

2. 血管内治疗 EVT 是当前治疗急性脑卒中的主要且有效的手段。2015 年发表在《新英格兰医学杂志》上的 5 项里程碑式研究显示,接受 EVT 的 AIS 患者 90d 致残率明显低于只接受静脉溶栓的患者,EVT 技术治疗 AIS 可使患者明显获益。血管内治疗一般包括动脉溶栓、MERCI™ 非支架机械取栓、Penumbra™ 碎吸取栓及支架机械取栓四种技术。其中,支架机械取栓是当前 AIS 患者行 EVT 的一线方法。

3. 血管成形术 即急诊颈动脉内膜剥脱术(CEA)/ 颈动脉支架置入术(CAS)。CEA 或 CAS 治疗症状性颈动脉狭窄,有助于改善脑血流灌注,但临床安全性与有效性尚不明确。对于神经功能状态不稳定的患者(例如进展性脑卒中),急诊 CEA 的疗效尚不明确。AHA/ASA 不推荐常规 CEA 治疗有重度颈动脉狭窄或闭塞的 AIS 患者,对经过评估、存在缺血"半暗带"(临床或脑部影像显示脑梗死核心小、缺血低灌注脑组织范围大)的患者行 CEA 的疗效尚未确定,应个体化决定。此外,紧急颈动脉支架血管成形术的获益尚未证实,应限于临床试验的环境下使用。

二、麻醉管理

急性脑卒中治疗团队是由各相关专业进行有机整合形成的专业治疗团队,有利于 AIS 患者的急诊急救,改善 AIS 患者的临床预后。麻醉科医师是急性脑卒中管理和系统性诊治的重要组成部分,参与救治过程的多个环节,如急诊气道处理、介入手术中的麻醉管理及术后重症治疗等。

AIS 患者在准备进行 EVT 前需要进行多项检查和评估。当患者可能存在意识障碍和语言障碍等改变时,不能快速有效地叙述脑卒中病史、过敏史、药物应用史及禁食水情况等相关信息,导致麻醉评估困难,但必须快速作出麻醉决策,以免延误诊治,导致不良预后。

(一)术前评估

1. 神经功能损伤程度评估 AIS患者神经功能损伤程度的评估非常重要,可指导麻醉管理和预测术后转归,包括脑卒中严重程度的评估,日常及发病时生活能力的评估及昏迷程度的评估。

(1)脑卒中严重程度评估:推荐应用美国国立卫生研究院脑卒中量表(National Institute of Health Stroke Scale,NIHSS)评估脑梗死程度。NIHSS基线评估可以反映发病时脑卒中严重程度,还可定期评估治疗后效果。NIHSS的范围介于0~42分。分数越高,脑卒中程度越严重。分级:0分为无卒中症状;1~4分为轻度脑卒中;5~15分为中度脑卒中;16~20分为中-重度脑卒中;21~42分为重度脑卒中。NIHSS基线每增加1分,良好预后可能性降低17%。基线>16分的患者有死亡可能性,而基线<6分的患者,预后大多良好。EVT患者NIHSS评分通常≥15~20分,除轻偏瘫外,还存在神经系统异常,其被认为是中、重度脑卒中。NIHSS评分≥15~20分的AIS患者中,至少有30%的患者存在吞咽困难,尤其当患者仰卧时,吞咽困难可能会导致气道梗阻和/或增加误吸风险。约50%行EVT的AIS患者存在构音障碍,通常与吞咽困难并存。约50%的EVT患者存在中枢性失语症。失语症患者可能无法进行语言表达(表达性失语)和/或不能理解语言(感觉性失语),因此也不能遵循指令。约25%的急性脑卒中患者出现病理性呼吸模式(如Cheyne-Strokes),并与吞咽困难有关且NIHSS评分更高。

(2)日常及发病时生活能力评估:改良Rankin评分(modified Rankin scale,mRS)是用来评估脑卒中患者生活质量及神经功能恢复的量表。mRS评分范围为0~6分。分级:0分为完全没有症状;1~2分为轻度残障,生活可自理;3~5为重度残障,无法生活自理;6分为死亡。

(3)昏迷程度评估:应用Glasgow昏迷评分(Glasgow coma scale,GCS)评估AIS患者的意识和神经系统状态。主要包括睁眼反应、语言反应和肢体运动反应。3~8分为重度;9~12分为中度;13~14分为轻度;15分为正常。

应用以上量表评价急性脑卒中患者病情的严重程度时,均存在局限性。2018年AHA/ASA发布的急性脑卒中早期管理指南推荐主要应用NIHSS进行评价脑卒中严重程度。

2. 患者一般情况评估

(1)病史采集:注重发病时间,神经症状/体征的变化发展,心肺肾的病史及糖尿病史。

(2)发病时间:询问症状出现时间最为重要。若是醒后脑卒中,则以睡眠前最后表现正常的时间作为发病时间。

(3)神经症状/体征的变化与发展:充分了解病情发展变化,便于确定栓塞部位及梗死程度。

(4)心脏病史及脑卒中病史:便于了解栓塞病因(是否有心房颤动/瓣膜病等),有利于术中循环管理及术中循环突发事件,如新发脑栓塞及肺栓塞等的处理。

(5)呼吸系统病史:术后呼吸抑制和呼吸功能不全是围手术期最明显的肺部并发症,其与肥胖及呼吸睡眠暂停综合征密切相关,其危险因素包括慢性肺疾病、年龄>60岁、ASA≥Ⅲ级及急诊手术等。因此,充分了解AIS患者呼吸系统病史,更有利于制定术中及术后呼吸管理策略,降低并发症。

(6)肾脏病史:充分了解肾脏病史结合当前肾功能状况,有利于降低术中造影剂肾损伤风险,为制定肾保护策略提供信息。

(7)糖尿病史:推荐进行血糖测定,了解靶器官受损程度。所有AIS患者行EVT前需进行基线血糖测定,有明确证据显示,围手术期高血糖与预后不良相关。

3. 体格检查

(1)气道评估:急性脑卒中患者并发意识障碍及球麻痹影响气道功能时,应进行气道支持及辅助通气。清醒患者一般可配合体格检查,可初步了解气道情况,对意识障碍和/或躁动患者无法进行气道评估者,应按困难气道处理。此外,注意患者禁食水时间,以免发生误吸。若进食水后8h内发生脑卒中,由于应激状态致胃排空时间延迟,宜按照饱胃患者处理。

(2)呼吸功能评估:呼吸系统围手术期并发症居于围手术期患者死亡原因第二位,仅次于心血管并发症。危险因素包括:①肺功能损害程度;②慢性肺疾病:不吸氧状态下,若$SpO_2<94\%$,或$PaO_2<60mmHg$和/或$PaCO_2>50mmHg$的患者,经吸氧处理后,如无低氧血症及二氧化碳蓄积,可暂不进行气管插管,反之,则需实施气管插管;③哮喘病史及其他气道高反应性肺病。因时间窗限制及延长术前检查时间与严重不良预后相关,此类患者不推荐必须进行术前胸部 X 线、CT 及肺功能等检查,可在准备手术同时行血气分析检查初步了解呼吸功能。

(3) 循环功能评估:心功能评估:评估患者心功能,完善麻醉管理方案。与麻醉风险相关的因素:心功能不全病史、不稳定性心绞痛史,近期心肌梗死(<6 个月),致命性心律失常等。因时间上的限制,患者术前不推荐必须进行超声心动图等检查,可通过病史初步了解心功能状态。推荐在准备手术同时进行急诊心电图检查及肌钙蛋白测定,便于进行基线心电图和基线肌钙蛋白的记录,为后续病情变化引起的心脏新发改变提供参考。

(4) 肾功能评估:通过术前必要的化验检查了解肾功能情况,制定肾保护策略,降低造影剂肾损伤的风险。

(二) 麻醉选择

AIS 患者行 EVT 最常选用的麻醉方法包括局麻 / 清醒镇静和全身麻醉,两者具有各自的优缺点及对神经功能转归的不同影响,因此,麻醉方式的选择是一个值得探讨的问题。

局部 / 清醒镇静的优点在于手术操作过程中患者保持清醒或可唤醒状态,利于评估患者的神经功能;手术治疗启动时间短;围手术期循环稳定;其缺点主要是患者躁动不配合,患者术中体动延长治疗时间,可能出现呼吸抑制,二氧化碳蓄积及缺乏气道保护时反流误吸可能。

全身麻醉的优点在于控制和保护气道,防止反流误吸;制动患者,便于术者操作;人工气道,利于控制通气,缺点主要是围手术期低血压,延误治疗开始时间及带气管导管引起的肺部感染问题。

局麻 / 清醒镇静广泛应用于近年 AIS 患者的 EVT 临床研究中。观察性研究表明,绝大多数(>50%) EVT 患者可在局麻 / 清醒镇静下成功接受治疗。ESCAPE 和 REVASCAT 研究中分别有 91% 和 93% 的病例实施了局麻 / 清醒镇静;在 SWIFT PRIME 研究中,局麻 / 清醒镇静占比约为 63%,且未对术后神经功能预后产生不利影响;在 THRACE 研究中,两组患者都取得良好血流再通(TICI2b/3,$P=0.059$)且对神经功能预后未产生不良影响。因此,局麻 / 清醒镇静是 EVT 中可行的麻醉方式。

有研究报道,接受全身麻醉的患者预后差于接受局部麻醉 / 清醒镇静的患者。但近年来多项研究尚无法说明麻醉方式对 AIS 患者神经功能预后的影响,无法判定局麻 / 清醒镇静的麻醉方式更加合理。2016—2018 年 4 项研究麻醉选择对 AIS 患者 EVT 治疗后神经功能预后影响随机对照研究,阐明了全身麻醉也可安全应用于 EVT 术中,鉴于相关研究均存在各自不足,因此也难以得出全身麻醉比局麻 / 清醒镇静更加合理的结论。鉴于局麻 / 清醒镇静与全身麻醉对 AIS 患者行 EVT 的神经功能预后影响尚无有力的临床研究进行证实,2018 年 AHA/ASA 关于 AIS 患者早期管理指南推荐,在行 EVT 的患者中依据患者自身危险因素、介入治疗情况及其他临床特点,实施个体化麻醉管理。局麻 / 清醒镇静及全身麻醉均可应用于 AIS 患者 EVT 术中,麻醉方法选择及麻醉管理对 AIS 患者 EVT 术后神经功能的影响有待进一步研究。

(三) 麻醉方式判定

AIS 患者准备进行 EVT 时,麻醉科医师首先需要根据患者的病情,在患者到达介入手术室后 1~2min 内确定麻醉方式。评估的关键因素包括:①患者对语言或触觉刺激是否有反应;②患者仰卧位时是否无呼吸困难、气道阻塞、分泌物(吞咽困难) 或病理性呼吸模式;③患者的 SpO_2 是否 ≥94%~95%(含吸氧状态);④患者是否理解 / 遵循指令做出闭眼、张嘴、握手、平卧等动作;⑤患者气道管理是否安全(呕吐、饱胃等)。如果对这五个项目中的任何一个的答案是"否",那么就应该优先考虑全身麻醉。

此外,应与神经介入医师进行病情沟通,对其合理建议予以考虑和采纳。神经介入医师清楚血栓是否容易取出和手术时间长短:手术简短的患者一般选择局麻 / 清醒镇静;相反,手术难度大、操作复杂(如脑血管造影发现血管路径差,导管难以到达血栓位置)者,则选择全身麻醉。

(四) 麻醉实施

无论应用何种麻醉方法,都要建立标准化麻醉监测。目前尚无足够临床证据支持选用特定的麻醉药物更有利于 AIS 患者的神经功能预后。因此,麻醉用药需个体化选择。

1. **局麻 / 清醒镇静**　对意识清楚、指令合作的 AIS 患者，可以选择局麻 / 清醒镇静进行 EVT 治疗。目前选择局麻 / 清醒镇静时，没有足够的临床证据支持使用特定的镇静药、催眠药或镇痛药。可选择芬太尼、舒芬太尼、瑞芬太尼、咪达唑仑、丙泊酚、右美托咪定等。使用镇静镇痛药时，务必保持 SpO_2 在 94% 以上，必要时吸氧，避免二氧化碳蓄积。有条件者可监测麻醉深度，维持 BIS 值在 70 以上，保持可唤醒状态。

当出现以下情况时，需转为全身麻醉：出现颅内出血或蛛网膜下腔出血者；持续恶心或呕吐者；$PaCO_2>60mmHg$ 或 $SpO_2<94\%$，且无法通过吸氧或减少药物使用量改善者；出现意识状态恶化或深昏迷者（BIS<60）；气道保护性反射消失者；其他干扰手术进程的事件（如躁动或癫痫）。

2. **全身麻醉**　AIS 患者多存在全身血管病变，合并高血压、糖尿病、冠心病等，且发病后至麻醉前多数患者不能有效进食饮水，存在血容量不足，麻醉诱导时可能出现剧烈血流动力学波动，手术期间常表现为低血压。因此，不管如何实施全身麻醉，应力争将血压维持在 EVT 之前水平。血流再通后，需与神经介入医师沟通，根据患者神经系统状况及手术情况调节血压。SNACC 建议诱导期避免收缩压突然 <140mmHg。针对右美托咪定和丙泊酚的观察性研究显示，两种药物均可导致血压降低以及使用血管升压药的频率增加。小剂量咪达唑仑和芬太尼也常常导致血压大幅降低并且需要使用升压药物。

目前无充分的临床证据支持使用特定血管活性药物维持围手术期血压更有利于 AIS 患者的预后，可酌情选用多巴胺、去甲肾上腺素或去氧肾上腺素等。过度通气不利于 AIS 患者的预后，建议围手术期将 $PaCO_2$ 维持在正常范围。组织高氧可能加重再灌注相关性脑损伤，观察性研究显示，气管插管吸入高浓度氧的脑卒中患者预后较差。因此，对于再灌注较好的 AIS 患者 EVT 术后，可考虑减少吸入氧浓度（50%~70%），使 SpO_2 维持在 95%~98%。

（五）术中管理

1. **循环管理**

（1）高血压：约 70%AIS 患者急性期血压升高。原因可能为脑卒中前患有慢性高血压、库欣反应，恶心呕吐、焦虑、躁动等。对脑卒中后 EVT 期间是否应该立即降压、降压目标值及降压药物的选择等问题，当前尚缺少有力研究数据加以支持。但在 AIS 患者行 EVT 术中，低血压却是一个常见问题。四项 RCTs 确定了类似的血压目标：SIESTA（收缩压 =140~160mmHg）、ANSTROKE（收缩压 =140~180mmHg）、GOLIATH（收缩压 ≥140mmHg，MAP≥70mmHg）、CANVAS 预试验（收缩压 140~180mmHg）。EVT 术中大部分患者出现了低血压，常需要使用较大剂量升压药维持动脉压，但局麻 / 镇静组患者的血压更易进行控制。

AHA/ASA 推荐对未接受静脉溶栓而计划进行 EVT 的患者，手术前应控制血压 ≤180/110mmHg（中国急性缺血性脑卒中诊治指南 2018 推荐血压≤180/105mmHg）。血管再通良好的高血压患者控制血压低于基础血压 20~30mmHg，但不应低于 90/60mmHg，对血压 >140/90mmHg、神经功能稳定的患者启动或重新启动降压治疗是安全的。

溶栓并桥接血管内取栓患者，术前血压应控制在收缩压 <180mmHg、舒张压 <100mmHg。对未接受静脉溶栓而计划进行 EVT 的患者血压管理可参照该标准，根据血管开通情况控制术后血压水平，避免过度灌注或低灌注，具体目标血压有待进一步研究。SNACC 建议术中收缩压维持在 140~180mmHg，舒张压 <105mmHg。

2018 年 AHA/ASA 急性脑卒中患者早期管理指南推荐：机械取栓过程中及治疗结束后的 24 小时内将血压控制在 ≤180/105mmHg；对于机械取栓成功再通的患者，血压控制 <180/105mmHg。

虽然没有直接证据支持，但具有良好再通（mTICI 2b/3）的 AIS 患者 EVT 后应适当地降低血压（收缩压 <140mmHg），以减少再灌注损伤或过度灌注相关的不良事件（如颅内出血和 / 或脑水肿）。相反，对脑血管再通不良的患者（mTICI≤2a 或更低），至少维持 24h 内实行控制性高血压（收缩压≤180mmHg）以维持颅内灌注。

血压控制应在纠正低血压及低血容量前提下实施，以保障正常脑及其他器官的灌注。

（2）低血压：脑卒中后低血压很少见，可能为主动脉夹层、血容量不足以及心功能障碍引起的心输出量减少等原因所致。脑卒中后低血压的患者应积极寻找和处理病因，可采用扩容升压措施，静脉输注 0.9% 氯化钠溶液纠正低血容量，处理可能引起心输出量减少的心脏问题。

（3）心功能不全与心律失常：心功能不全患者按照原则进行处理，降低肺水肿发生风险；对新发心房颤动引起的急性脑卒中，建议控制心室率（<110 次 / 分），不建议术中立即进行复律，以免新生血栓脱落引起心房颤动栓塞事件。推荐选择 β 受体阻滞剂、非二氢吡啶类钙通道阻滞剂（如维拉帕米、地尔硫䓬）、洋地黄类及其他抗心律失常药（如胺碘酮）等控制心室率。

2. 呼吸管理

（1）无低氧血症的 AIS 患者不需常规给氧，维持 SpO_2 >94% 即可。组织高氧可能加重 AIS 患者 EVT 术后再灌注相关性脑损伤。观察性研究结果显示，气管插管的脑卒中患者预后不理想。因此，对于 EVT 术后再灌注较好的患者，考虑减少吸入氧浓度使 SpO_2 达到 95%~98% 即可。对意识水平降低或延髓功能障碍而危及呼吸及气道功能严重障碍者，需进行气道支持（气管插管或切开）和辅助通气，维持 SpO_2 >94%，必要时吸氧。

（2）EVT 手术过程中维持正常 $PaCO_2$。一项对 AIS 患者在全身麻醉下行 EVT 的观察性研究表明，预后不良的患者 $P_{ET}CO_2$ 比预后好的患者低（32mmHg 和 35mmHg，P=0.03），虽然该观察性研究结果存疑，但过度通气已明确不利于 AIS 患者术后神经功能预后。高碳酸血症对 EVT 患者的影响尚未明确。AIS 患者屏气 15~30s 时，大约 10% 受累血管区域出现 CBF 降低。这种现象可能是高碳酸血症导致非缺血组织的 CBF 再分布（"窃血"），且此现象也在慢性（非急性）颅内闭塞性脑血管病患者中发现。因此，建议 EVT 手术过程中，无论采用何种麻醉方式，均应监测 $P_{ET}CO_2$ 或 $PaCO_2$，维持正常 $PaCO_2$，预防低 / 高碳酸血症。

3. 血糖管理

（1）高血糖：AIS 患者中约 40% 存在高血糖。高血糖影响 AIS 患者脑梗死体积及临床转归，是皮层梗死患者死亡率的独立危险因素。证据表明，AIS 后最初 24h 内持续高血糖的患者，比正常血糖患者的结局更差。

目前对脑卒中后高血糖进行控制的问题已达成一致，但对采用何种降糖措施及目标血糖值仅有少数随机对照试验进行研究，尚无最后结论。因此，对 AIS 合并高血糖者应积极治疗。血糖超过 10mmol/L 时，可给予胰岛素治疗将血糖控制在 7.8~10mmol/L，并严格监测避免低血糖。

（2）低血糖：脑卒中后低血糖发生率较低，尽管缺乏对其处理的临床试验，但因低血糖直接导致脑缺血损伤和水肿加重对预后更加不利，故应尽快积极纠正。血糖低于 3.3mmol/L 时，可给予 10%~20% 葡萄糖口服或静脉注射治疗，目标是达到正常血糖范围。

4. 液体管理 围手术期因低血容量引起低血压时，建议进行容量补充。液体种类选择尚无临床数据支持。但对 AIS 患者，围手术期不推荐扩容或血液稀释；也不推荐应用高剂量白蛋白进行容量补充。

5. 体温管理 AIS 患者体温升高与预后不良相关。体温升高导致代谢率增加、神经递质释放、炎性反应及自由基生产增加。寒战时，可应用曲马多等进行治疗，同时应用 5-HT$_3$ 受体拮抗剂预防恶心呕吐。

体温升高的患者应寻找和处理发热原因，如存在感染应给予抗感染治疗。对体温 >38℃的患者应给予退热措施：非甾体类药物或物理降温，但应预防物理降温引起的寒战反应，增加代谢和耗氧。不推荐诱导性低温治疗。

6. 肾功能保护 重点预防造影剂肾损伤。尤其是老年患者合并糖尿病、高血压及术前合并肾功能不全者。围手术期肾损伤与肾血流量和肾氧合有关，因此术中应注意保护肾灌注，维持 SpO_2 在 94% 以上，维持肾氧合，同时观察尿量，必要时应用利尿剂。

三、围手术期并发症的处理

本共识仅列出需要麻醉科医师参与处理的术中并发症。

（一）脑水肿与颅内压增高

脑水肿可导致 AIS 患者急性重度神经功能损害。

建议处理措施：

1. 短期中度过度通气 $PaCO_2$ 目标值 33~34mmHg，此方法只能作为一种临时性过渡疗法。

2. 去除引起颅内压增高的因素 躁动、癫痫、发热、呼吸道不通畅、恶心呕吐等。

3. 抬高头位 手术结束后，建议抬高头位的方式，通常抬高床头 >30°。

4. 药物治疗 甘露醇和高张盐水可明显减

轻脑水肿、降低颅内压,减少脑疝的发生风险,可根据患者具体情况选择药物种类、剂量及给药次数。必要时也可选用甘油果糖或呋塞米。

5. 必要时神经外科会诊 评估是否需要行去骨瓣减压术。

不建议处理措施:

1. 应用糖皮质激素 不推荐使用糖皮质激素(常规或大剂量)治疗 AIS 引起的脑水肿和颅内压增高。理由:缺乏有效的证据支持,且存在增加感染性并发症的潜在风险。

2. 应用巴比妥类药物 不推荐在缺血性脑水肿发生时,使用巴比妥类药物。

(二)出血转化

脑梗死出血转化发生率约为 8.5%~30%,其中有症状的约为 1.5%~5%。出血转化是 AIS 患者溶栓或血管内治疗的主要并发症之一。可能原因:与血管壁缺氧坏死、再灌注损伤、术中溶栓及抗凝药物应用有关。

处理原则:首先停用术中抗栓药物(抗血小板、抗凝)。

1. 轻型无症状者 以脱水降低 ICP,控制血压,防止恶化为主;

2. 重型有症状者 应按脑出血处理原则处理:镇静、积极脱水降低 ICP、减轻脑水肿、预防脑疝;严格控制血压;血肿较大出现占位者,应请神经外科会诊,外科治疗。

(三)癫痫

AIS 后癫痫早期发生率为 2%~33%,晚期发生率为 3%~67%。目前缺乏脑卒中后预防性使用抗癫痫药物的研究证据。脑卒中后癫痫发作的治疗与其他急性神经系统疾病癫痫发作的治疗相似,应根据患者的具体情况选择抗癫痫药物。

处理措施:紧急应用丙泊酚控制癫痫发作,保护舌体,控制气道。术中不推荐预防性应用抗癫痫药物。脑卒中后癫痫持续状态,建议按癫痫持续状态治疗原则处理。

(四)高灌注综合征

AIS 患者 EVT 术后责任血管供血区 CBF 呈压力依赖性,CBF 与血压呈线性关系,脑血流自动调节能力受损。因此,对再通良好的患者,需要与

神经介入医师充分沟通交流,将血压控制在合理水平,建议收缩压 140~180mmHg 或更低水平,舒张压 <105mmHg。

(五)脑血管痉挛

EVT 术中血管痉挛多因导丝导管机械刺激引起。血栓去除前,可通过提升血压,动脉内给予硝酸甘油、尼莫地平等药物处理;取栓成功后,可将导丝导管一并撤出,常可迅速缓解脑血管痉挛,如无效,可再次动脉内应用硝酸甘油、尼莫地平等药物处理,谨慎提升血压。

四、术后管理

目前尚缺少 AIS 患者 EVT 后管理的相关大型研究,有关数据不足以提供具有临床指导意义的支持。患者术后返回神经重症病房或脑卒中病房,由专业神经血管重症治疗团队进行治疗管理。麻醉科医师是治疗团队的一员,参与患者术后的呼吸管理,评估患者术后气管导管拔除风险及气管插管的必要性。

对全身麻醉患者,术后需要与介入医师充分沟通神经系统病情,结合患者全身状况,谨慎拔除气管导管。存在下列情况时,建议暂缓拔除气管导管。

1. 术前存在呼吸功能障碍者 呼吸节律和 / 或频率改变;术前已行气管内插管;术前低氧:SpO_2<94%、或 PaO_2<60mmHg、和 / 或 $PaCO_2$>50mHg,且通过吸氧无法改善;呼吸睡眠暂停病史或存在气道梗阻风险。

2. 术前存在严重心脏功能障碍者 心功能不全及严重心律失常。

3. 神经系统严重病变者 梗死体积巨大,高度存在出血转化或需行去骨瓣减压;梗死位于延髓且已出现呼吸功能不全。

在局麻或清醒镇静下完成手术的患者,术后因病情变化出现低氧血症或呼吸功能不全时,需与介入医师及神经重症医师沟通气管插管必要性及肺部并发症发生可能性,权衡利弊后,可行气管插管。

对于带气管导管进入神经重症病房或术后因病情变化行气管插管的 AIS 患者,当病情稳定,满足气管拔除标准时,在与治疗团队充分讨论后,应拔除气管导管。

急性缺血性脑卒中血管内治疗麻醉管理专家共识

参 考 文 献

［1］ POWERS W J,RABINSTEIN A A,ACKERSON T, et al. Guidelines for the early management of patients with acute ischemic stroke:2019 update to the 2018 guidelines for the early management of acute ischemic stroke:A Guideline for Healthcare Professionals From the American Heart Association/American Stroke Association ［J］. Stroke,2019,50(12):e344-e418.

［2］ POWERS W J,RABINSTEIN A A,ACKERSON T,et al. 2018 Guidelines for the early management of patients with acute ischemic stroke:A Guideline for Healthcare Professionals From the American Heart Association/ American Stroke Association ［J］. Stroke,2018,49(3): e46-e110.

［3］ 中华医学会神经病学分会,中华医学会神经病学分会脑血管病学组. 中国急性缺血性脑卒中诊治指南2018 ［J］. 中华神经杂志,2018,51(9):666-682.

［4］ HINDMAN B J,DEXTER F. Anesthetic management of emergency endovascular thrombectomy for acute ischemic stroke,part 2:integrating and applying observational reports and randomized clinical trials ［J］. Anesth Analg,2019,128(4):706-717.

［5］ HINDMAN B J. Anesthetic management of emergency endovascular thrombectomy for acute ischemic stroke,part 1:patient characteristics,determinants of effectiveness, and effect of blood pressure on outcome ［J］. Anesth Analg,2019,128(4):695-705.

［6］ VALENT A,SAJADHOUSSEN A,MAIER B,et al. A 10% blood pressure drop from baseline during mechanical thrombectomy for stroke is strongly associated with worse neurological outcomes ［J］. J Neurointerv Surg,2020,12 (4):363-369.

［7］ ZHANG Y,JIA L,FANG F,et al. General anesthesia versus conscious sedation for intracranial mechanical thrombectomy:a systematic review and meta-analysis of randomized clinical trials ［J］. J Am Heart Assoc,2019, 8(12):e011754.

［8］ 张澍,杨艳敏,黄从新,等. 中国心房颤动患者卒中预防规范(2017)［J］. 中华心律失常学杂志,2018,22(1): 17-30.

［9］ PRABHAKARAN S,RUFF I,BERNSTEIN R A. Acute stroke intervention:a systematic review ［J］. JAMA, 2015,313(14):1451-1462.

［10］ BRINJIKJI W,PASTERNAK J,MURAD M H,et al. Anesthesia-related outcomes for endovascular stroke revascularization:a systematic review and meta-analysis ［J］. Stroke,2017,48(10):2784-2791.

［11］ MENON B K,SAJOBI T T,ZHANG Y,et al. Analysis of workflow and time to treatment on thrombectomy outcome in the endovascular treatment for small core and proximal occlusion ischemic stroke(escape) randomized,controlled trial ［J］. Circulation,2016,133 (23):2279-2286.

［12］ KLINGNER C,TINSCHERT P,BRODOEHL S,et al. The effect of endovascular thrombectomy studies on the decision to transfer patients in a telestroke network ［J］. Telemed J E Health,2019,26(4):388-394.

［13］ DAVIS S A,DONNAN G A. Endovascular and hyper acute stroke management［J］. Int J Stroke,2019,14(4): 333.

［14］ RABINSTEIN A A,ALBERS G W,BRINJIKJI W,et al. Factors that may contribute to poor outcome despite good reperfusion after acute endovascular stroke therapy ［J］. Int J Stroke,2019,14(1):23-31.

［15］ WANG A,STELLFOX M,MOY F,et al. General anesthesia during endovascular stroke therapy does not negatively impact outcome ［J］. World Neurosurg, 2017,99:638-643.

［16］ SUN J,LIANG F,WU Y,et al. Choice of anesthesia for endovascular treatment of acute ischemic stroke (canvas):results of the canvas pilot randomized controlled trial ［J］. J Neurosurg Anesthesiol,2020,32(1):41-47.

［17］ PENG Y,WU Y,HUO X,et al. Outcomes of anesthesia selection in endovascular treatment of acute ischemic stroke ［J］. J Neurosurg Anesthesiol,2019,31(1):43-49.

［18］ SCHONENBERGER S,UHLMANN L,HACKE W,et al. Effect of conscious sedation vs general anesthesia on early neurological improvement among patients with ischemic stroke undergoing endovascular thrombectomy:a randomized clinical trial ［J］. JAMA, 2016,316(19):1986-1996.

［19］ LOWHAGEN HENDEN P,RENTZOS A,KARLSSON J E,et al. General anesthesia versus conscious sedation for endovascular treatment of acute ischemic stroke:the anstroke trial(anesthesia during stroke)［J］. Stroke, 2017,48(6):1601-1607.

［20］ SIMONSEN C Z,YOO A J,SORENSEN L H,et al. Effect of general anesthesia and conscious sedation during endovascular therapy on infarct growth and clinical outcomes in acute ischemic stroke:a randomized clinical trial ［J］. JAMA Neurol,2018,75(4):470-477.

［21］ BERKHEMER O A,VAN DEN BERG L A,FRANSEN P S,et al. The effect of anesthetic management during intra-arterial therapy for acute stroke in MR CLEAN［J］. Neurology,2016,87(7):656-664.

［22］BRACARD S,DUCROCQ X,MAS J L,et al. Mechanical thrombectomy after intravenous alteplase versus alteplase alone after stroke（THRACE）:a randomised controlled trial［J］. Lancet Neurol,2016, 15（11）:1138-1147.

［23］OUYANG F,CHEN Y,ZHAO Y,et al. Selection of patients and anesthetic types for endovascular treatment in acute ischemic stroke:a meta-analysis of randomized controlled trials［J］. PLoS One,2016,11（3）: e0151210.

20 围手术期高血压患者管理专家共识

王龙　王国林(负责人)　王春艳　许楠　邹望远(共同执笔人)　张利东
倪诚　阎文军　谢克亮　蔡宏伟(共同执笔人)

目　录

高血压是常见的心血管疾病,是威胁中老年人健康的主要疾病之一。《中国心血管病报告2018》指出,目前我国高血压患病率为27.9%,全国高血压患者约2.45亿,并逐渐呈现出年轻化的趋势,合并高血压的手术患者数量也在不断增加。围手术期高血压可增加手术出血,诱发或加重心肌缺血,导致脑卒中以及肾脏衰竭等并发症。我国高血压呈现三高三低流行病学特点,即发病率、伤残率与死亡率高;知晓率、服药率与控制率低,大大增加了围手术期高血压患者的管理风险。

一、高血压的定义、分类及危险性评估

(一)定义和分类

高血压的标准是根据临床和流行病学资料界定的,其定义为在未使用降压药物的情况下,非同日3次测量血压,收缩压≥140mmHg 和/或舒张压≥90mmHg,其中90%~95%为原发性高血压,余为继发性高血压。根据血压升高水平,又进一步将高血压分为1~3级(表20-1)。

围手术期高血压是指从确定手术治疗到与本手术有关的治疗基本结束期间内,患者血压(SBP、DBP 或平均压)升高幅度大于基础血压的30%,或 SBP≥140mmHg 和/或 DBP≥90mmHg。围手术期高血压危象是指围手术期出现短时间血压增

高,并超过 180/110mmHg。

(二) 心血管总体危险评估

高血压患者的诊断和治疗不能只根据血压水平,还必须结合患者心血管危险因素、靶器官损害以及合并临床疾患进行评估分层。高血压患者按心血管风险水平分为低危、中危、高危和极高危四个层次(表 20-2,表 20-3)。

表 20-1　血压的定义和分级

类别	收缩压(mmHg)		舒张压(mmHg)
正常血压	<120	和	<80
正常高值	120~139	和 / 或	80~89
高血压			
1 级(轻度)	140~159	和 / 或	90~99
2 级(中度)	160~179	和 / 或	100~109
3 级(重度)	≥180	和 / 或	≥110
单纯收缩期高血压	≥140	和	<90

当收缩压和舒张压分属于不同分级时,以较高的级别作为标准。

表 20-2　影响高血压患者心血管预后的重要因素

心血管危险因素	靶器官损害(TOD)	合并临床疾患
高血压(1~3 级)	左心室肥厚:	脑血管病:
男性 >55 岁;女性 >65 岁	心电图:	脑出血
吸烟	Sokolow-Lyons>38mv 或	缺血性脑卒中
糖耐量受损(餐后 2h 血糖 7.8~11.0mmol/L)	Cornell>2 440mm × ms	短暂性脑缺血发作
和 / 或空腹血糖异常(6.1~6.9mmol/L)	超声心动图 LVMI:	心脏疾病:
血脂异常	男≥125g/m², 女≥120g/m²	心肌梗死史
TC≥5.7mmol/L(220mg/dL)或		心绞痛
LDL-C>3.3mmol/L(130mg/dL)或	颈动脉超声 IMT>0.9mm 或	冠状动脉血运重建史
HDL-C<1.0mmol/L(40mg/dL)	动脉粥样斑块	充血性心力衰竭
早发心血管病家族史	颈 - 股动脉脉搏波速度 >12m/s	肾脏疾病:
(一级亲属发病年龄 <50 岁)	(* 选择使用)	糖尿病肾病
腹型肥胖		肾功能受损
(腰围:男性≥90cm　女性≥85cm)	踝 / 臂血压指数 <0.9	血肌酐:
或肥胖(BMI≥28kg/m²)	(* 选择使用)	男性 >133μmol/L(1.5mg/dl)
	估算的肾小球滤过率降低[eGFR<	女性 >124μmol/L(1.4mg/dl)
	60ml/(min·1.73m²)]或	蛋白尿(>300mg/24h)
	血清肌酐轻度升高:	外周血管疾病
	男性 115~133μmol/L(1.3~1.5mg/dl)	视网膜病变:
	女性 107~124μmol/L(1.2~1.4mg/dl)	出血或渗出
	微量白蛋白尿:	视乳头水肿
	30~300mg/24h 或	糖尿病:
	白蛋白 / 肌酐比:	空腹血糖≥7.0mmol/L(126mg/dl)
	≥30mg/g(3.5mg/mmol)	餐后血糖≥11.1mmol/L(200mg/dl)
		糖化血红蛋白(HbA1c)≥6.5%

　TC:总胆固醇;LDL-C:低密度脂蛋白胆固醇;HDL-C:高密度脂蛋白胆固醇;LVMI:左心室质量指数;IMT:颈动脉内膜中层厚度;BMI:体重指数。

表 20-3　高血压患者心血管风险水平分层

其他危险因素和病史	血压（mmHg）			
	SBP130~139 和 / 或 DBP 85~89	SBP140~159 和 / 或 DBP90~99	SBP160~179 和 / 或 DBP100~109	SBP≥180 和 / 或 DBP≥110
无		低危	中危	高危
1~2 个其他危险因素	低危	中危	中危	极高危
≥3 个其他危险因素，或靶器官损害	中 / 高危	高危	高危	极高危
临床并发症或合并糖尿病	高 / 极高危	极高危	极高危	极高危

二、老年高血压

2012 年我国 ≥60 岁人群高血压患病率城市为 60.6%，农村为 57.0%；高血压知晓率、治疗率和控制率分别为 53.7%、48.8% 和 16.1%。高血压患者年龄 ≥65 岁的定义为老年高血压。若 SBP≥140mmHg，DBP<90mmHg，则为老年单纯收缩期高血压（isolated systolic hypertension，ISH）。

（一）临床特点

1. 收缩压增高，脉压增大　单纯收缩期高血压是老年高血压最常见的类型，占老年高血压的 60%~80%，>70 岁高血压人群中，可达 80%~90%。收缩压增高明显增加脑卒中、冠心病和终末肾病的风险。

2. 血压波动大　高血压合并体位性血压变异和餐后低血压者增多。体位性血压变异包括直立性低血压和卧位高血压。血压波动大，影响治疗效果，可显著增加发生心血管事件的风险。

3. 血压昼夜节律异常的发生率高　夜间低血压或夜间高血压多见，清晨高血压也增多。

4. 白大衣高血压和假性高血压增多。

5. 常与多种疾病如冠心病、心力衰竭、脑血管疾病、肾功能不全、糖尿病等并存，使治疗难度增加。

（二）老年高血压的药物治疗

1. **研究证据**　荟萃分析显示，药物治疗可显著降低脑卒中、冠心病和全因死亡。HYVET 研究（≥80 岁）结果显示，药物治疗显著减少脑卒中、全因死亡、心力衰竭和心血管事件分别为 30%、21%、64% 和 34%。我国临床试验结果表明，老年人甚至高龄老年人的抗高血压药物治疗可以显著

获益。

2. **药物治疗的起始血压水平**　65~79 岁的老年人，如血压 ≥150/90mmHg，应开始药物治疗；血压 ≥140/90mmHg 时可考虑药物治疗。≥80 岁的老年人，SBP≥160mmHg 时开始药物治疗。

3. **降压的目标值**　老年高血压治疗主要目标是 SBP 达标，并存脆弱脏器功能的老年患者应综合评估后，个体化确定血压起始治疗水平和治疗目标值。65~79 岁的老年人，第一步应降至 <150/90mmHg；如能耐受，目标血压 <140/90mmHg。≥80 岁的患者血压应降至 <150/90mmHg；患者如 SBP<130mmHg 且耐受良好，可继续治疗而不必回调血压水平。双侧颈动脉狭窄程度 >75% 时，中枢血流灌注压下降，降压过度可能增加脑缺血风险，降压治疗应以避免脑缺血症状为原则，宜适当放宽血压目标值。衰弱的高龄老年患者降压注意监测血压，降压速度不宜过快，降压水平不宜过低，避免出现脑缺血、脑梗死的风险。有研究报道，术中低血压而非高血压会增加非心脏手术术后 30d 的死亡率。

（三）药物应用方法

老年高血压治疗药物选择：推荐利尿剂、钙通道阻滞剂、血管紧张素转化酶抑制剂（ACEI）及血管紧张素 Ⅱ 受体阻滞剂（ARB）类药物，均可作为初始或联合药物治疗。应从小剂量开始，逐渐增加至最大剂量。无并存疾病的老年高血压不宜首选 β 受体阻滞剂。利尿剂可能降低糖耐量，诱发低血钾、高尿酸和血脂异常，需要小剂量使用。α 受体阻滞剂可用作伴良性前列腺增生或难治性高血压患者的辅助用药，但高龄老年人以及有体位血压变化的老年人使用时应当注意体位性低血压。

老年单纯收缩期高血压的药物治疗：DBP<

60mmHg 的患者如 SBP<150mmHg,可不用药物;如 SBP 为 150~179mmHg,可用小剂量降压药;如 SBP≥180mmHg,需用降压药,用药中应密切观察血压的变化和不良反应。

三、围手术期高血压的病因

(一) 原发性高血压

患者既往有高血压病史,术前血压控制不理想者,约占 90%~95%,是遗传易感性和环境因素相互作用的结果。其他因素如体重超重、口服避孕药、睡眠呼吸暂停低通气综合征等。

(二) 继发性高血压

约占 5%~10%,血压升高是某些疾病的一种表现,主要见于肾脏疾病、内分泌疾病、血管疾病、颅脑疾病以及妊娠期高血压等。

(三) 紧张焦虑

主要因患者对麻醉、手术强烈的紧张、焦虑、恐惧、睡眠不好等心理因素所致,这类患者仅在入手术室后测量血压时才出现高血压,回到病房或应用镇静剂后,血压即可恢复正常。

(四) 麻醉

麻醉期间发生高血压的原因较多,主要与麻醉方式、麻醉期间的管理以及一些药物应用有关。

1. 麻醉过浅或镇痛不全;
2. 血管内容量过多,麻醉苏醒时浅麻醉下气管内插管或拔管;
3. 缺氧或 CO_2 蓄积;
4. 药物副作用;
5. 术后低体温、寒战及缺氧、高碳酸血症等。

(五) 手术类型及手术操作

接受颈动脉、腹部主动脉、外周血管、腹腔和胸腔手术者高危。严重高血压容易发生在心脏、大血管(颈动脉内膜剥脱术、主动脉手术)、神经系统和头颈部手术、肾脏移植以及大的创伤(烧伤或头部创伤)等手术中。

一些手术操作如颅脑手术牵拉、嗜铬细胞瘤手术肾上腺血流阻断前等,可引起短时的血压增高。对引起继发性高血压的肾血管病变、嗜铬细胞瘤、原发性醛固酮增多症等,术中都有可能发生严重的高血压,甚至心、脑血管意外。

(六) 其他

除上述外,引起血压升高较为常见的原因还有:

1. 液体输入过量或体外循环流量较大;
2. 颅内压升高;
3. 升压药物使用不当;
4. 肠胀气;
5. 尿潴留;
6. 寒冷与低温;
7. 术毕应用纳洛酮拮抗阿片类药物的呼吸抑制作用;
8. 术后伤口疼痛、咳嗽、恶心呕吐等;
9. 术后因麻醉对血管的舒张作用消失,血容量过多。

四、围手术期高血压控制原则和目标

围手术期高血压处理首先在于预防。预防围手术期高血压应针对相应危险因素,包括术前控制高血压,术中充分镇痛,维持体温正常和恰当的血管内容量,术后避免缺氧、二氧化碳蓄积并及时控制升高的血压等。

(一) 控制原则

基本原则是保证重要脏器灌注,降低心脏后负荷,维护心功能。术前服用 β 受体阻滞剂和钙通道阻滞剂可以继续维持,不建议继续使用 ACEI 及 ARB 类药物。

(二) 血压控制的目标

年龄 <60 岁患者血压应控制 <140/90mmHg;年龄≥60 岁,如不伴糖尿病、慢性肾病(CKD),SBP 应 <150mmHg;高龄患者(>80 岁),SBP 应维持在 140~150mmHg,如伴糖尿病、CKD,血压控制目标 <140/90mmHg。进入手术室后血压仍高于 180/110mmHg 的择期手术患者,建议推迟手术,如确有手术需要(如肿瘤伴少量出血),家属同意可手术。术前重度以上高血压患者(>180/110mmHg),不建议在数小时内紧急降压治疗,否则常带来重要靶器官缺血及降压药物的副作用。原则上对轻、中度高血压(<180/110mmHg)可进行手术。对危及生命的紧急状况,为抢救生命,不论血压多高,都应急诊手术;对严重高血压合并威胁生命的靶器官损害及状态,如高血压伴左心衰竭、不稳定心绞痛或变异型心绞痛、少尿型肾脏衰竭、严重低钾血症(<2.9mmol /L)等,应在短时间内采取措施改善靶器官功能。

围手术期高血压的药物治疗通常需要静脉降压药物,即刻目标是在30~60min 内使 DBP 降至 110mmHg,或降低 10%~15%,但不超过25%。如可以耐受,在随后 2~6h 将血压降低至160/100mmHg。主动脉夹层患者降压速度应更快,在 24~48h 内将血压逐渐降至维持组织脏器基本灌注的最低血压水平,应选用起效迅速的药物。

五、高血压患者术前评估及术前准备

(一)实施手术与麻醉耐受性的评价

1. **高血压病程与进展情况** 高血压病程越长,重要脏器越易受累,麻醉危险性越大;高血压病程虽短,但进展迅速者,即恶性高血压,早期就可出现心、脑、肾并发症,麻醉危险性很大。

2. **高血压的程度** 1、2级高血压(BP<180/110mmHg),麻醉危险性与一般患者相仿,手术并不增加围手术期心血管并发症发生的风险。而3级高血压(BP≥180/110mmHg)时,围手术期发生心肌缺血、心力衰竭及脑血管意外的危险性明显增加。

3. **靶器官受累情况** 高血压伴重要脏器功能损害者,麻醉手术的危险性显著增加。对于高血压患者,应注意了解有无心绞痛、心力衰竭、高血压脑病、糖尿病,以及脂类代谢紊乱等合并症。

4. **拟行手术的危险程度** ①高危手术(心脏危险性 >5%):急诊大手术,尤其是老年人;主动脉或其他大血管手术;外周血管手术;长时间手术(>4h)、大量体液转移和 / 或失血较多等。②中危手术(心脏危险性 <5%):颈动脉内膜剥离术;头颈部手术;腹腔内或胸腔内手术;矫形外科手术;前列腺手术等。③低危手术(心脏危险性 <1%):内镜检查;浅表手术;白内障手术;乳腺手术等。

对高血压患者,术前首先应通过全面检查明确是原发性高血压,还是继发性高血压,特别要警惕是否为未诊断出的嗜铬细胞瘤。伴有严重器官损害的患者,在实施外科手术前,应予以详细的术前检查,衡量手术与麻醉的耐受性,并给予积极的术前准备与处理。

(二)权衡是否需要延迟手术

美国心脏病学学会 / 美国心脏协会(ACC/AHA)在 2007 年发表的指南中指出,轻~中度高血压(<180/110mmHg)可以进行手术,因为它不增加围手术期心血管并发症发生的危险,但建议重度高血压(≥180/110mmHg)应延迟择期手术,争取时间控制血压。如原发疾病为危及生命的紧急状态,则血压高低不应成为立即实施麻醉手术的障碍。由于严重高血压患者的研究数量少,尚无大样本的随机对照试验研究,所以目前尚无明确推迟手术的高血压阈值。当前推迟手术只有两点理由:①推迟手术可以改善高血压患者的靶器官损害;②高血压患者疑有靶器官损害需进一步评估治疗。

(三)麻醉前准备

除紧急手术外,择期手术一般应在血压得到控制之后进行,并调整受损器官功能的稳定。

择期手术降压的目标:中青年患者血压控制<130/85mmHg,老年患者 <140/90mmHg 为宜。对于合并糖尿病的高血压患者,应降至 130/80mmHg以下。高血压合并慢性肾脏病者,血压应控制<130/80mmHg 甚至 125/75mmHg 以下。降压宜个体化,不可过度,以免因严重的低血压而导致脑缺血或心肌缺血。

对急诊手术患者,可在术前准备的同时适当控制血压。血压 >180/110mmHg 的患者,在严密监测下行控制性降压,调整血压至 140/90mmHg左右。情况较为复杂的患者,建议请心血管内科医师共同商议解决办法。

六、常用抗高血压药物及对麻醉的影响

(一)利尿药

利尿药是抗高血压治疗的传统药物,由于其降低血管平滑肌对缩血管药物的反应性,增加术中血压控制的难度,同时利尿药可能会加重手术相关的体液缺失。因此,目前主张术前 2~3d 停用利尿药。长期服用利尿药患者易发生低钾血症。围手术期要严密监测血钾浓度,一旦发现有低钾趋向应及时补钾并进行必要的监护。

(二) β 受体阻滞剂

β 受体阻滞剂是目前临床应用较多的一类药,其可降低术后心房颤动发生率、非心脏手术心血管并发症的发生率及病死率,适用于术前血压控制。术前要避免突然停用 β 受体阻滞剂,防止术中心率反跳。围手术期要维持此类药物使用的种类以及剂量,无法口服药物的高血压患者可经肠道外给药。

(三) 钙通道阻滞剂

钙通道阻滞剂可改善心肌氧供/需平衡,治疗剂量对血流动力学无明显影响。同时,能增强静脉麻醉药、吸入麻醉药、肌松药和镇痛药的作用,故不主张术前停药,可持续用到术晨。

(四) ACEI 和 ARB 类药物

这两类是抗高血压治疗中最广泛应用的药物,它们在减少蛋白尿和改善慢性心力衰竭转归方面具有独特效果。高血压患者术中易发生低血压,ACEI 和 ARB 类药物可能会加重手术相关的体液缺失,增加术中发生低血压的风险。ACEI 作用缓和,手术前不必停药,可适当调整。ARB 类药物氯沙坦和其代谢产物羟基酸能抑制血管紧张素 II 受体和血管紧张素 I 受体,且羟基酸比氯沙坦效力大 10~40 倍,目前推荐手术当天停用,待体液容量恢复后再服用。

(五) 交感神经抑制剂

可乐定是中枢性抗高血压药,若术前突然停用,可使血浆中儿茶酚胺浓度增加 1 倍,引起术中血压严重反跳,甚至诱发高血压危象。同时可乐定也可强化镇静,降低术中麻醉药药量,因此术前不必停用。

(六) 其他

利血平主要通过消耗外周交感神经末梢的儿茶酚胺而发挥作用。服用该药的患者对麻醉药的心血管抑制作用非常敏感,术中很容易发生血压下降和心率减慢,故需特别警惕。术中出现低血压,在选用升压药物治疗时应格外慎重。直接作用的拟交感神经药物如肾上腺素、去甲肾上腺素,可发生增敏效应和引起血压骤升,而使用间接作用的拟交感神经药物如麻黄素和多巴胺则升压效应往往不明显。建议使用小剂量分次静注甲氧明,每次 0.25mg 以提升血压至满意水平。长期服用利血平患者最好术前 7d 停服并改用其他抗高血压药物,以保证手术和麻醉安全。

七、围手术期高血压的麻醉管理

(一) 麻醉前用药

高血压患者易于激动,术前应充分镇静。术前访视时做好安慰和解释工作,消除顾虑,手术前夜应保证有良好的睡眠。术前可口服地西泮 5~10mg,或劳拉西泮 2~4mg,可产生较好的镇静效果。患者进入手术室并开放静脉、建立无创监测后,可根据血压、心率和麻醉需要给予咪达唑仑。对服用利血平或普萘洛尔的患者,麻醉诱导前可给予阿托品,避免心动过缓。

(二) 麻醉选择

高血压患者的麻醉选择,应根据病情和手术要求,选择对循环影响最小的麻醉方法和药物,同时提供较完善的镇静、镇痛效果,降低患者的应激反应。

1. 局部麻醉 较小手术选用局部浸润麻醉或神经阻滞时,应注意麻醉药中不宜加用肾上腺素,阻滞需完全并予以适当镇静。重度高血压患者不宜选择单纯颈丛神经阻滞,易引起血压升高。除低位脊麻和鞍区麻醉外,蛛网膜下隙阻滞一般不宜用于重度高血压患者,因其可引起血压剧烈波动。连续硬膜外阻滞对循环影响虽较缓和,但阻滞范围较广泛时仍可引起血压严重下降,故必须控制好麻醉平面,注意容量补充,合理使用血管活性药物。

2. 全身麻醉 除短小手术外,大多数高血压患者选择全身麻醉较为安全,目前大多采用静吸复合全麻。吸入麻醉药常用于术中控制血压,尤其是异氟烷或七氟烷具有扩血管和心肌保护的双重作用,适合在高血压患者中使用。静脉麻醉药中,氯胺酮可使血压显著升高,心率加快,不宜用于高血压患者。丙泊酚的心肌抑制和血管扩张作用呈剂量依赖性,使用时需注意。咪达唑仑引起轻度全身血管扩张和心输出量下降。丙泊酚和咪达唑仑对心率影响均不明显。芬太尼及其衍生物对心血管系统影响较轻,不抑制心肌收缩力,一般不影响血压。由于其能降低交感神经活性,小剂量芬太尼或舒芬太尼可有效地减弱气管插管的高血压反应。肌松药的选择主要取决于患者的心肾功能。因此,高血压患者麻醉以咪达唑仑、丙泊酚、舒芬太尼和肌松药复合低浓度吸入麻醉药的平衡麻醉较为适宜。

3. 联合麻醉 全身麻醉复合硬膜外阻滞适用于胸、腹及下肢手术。硬膜外阻滞可有效地阻断手术伤害性刺激,减轻应激反应,便于术后镇痛。但其存在一定的不足,如迷走反射存在,手术探查可致内脏牵拉痛、鼓肠、呃逆、恶心、呕吐等;阻滞平面过高可抑制呼吸循环功能,有时肌肉松弛不佳。全身麻醉可使患者舒适、意识消失、肌肉松弛,控制呼吸保证有效通气,满足相应手术要求。但浅麻醉时不能有效阻断伤害性刺激。两者复合应用可显著减少麻醉药物用量,利用各自优点,使麻醉更平稳。

(三) 气管插管与拔管时高血压的预防

实施全身麻醉时,置入喉镜、气管插管和拔管时易引起高血压反应。插管应在麻醉深度足够的情况下进行,尽可能缩短喉镜置入持续时间。气管插管前可采用下述方法之一,以减轻高血压反应:

1. 使用强效吸入麻醉药 5~10min,加深麻醉。
2. 单次静脉注射阿片类药物(芬太尼 2.5~5μg/kg;阿芬太尼 15~25μg/kg;舒芬太尼 0.25~0.5μg/kg;瑞芬太尼 0.5~1μg/kg)。
3. 静脉或气管内使用利多卡因 1~1.5mg/kg。
4. 予以 0.2~0.4μg/kg 硝酸甘油静脉注射,同时有利于防止心肌缺血。
5. 静脉注射尼卡地平 10~20μg/kg,或乌拉地尔 0.25~0.5mg/kg,或艾司洛尔 0.2~1mg/kg。
6. 静脉泵注右美托咪定 0.5~0.7μg/kg,10~15min 泵注完成。

拔除气管导管时,尤其浅麻醉下更易引起血压的严重反跳。因此,在手术结束、尚未完全清醒前,就应开始实施术后镇痛,同时可实施一定深度麻醉下的拔管。较深麻醉下拔管技术,与以往所强调的咳嗽、吞咽反射恢复、自主呼吸恢复、潮气

量正常、患者基本清醒后再拔管的概念不同,它是微创麻醉的重要组成部分。其要点如下:

1. 评估停止吸入麻醉药的时机。通常七氟烷在距手术结束前 10min,异氟烷在 20~30min,恩氟烷在 45min,地氟烷可在手术结束时,停止吸入。
2. 术毕前 10min 将气流量开大至 5~10L/min 以加速吸入麻醉药的洗出,同时丙泊酚继续维持至术毕。
3. 静脉注射芬太尼 1μg/kg。给予肌松药拮抗剂的时机包括:TOF 出现 2 个反应或开始有自主呼吸时拮抗肌松药残留肌松作用;拮抗药剂量:新斯的明 0.04~0.07mg/kg,最大剂量 5mg,阿托品剂量为新斯的明的半量或三分之一。
4. 自主呼吸下呼吸次数 <20 次/min,节律规则,PETCO$_2$ 有良好肺泡气平台,V$_T$>5ml/kg,呼吸空气 SpO$_2$>95%,胸、腹矛盾呼吸运动消失,即可拔管。
5. 拔管前不刺激患者咳嗽,较深麻醉下吸尽气管及口咽部分泌物。
6. 拔管后托起下颌,如舌后坠明显,可置入口咽通气道,如患者仍屏气可用麻醉机面罩行辅助呼吸。
7. 停止吸氧,观察患者吸空气后 SpO$_2$ 改变,如能维持 SpO$_2$>95%,则自主呼吸已基本恢复,持续给氧直至完全苏醒。

八、特殊类型高血压的处理

(一) 高血压急症

高血压急症(hypertensive emergencies)是指原发性或继发性高血压患者,在某些诱因作用下,血压突然和显著升高(一般超过 180/110mmHg),同时伴有进行性心、脑、肾等重要靶器官功能不全的表现。

高血压急症严重危及患者生命,需作紧急处理。但短时间内血压急剧下降,可能使重要器官的血流灌注明显减少,应采取逐步控制性降压。一般情况下,初始阶段(数分钟到 1h 内)血压控制的目标为平均动脉压的降低幅度不超过治疗前水平的 25%。在随后的 2~6h 内将血压降至较安全水平,一般为 160/100mmHg 左右,如果可耐受该血压水平且临床情况稳定,在随后 24~48h 逐步降

低血压达到正常水平。降压时需充分考虑患者年龄、病程、血压升高程度、靶器官损害和合并的临床状况，因人而异地制订具体的方案。

常用控制性降压方法：

1. 吸入麻醉药降压 吸入麻醉药物对心肌有较强的抑制作用，舒张血管平滑肌，使血压降低。其中，异氟烷或七氟烷对心肌抑制作用较轻，利于保证组织灌注，适用于术中短时间降压。如需长时间降压，多与其他降压药复合应用。

2. 血管扩张药降压 高血压急症时静脉或肌内注射用降压药及其用法见表20-4。硝普钠降压快速、停药后血压迅速恢复，大剂量使用时应注意监测动脉血气，避免代谢性酸中毒，同时注意可能发生硫氰酸中毒。硝酸甘油的效应虽然稍差，但在预防、治疗心肌缺血方面非常有效。对心率较快的患者，艾司洛尔是较佳选择，但禁用于支气管疾病患者。尼卡地平较适用于支气管疾病患者，降压同时改善脑血流量，尤其适用于颅脑手术。乌拉地尔具有自限性降压效应，使用较大剂量亦不产生过度低血压，是诱导中度低血压（MAP为70mmHg）最合适的药物。拉贝洛尔不升高颅内压，能很好地维持生命器官的血流量，主要用于妊娠或肾衰竭时的高血压急症。

（二）嗜铬细胞瘤

嗜铬细胞瘤是机体嗜铬性组织内生长出来的一种分泌大量儿茶酚胺的肿瘤，约90%发生在肾上腺髓质，其余发生于交感神经节或副交感神经节等部位，高血压、心律失常及代谢异常是其主要临床症状。术中精神紧张、创伤刺激、肿瘤部位的挤压等均可诱发儿茶酚胺释放，出现高血压危象。而一旦肿瘤血流阻断又会出现完全相反的结果，表现为严重低血压。循环功能表现的这种急剧变化给麻醉和手术带来极大危险。

其麻醉管理要点如下：

1. 高血压危象的处理 嗜铬细胞瘤在治疗或术前准备中使用α和β受体阻滞剂联合降压，若术中出现高血压危象，可用酚妥拉明快速降压，也可应用其他降压药物如硝普钠、硝酸甘油、乌拉地尔、拉贝洛尔等。

2. 低血压的处理 在外周血管张力缓解情况下可补充血容量，使因血管痉挛引起的体液相对不足得以改善，并对肿瘤切除后儿茶酚胺分泌骤降的低血压有一定预防作用。术中补液量一般多于丢失量500~1 000ml，有些患者需要量更大。嗜铬细胞瘤切除术中，肿瘤静脉结扎后因血中儿

表20-4 高血压急症时静脉或肌内注射用降压药

降压药	剂量	起效	持续	不良反应
硝普钠	0.25~10μg/(kg·min), i.v.	立即	1~2min	恶心、呕吐、肌颤、出汗
硝酸甘油	5~100μg/min, i.v.	2~5min	5~10min	头痛、呕吐
酚妥拉明	2.5~5mg, i.v. 随后可 0.5~1mg/min, i.v.	1~2min	10~30min	心动过速、头痛、潮红
尼卡地平	0.5~10μg/(kg·min), i.v.	5~10min	1~4h	心动过速、头痛、潮红
艾司洛尔	250~500μg/kg, i.v., 随后可 50~300μg/(kg·min), i.v.	1~2min	10~20min	低血压、恶心
乌拉地尔	10~50mg, i.v., 随后可 6~24mg/h	5min	2~8h	头晕、恶心、疲倦
地尔硫䓬	10mg, i.v., 随后可 5~15μg/(kg·min), i.v.	5min	30min	低血压、心动过缓
二氮嗪	200~400mg, i.v., 累计不超过600mg	1min	1~2h	血糖过高、水钠潴留
拉贝洛尔	20~100mg, i.v., 随后可 0.5~2.0mg/min, i.v. 24h不超过300mg	5~10min	3~6h	恶心、呕吐、头麻、支气管痉挛、传导阻滞、体位性低血压
依那普利拉	1.25~5mg, 每6h, i.v.	15~30min	6~12h	高肾素状态血压陡降、变异度较大
肼苯哒嗪	10~20mg, i.v. 10~40mg, i.m.	i.v., 10~20min; i.m., 20~30min	1~4h 4~6h	心动过速、潮红、头痛、呕吐、心绞痛加重
非诺多泮	0.03~1.6μg/(kg·min), i.v.	<5min	30min	心动过速、头痛、恶心、潮红

茶酚胺急剧减少,将会迅速出现严重、难治性低血压。临床上通常的处理措施为停用扩血管药物,予以扩容和输注儿茶酚胺类药物,如去甲肾上腺素。但对术中已发生大出血和／或大量儿茶酚胺释放的患者,则低血压难以纠正。此时可应用血管加压素 0.01~0.04U/min,因其缩血管作用不依赖于肾上腺素受体及血中儿茶酚胺水平,特别适用于绕过肾上腺素能系统进行嗜铬细胞瘤切除后顽固、难治性低血压的治疗。

3. 低血糖的处理 嗜铬细胞瘤由于分泌大量儿茶酚胺引起糖原分解,抑制胰岛素分泌导致血糖升高。肿瘤切除后常可导致低血糖性休克,表现为大汗、心慌或循环抑制、对一般处理反应迟钝。因此,应加强血糖监测,必要时输液葡萄糖液。

参 考 文 献

[1] AUBRUN F, GAZON M, SCHOEFFLER M, et al. Evaluation of perioperative risk in elderly patients [J]. Minerva Anestesiol, 2012, 78 (5): 605-618.

[2] LIEN S F, BISOGNANO J D. Perioperative hypertension: defining at-risk patients and their management [J]. Curr Hypertens Rep, 2012, 14 (5): 432-441.

[3] MARIK P E, VARON J. Perioperative hypertension: a review of current and emerging therapeutic agents [J]. J Clin Anesth, 2009, 21 (3): 220-229.

[4] GRANT P J, COHN S L, JAFFER A K, et al. Update in perioperative medicine 2011 [J]. J Gen Intern Med, 2011, 26 (11): 1358-1363.

[5] POLDERMANS D, SCHOUTEN O, VAN LIER F, et al. Perioperative strokes and beta-blockade [J]. Anesthesiology, 2009, 111 (5): 940-945.

[6] FONTES M L, VARON J. Perioperative hypertensive crisis: newer concepts [J]. Int Anesthesiol Clin, 2012, 50 (2): 40-58.

[7] MONK T G, BRONSERT M R, Henderson W G, et al. Association between intraoperative hypotension and hypertension and 30-day postoperative mortality in noncardiac surgery [J]. Anesthesiology, 2015, 123 (2): 307-319.

[8] 中国高血压防治指南修订委员会, 高血压联盟(中国, 中华医学会心血管病学分会中国医师协会高血压专业委员会, 等. 中国高血压防治指南(2018 年修订版) [J]. 中国心血管杂志, 2019, 24 (1): 24-56.

[9] 胡盛寿, 高润霖, 刘力生, 等.《中国心血管病报告 2018》概要 [J]. 中国循环杂志, 2019, 34 (3): 209-220.

围手术期血糖管理专家共识

马正良　王国年　王国林　许力　张秀华　陈雯　郑宏

高卉(执笔人)　郭政　郭向阳　黄宇光(负责人)

围手术期血糖异常包括高血糖、低血糖和血糖波动,以高血糖最为常见。手术创伤、麻醉、术后感染等应激因素能刺激机体分泌儿茶酚胺、皮质醇和炎性因子,这些激素和因子具有拮抗胰岛素的作用,促使血糖升高。手术创伤越大,应激越强,血糖升高越明显。另一方面,围手术期长时间禁食或摄入不足,常规降糖治疗的中断和改变,过于严格的血糖控制,也有导致医源性低血糖和血糖波动的可能。围手术期血糖异常增加手术患者感染、伤口愈合延迟、心脑血管事件等并发症的发生率,延长住院时间,影响远期预后,甚至增加患者死亡率。合理的血糖监测和调控是围手术期管理的重要组成部分,应当得到重视。

根据患者是否合并糖尿病,围手术期高血糖可分为合并糖尿病的高血糖和单纯的应激性高血糖(stress-induced hyperglycemia)两类。前者约占围手术期高血糖的 70% 以上,血糖升高幅度往往更大,同时患者常常合并糖尿病大血管和微血管并发症,进一步增加了围手术期风险。2015—2017 年我国成年人糖尿病患病率已高达 11.2%,各外科手术患者中至少 10%~20% 合并糖尿病,使得围手术期高血糖的问题日益凸显。

中华医学会麻醉学分会于 2014 年组织专家组制订了《围手术期血糖管理专家共识》,本文是在此基础上更新的 2020 年版本。

目　录

一、术前评估与准备

（一）术前评估

1. 筛查空腹或随机血糖

糖尿病患者监测空腹和餐后 2h 血糖，急诊手术时至少检测随机血糖。

2. 糖化血红蛋白

糖化血红蛋白（HbA1c）反映采血前三个月的平均血糖水平，单纯应激性高血糖者 HbA1c 一般 <6.5%。HbA1c 升高提示患者合并糖尿病。2017 年流行病学调查显示，我国糖尿病患者的知晓率和控制率分别为 43.3% 和 49.4%，大量糖尿病患者术前并未得到诊断，相比已确诊并接受治疗的糖尿病患者，这类患者的围手术期风险可能更高。贫血、近期输血、血液透析、促红细胞生成素治疗、妊娠中晚期等因素可能干扰 HbA1c 测量的准确性。

HbA1c 可用于评价长期血糖控制效果，预测围手术期高血糖的风险，HbA1c 升高是围手术期死亡率和并发症发生率的独立危险因素。建议糖尿病患者术前 4~6 周内检测 HbA1c。HbA1c≤7% 提示血糖控制满意，围手术期风险较低。对既往无糖尿病病史者，术前随机血糖≥200mg/dl（11.1mmol/L）建议进一步评估血糖和 HbA1c 水平；如果年龄≥45 岁或体重指数 BMI≥24kg/m²，同时合并高血压、高血脂、心血管疾病、糖尿病家族史等高危因素，行心脏外科、血管外科、神经外科、骨科、创伤外科、器官移植等高危手术者，也推荐术前筛查 HbA1c。

3. 行中高危手术的糖尿病患者，术前应全面了解其糖尿病分型、目前的治疗方案、血糖控制的平均水平和波动范围、低血糖发生情况。评估有无糖尿病并发症如冠心病、脑血管病变、糖尿病肾病、糖尿病自主神经病变等，推荐术前检查心电图和肾功能。并发冠心病的患者，由于糖尿病自主神经病变，往往缺乏典型的心绞痛症状，易被漏诊。

（二）手术时机

1. 糖尿病高血糖急性并发症

酮症酸中毒（diabetic ketoacidosis，DKA）和高渗性高血糖状态（hyperosmolar hyperglycemic state，HHS）是可能危及生命的糖尿病急性并发症。出现 DKA 和 HHS 时，非急诊手术应该推迟，优先积极治疗 DKA 和 HHS。急诊手术如果病情允许，尽量在血 pH 值和渗透压恢复正常后手术；如病情危重需立即手术，应在手术同时积极纠正代谢紊乱，并向患者家属充分告知风险。

2. 对非急诊手术、HbA1c≥8.5% 时由外科、内分泌科、麻醉科等多学科会诊评估，基于患者总体生理情况和手术紧急程度，个体化决定是否推迟手术。HbA1c≥9% 或随机血糖≥250mg/dl 时建议推迟择期手术。

（三）麻醉计划

1. 糖尿病患者尽量安排在上午第一台手术，缩短术前禁食时间。

2. 近年来加速康复外科（enhanced recovery after surgery，ERAS）理念在外科手术中得到推广。ERAS 有利于减少术后恶心呕吐，尽早恢复术后正常饮食，缩短糖尿病常规降糖治疗的中断时间，保持血糖稳定。但 ERAS 计划中术前口服含糖饮料的部分，不利于糖尿病患者血糖水平的控制，不做常规推荐。

3. 与区域麻醉相比，全身麻醉特别是吸入性麻醉药刺激血糖升高的作用更显著，但高血糖或糖尿病患者选择麻醉方式时还是应当综合考虑，目前并没有证据推荐糖尿病患者首选区域麻醉。与非糖尿病患者相比，糖尿病患者椎管内麻醉后出现硬膜外脓肿和血流动力学不稳定的风险更高。

4. 推荐围手术期多模式镇痛和止吐治疗，术后尽早恢复正常饮食。地塞米松常用于预防术后恶心呕吐，但可能促使血糖升高，使用后应注意监测血糖。对糖尿病患者是否给予地塞米松应权衡利弊综合考虑。除糖皮质激素外，围手术期可能使用的儿茶酚胺类药物也有升血糖效应。

（四）原有降糖方案的术前调整

1. 口服降糖药

口服降糖药术前调整方案见表 21-1。对于需要禁食的手术，手术当日早晨停用口服降糖药，围手术期使用胰岛素控制血糖。二甲双胍在肾功能不全时可能引起乳酸酸中毒，大手术前宜停用，术中需要使用静脉造影剂者术前停用 24h，对已有肾功能不全（肌酐清除率 GFR<45ml/min）的患者术前停药 48h。钠-葡萄

表 21-1　口服降糖药术前调整

口服降糖药分类	围手术期风险	术前 1 日	手术当日（短小手术，当天能恢复进食）	手术当日（大中型手术，术后不能恢复进食）
促胰岛素分泌（磺脲类、格列奈类）	低血糖	服用	停药	停药
二甲双胍	肾功能不全时出现乳酸堆积	服用	服用	停药
噻唑烷二酮类（TZDs）	水钠潴留	服用	服用	停药
DDP-4 抑制剂	较低	服用	服用	停药
SGLT-2 抑制剂	低血容量	停药	停药	停药

糖共转运蛋白 2（SGLT-2）抑制剂容易导致脱水，术前需停药至少 24h。新型降糖药二肽基肽酶 -4（DDP-4）抑制剂的降糖作用具有血糖依赖性，围手术期发生低血糖的风险较低。对术后当日即能恢复正常饮食的短小日间手术，可保留部分口服降糖药，但促进胰岛素分泌的磺脲类和格列奈类降糖药在禁食后容易造成低血糖，应停用。

2. 皮下注射胰岛素　皮下注射胰岛素的术前剂量调整方案见表 21-2。入院前使用皮下注射胰岛素的糖尿病患者，胰岛素剂量包括控制基础代谢空腹血糖和控制餐后血糖两部分。手术当日停用控制餐后血糖的短效胰岛素或速效胰岛素，保留控制基础血糖的中长效胰岛素并适当减量（长效和中效胰岛素剂量各减少约 20% 和 50%）以减少低血糖风险，手术前一晚也减量可进一步降低风险。平时低血糖发作频繁者，尤其应注意减量。

术前使用皮下胰岛素泵 CSII 的糖尿病患者，行血流动力学稳定的短小手术时，如围手术期医护人员具备管理胰岛素泵的条件和经验，可以考虑继续使用。术中皮下泵位置需要远离手术部位，便于操作，并且避免单极电刀、CT/MRI 射线等干扰。否则更换为胰岛素皮下单次注射或静脉输注。

二、围手术期血糖管理

（一）血糖监测

1. 测量方法　常用的血糖监测方法包括便携式血糖仪床旁测量指尖毛细血管血和动 / 静脉血生化检验（含血气分析）两种。

前者用于血流动力学稳定的短小手术患者，注意血糖仪需定期校准。严重低血糖时血糖仪所测得数值可能偏高，应与检验科测量的静脉血糖结果进行对照。后者是围手术期血糖监测的金标准。在术中容量波动大、血流动力学不稳定、使用缩血管药物、贫血、低体温以及高血脂、高胆红素血症等情况下，指尖毛细血血糖的准确性下降，应使用动脉血气或静脉血监测血糖。生理情况下，动脉血糖较毛细血血糖高 0.3mmol/L。

术中连续血糖监测（continuous glucose monitoring，CGM）的有效性和安全性尚有待验证。

2. 监测频率　正常饮食的患者监测空腹血糖、三餐后 2h 血糖和睡前血糖。禁食患者每 4~6h 监测一次血糖。

术中血糖波动风险高，低血糖表现难以发现，

表 21-2　皮下注射胰岛素的术前剂量调整

胰岛素剂型	给药频率	术前晚上	手术当日早晨
长效胰岛素	q.d.	常规剂量的 80%	常规剂量的 80%*
中效胰岛素	b.i.d.	常规剂量的 80%	常规剂量的 50%
中效 / 短效预混胰岛素	b.i.d.	常规剂量的 80%	改为中效胰岛素，原中效部分常规剂量的 50%
短效或速效胰岛素	t.i.d.	不变 **	停用
CSII ***	持续	不变	泵速调整为睡眠基础速度

注：* 长效胰岛素多为睡前注射，此时手术当日早晨无需注射；** 晚餐前；*** 皮下连续输注胰岛素泵（continuous subcutaneous insulin infusion，CSII）。

应每 1~2h 监测一次血糖。危重患者、大手术或持续静脉输注胰岛素的患者,每 0.5~1h 监测一次。体外循环手术中,降温复温期间血糖波动大,应每 15min 监测一次。血糖≤100mg/dl(5.6mmol/L)或下降速度过快时,应增加监测频率。血糖≤70mg/dl(3.9mmol/L)时每 15min 监测一次,直至血糖恢复至 100mg/dL(5.6mmol/L)以上。

病情稳定的日间手术患者,如手术时间≤2h,在入院后和离院前分别检测一次血糖。

(二)围手术期血糖控制目标

1. 避免低血糖和严重的高血糖,围手术期血糖一般推荐控制在 140~180mg/dl(7.8~10.0mmol/L)。血糖 >180mg/dl(10.0mmol/L)应开始胰岛素治疗。正常进食的患者控制空腹血糖≤140mg/dl(7.8mmol/L),餐后血糖≤180mg/dl(10.0mmol/L)。

2. 术后 ICU 住院时间≥3d 的危重患者,推荐血糖目标值≤150mg/dl(8.4mmol/L)。对于非糖尿病患者和部分血糖控制良好的糖尿病患者,行整形外科等精细手术时,围手术期血糖控制在 110~140mg/dl(6.1~7.8mmol/L)可能是安全的,并且能减少术后感染等并发症。

3. 高龄(≥75 岁)、频繁发作低血糖、合并严重心脑血管疾病的患者,血糖目标上限也可适当放宽至≤216mg/dl(12.0mmol/L),最高不超过 250mg/dl(13.9mmol/L)。

(三)高血糖管理方案

1. 大部分单纯饮食运动控制、口服降糖药或使用非胰岛素注射剂血糖控制良好(HbA1c≤7.0%)的患者,行短小日间手术可能无需加用胰岛素。

2. 皮下注射胰岛素

<4h 的普通手术可以皮下注射短效或速效胰岛素控制血糖,称为校正胰岛素,注射间隔应 >2h,避免药效叠加造成低血糖。日间手术使用速效胰岛素更安全。

具有胰岛素抵抗因素的患者(BMI>28kg/m²,术前全天胰岛素用量 >80U,糖皮质激素用量相当于每日 >20mg 强的松),胰岛素剂量需适当增加。具有胰岛素敏感因素的患者(年龄 >70 岁,体重指数 BMI<18kg/m²,肾小球滤过率 GFR<45ml/min),胰岛素剂量需适当减少。

3. 静脉输注胰岛素 术中容量、体温及血流动力学波动大的手术、长时间手术、使用血管活性药或机械通气的重症患者、皮下注射胰岛素控制欠佳的患者,推荐静脉持续泵注胰岛素控制血糖,起效快,方便滴定剂量,有利于减少血糖波动。一般将短效 / 速效胰岛素与生理盐水配成 1U/ml 的溶液,1 型糖尿病患者胰岛素起始泵速为 0.5~1U/h,2 型糖尿病患者的泵速一般需增至 2~3U/h 或更高。也可参照血糖水平,胰岛素起始泵速(U/h)=血糖(mg/dl)/100,以后根据血糖值和血糖变化速度调整泵速。胰岛素用量与手术应激大小相关,如冠状动脉搭桥手术患者,尤其是从低体温期恢复后,胰岛素需求量可能会增加至 10 倍,因此需要将初始胰岛素输注速度增加 3~5 倍。临床实践中应强调根据患者的具体情况个体化用药。

4. 液体选择 为达到血糖控制目标,除低龄儿童患者之外,术中未用胰岛素时一般输注无糖液体。而对于静脉输注胰岛素的术中患者,特别是长时间手术(>4h)者以及术前禁食超过 48h 的糖尿病患者,同时输注含糖液体可以提供胰岛素作用的底物,减少蛋白质和脂肪分解,减少酮体合成和酸中毒风险。在血糖 <250mg/dl(13.9mmol/L)的前提下,一般可以静脉输注 5% 葡萄糖 100~125ml/h,同时根据血糖水平调整胰岛素泵速,并注意严密监测血钾,必要时补钾。有条件者可配制 0.45%NaCl+5% 葡萄糖溶液 +0.15%KCl 的液体(K<3.5mmol/L 时 0.3%KCl),便于维持水电解质平衡。

围手术期也可在含糖液体中直接加入胰岛素,如糖尿病患者按糖(g):胰岛素(U)=3~4:1 的起始比例加用,但需要根据血糖水平不断调整糖与胰岛素的比例,因此更适用于术后血糖稳定的患者。

术后使用肠内肠外营养液时应注意营养液中的糖负荷,选用糖尿病患者专用型制剂,适当降低糖与脂肪的比例,缓慢输注。

5. 糖尿病急性并发症的处理 1 型糖尿病患者容易出现 DKA,特别是在急诊手术或停用长效胰岛素期间;血糖≥250mg/dl(13.9mmol/L)、出现可疑症状体征时,应注意查血 / 尿酮体和血气分析。老年 2 型糖尿病患者更易出现 HHS,导致严重的容量丢失和神经系统并发症。DKA 和 HHS 可以造成严重脱水和低血钾,DKA 还可导致代谢性酸中毒。应及时请内分泌科会诊指导诊疗。

治疗原则首先是补液,首选生理盐水,按照先快后慢的原则输注,DKA 第一小时输入 15~20ml/kg(一般成人 1.0~1.5L),随后根据患者脱水程度、电解质水平、尿量、心肾功能等调节输液速度。DKA 和单纯补液血糖下降不满意的 HHS,应给予短效胰岛素静脉输注,起始剂量 0.1U/(kg·h),监测血糖、血/尿酮体(DKA)、血浆渗透压(HHS),调整胰岛素用量,避免渗透压下降速度过快,将血糖控制在 8.3~11.1mmol/L(DKA)或 13.9~16.7mmol/L(HHS),直至 DKA 或 HHS 缓解。当血糖降至 13.9mmol/L(DKA)或 16.7mmol/L(HHS)时开始输注 5% 葡萄糖液。纠正水电解质酸碱失衡,若患者尿量正常(>40ml/h),血钾 <5.2mmol/L 即开始静脉补钾,严重酸中毒(pH≤6.9)时需适当补充碳酸氢钠。

(四)低血糖救治

围手术期低血糖事件是一种严重的并发症,是围手术期死亡的危险因素之一,其危害超过高血糖,应当尽量避免出现血糖≤70mg/dL(3.9mmol/L)。一般情况下,血糖≤50mg/dl(2.8mmol/L)即可出现认知功能障碍,进行性低血糖可导致脑损伤、癫痫发作和昏迷,严重低血糖[≤40mg/dL(2.2mmol/L)]即使时间很短也可能诱发心律失常或其他心脏事件,长时间的严重低血糖甚至可造成脑死亡。

不同患者发生低血糖损伤的阈值不同。脑损伤患者甚至难以耐受≤100mg/dl(5.6mmol/L)的血糖水平。长期未得到有效控制的糖尿病患者可能在正常血糖水平即发生低血糖反应。

低血糖诊治重在预防和及时发现,术前识别低血糖高危患者(1 型糖尿病、术前血糖波动大、频繁发作低血糖、体质衰弱、严重感染、肝肾功能不全者),及时停用易造成低血糖的促胰岛素分泌型口服降糖药,调整胰岛素用量,围手术期严密监测血糖,血糖控制目标避免过于严格,医疗团队成员之间及时沟通,避免在使用餐时胰岛素后中断进食或肠内外营养。

需要注意的是,全麻镇静患者的低血糖症状可能被掩盖,不容易被发现,必须有及时的血糖监测。麻醉或镇静恢复后,出现震颤、心悸、焦虑、出汗、饥饿、麻痹等症状要考虑低血糖可能。

医疗机构应建立低血糖处理的标准化流程。静脉输注胰岛素的患者血糖≤110mg/dl(6.1mmol/L)时考虑减低胰岛素泵速甚至停泵,加强血糖监测。一旦血糖≤70mg/dl(3.9mmol/L)立即停泵并

开始升血糖处理。可进食的清醒患者立即口服 10~25g 快速吸收的碳水化合物(如含糖饮料、糖片),不能口服的静脉推注 50% 葡萄糖 20~50ml。之后持续静滴 5% 或 10% 葡萄糖维持血糖,每 15min 监测一次直至血糖≥100mg/dl(5.6mmol/L)。再次开始静脉胰岛素时使用原输注速度的 50% 作为起始速度。发生低血糖后要仔细筛查原因。

三、术后过渡与恢复

1. 积极防治术后疼痛、焦虑失眠、感染等可能引起应激性血糖升高的危险因素。

2. 术后返 ICU 的重症患者容易出现血糖波动,应继续静脉泵注胰岛素。术中持续静脉泵注胰岛素者,建议术后继续泵注 24h 以上,同时输注葡萄糖溶液。开始全胃肠外营养(total parenteral nutrition,TPN)时推荐静脉输注胰岛素,营养液剂量稳定后也可在 TPN 中直接加入短效/速效胰岛素。已用胰岛素的患者,TPN 意外中断≥1h 需要输入含糖液体以避免低血糖。

3. 术后积极防治恶心呕吐,尽早恢复肠内营养或正常饮食。病情平稳的普通病房患者可以过渡到皮下注射胰岛素控制血糖。如果使用中长效胰岛素,应在停用静脉胰岛素前 2~3h 注射,短效或速效胰岛素在停用静脉前 1~2h 注射,避免在夜间加用。1 型糖尿病尤其应该保证皮下胰岛素和静脉胰岛素之间的重叠。非糖尿病患者(HbA1c<6.5%)、静脉胰岛素用量小者(≤2U/h),可以不加基础胰岛素。持续肠内营养的患者,需结合肠内营养方案监测和调整胰岛素治疗方案。

研究证据显示,术后使用基础+餐时胰岛素+校正胰岛素(血糖超标后额外追加的短效/速效胰岛素)的方案优于滑动胰岛素方案(每 6h 注射一次短效/速效胰岛素,根据血糖水平调整下一次注射剂量),因后者对血糖的控制有滞后性,血糖波动性较大。

皮下胰岛素的起始全天总量=最近 6~8h 的静脉胰岛素平均输注速度×24h×80%。未使用静脉胰岛素的糖尿病患者术后皮下胰岛素的初始量可按体重计算,见表 21-3。血糖持续不达标者胰岛素总量相应增/减 10%~20%。

4. 术后肾功能完全正常、无心力衰竭时,可以加用二甲双胍,大手术患者一般不早于术后 48h。促胰岛素分泌型降糖药应在进食完全正常

围手术期血糖管理专家共识

表 21-3 术后皮下注射胰岛素用法与用量

进食	胰岛素类型	敏感	普通	抵抗
禁食/流食/摄入不足	基础（中/长效）	0.1~0.15U/(kg·d)	0.2~0.25U/(kg·d)	0.3U/(kg·d)
	校正（短/速效）	每 6h 测一次血糖，>180mg/dl 给予校正胰岛素		
正常	基础（中/长效）	0.1~0.15U/(kg·d)	0.2~0.25U/(kg·d)	0.3U/(kg·d)
	餐前（短/速效）	0.1~0.15U/(kg·d)	0.2~0.25U/(kg·d)	0.3U/(kg·d)
		均分至三餐前		
	校正（短/速效）	三餐后和睡前血糖，>180mg/dl 给予校正胰岛素		

* 胰岛素敏感、正常和胰岛素抵抗的分类同上文。

后加用，可以先从低剂量开始，逐步调整到原有用量。如果患者有心力衰竭、液体潴留或肝功能异常，噻唑烷二酮类药物不应使用。

5. 日间手术术后监护至排除低血糖风险后方可离院。皮下注射速效胰岛素 1.5h、常规胰岛素 3~4h 内有发生低血糖的危险。离院途中应随身携带含糖饮料。常规降糖治疗需推迟到恢复正常饮食以后。

四、小　结

围手术期血糖管理的基本原则是避免低血糖、预防糖尿病急性并发症、维持水电解质平衡、避免严重高血糖。目前血糖目标值、术中血糖管理、胰岛素剂量调整方法等问题，特别是对于非心脏手术、非 ICU 患者，仍然缺乏足够的高级别研究证据。围手术期血糖受到多种可预计和不可预计因素的影响，存在巨大的个体差异。临床实践时，应结合患者具体情况，考虑所在医疗机构的资源和医师经验，综合判断选择方案。多科协作，严密的血糖监测和用药的及时调整，是实现合理、有效、安全的围手术期血糖管理的关键所在。

参 考 文 献

[1] SEBRANEK J J, LUGLI A K, COURSIN D B. Glycaemic control in the perioperative period [J]. Br J Anaesth, 2013, 111 Suppl 1：i18-i34.

[2] LI Y, TENG D, SHI X, et al. Prevalence of diabetes recorded in mainland China using 2018 diagnostic criteria from the American Diabetes Association：national cross sectional study [J]. BMJ, 2020, 369：m997.

[3] MEMBERSHIP OF THE WORKING PARTY, BARKER P, CREASEY P E, et al. Peri-operative management of the surgical patient with diabetes 2015：Association of Anaesthetists of Great Britain and Ireland [J]. Anaesthesia, 2015, 70 (12)：1427-1440.

[4] DUGGAN E W, CARLSON K, UMPIERREZ G E, et al. Perioperative hyperglycemia management：an update [J]. Anesthesiology, 2017, 126 (3)：547-560.

[5] WANG L, GAO P, ZHANG M, et al. Prevalence and ethnic pattern of diabetes and prediabetes in China in 2013 [J]. JAMA, 2017, 317 (24)：2515-2523.

[6] 中华医学会麻醉学分会. 围手术期血糖管理专家共识（快捷版）[J]. 临床麻醉学杂志, 2016, 32 (1)：93-95.

[7] DUGGAN E, CHEN Y. Glycemic management in the operating room：screening, monitoring, oral hypoglycemics, and insulin Therapy [J]. Curr Diab Rep, 2019, 19 (11)：134.

[8] SIMHA V, SHAH P. Perioperative glucose control in patients with diabetes undergoing elective surgery [J]. JAMA, 2019, 321 (4)：399-400.

[9] DHATARIYA K, LEVY N, KILVERT A, et al. Joint British Diabetes Societies. NHS Diabetes guideline for the perioperative management of the adult patient with diabetes [J]. Diabet Med, 2012, 29 (4)：420-433.

[10] PALERMO N E, GARG R. Perioperative management of diabetes mellitus：novel approaches [J]. Curr Diab Rep, 2019, 19 (4)：14.

[11] SUDHAKARAN S, SURANI S R. Guidelines for perioperative management of the diabetic patient [J]. Surg Res Pract, 2015, 2015：284063.

[12] BARDIA A, WAI M, FONTES M L. Sodium-glucose cotransporter-2 inhibitors：an overview and perioperative

implications [J]. Curr Opin Anaesthesiol,2019,32(1): 80-85.

[13] JOSHI G P,CHUNG F,VANN M A,et al. Society for Ambulatory Anesthesia. Society for Ambulatory Anesthesia consensus statement on perioperative blood glucose management in diabetic patients undergoing ambulatory surgery [J]. Anesth Analg,2010,111(6): 1378-1387.

[14] LAZAR H L,MCDONNELL M,CHIPKIN S R,et al. Society of Thoracic Surgeons Blood Glucose Guideline Task Force. The Society of Thoracic Surgeons practice guideline series:Blood glucose management during adult cardiac surgery[J]. Ann Thorac Surg,2009,87(2): 663-669.

[15] 中华医学会糖尿病学分会. 中国2型糖尿病防治指南(2020年版)[J]. 中华糖尿病杂志,2021,13(4): 315-409.

[16] MOGHISSI E S,KORYTKOWSKI M T,DINARDO M, et al. American Association of Clinical Endocrinologists and American Diabetes Association consensus statement on inpatient glycemic control [J]. Endocr Pract,2009,

15(4):353-369.

[17] QASEEM A,HUMPHREY L L,CHOU R,et al. Use of intensive insulin therapy for the management of glycemic control in hospitalized patients:a clinical practice guideline from the American College of Physicians [J]. Ann Intern Med,2011,154(4):260-267.

[18] JACOBI J,BIRCHER N,KRINSLEY J,et al. Guidelines for the use of an insulin infusion for the management of hyperglycemia in critically ill patients [J]. Crit Care Med,2012,40(12):3251-3276.

[19] BAN K A,MINEI J P,LARONGA C,et al. Executive Summary of the American College of Surgeons/Surgical Infection Society Surgical Site Infection Guidelines-2016 Update [J]. Surg Infect(Larchmt),2017,18(4):379-382.

[20] SMILEY D D,UMPIERREZ G E. Perioperative glucose control in the diabetic or nondiabetic patient [J]. South Med J,2006,99:580-589.

[21] HOOGWERF B J. Perioperative management of diabetes mellitus:striving for metabolic balance [J]. Cleve Clin J Med,1992,59:447-449.

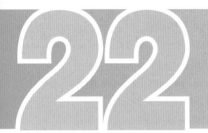

围手术期严重过敏反应诊治专家共识

方向明　李旭(共同执笔人)　吴新民(共同执笔人)　仓静　高鸿
徐桂萍　杨瑞　赵晶　张秀华　赵娴　黄宇光(负责人)

目　录

严重过敏反应是指由某种物质触发的威胁生命的全身性超敏反应,临床可表现为危及生命的呼吸和循环衰竭,通常伴有皮肤和黏膜症状。在我国,围手术期严重过敏反应的发病率并没有确切数据;在国外,不同研究报道的发病率数据差异较大,为 1/18 600~1/353。研究表明,引起围手术期过敏反应的主要药物或物质为肌松药(第一位是琥珀胆碱,其次为罗库溴铵、维库溴铵、米库氯铵、阿曲库铵和顺式阿曲库铵)、抗生素、乳胶、明胶、酯类局部麻醉药、血液制品和鱼精蛋白等。女性发病率高于男性,约为男性的 2~2.5 倍。严重过敏反应多为突发,难于预测。因此,需要麻醉科医师及时诊断,迅速和正确地做出处理,才能维持患者生命体征平稳。相关报道表明,即使进行了及时有效的救治,严重过敏反应的死亡率仍可达 3%。

一、发 病 机 制

严重过敏反应最主要的机制是由特定物质引发的特异性的变态反应,主要为 IgE 介导的抗原抗体反应(50%~60%),少部分为 IgG 介导的抗原抗体反应(如右旋糖酐)。抗原抗体反应启动后,将激活肥大细胞,引起肥大细胞脱颗粒,释放组胺、类胰蛋白酶、白介素、缓激肽和血小板活化因子等多种炎性介质,从而导致皮肤和黏膜、呼吸道、消化道和循环系统出现体征和症状。还有一类为非变态反应机制,包括非特异性补体系统活化、通过特定受体(如 $MRGPRX_2$ 受体)直接激活肥大细胞或嗜碱性粒细胞,以及环氧合酶-1(COX-1)或激肽-激肽释放酶系统活化等。一些围手术期药物可同时通过多种机制引起严重过敏反应(如肌松药和舒更葡糖)。

二、临床症状

围手术期严重过敏反应大部分发生在麻醉诱导期间,患者往往出现皮肤、黏膜症状,严重者可出现支气管痉挛、循环衰竭等。根据围手术期速发超敏反应的严重程度,其临床表现分为4级。

Ⅰ级:仅出现皮肤、黏膜症状。表现为大片皮肤潮红、红斑和广泛的荨麻疹,可伴或不伴有血管性水肿;

Ⅱ级:出现多个器官系统中度受累表现。除皮肤、黏膜症状外,可伴有低血压、心动过速、支气管痉挛或胃肠道症状等;

Ⅲ级:出现危及生命的单个或多个器官系统临床表现。表现为危及生命的低血压、心动过速或心动过缓、心脏节律紊乱;可伴有严重的支气管痉挛、皮肤和黏膜症状或胃肠道症状;

Ⅳ级:心搏骤停和/或呼吸停止。

过敏反应的严重程度与临床症状出现的快慢,以及所累及的器官系统有关,如果症状出现非常快,皮肤症状缺失,出现心动过缓,则提示病情严重,此时如果处理不及时,预后极差。

此外,过敏反应的严重性也与致敏物质的种类、致敏物质进入体内的途径、速度和剂量密切相关,还与患者基础疾病,特别是循环和呼吸系统的功能状态紧密相关。正在接受 β 受体阻滞剂、血管紧张素转换酶抑制剂或椎管内阻滞的患者,发生的过敏反应通常较为严重,且复苏极为困难。

严重过敏反应患者可因血管扩张、毛细血管通透性增加、回心血量减少、心输出量下降、冠状动脉痉挛、心肌缺血、心肌收缩力受损,出现心力衰竭。还可因血管性水肿、支气管痉挛、分泌物增加、气道阻塞,引起窒息,导致缺氧。

三、诊断和鉴别诊断

(一)鉴别诊断

出现可疑临床症状时,应除外全脊麻、全麻过

深、肺栓塞、气胸、心包压塞、气道高反应(支气管哮喘)和失血性休克等情况(表 22-1)。

表 22-1　围手术期过敏反应相关
临床症状的鉴别诊断

低血压
　麻醉药物过量
　椎管内麻醉引起的血管扩张效应
　骨水泥综合征
　羊水栓塞
　肺栓塞
　心包压塞
　三环类抗抑郁药物应用
　大出血
　其他原因引起的休克
支气管痉挛
　哮喘或慢性阻塞性肺疾病
　气道高反应(常合并高危因素,如哮喘、吸烟或上呼吸道感染病史)
　麻醉深度过浅
　气管导管位置异常
　误吸
血管性水肿或咽喉部水肿
　声门上气道置入或困难插管导致的局部软组织损伤和肿胀
　血管紧张素转化酶抑制剂引起的血管性水肿(常发生在术后 1~8h)
　遗传性或获得性血管性水肿
皮疹或皮疹合并低血压、心动过速
　非特异性组胺释放
　慢性荨麻疹或血管性水肿急性发作
　催产素过量
　肠系膜牵拉综合征
其他
　克隆性或非克隆性肥大细胞疾病

(二)特异性诊断

麻醉过程中接触某种药物或物质后出现上述典型症状,血清类胰蛋白酶和血浆组胺水平一过性升高,血清特异性 IgE 抗体阳性,术后 4~6 周进行相应的皮肤试验亦为阳性,即可确定为该药物或物质引起的严重过敏反应。

1. **组胺**　严重过敏反应时血浆组胺浓度显著增高(>9nM),其阳性预测值为 75%。但其在血中数分钟即达峰,仅持续 15~30min 便恢复到基线水平,这同救治严重过敏反应的时间窗重合,临床上难以常规检测。

2. 类胰蛋白酶 严重过敏反应时,血中类胰蛋白酶 30~90min 即达到峰值,其半衰期为 2h。因此,应在出现临床症状 2h 内(急性期)和 24h 后(基线水平)取血测定类胰蛋白酶水平。也有人建议在急性期 1h 和 2~4h 各取一次血以提高诊断的敏感性,但临床上难以实现。如果其血中浓度 >11.4ng/ml 或 >(2+1.2×基线值)ng/ml 即为阳性,其阳性预测值可达 93%,特异性可达 88%。应在我国尽快建立对类胰蛋白酶的检测体系,有助于确诊严重过敏反应。

3. 特异性 IgE 抗体 如果能够测到某种药物或物质的特异性 IgE 抗体,即可提示患者对该药物或物质致敏。但由于致敏物质并不一定会真正引起过敏症状,因此还需结合病史及其他检测结果才能确诊。

4. 皮肤试验 机体在发生严重过敏反应时,肥大细胞和嗜碱粒细胞中的炎性介质会被大量释放和消耗。因此应在严重过敏反应发生后 4~6 周,机体恢复正常后,完成可疑药物或物质的皮肤点刺和皮内试验,以确定过敏原(常用麻醉药物的皮试浓度见表 22-2)。皮肤试验的假阳性率偏高,存在诱发全身严重过敏反应的潜在风险,但其阳性结果对判断过敏原有较高诊断价值。

5. 嗜碱性粒细胞活化试验(basophil activation test,BAT) 由于各种机制介导的严重过敏反应均可导致嗜碱性粒细胞脱颗粒,使得嗜碱性粒细胞上的标记分子 CD203c 的表达明显增加,CD63 出现新发表达,此二者是嗜碱性粒细胞活化的最佳观测指标,可直接反映嗜碱性粒细胞的活化程度。BAT 利用以上原理,在嗜碱性粒细胞受到待测物刺激后,用流式细胞技术观测其标

表 22-2　常用麻醉药物的皮试浓度

药物	原液 (mg/ml)	点刺试验 (最大剂量,mg/ml)	皮内注射 (最大剂量,μg/ml)
肌松药			
琥珀胆碱	50	10	100
阿曲库铵	10	1	10
顺式阿曲库铵	2	2	20
米库氯铵	2	0.2	2
泮库溴铵	2	2	200
罗库溴铵	10	10	50
维库溴铵	4	4	400
镇静催眠药			
依托咪酯	2	2	200
咪达唑仑	5	5	500
丙泊酚	10	10	1 000
硫喷妥钠	25	25	2 500
麻醉性镇痛药			
阿芬太尼	0.5	0.5	50
芬太尼	0.05	0.05	5
吗啡	10	1	10
瑞芬太尼	0.05	0.05	5
舒芬太尼	0.005	0.005	0.5
局部麻醉药			
布比卡因	2.5	2.5	250
利多卡因	10	10	1 000
罗哌卡因	10	2	200

记分子 CD63 的新发表达和 / 或 CD203c 的表达增加,检测嗜碱性粒细胞的特异性活化,有效识别诱发严重过敏反应的药物或物质。BAT 特异性较高但敏感性欠佳,可用作皮试的补充。目前此检测方法在国内尚处于研究阶段。

四、治 疗

患者一旦出现过敏反应相关症状,应及时评估,快速做出诊断,并依据患者的严重程度分级,及时给予相应治疗。对只有相关皮肤、黏膜症状的 Ⅰ 级患者,不推荐使用肾上腺素治疗,应首先去除过敏原并及时给予吸氧、呼吸和循环等支持。对 Ⅱ 级及以上的过敏反应患者,首选肾上腺素予以治疗,并同时采取其他相应措施,稳定呼吸和循环系统,挽救患者生命。

(一) 即刻处置

立即停止给予可疑药物或去除可疑诱因,呼救,通知外科医师暂停操作,备抢救车待用。吸入氧浓度调至 100%,保护或建立气道。

(二) 稳定循环

1. 首选肾上腺素。肾上腺素的 β2 受体激动作用可以缓解支气管平滑肌痉挛,α 受体激动作用可以使皮肤、黏膜、内脏血管收缩,并能兴奋心肌,增加心输出量,并升高血压;同时能抑制炎性介质释放,是过敏性休克的首选抢救药物。对 Ⅱ 级患者可静注 10~20μg,倘若给予首次剂量 2min 后仍无反应,可增加到 50μg。对尚未建立静脉通路的患者,可予以肌内注射肾上腺素 300~500μg;对于 Ⅲ 级患者可静注 50~100μg,倘若首次剂量无反应,可增加到 100~200μg,必要时可持续静脉输注 0.05~0.1μg/(kg·min)。对 Ⅳ 级患者应立即静脉给予 1mg 肾上腺素,启动心肺复苏(cardiopulmonary resuscitation,CPR)治疗。

2. 进行快速液体复苏,补充因毛细血管渗漏造成的液体丢失,维持有效循环容量。对于 Ⅱ 级和 Ⅲ 级患者,其液体复苏的初始剂量分别是晶体液 0.5L 和 1L。如果效果不佳可以根据临床需要继续补充晶体液。对于严重的病例,如果条件允许,应尽快进行高级血流动力学评估以明确患者容量状态。Ⅳ 级患者的液体复苏应遵循高级生命支持(ALS)流程。

(三) 糖皮质激素和抗组胺药物

没有临床证据表明,使用糖皮质激素和抗组胺药物会对围手术期过敏反应患者产生危害,同时也没有研究显示二者对预后有任何益处。因此,建议在足够的肾上腺素使用和液体治疗后,可给予糖皮质激素或抗组胺药物。糖皮质激素并不能缓解初始症状和体征,但其理论上可以预防某些严重过敏反应的迟发反应。可选用氢化可的松 1~2mg/(kg·d),1~2d 后停用或甲强龙 125mg。抗组胺药物方面,H_1- 受体拮抗剂的作用是缓解瘙痒和荨麻疹,目前仅有第一代 H_1 抗组胺药物有胃肠外给药剂型,可给予苯海拉明 50mg。

(四) 其他药物

肾上腺素效果不佳时,可以泵注去甲肾上腺素 [0.05~0.5μg/(kg·min)]。复苏 10min 以上仍存在低血压的患者可尝试使用血管加压素(推注 1~2IU 后 2IU/h 泵注)。对于那些长期服用 β- 受体阻滞剂后,足量的肾上腺素和液体复苏反应不佳的患者,可考虑静注胰高血糖素 1~2mg。对于持续的严重支气管痉挛,推荐给予吸入或静脉支气管扩张剂如沙丁胺醇。对于怀疑罗库溴铵过敏的患者,不建议用舒更葡糖进行治疗,因为舒更葡糖也有一定比例的过敏风险。

(五) 后续处理

是否继续手术需要根据手术的紧急程度、症状的严重程度,以及发生过敏反应时手术的进度等情况综合考量。如果患者接受了充分的治疗后生命体征状态稳定,那么再次发生严重过敏反应的风险低于 5%。研究表明,Ⅰ~Ⅲ 级患者继续进行手术并不影响预后。但术后至少严密监测 4~6h,建议 Ⅲ~Ⅳ 级患者术后返回重症监护室持续监测,随时调整治疗方案。

五、预 防

(一) 危险因素

既往有围手术期严重过敏反应或原因不明的围手术期事件是后续手术中发生严重过敏反应的唯一危险因素,对于此类患者应该进行过敏原筛查。而特应性(过敏)体质、食物过敏、其他药物过敏、既往顺利麻醉史或家族麻醉药过敏史均不是围手术期严重过敏反应的危险因素。

（二）术前准备

所有既往出现过围手术期Ⅱ~Ⅳ级和Ⅰ级伴全身性荨麻疹、红斑的严重过敏反应患者都应转诊至变态反应专科进行过敏原筛查。过敏原筛查应由麻醉科医师和具有围手术期过敏原筛查经验的变态反应专科医师合作完成。

术前哮喘患者应尽可能控制好呼吸系统症状后再进行麻醉。β受体阻滞剂可加重严重过敏反应，并且降低对肾上腺素的反应性；血管紧张素转化酶抑制剂（angiotensin-converting enzyme inhibitor，ACEI）可能干扰机体针对严重过敏反应的代偿性生理反应，并且加重缓激肽引起的血管变化，因此，对于围手术期严重过敏反应风险较高的患者，尤其是不能最终确定致敏药物时，应结合患者的基础病情况来决定是否在再次麻醉前停用这两类药物。

抗生素要尽量与其他药物分开应用且缓慢输注。

目前尚无证据表明H_1受体拮抗剂（如苯海拉明）、H_2受体拮抗剂（如雷尼替丁）或糖皮质激素可预防或减轻IgE介导的过敏反应的严重程度。但对于可疑阿片类药物、肌松剂、万古霉素过敏的患者，可预先给予H_1受体拮抗剂，或配合糖皮质激素，同时缓慢输注药物，可能可以减轻非特异性组胺释放所引起的Ⅰ级反应。

参 考 文 献

［1］MURARO A，ROBERTS G，WORM M，et al. Anaphylaxis：guidelines from the European Academy of Allergy and Clinical Immunology［J］. Allergy，2014，69（8）：1026-1045.

［2］PANESAR S S，JAVAD S，DE SILVA D，et al. The epidemiology of anaphylaxis in Europe：a systematic review［J］. Allergy，2013，68（11）：1353-1361.

［3］TACQUARD C，COLLANGE O，GOMIS P，et al. Anaesthetic hypersensitivity reactions in France between 2011 and 2012：the 10th GERAP epidemiologic survey［J］. Acta Anaesthesiol Scand，2017，61（3）：290-299.

［4］DONG S W，MERTES P M，PETITPAIN N，et al. Hypersensitivity reactions during anesthesia. Results from the ninth French survey（2005-2007）［J］. Minerva Anestesiol，2012，78（8）：868-878.

［5］VOLCHECK G W，MERTES P M. Local and general anesthetics immediate hypersensitivity reactions［J］. Immunol Allergy Clin North Am，2014，34（3）：525-546.

［6］HARPER N J N，COOK T M，GARCEZ T，et al. Anaesthesia，surgery，and life-threatening allergic reactions：epidemiology and clinical features of perioperative anaphylaxis in the 6th National Audit Project（NAP6）［J］. Br J Anaesth，2018，121（1）：159-171.

［7］BALDO B A，PHAM N H. Histamine-releasing and allergenic properties of opioid analgesic drugs：resolving the two［J］. Anaesth Intensive Care，2012，40（2）：216-235.

［8］GARVEY L H，DEWACHTER P，HEPNER D L，et al. Management of suspected immediate perioperative allergic reactions：an international overview and consensus recommendations［J］. Br J Anaesth，2019，123（1）：e50-e64.

［9］GARVEY L H，EBO D G，MERTES P M，et al. An EAACI position paper on the investigation of perioperative immediate hypersensitivity reactions［J］. Allergy，2019，74（10）：1872-1884.

［10］TAKAZAWA T，SABATO V，EBO D G. In vitro diagnostic tests for perioperative hypersensitivity，a narrative review：potential，limitations，and perspectives［J］. Br J Anaesth，2019，123（1）：e117-e125.

［11］BERROA F，LAFUENTE A，JAVALOYES G，et al. The usefulness of plasma histamine and different tryptase cut-off points in the diagnosis of peranaesthetic hypersensitivity reactions［J］. Clin Exp Allergy，2014，44（2）：270-277.

局部麻醉药全身毒性防治专家共识

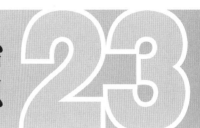

万里　王云　王庚(执笔人)　公茂伟　冯霞　米卫东(负责人)

江伟　张孟元　罗艳　郭永清　唐帅

局部麻醉药在临床应用得非常广泛,使用者包括麻醉科医师、其他专业医师、牙科医师和护理人员。虽然在预防、诊断和治疗方面取得了很大进展,但局部麻醉药全身毒性(local anesthetics systemic toxicity, LAST)反应仍是临床较常见的严重不良事件。其风险因素包括:患者自身因素、局部麻醉药中辅剂、阻滞部位、注射技术、局部麻醉药种类、局部麻醉药总剂量(浓度 × 容积)以及发现处理的及时程度。LAST 是区域阻滞麻醉中造成并发症和死亡的主要原因。美国麻醉科医师协会(ASA)公布的一项数据显示,LAST 产生的索赔额占区域阻滞麻醉相关死亡或脑损伤索赔额的三分之一。因此所有实施局部麻醉医护人员均应具备防范意识,并接受相应防治的专业培训。

需要强调的是,由于伦理原因,LAST 相关临床证据难以从临床随机对照研究(RCT)中获得,故目前有关 LAST 处理意见的证据等级均非来自 RCT 的数据,但这些建议,仍是临床实践中应当遵循的处理原则。

目　录

一、流 行 病 学

由于国内尚无相关数据库用以统计 LAST 发生情况,目前数据资料均源于国外数据库,发病率与国内临床实际可能存有差异,但可供参考。

(一) 发生率

由于数据统计时,各文献分别将中枢神经系

统兴奋、轻度循环并发症、惊厥发作、心搏骤停或脂肪乳剂应用等、不同层次的毒性反应临床表现作为诊断标准,导致了所统计的发生率各异。如果以惊厥发作或心搏骤停作为诊断标准,LAST 发生率约为 0.004%,但这可能低估了它的发生率。众多学者认为,手术当天使用脂肪乳剂,可作为数据库提取这一诊断的标记。有证据显示,如果将上述诊断标准均纳入评判,周围神经阻滞中 LAST 的累积发生率可达 0.18%,同时可见脂质乳剂的使用频率在不断增加,这说明临床在处理 LAST 的初期症状时,即已经在采取积极有效的治疗方案。如果以此标准判断 LAST,重度并发症患者约占 20%,其中惊厥发作者为 8.1%,严重的心脏并发症占 6.8%。早期使用脂肪乳剂治疗,可极大减少 LAST 相关死亡的发生。而 LAST 的发生是否与患者已存在着基础疾病有关,尚存在不同观点。

由于药物、设备及操作技术的不断进步,以及规范化培训的有效开展,尽管周围神经阻滞的实施量逐年增加,但 LAST 事件的发生率却逐年下降达 10%;而且,与硬膜外阻滞和周围神经阻滞相关的 LAST 发生率均在逐年降低。然而,由于存在惊厥发作、甚或心搏骤停风险,LAST 防治仍应列为医师教育培训的基本内容。

(二) 局部麻醉药种类与 LAST

常用局部麻醉药物全身毒性排序依次为:布比卡因、左旋布比卡因、罗哌卡因、利多卡因。布比卡因是全身毒性,特别是心脏毒性最高的局部麻醉药,并且最难进行药物逆转和复苏。需要关注的是,利多卡因和罗哌卡因具有相对较低毒性这一特性,容易使临床产生麻痹心理,使得两者占总 LAST 的比例并不低,利多卡因达 26%,罗哌卡因为 21%。故强调临床使用各类局部麻醉药时,均应严格遵从剂量和安全操作流程指导。

(三) 操作技术与 LAST

临床证据证实与发生率有关的临床技术包括:

1. 周围神经阻滞与硬膜外麻醉 周围神经阻滞时 LAST 发生比率更高,可达硬膜外麻醉的 4~5 倍。

2. 不同部位周围神经阻滞 全肩关节置换术行神经阻滞 LAST 发生率为膝关节或髋关节置换手术的 4 倍,说明肌间沟臂丛神经阻滞时局部

麻醉药入血的风险更高。在小儿,阴茎神经阻滞具有较高风险,故强调安全优化的实施方案、药物剂量和注射技术。

3. 超声引导技术 与单独使用神经刺激器引导比较,超声引导可将 LAST 的风险降低 60%~65%。

4. 单次注射与连续输注技术 大多数 LAST 发生于单次大剂量注射局部麻醉药后,但是大约 15% 的 LAST 事件涉及连续局部麻醉药输注,并且大多数出现于开始输注后 1~4d,通常会伴有一定的前兆症状或血液动力学变化,临床需予以关注。

(四) 实施人员与 LAST 发生

越来越多的 LAST 事件(约 20%)发生在传统医院之外的医疗机构,如诊所及体检中心,其中有 50% 见于非麻醉科医师使用局部麻醉药。20% 的 LAST 事件涉及局部浸润麻醉,特别易发生于未经过麻醉培训者应用该技术。类似情况还见于气道内大量局部麻醉药的应用,或超量局部麻醉药皮肤涂抹后经皮吸收。与教学医院相比,非教学医院 LAST 的发生率约增加 3 倍以上。这些均提示,系统的局部麻醉药使用规范培训具有重要意义。

(五) 儿科 LAST

儿科患者 LAST 发生率为 0.014%~0.016%,与小儿经导管连续局部麻醉药输注技术相关的 LAST 发生频率较高,达 0.153‰。小儿群体的 LAST 发病率低于成人,其原因可能是:小儿区域阻滞多在全身麻醉下进行,增加了惊厥发作阈值;局部麻醉药使用剂量较小;术前较少存有合并症等。

二、发 病 机 制

临床常用局部麻醉药呈弱酸性,通过影响神经轴突的动作电位起到阻滞神经传导的作用。局部麻醉药对脂质和水具有亲和力,这种双亲性的化学特性允许这些局部麻醉药穿过细胞膜、细胞质和细胞内膜。

在正常情况下,局部麻醉药作用于细胞膜中的电压门控离子通道,从而抑制钠、钙和钾的转运来阻断神经传导。通过涉及通道阻滞、代谢信号

传导和细胞内能量抑制(即抑制线粒体氧化磷酸化)等复杂且广泛的机制引起心脏的毒性反应,会抑制心肌收缩、减慢心脏传导及降低外周血管阻力。初始表现为血压升高和心律失常,进而发展为传导抑制和收缩力降低(心输出量减少),导致心动过缓和低血压。与其相似,中枢神经系统的毒性作用最初表现为精神状态改变和/或轻微前驱症状,例如感觉异常、耳鸣和躁动等,后进展为肌肉小抽搐、惊厥发作甚或昏迷。

局部麻醉药作用的心血管(CV)/中枢神经系统(CNS)比值,是指局部麻醉药导致心律失常剂量与导致惊厥发作剂量的比值,反映了药物的心脏毒性。布比卡因的CV/CNS比值显著低于利多卡因,表明前者更难以根据中枢神经中毒的先兆症状来预判后续的心血管毒性反应;而且,布比卡因更易引起严重心律失常。血浆浓度达到一定水平时,所有局部麻醉药都将产生严重的心肌抑制。

三、预 防

有效预防可降低LAST发生率和严重程度,最重要措施是临床工作中细致规范的操作,并且及时处理前驱征象。预防的主要内容包括:避免局部麻醉药的血管内注射;减轻神经周围软组织对局部麻醉药的吸收;提高医务人员对LAST风险防范的意识。

(一)识别高风险人群

LAST高风险人群包括:①低肌肉量,特别是新生儿、婴儿和衰弱的老年人,研究发现大量吸收的局部麻醉药会储存在骨骼肌中,因此肌肉质量低的患者发生LAST的风险较高;②心脏病患者,尤其是心律失常、传导功能障碍、缺血性心脏病和充血性心力衰竭者;③肝功能不全;④代谢性疾病,尤其是糖尿病、异戊酸血症、线粒体疾病和肉毒碱缺乏症;⑤中枢神经系统疾病;⑥低血浆蛋白结合率者,如肝脏疾病、营养不良、婴儿、孕妇;⑦实施筋膜间隙阻滞和广泛局部浸润麻醉患者。

LAST在儿科和老年患者中发病率更高,且发生具有极端年龄的倾向性。有数据证实,6个月以下婴儿严重LAST发生率比其他儿童高6倍。除了较低的肌肉质量,婴儿和新生儿还表现出较高的血浆游离态局部麻醉药浓度。

对于高风险患者,如高龄、有心脏传导缺陷或有缺血性心脏病病史者,应减少局部麻醉药剂量。但是,与小儿不同,成年患者体重或体重指数与局部麻醉药血浆浓度并无相关性,因此目前尚无推荐意见来确定该减少多少剂量;可以确定的是,减量应根据患者合并症情况,而不是单纯依赖体重或体重指数。LAST的危险因素见表23-1。

表23-1 局部麻醉药全身毒性反应的危险因素

患者特征

(1) 年龄:儿童和老年患者更高发;

(2) 肌肉质量低:特别是新生儿、婴儿和虚弱的老年人;

(3) 性别:女 > 男;

(4) 合并症:①心脏疾病,尤其是心律不齐、传导异常、心肌局部缺血和充血性心力衰竭;②肝脏疾病;③代谢性疾病,尤其是糖尿病、异戊酸血症、线粒体疾病和肉碱缺乏;④中枢神经系统疾病;⑤血浆蛋白结合低者,如肝脏疾病、营养不良、婴儿、孕妇。

区域阻滞麻醉特性

(1) 药物:布比卡因的安全性较低,发生LAST时复苏较困难,但是罗哌卡因和利多卡因等局部麻醉药仍占LAST事件的很大一部分;

(2) 阻滞部位、局部麻醉药总剂量、试验剂量和患者合并症可以更好地预测游离态局部麻醉药血药浓度过高引起LAST的可能性大小,而不是简单地依赖体重或体重指数计算;

(3) 局部麻醉药持续输注1~4d及在小体重患者尤其易发;

(4) 周围神经阻滞后惊厥发作的可能性比硬膜外阻滞高5倍。

环境因素

(1) 约20%以上的LAST发生在医院外医疗机构;

(2) 多达50%的LAST事件由非麻醉科医师使用局部麻醉药所致。

说明:这些基于目前证据的建议仅供参考,随着有关证据的积累,将有进一步修订。

(二)限制局部麻醉药的摄取

避免直接向血管内注射局部麻醉药和减轻神经周围软组织对局部麻醉药的吸收可以最大程度地限制局部麻醉药的摄取。

1. 避免直接向血管内注射局部麻醉药 最好通过超声引导、合理地使用血管内标记物(肾上腺素)、每次给药之间保持适当的时间间隔,以及通过针头和导管注射试验剂量的局部麻醉药以避免大剂量血管内注射的发生,尤其在下肢神经阻滞以及高危患者(例如血液循环较慢的患者)注药的间隔时间应该更长。

2. 缓解局部麻醉药的全身吸收 通过以下方法可以最大程度地缓解局部麻醉药的全身吸收:①识别延迟性局部麻醉药全身吸收可能性最高的区域阻滞技术;②使用肾上腺素延长药物局部吸收速度;③使用最低有效剂量的局麻药;④使用超声引导技术降低局部麻醉药的使用剂量。同时应注意,不同团队(如麻醉科医师和外科医师)同时间段使用局部麻醉药时的剂量叠加。

以下措施可有效地限制局部麻醉药摄取:

(1) 超声引导区域阻滞技术:超声技术的引入,大大降低了周围神经阻滞 LAST 的发生率。与神经刺激引导相比,超声引导可减少周围神经阻滞时血管穿刺的发生率,减少了如中枢神经系统兴奋、轻微心脏并发症、惊厥发作、心搏骤停的发生以及脂肪乳剂的应用;与体表定位技术相比,超声引导可降低周围神经阻滞 LAST 风险达 65%。

(2) 血管内注射标志物的应用:在目前的各种方案中,只有芬太尼和肾上腺素较为符合理想的血管内注射标志物标准,较为安全可靠。硬膜外麻醉时如果意外地将芬太尼 100μg 注入静脉,已被证明能使分娩患者产生困倦或镇静。10~15μg 肾上腺素对检测成人血管内注射具有良好的预测价值和 80% 的敏感性,如误入血管,表现为心率增加≥10 次 /min,或收缩压增加≥15mmHg;在儿科患者中,0.5μg/kg 肾上腺素误入血管则表现为收缩压升高≥15mmHg。

肾上腺素测试剂量在老年患者、镇静患者、β受体阻滞剂使用者和全麻患者作为血管内注射标记物并不可靠。肾上腺素在神经损伤中的作用也存在争议,尽管在动物模型中已发现肾上腺素会加重局部麻醉药引起的局部神经毒性,但在临床上是否导致毒性增加尚不清楚。有研究指出,区域阻滞麻醉期间惊厥的发生率与永久性神经损伤的发生率相似。但值得注意的是,LAST 直接导致的死亡会比神经损伤严重许多,故权衡利弊,推荐肾上腺素作为标记物的使用。

(3) 试验剂量和注药间隔:即使采用经穿刺针头和导管回抽的技术,仍有至少 2% 患者不能识别血管穿刺及血管内注射局部麻醉药。因此,临床提出了区域阻滞麻醉试验剂量的概念:在麻醉开始时,先注射 3~5ml(含肾上腺素)的试验剂量局部麻醉药,并等待至少一个循环时间(15~30s),如果入血,肾上腺素将发挥心血管活性

作用,表现为心率增快和血压升高,下肢注射的循环时间比上肢注射要长。但是目前没有临床客观数据和文献支持这种做法,只作为推荐意见一直在临床应用。反对意见认为,注药间隔会使局部麻醉药的注射时间整体延长并增加穿刺针前端移动的风险,将抵消注药间隔的潜在益处。

(三) 使用相对安全的局部麻醉药

理论上讲,毒性较低的罗哌卡因或左旋布比卡因替代布比卡因可能会降低严重全身毒性反应的发生率,虽有报告数据不支持这一结论,但可能与操作者在使用相对安全的局部麻醉药时给药剂量会更大,以及操作可能相对会不规范有关系。合并缺血性心脏病、传导缺陷或低心输出量等疾病的患者局部麻醉药中毒风险显著增大,即使仅使用罗哌卡因或左旋布比卡因也不能降低潜在心血管及中枢神经系统中毒风险。

(四) 新型局部麻醉药缓释布比卡因脂质体(liposome bupivacaine,LB)与 LAST

布比卡因脂质体和 LAST 相关的数据有限,文献报告剂量相关性心动过缓的发生率为 2%~14%,说明布比卡因脂质体存在不良反应发生率,但绝非诊断 LAST 的依据。由于该药在美国使用仅有 5 年时间,已发表其在人体研究的资料仅有数千名患者,故目前尚无布比卡因脂质体与 LAST 相关的病例报道。脂质体制剂的局部麻醉药在药理和化学动力学特性方面与传统的局部麻醉药有很大不同。基于这些有限的信息,建议对接受布比卡因脂质体的患者,在预防 LAST 发生方面给予与其他局部麻醉药相同的处理意见。目前中国市场还没有缓释的局部麻醉药脂质体。

(五) 降低新的区域阻滞技术实施时 LAST 发生的可能性

一些新的区域麻醉技术实施可能会影响 LAST 的发生概率,这些技术包括各种筋膜平面阻滞技术及局部浸润麻醉的实施。在麻醉学界,以筋膜平面为目标的区域阻滞新技术(例如腹横肌平面阻滞、腹直肌鞘阻滞、腰方肌阻滞以及胸肌间隙阻滞)在不断地发展;而在外科领域,局部浸润麻醉应用也在不断地拓展,特别是在关节置换领域。很多病例报告记录了接受筋膜平面阻滞和局部浸润麻醉的患者发生 LAST,尤其是筋膜平面阻

滞，发生 LAST 的风险较高；因为阻滞的筋膜平面内血管非常多，同时局部麻醉药的容积往往要求很大，而且这些阻滞技术常用于高危人群（比如儿童和产妇）。有作者提出降低筋膜平面阻滞 LAST 风险的策略：①使用肾上腺素减少局部麻醉药吸收；②使用浓度较低的低心脏毒性局部麻醉药；③按肌肉重量计算剂量；④初始阶段持续密切监测 30~45min（因局部麻醉药血浆浓度的达峰时间往往为注药后 30~45min）。

（六）注意识别 LAST 的早期症状

在出现典型的惊厥发作和循环骤停之前，会出现一些中枢神经系统兴奋的症状，例如口周麻木、金属味或听觉的变化，也会表现为一些轻微的循环系统症状，如高血压或低血压以及心电图改变，早期发现症状并及时进行处理是避免 LAST 严重后果的最有效措施。LAST 的预防见表 23-2。

四、临床表现

LAST 的严重程度取决于进入循环的游离态局部麻醉药血药浓度、注药部位以及局部麻醉药种类。单次注射病例通常在注药后 1~5min 内出现最初症状，这表明即使在通过肺部清除后，供应大脑的动脉内仍含有足够引起中枢神经系统毒性症状的局部麻醉药剂量，当局部麻醉药误入椎动脉后，即使很小的剂量在很短的时间内就会出现中枢神经系统毒性症状。大约 25% 的患者在注射后 5min 以上才出现首发症状（甚至有患者在 60min 后才出现症状），提示医师注意为患者注射潜在中毒剂量的局部麻醉药后要延长观察时间。

临床 LAST 病例中，大部分仅出现轻微症状，未发展成为中枢神经系统或心脏中毒反应。经典表现包括前驱的中枢神经系统（CNS）兴奋症状（轻微主观症状），如听觉变化、口周麻木、口腔金属味和兴奋，然后发展为惊厥发作和／或中枢神经系统抑制（昏迷、呼吸停止）。在 LAST 中，心血管中毒表现往往发作在神经系统中毒症状之后。如果是直接血管内注射（尤其是颈动脉或椎动脉注射）引发的 LAST，可以绕过 CNS 的先兆症状，迅速发展为惊厥抽搐，而后心脏兴奋（高血压、心动过速、室性心律失常）。随着血药浓度的增加，最终出现心脏抑制（心动过缓、收缩力下降、低血压和心搏停止）。布比卡因的心脏毒性可能与惊厥发

表 23-2　局部麻醉药全身毒性反应的预防

1. 在临床实践中，没有任何一种方法可以完全预防 LAST

2. 超声引导显著降低了周围神经阻滞 LAST 的风险。然而超声不可能完全避免 LAST 的发生，个别报告仍描述了 LAST 的发生

3. 使用最低的局部麻醉药有效剂量（剂量 = 容积 × 浓度）

4. 使用渐增式注射方法，即每次 3~5ml 的注射剂量，每次注射之间暂停 15~30s。特别是使用非超声定位技术（例如体表标志定位法、异感法或神经刺激器定位法）时，建议两次注射之间的时间应包含 1 个循环时间（包括注药时间加暂停时间，30~45s）；但需注意两次注射之间存在针头移动的风险。下肢神经阻滞或心输出量减少的患者可能需要增加循环时间。使用较大剂量时，需要更长的间隔时间，以减少堆叠式注射产生的累积剂量

5. 每次注射之前都应回抽，注意针头或导管内是否有血；需要注意的是，此措施的假阴性率约为 2%

6. 当注射潜在毒性剂量的局部麻醉药时，建议使用血管内标记物。尽管肾上腺素存在一些并发症问题，有时需要专科医师协助判断是否存在禁忌；但在大多数患者中，其益还是大于弊：

   (1) 局部麻醉药中加入肾上腺素 10~15μg，如注入血管内，可使心率加快 ≥10 次 /min 或收缩压 ≥15mmHg；但需注意，使用 β 受体阻滞剂、产程的活跃期、高龄或全身麻醉的情况下，其变化可能不明显

   (2) 儿童血管内注射肾上腺素 0.5μg/kg，可使收缩压增加 ≥15mmHg

   (3) 在未经药物治疗的患者中，适当亚毒性剂量的局部麻醉药可产生轻度全身中毒的主观症状（听觉改变、兴奋、金属味等）

   (4) 芬太尼 100μg 注入血管内时，在产程活跃期产妇可产生镇静作用。

7. 医护人员应意识到局部麻醉药毒性的累加性质，相应地调整围手术期局部麻醉药使用的总剂量；需特别关注其他医护团队的局部麻醉药使用情况，并进行共同管理

8. 通过使用较低浓度的局部麻醉药、按肌肉重量计算给药剂量、局部麻醉药中加入肾上腺素，以及在给药初始密切观察至少 30~45min，可以降低与神经阻滞相关的 LAST 风险

9. 对于局部浸润麻醉的患者和区域阻滞麻醉的患者，应保持相同的警惕性

10. 作为术前安全核查的一部分，应进行局部麻醉药使用剂量和高危患者因素的核对

说明：这些基于目前证据的建议仅供参考，随着有关证据的积累，将有进一步修订。

作同时发生,甚至先于惊厥发生。在严重并发症病例报道中,45%只涉及中枢神经系统中毒症状和体征,而44%同时涉及中枢神经系统和心脏表现,报告的病例很少单纯出现心脏中毒的症状和体征。

临床上LAST的表现有多种变异类型,包括发病时间、最初表现和持续时间。仅有20%的病例会表现出听觉变化、金属味或中枢抑制等典型的前驱症状。大约40%的病例报告为非典型表现,主要表现在发作时间的多变性及临床症状的不典型性。从发作时间来看,典型的LAST,是在局部麻醉药血管内注射的即刻或1min内出现症状和体征,而目前多见是延迟到注射后几分钟至30min,甚至60min才出现症状;随着超声引导技术、局部浸润麻醉技术,以及一些新的区域阻滞技术(如躯干部阻滞,需要大剂量的局部麻醉药应用)的使用增加,和/或导管置入持续输注局部麻醉药技术的使用增加,使得局部麻醉药累积导致血药浓度过高而引发的LAST,比直接血管内注射引发的LAST更加常见。这种变化提示临床医师在注射潜在中毒剂量的局部麻醉药后,至少需要观察患者30min。在症状方面,有些患者仅出现心血管系统中毒症状,而不出现前驱的CNS中毒症状。其他非典型的临床症状包括延迟(>15min)出现的不明原因的兴奋或中枢神经系统抑制,或不明原因的心血管功能抑制,例如进行性低血压、心动过缓或室性心律失常。

鉴于LAST的临床表现多变,对LAST发生的高风险患者(术前合并心、肺、肝、肾、代谢或中枢神经系统疾病的高龄患者)、接受潜在中毒剂量的局部麻醉药并表现出非典型症状和或其他症状和体征的患者,应予以高度警惕。LAST的诊断标准见表23-3。

五、治　疗

LAST的治疗方法不断取得进展,越来越多的证据支持早期使用脂肪乳剂以降低严重并发症的发生率。特别强调呼吸道管理在LAST治疗中的重要性。治疗原则包括气道管理、循环支持和进一步减轻局部麻醉药的全身毒性。

(一) 气道管理

与心搏骤停救治的传统模式不同,LAST患者

表23-3　局部麻醉药全身毒性反应的诊断标准

1. 经典表现为逐渐进展的中枢神经系统兴奋症状(躁动、听觉改变、金属味或精神病症状的突然发作),随后是惊厥发作;然后为中枢神经系统抑郁症状(嗜睡、昏迷或呼吸停止)。在这个连续过程后期,出现典型的心脏中毒症状(高血压、心动过速或室性心律失常、心室颤动)之前,可能会有心脏抑制表现(心动过缓、传导阻滞、收缩力下降和低血压)。但临床变异较多,包括:
   (1) 同时呈现中枢神经系统和心脏中毒征象
   (2) 中枢神经系统前驱症状和中毒征象之前,出现心脏毒性反应
   (3) 其他需予以警惕的非典型症状或临床表现

2. LAST出现的时间是可变的。即刻出现(<60s)提示直接血管内注射局部麻醉药并进入大脑;间歇性血管内注射、下肢注射或延迟性组织吸收会在注药后1~5min出现中毒症状。近期的病例报告显示,LAST延迟发生的比例越来越高。由于LAST可能会在注射后15min,甚至在1h时出现,因此对接受潜在中毒剂量局部麻醉药注射的患者,应于注药后至少30min内进行密切观察

3. LAST发作时间多变且症状多样,因此接受潜在中毒剂量局部麻醉药并表现出非典型或其他症状和体征的患者,应警惕LAST发生的可能性

说明:这些基于目前证据的建议仅供参考,随着有关证据的积累,将有进一步修订。

成功治疗的关键,在于气道通畅的维护与管理,通过立即恢复氧合和通气来预防缺氧和酸中毒,可以阻止循环衰竭和惊厥的发展,促进复苏。

(二) 早期使用脂肪乳剂

脂肪乳剂治疗的建议:①目前的研究证实,在局部麻醉药血浆药物浓度达到峰值初期使用脂肪乳剂,可以大大减轻临床症状并降低严重并发症发生率,故建议LAST救治时,在气道处理的同时,使用脂肪乳剂进行治疗;②脂肪乳剂治疗后,随着时间的推移局部麻醉药可以再次重新分布到循环中,因此建议严重LAST患者至少应继续观察12h;③证据表明长链脂肪乳剂比中长链脂肪乳剂治疗效果更佳;④使用脂肪乳剂的初期,应快速提高血浆药物浓度,推荐使用最低有效剂量和"BOLUS"推注,未来研究需探明脂肪乳剂快速输注的副作用;⑤丙泊酚不能替代脂肪乳剂治疗,因其脂质含量较低(10%),并有直接心脏抑制作用。

脂肪乳剂疗法已被证实有助于促进复苏。最重要的机制是,其充当脂质包裹,从心脏组织内吸

收脂溶性的局部麻醉药成分,并转运到肝脏,从而改善心脏传导、收缩功能和冠状动脉灌注。建议在局部麻醉药导致的心搏停止或严重心律失常或严重低血压患者,脂肪乳剂给药方案是 50ml/min,直到心搏复跳和 / 或血流动力学稳定。根据 FDA 的建议,脂肪乳剂的最大使用剂量为 12ml/kg,临床上 LAST 复苏的总脂肪乳剂使用剂量通常要少得多(通常约为此极量的一半),应根据患者中毒征象改善情况确定输注方案,避免过量输注引发的严重并发症。

(三)惊厥的处理

如出现惊厥应迅速控制,以防止继发伤害,避免缺氧和酸中毒。苯二氮䓬类药物对心脏的抑制作用较弱,是治疗惊厥发作的理想用药。如果未备有此类药物,可替代使用丙泊酚或硫喷妥钠,但需注意防治两者的循环抑制作用,应控制用量,使用最低有效剂量控制惊厥发作。如果采取上述措施后,惊厥反应仍持续存在,可在气道保护充分的条件下,静脉注射小剂量琥珀酰胆碱或其他肌松药;但需注意的是,肌松药控制了肌肉强直收缩,但大脑惊厥波仍然在活动,惊厥发作和酸中毒仍是潜在的重要问题。使用苯二氮䓬类药物控制惊厥发作后,进一步使用脂肪乳剂可以迅速降低局部麻醉药血浆药物浓度,预防惊厥再次发作。

(四)心搏骤停的复苏

救治局部麻醉药引起的心搏骤停,需要快速恢复冠状动脉灌注压力,提高心肌收缩力,而组织灌注的改善还有助于清除心脏组织中局部麻醉药。维持心输出量和保证组织供氧,对于酸中毒防治至关重要。LAST 致心搏骤停或心室颤动的救治原则,与"高级心脏生命支持"中建议的心搏停止治疗方法具有本质区别。标准剂量(1mg)的肾上腺素有助于恢复循环,并初步改善血压,但会引起严重的心律失常和肺出血。在局部麻醉药诱导的心搏骤停的动物研究中,肾上腺素的治疗效果比脂肪乳剂差,如果没有脂肪乳剂的保护,即使是小剂量肾上腺素也会引起严重肺水肿和肺出血;血管加压素也可因肺出血而导致不良预后,因此不推荐使用血管加压素。推荐用于 LAST 心搏骤停救治的肾上腺素初始剂量为 1μg/kg,应与脂肪乳剂联合使用。对肾上腺素等治疗无效的患者,可选择体外循环作为替代疗法。LAST 的治疗见表 23-4。

表 23-4　局部麻醉药全身毒性反应的治疗

1. 如果出现 LAST 的体征和症状,及时有效的气道管理对于预防缺氧、高碳酸血症和酸中毒至关重要;缺氧、高碳酸血症和酸中毒会加重 LAST

2. 脂质乳剂疗法
   (1) 维持气道同时即开始使用
   (2) 脂质乳剂的及时性比给药方式(推注与输注)更重要
   ① 20% 脂肪乳剂 BOLUS 推注方案:
   　如果患者体重超过 70kg,则在 2~3min 内推注 100ml
   　如果患者体重低于 70kg,则在 2~3min 内推注 1.5ml/kg
   ② 20% 脂肪乳剂持续输注方案:
   　如果患者体重超过 70kg,则在 15~20min 内输注 200~250ml
   　如果患者体重低于 70 kg(理想体重),输注速度则为 0.25ml/(kg·min)
   　如果未达到循环稳定,应考虑再次给药或将输注量增加至 0.5ml/(kg·min)
   ③ 达到循环稳定后,继续输注至少 10min,最高可达 12ml/kg
   ④ 脂肪乳剂作为初始剂量的上限
   ⑤ 丙泊酚不能替代脂肪乳剂

3. 惊厥发作控制
   (1) 如果出现惊厥发作,应立即使用苯二氮䓬类药物,如无法即刻获取苯二氮䓬类药物,可使用脂肪乳剂或小剂量的丙泊酚;尽管丙泊酚可以阻止惊厥发作,但大剂量可进一步抑制心脏功能,故在有心功能损害征象时,应避免使用丙泊酚
   (2) 如苯二氮䓬类药物难以控制惊厥持续发作,应试用小剂量琥珀酰胆碱或其他肌松剂,最大程度地减轻酸中毒和低氧血症

4. 心搏骤停救治
   (1) 使用肾上腺素时,应选择小剂量(≤1μg/kg)
   (2) 不推荐使用血管加压素
   (3) 避免钙离子通道阻滞剂和 β- 肾上腺素受体阻滞剂
   (4) 如发生室性心律失常,首选胺碘酮;不建议使用利多卡因或普鲁卡因胺进行治疗

5. 如果对脂肪乳剂和升压药治疗无效,可建立体外循环。由于实施体外循环需较长时间的准备,因此在 LAST 发作期间首次发现心功能损害时,即应协调准备体外循环设备

6. 出现严重心血管事件的患者,救治后应至少监测 4~6h;如果仅表现为迅速缓解的 CNS 症状,则应至少监测 2h。

说明:这些基于目前证据的建议仅供参考,随着有关证据的积累,将有进一步修订。

六、结　语

　　LAST 防治是临床医疗安全非常重要的问题。由于局部麻醉药应用越来越广泛、医院外医疗机构局部麻醉药应用增多、非麻醉科医师较多地使用局部麻醉药物，以及某些医师所具有的预防、诊断和治疗这些并发症的能力不足等，使得严重毒性反应甚或导致死亡的 LAST 事件并非罕见。此外，症状不典型或未被及时发现的 LAST，也是发生严重合并症的风险因素。因此，临床所有使用局部麻醉药的医务人员，均应接受系统规范的培训，掌握不同条件下局部麻醉药物使用剂量，并具备甄别敏感个体、准确观察征象、及时发现先驱症状及迅速有效进行处理的能力。模拟培训和流程改进可以很好地降低 LAST 发生率，提升患者安全。需要强调的是，尽管 LAST 风险可以降低，但难以完全消除。故而，局部麻醉药物使用过程中，严格的管理、系统的培训、充分的认识、完善的准备、规范的诊治以及对严重 LAST 进行及时有效的救治，是解决这一问题的基础，也是本共识所具有的意义所在。

参 考 文 献

［1］NEAL J M，BERNARDS C M，BUTTERWORTH J F，et al. ASRA practice advisory on local anesthetic systemic toxicity［J］. Reg Anesth Pain Med，2010，35（2）：152-161.

［2］LEE L A，POSNER K L，CHENEY F W，et al. Complications associated with eye blocks and peripheral nerve blocks：an american society of anesthesiologists closed claims analysis［J］. Reg Anesth Pain Med，2008，33（5）：416-422.

［3］LIU S S，ORTOLAN S，SANDOVAL M V，et al. Cardiac arrest and seizures caused by local anesthetic systemic toxicity after peripheral nerve blocks：Should we still fear the reaper？［J］. Reg Anesth Pain Med，2016，41（1）：5-21.

［4］MÖRWALD E E，ZUBIZARRETA N，COZOWICZ C，et al. Incidence of local anesthetic systemic toxicity in orthopedic patients receiving peripheral nerve blocks［J］. Reg Anesth Pain Med，2017，42（4）：442-445.

［5］RUBIN D S，MOTSUMOTO M，WEINBERG G，et al. Local anesthetic systemic toxicity in total joint arthroplasty：incidence and risk factors in the United States from the National Inpatient Sample 1998-2013［J］. Reg Anesth Pain Med，2018，43（2）：131-137.

［6］DI G G，NEAL J M，ROSENQUIST R W，et al. Clinical presentation of local anesthetic systemic toxicity：a review of published cases，1979 to 2009［J］. Reg Anesth Pain Med，2010，35（2）：181-187.

［7］BARRINGTON M J，KLUGER R. Ultrasound guidance reduces the risk of local anesthetic systemic toxicity following peripheral nerve blockade［J］. Reg Anesth Pain Med，2013，38（4）：289-299.

［8］GITMAN M，BARRINGTON M J. Local anesthetic systemic toxicity：a review of recent case reports and registries［J］. Reg Anesth Pain Med，2018，43（2）：124-130.

［9］YU R N，HOUCK C S，CASTA A，et al. Institutional policy changes to prevent cardiac toxicity associated with bupivacaine penile blockade in infants［J］. A A Case Rep，2016，7（3）：71-75.

［10］HEINONEN J，LITONIUS E，PITKANEN M，et al. Incidence of severe local anaesthetic toxicity and adoption of lipid rescue in Finnish anaesthesia departments in 2011-2013［J］. Acta Anaesthesiol Scand，2015，59（8）：1032-1037.

［11］POLANER D M，TAENZER A H，WALKER B J，et al. Pediatric Regional Anesthesia Network（PRAN）：a multi-institutional study of the use and incidence of complications of pediatric regional anesthesia［J］. Anesth Analg，2012，115（6）：1353-1364.

［12］ECOFFEY C，LACROIX F，GIAUFRÉ E，et al. Epidemiology and morbidity of regional anesthesia in children：a follow-up one-year prospective survey of the French-Language Society of Paediatric Anaesthesiologists（ADARPEF）［J］. Paediatr Anaesth，2010，20（12）：1061-1069.

［13］GURNANEY H，KRAEMER F W，MAXWELL L，et al. Ambulatory continuous peripheral nerve blocks in children and adolescents：a longitudinal 8-year single center study［J］. Anesth Analg，2014，118（3）：621-627.

［14］BUTTERWORTH J F T. Models and mechanisms of local anesthetic cardiac toxicity：a review［J］. Reg Anesth Pain Med，2010，35（2）：167-176.

［15］BRUELLE P，LEFRANT J Y，DE LA COUSSAYE J E，et al. Comparative electrophysiologic and hemodynamic effects of several amide local anesthetic drugs in anesthetized dogs［J］. Anesth Analg，1996，82（3）：648-656.

［16］LÖNNQVIST P A，ECOFFEY C，BOSENBERG A，et al. The European society of regional anesthesia and pain therapy and the American society of regional anesthesia and pain medicine joint committee practice advisory on controversial topics in pediatric regional anesthesia Ⅰ and Ⅱ：what do they tell us？ ［J］. Curr Opin Anaesthesiol，2017，30（5）：613-620.

［17］ ROSENBERG P H，VEERING B T，URMEY W F. Maximum recommended doses of local anesthetics：a multifactorial concept ［J］. Reg Anesth Pain Med，2004，29（6）：564-575；discussion 524.

［18］ ABRAHAMS M S，AZIZ M F，FU R F，et al. Ultrasound guidance compared with electrical neurostimulation for peripheral nerve block：a systematic review and meta-analysis of randomized controlled trials ［J］. Br J Anaesth，2009，102（3）：408-417.

［19］ OREBAUGH S L，KENTOR M L，WILLIAMS B A. Adverse outcomes associated with nerve stimulator-guided and ultrasound-guided peripheral nerve blocks by supervised trainees：update of a single-site database ［J］. Reg Anesth Pain Med，2012，37（6）：577-582.

［20］ AUROY Y，NARCHI P，MESSIAH A，et al. Serious complications related to regional anesthesia：results of a prospective survey in France ［J］. Anesthesiology，1997，87（3）：479-486.

［21］ PAN PH，BOGARD TD，OWEN MD. Incidence and characteristics of failures in obstetric neuraxial analgesia and anesthesia：a retrospective analysis of 19，259 deliveries ［J］. Int J Obstet Anesth，2004，13（4）：227-233.

［22］ ILFELD B M，VISCUSI E R，HADZIC A，et al. Safety and side effect profile of liposome bupivacaine（Exparel）in peripheral nerve blocks ［J］. Reg Anesth Pain Med，2015，40（5）：572-582.

［23］ CHIN K J，MCDONNELL J G，CARVALHO B，et al. Essentials of our current understanding：abdominal wall blocks ［J］. Reg Anesth Pain Med，2017，42（2）：133-183.

［24］ JOSEPH M N，MICHAEL J B，MICHAEL R F，et al. The Third American Society of Regional Anesthesia and Pain Medicine Practice Advisory on Local Anesthetic Systemic Toxicity. Executive Summary 2017 ［J］. Reg Anesth Pain Med，2018，43（2）：113-123.

［25］ FETTIPLACE M R，WEINBERG G. The mechanisms underlying lipid resuscitation therapy ［J］. Reg Anesth Pain Med，2018，43（2）：138-149.

［26］ WEINBERG G L，RIPPER R，MURPHY P，et al. Lipid infusion accelerates removal of bupivacaine and recovery from bupivacaine toxicity in the isolated rat heart ［J］. Reg Anesth Pain Med，2006，31（4）：296-303.

［27］ WEINBERG G L. Treatment of local anesthetic systemic toxicity（LAST）［J］. Reg Anesth Pain Med，2010，35（2）：188-193.

［28］ WANG Q G，WU C，XIA Y，et al. Epinephrine Deteriorates Pulmonary Gas Exchange in a Rat Model of Bupivacaine-Induced Cardiotoxicity：A Threshold Dose of Epinephrine［J］. Reg Anesth Pain Med，2017，42（3）：342-350.

［29］ DI GREGORIO G，SCHWARTZ D，RIPPER R，et al. Lipid emulsion is superior to vasopressin in a rodent model of resuscitation from toxin-induced cardiac arrest ［J］. Crit Care Med，2009，37（3）：993-999.

［30］ SOLTESZ E G，VAN PELT F，BYRNE J G. Emergent cardiopulmonary bypass for bupivacaine cardiotoxicity ［J］. J Cardiothorac Vasc Anesth，2003，17（3）：357-358.

24 外周神经阻滞并发症防治专家共识

万里(共同执笔人)　王云　王庚(共同执笔人)　公茂伟　冯霞　米卫东(负责人)
江伟　张孟元　罗艳　郭永清　唐帅

随着超声可视化技术的普及,外周神经阻滞技术应用日益广泛,而与之相关的各类并发症也随之增加。这些并发症的早期预防、及时发现和有效处置,可大大改善临床预后;而其中对神经损伤原因科学而准确的鉴别,也是外周神经阻滞技术得以广泛推广的关键所在。为规范此类并发症的诊疗流程,降低其发生率,优化患者预后,中华医学会麻醉学分会特制定《外周神经阻滞并发症防治专家共识》。

一、神经阻滞并发症概论

外周神经阻滞是较为安全的临床技术,整体并发症的发生率很低,约为0.05%,主要包括神经损伤、周围组织损伤、局部麻醉药溢散、局部麻醉药毒性反应以及感染等。

(一)神经损伤

神经系统并发症的发生,与损伤强度、患者易感性及环境等因素相关。手术麻醉后(无论有无外周神经阻滞),神经损伤的总体发生率<1%,经常难以预料和预防。而外周神经阻滞后神经损伤更加少见,约为0.03%。虽然有一些研究显示,外周神经阻滞并不增加术后神经损伤的发生,而术后大多数特别是严重而持久的神经损伤多与手术本身有关,但神经损失依然会影响此技术在临床的推广应用,应予以高度重视。神经损伤多表现为阻滞区域感觉异常或肌力减弱,多数短时期

内可恢复;短暂性神经功能损伤的发生率,约为8.2%~15%;而长期或永久性神经损伤的发生率极低。

1. **病理生理机制** 动物实验及临床研究显示,导致神经系统并发症的相关因素包括:神经阻滞类型、术前并存的神经病变、神经内注射给药、机械刺激(如针刺伤)、高压注药损伤、局部麻醉药的神经毒性、神经缺血、手术所致的医源性创伤等。神经损伤可能的机制与分类:

(1) 机械性损伤(创伤性):穿刺针尖与神经直接接触、注药压力过高、外科手术操作、患者体位摆放不当导致的神经受到牵拉和压迫以及止血带的局部压迫等,均是长时间神经传导障碍的重要原因,严重可发生轴突局灶性脱髓鞘改变。必须明确手术创伤是导致神经损伤的最重要的直接因素,特别是关节外科手术如肩关节镜、肩袖修补术、膝关节镜手术、胫骨平台手术等发生神经损伤的概率较高。手术导致的神经损伤最常见的是正中神经、桡神经浅支、腓总神经和尺神经等。对术前已有或潜在有弥漫性神经病变者,如糖尿病、尿毒症、酗酒、肿瘤化疗等患者,由于神经损伤易感性增加,各类麻醉技术均较易引起神经损伤或加重原有的神经病变。

(2) 血管性损伤(缺血性):外周神经有双重血供,即神经鞘内固有血管和神经外血管,为末梢动脉。各种原因导致的神经血供减少时就可能引起神经缺血性损伤;同时局部水肿或者血肿对神经可以产生压迫作用而进一步加重神经缺血;术前有弥漫性微血管硬化、术中长时间低血压的患者是发生神经缺血性损伤的危险人群。

(3) 化学性损伤(神经毒性):局部麻醉药物或其佐剂都具有浓度/时间依赖性神经毒性与细胞毒性效应,高浓度的局部麻醉药物与长时间的连续阻滞均可导致神经细胞损伤、髓鞘结构破坏和神经结缔组织急性炎症反应或慢性纤维化。

(4) 炎症性损伤:靠近或远离穿刺的部位,均可出现外周神经的非特异性炎症。炎性损伤、神经与周围组织粘连、增厚、血管改变以及瘢痕形成是影响神经功能的重要原因。

2. **诊断**

(1) 目前临床应用局部麻醉药的单次神经阻滞作用时间,一般不会超过24h,如果阻滞区域感觉或/和运动异常超出局部麻醉药作用时间,可考虑外周神经阻滞后神经损伤。

(2) 神经损伤症状和持续时间与损伤程度相关,损伤较轻者,其阻滞区域感觉异常或肌力减弱多在2周内恢复;较重损伤者,可有长期或永久的神经功能障碍。

3. **病因诊断及鉴别诊断**

(1) 了解手术相关情况和手术过程,初步判断神经损伤与手术的相关性。

(2) 进一步询问病史,仔细了解术前神经功能状态和发生神经损伤的危险因素、易感因素。

(3) 可疑患者及时进行体格检查(包括神经感觉和运动功能),根据初步检查结果,判断损伤的部位和严重程度。

(4) 神经电生理检查:包括神经传导检查(感觉和运动)与肌电图检查(EMG),用于评估神经功能异常的位置(借以鉴别是否麻醉因素)、严重程度和预后。EMG在神经损伤后10多天才出现肌肉失神经改变,肌肉发生Wallerian变性之前过早进行EMG检查会出现神经肌肉功能"正常"的错误结果;EMG检查在神经损伤后3周最敏感,故EMG检查通常在神经损伤后3~4周进行;必要时请神经科医师参与协助诊断。

(5) 超声影像学检查:如果怀疑血肿或不明原因的压迫导致,首先行局部超声检查排除。超声检查可以实时显示外周神经的长轴连续性和短轴横断面病变,对于外周神经损伤的部位和原因能够提供有效信息,特别是对于最常见的神经损伤四肢浅表部位神经检查具有优势,这也有助于判断神经损伤发生的原因。

(6) 磁共振成像(MRI)可以清晰地进行神经全程走行成像,特别是深部神经如腰丛病变的部位和程度,如神经局部水肿、断裂等,也可同步显示肌肉失神经病变。近年来出现的神经磁共振显像技术如弥散加权成像(DWI)和弥散张量成像(DTI),可以进一步提供神经病理生理学信息,有助于对术后神经病变进行病因诊断。如果神经病变部位与神经阻滞穿刺部位不一致,则可排除神经阻滞导致神经损伤。当出现下肢神经损伤时,不能忽略对腰椎脊髓的磁共振检查。

4. **预防**

超声及神经刺激仪等技术的普及应用,极大提高了阻滞的准确性及成功率,但神经损伤也不可完全避免。目前可采取的预防措施包括:

(1) 实施操作前仔细询问病史,对于已有弥漫性神经病变或者亚临床表现的患者,应尽量避免实施神经阻滞,确因病情需要时应权衡利弊,签署知情同意。

(2)尽量避免深度镇静下实施神经阻滞,使患者保留一定的沟通能力。

(3)不建议使用异感法行神经阻滞。

(4)避免使用长斜面穿刺针。

(5)超声引导神经阻滞时,尽量清楚显示针尖与目标神经的位置关系,可避免神经内穿刺注射。

(6)超声联合神经刺激器穿刺时,避免在电流阈值 <0.2mA 仍有相应肌肉收缩时进针和给药。

(7)当穿刺、注药时患者出现异感、疼痛或出现阻力过大时应立即停止进针或注药。

(8)避免使用较大容量注射器进行注药以免压力反馈错误所导致的压力性神经损伤。

(9)推荐"水分离""水定位"技术,避免穿刺针与神经的直接接触。

(10)选择最低有效浓度和剂量的局部麻醉药,慎用局部麻醉药佐剂。

(11)合理摆放手术体位,特别是对于肥胖患者和消瘦患者要避免体位相关性神经压迫损伤,上肢外展不要超过 90°,肘部保护垫避免局部压迫,正确使用止血带或加压包扎。

(12)术后随访以早期发现可能出现的神经损伤,并做好记录以应对可能出现的纠纷。

5. 处理措施 目前暂无有效促进神经修复的药物和治疗手段,可选用的方法包括:①可采取营养神经(糖皮质激素、维生素 B12 等)和物理疗法,短暂性神经损伤可自行恢复。②对于局部血肿压迫神经或者神经离断和严重轴索断伤的患者,必要时可行外科手术探查。

(二)感染

1. 危险因素

(1)无菌操作欠规范、穿刺部位附近有感染灶等。

(2)高危因素包括:ICU 患者、导管放置 >48h、未预防性应用抗生素、股区和腋区入路阻滞、血糖控制不佳的糖尿病患者以及免疫功能低下患者等。

2. 诊断

(1)轻度感染无明显临床表现。

(2)严重感染时穿刺部位或导管周围有红肿、压痛甚至溢脓等表现。

(3)单次阻滞感染很罕见;但留置导管尖端

细菌培养阳性可达 7.5%~57%;严重感染少见。

3. 预防

(1)严格执行无菌操作。

(2)导管留置时间不宜太久,以不超过 48h 为宜,但在密切观察和科学护理情况下可以根据具体情况适当延长导管留置时间。

(3)用隧道技术留置导管可降低感染的发生率。

(4)适当使用抗生素。

4. 处理措施

建议使用抗生素;拔除导管;有脓肿形成时考虑切开冲洗引流。

(三)局部血肿形成

1. 危险因素

(1)误穿血管,尤其在合并使用抗凝药或者存在凝血功能障碍的患者。在正确操作的情况下,抗凝药的使用一般并不增加血肿的发生率。

(2)反复穿刺导致局部损伤出血,血肿形成后可能增加感染的概率。

2. 诊断

局部血肿形成,可产生一定的局部压迫症状,超声检查可确诊。

3. 预防

(1)正确定位,规范、谨慎操作。

(2)神经大多与血管伴行,超声实时引导穿刺可降低刺破血管的概率,通过超声多普勒等可预先判断穿刺路径及目标位置的血流和血管。

(3)对进行抗凝治疗或者凝血功能障碍的患者实施神经阻滞时,深部神经阻滞参照椎管内凝血功能要求标准;表浅、可压迫部位的神经阻滞可放宽标准。

4. 处理措施

(1)给予足够的压迫时间(3~5min),较小血肿一般可自行吸收。

(2)较粗动脉损伤后,建议压迫 5min 以上。

(3)如果血肿过大,压迫气道,则需要及时切开减张,充分止血。

(4)穿破浅表动脉后建议做加压包扎,如果损伤深部动脉则需密切观察,必要时手术探查。

(四)连续神经阻滞导管相关并发症

1. 导管脱落

(1)常见原因:固定不牢、误操作等,导管意外脱落的概率为 1% 左右。

(2)临床表现:导管脱出。

(3)预防:缝合导管于皮肤或用手术胶水粘导管和皮肤能减少导管脱落;应用皮下隧道也有一定的作用,用穿刺针穿隧道时注意避免将导管切断或刺破。

(4)处理措施:重新放置导管或改用其他镇痛措施。

2. 导管移位

(1)常见原因:患者体动幅度过大、术后功能锻炼均可能导致导管移位,如连续肌间沟臂丛导管移位到胸腔、血管甚至椎间孔。

(2)临床表现:原有的区域阻滞效果可能发生改变,并出现新的临床异常征象。

(3)预防:导管置入后应检查导管尖端是否达到目标位置,并妥善固定导管,对于活动度较大部位导管置入时应预留充分导管活动空间。

(4)处理措施:根据临床症状及相关检查来判断导管移位,必要时经导管造影检查。一旦发现导管移位,可根据具体情况采取措施,包括拔除导管。

3. 导管拔除困难

(1)常见原因:导管在体内扭曲,打结,或与神经周围组织牵连。导管拔除困难的概率很小。

(2)临床表现:导管不能顺利拔除,拔导管时患者有严重的疼痛感或神经刺激症状(异感)。

(3)预防:避免留置导管太长,一般 3~8cm。放置导管遇到阻力较大时避免强行置入。

(4)处理措施:无菌操作下皮肤或皮下切开寻找原因。强行拔除导管可能会导致导管断裂或神经损伤。一旦导管拔断,留在体内的部分如果感染的概率比较小,不一定需要手术取出。

4. 导管穿刺部位渗漏

(1)常见原因:局部组织疏松,导管放置过浅,粘贴不紧密、使用抗凝药物等。

(2)临床表现:渗漏是常见的不良反应,表现为导管穿刺部位有液体渗出,伴发神经阻滞效果不全或无效。

(3)预防:使用皮下隧道,导管妥善固定、粘贴等。

(4)处理措施:更换敷料,必要时更换镇痛方法。

(五)局部麻醉药的肌肉细胞毒性

较大剂量的局部麻醉药注射到目标神经周围,偶尔可导致局部肌肉毒性反应。研究显示,这种毒性反应具有剂量、浓度和时间相关性。

1. 发生机制

(1)肌肉等细胞内肌浆网钙离子内流、ATP 酶失衡、线粒体代谢障碍,导致细胞破裂溶解,可出现局部炎症反应。

(2)局部麻醉药注射后数日内,肌肉细胞可出现凋亡反应,但一般数周至数月可恢复。

(3)不同阻滞部位肌肉毒性程度存有差异性,有报道球后神经阻滞、肌间沟臂丛神经阻滞和收肌管阻滞肌肉出现的毒性反应各不相同。

(4)各类局部麻醉药的肌肉毒性存有差异性。研究表明,布比卡因毒性最大,罗哌卡因次之,利多卡因毒性最低。

2. 临床表现

(1)肌肉毒性改变多数处于亚临床状态,没有明显的症状。单束特定肌肉的炎症或功能障碍不易被识别,多被手术相关的急性炎症反应所掩盖。

(2)随访时间不充分,也使得局部麻醉药肌肉毒性容易被漏诊。如收肌管阻滞后,如仔细追踪,可见术后 1~2d 下肢急性弛缓性无力,同时可伴有手术较远部肌炎的放射学证据,但临床多无密切关注。

3. 诊断

(1)明确局部麻醉药导致的肌肉毒性诊断比较困难,如果神经阻滞作用消退后仍存在无法用手术损伤解释的肌肉无力或肌肉疼痛等症状,可考虑出现局部麻醉药肌肉毒性损伤。

(2)对于高度怀疑的患者,应进一步进行实验室检测和 MRI 成像,研究表明:①血清 CPK 和谷氨酸浓度在肌毒损伤后持续升高。②MRI 有助于明确肌炎诊断,肌肉活检可确诊肌炎。③肌电图对于诊断和鉴别诊断也有一定的价值。

4. 预防

(1)避免使用高浓度局部麻醉药物,特别是布比卡因,一般将布比卡因浓度控制在 0.375% 以下,罗哌卡因 0.5% 以下。

(2)连续神经阻滞时使用较低浓度局部麻醉药,并尽量缩短使用时长,超过 48h 肌肉毒性反应风险会增加。可采用多模式镇痛,以满足机体镇痛需求。

二、各部位神经阻滞并发症

(一) 颈丛阻滞

1. 膈神经阻滞

(1) 常见原因:膈神经主要由第 4 颈神经(C4)组成,同时接受 C3、C5 颈神经的小分支,因此颈深丛阻滞极易累及膈神经。

(2) 临床表现

1) 单侧阻滞表现为同侧膈肌运动减弱甚至完全麻痹,通气功能显著下降。呼吸功能正常的患者可耐受或仅有轻微症状;合并严重心肺疾患者可出现明显憋气和呼吸困难,甚至急性呼吸衰竭。

2) 双侧受累时出现呼吸困难及胸闷。

3) 床边胸部超声可发现阻滞侧膈肌运动异常,胸部平片可发现阻滞侧膈肌上抬。

(3) 预防

1) 避免双侧颈深丛阻滞。

2) 合并严重呼吸系统疾病患者慎重行单侧颈深丛阻滞。

3) 将少量局部麻醉药局限注射于颈 4 椎体水平胸锁乳突肌腹侧面偏外侧,可减少膈神经阻滞的概率。

(4) 处理措施:症状轻微者予吸氧;明显呼吸困难面罩吸氧不能缓解者需紧急气管插管及呼吸机支持治疗,直至膈肌功能完全恢复。

2. 喉返神经阻滞

(1) 常见原因:喉返神经是迷走神经的分支,颈丛阻滞时进针过深、药物容量过大或注药压力过大可导致阻断迷走神经或直接阻断喉返神经,从而引起声带麻痹。

(2) 临床表现:单侧阻滞通常表现为声音嘶哑、发声无力、失音,甚至呼吸困难;双侧阻滞可出现严重呼吸困难。

(3) 预防:进针不宜过深,局部麻醉药量不宜过大,避免行双侧颈深丛阻滞。

(4) 处理原则:局部麻醉药作用消退后症状即可完全缓解。单侧阻滞可予吸氧、小剂量镇静剂和糖皮质激素治疗。双侧阻滞应立即予紧急气管插管机械通气,至声带功能恢复。

3. Horner 综合征

(1) 常见原因:由于颈交感神经阻滞所致。

(2) 临床表现:同侧上睑下垂、瞳孔缩小、球结膜充血、同侧鼻腔充血及同侧面部无汗;双侧颈交感神经阻滞时可能出现严重心动过缓甚至心搏骤停。

(3) 预防:超声引导可减少局部麻醉药药量,并使局部麻醉药局限在胸锁乳突肌深面,避免局部麻醉药的溢散可降低 Horner 综合征的发生。

(4) 处理:Horner 综合征为自限性,短期内可自行缓解,无需特殊处理;如出现双侧颈交感阻滞,应密切观察患者生命体征,积极对症支持治疗。

4. 高位硬膜外阻滞和蛛网膜下腔阻滞

(1) 常见原因:进针太深;进针方向偏内偏后;局部麻醉药物误入蛛网膜下腔;较大容量的局部麻醉药注入椎间孔外的硬脊膜袖内。

(2) 临床表现:迅速发展的广泛感觉和运动神经阻滞,表现为呼吸抑制甚至呼吸麻痹,心动过缓和血压下降,严重者呼吸心搏骤停。

(3) 预防:准确定位;避免进针过深、局部麻醉药容量过大和注药压力过高;注意回抽有无脑脊液;注射试验量后,再注射剩余药量;严密监测。

(4) 处理:呼吸与循环支持治疗,面罩吸氧,快速补液,使用血管活性药物维持循环。如发生呼吸心搏骤停,紧急气管插管人工通气,并按心肺脑复苏原则处理。

(二) 臂丛神经阻滞

1. 血管损伤及血肿形成

(1) 常见原因:臂丛走行过程中与血管关系紧密。

1) 肌间沟臂丛神经在 C7 横突水平与椎动脉伴行。

2) 在锁骨上区,神经围绕锁骨下动、静脉走行;同时有颈横动脉和肩胛背动脉穿过。

3) 在锁骨下区,除神经围绕锁骨下动、静脉走行外,还有胸肩峰动脉和头静脉穿过。

4) 在腋窝区域神经伴腋动静脉走行,而且易出现多支变异动脉和静脉;腋路臂丛阻滞时,表浅的血管容易被超声探头压迫而显像不清晰。

(2) 预防与处理

1) 运用超声多普勒技术去识别目标神经周围及穿刺路径血管和血流信号。

2) 可运用探头提拉法发现被压瘪的血管,穿刺过程中避免穿刺针刺破血管。

3) 缓慢注射局部麻醉药前,反复回抽,密切观察患者的反应变化。

4）注药后发现目标周围没有药物扩散的液性暗区，要警惕局部麻醉药可能注射进血管内，应立即停止注射。

2. 神经异感和神经损伤

（1）肌间沟入路神经损伤的发生率最高，大多可在术后4~12周内恢复，偶有发生永久性神经根损伤。

（2）超声引导肌间沟臂丛神经阻滞时，若经中斜角肌进针，胸长神经和肩胛背神经易被穿刺损伤；经平面外穿刺或者经前斜角肌从内往外进针可避免损伤。

3. 高位硬膜外阻滞及蛛网膜下腔阻滞 肌间沟入路因邻近颈神经根，因此有高位硬膜外阻滞及蛛网膜下腔阻滞、全脊髓麻醉的风险。

4. 膈神经阻滞

（1）常见原因

1）当局部麻醉药容量达25ml时，肌间沟入路臂丛神经阻滞的膈神经阻滞发生率为100%。

2）锁骨上入路膈神经阻滞率可达67%。

3）垂直锁骨下入路膈神经阻滞率可达24%~26%。

4）喙突旁锁骨下入路及腋路膈神经阻滞发生概率较低。

（2）预防与处理

1）单侧膈神经阻滞可使肺功能下降25%，对于呼吸功能不全的患者应仔细评估、谨慎实施。

2）禁忌行双侧肌间沟阻滞，单侧肌间沟阻滞也应慎重。

3）长时间输注局部麻醉药可引起膈神经持续性阻断和同侧膈肌持续性麻痹，导致胸膜渗液及肺不张，因此连续肌间沟臂丛阻滞时要警惕持续性膈神经阻滞。

5. 喉返神经阻滞 因肌间沟入路与锁骨上入路与喉返神经的邻近关系，二者具有喉返神经阻滞的可能。

6. Horner 综合征 星状神经节位于第七颈椎和第一胸椎旁，肌间沟臂丛神经阻滞不可避免地会出现星状神经节阻滞出现Horner综合征，有观点认为Horner综合征是肌间沟臂丛阻滞的相关效应而不应被认为是并发症。

7. 气胸

（1）危险因素

1）锁骨周围神经阻滞时，进针位置过低、进针方向偏外及偏后可能损伤胸膜顶和肺组织导致气胸。

2）四种入路中，以锁骨上入路气胸发生率最高，锁骨下入路发生率相对较低，腋路无气胸风险。

（2）临床表现

1）早期患者可无明显症状或仅有轻微咳嗽。

2）多数于4~6h内逐渐出现呼吸困难，少数可延迟至24h，症状轻重取决于病情进展急缓、肺萎缩程度及原有心肺功能状况等。

3）床旁超声、胸部透视等可发现肺萎缩程度。

（3）预防：熟悉解剖，准确定位，避免进针过深和进针方向过于偏外偏后；使用超声清晰辨识胸膜，在穿刺过程中保持针尖可见。

（4）处理原则

1）肺压缩<20%的患者可进一步观察，吸氧，休息，一般1~2周可完全吸收。

2）肺压缩>20%且伴有明显症状者应立即行胸腔穿刺抽气或胸腔闭式引流。

（三）后路腰丛神经阻滞

1. 腰大肌及腹膜后血肿

（1）常见原因：患者行抗凝治疗或者凝血功能障碍；穿刺过深、损伤血管。

（2）临床表现

1）早期可无明显症状。

2）随出血量增加及血肿范围增大，患者可出现背部或肋腹部疼痛。

3）出血量大时，可出现低血压、少尿及贫血。

（3）预防：避免多次穿刺，尤其在使用抗凝治疗的患者；连续腰丛阻滞应避免用于抗凝治疗的患者。

（4）处理措施：卧床休息后3~6周后症状消失。

2. 局部麻醉药椎管内扩散

（1）发生机制

1）腰脊神经根从腰段脊柱椎间孔发出，通过椎间孔与椎管内相通，腰丛阻滞时局部麻醉药易进入椎管内（有报道发生率为25%以上）。

2）有脊柱畸形患者，如脊柱侧弯时椎体发生旋转，因穿刺针更加靠近椎间孔而使局部麻醉药椎管内扩散的概率更高。

3）高压注射局部麻醉药或者由外向内靠近椎间孔注射，药物易扩散到椎管内。

4）较大剂量局部麻醉药易扩散至椎管内,从而导致广泛硬膜外阻滞或全脊麻。

（2）临床表现

1）部分患者表现为椎管内麻醉,可出现对侧下肢麻木和肌力下降。

2）约 15% 患者可发生显著的低血压。

3）局部麻醉药误入蛛网膜下腔可发生全脊麻,出现严重低血压、甚至心跳呼吸骤停。

（3）预防

1）避免穿刺针过于靠近椎间孔。

2）避免由外向内往椎间孔方向穿刺。

3）注射局部麻醉药时避免高压注射。

4）超声引导"Shamrock"（三叶草）入路能够更加清楚地显示腰丛和针尖的位置关系。

5）阻滞后加强对患者的监测包括对健侧下肢感觉和运动功能的评估。

（4）处理措施:对症支持治疗,维持循环和呼吸功能,发生全脊麻心搏骤停时迅速进行心肺复苏。

3. 肾脏损伤

（1）常见原因:左肾脏下极位于 L2 椎体水平,右肾下极接近 L3 椎体,L3 椎体以上水平的后路腰丛阻滞可致肾包膜下血肿;盲穿进针过深;应用超声引导,针尖显像不清导致进针过深。

（2）临床表现:

1）患者可能出现严重腰背痛、肉眼血尿或镜下血尿。

2）C 反应蛋白升高。

3）超声或 CT 等检查会发现肾脏血肿。

（3）预防与处理:

1）避免穿刺时进针过深,尽可能在 L3 水平以下行后路腰丛阻滞。

2）超声引导腰丛阻滞时可精准定位腰椎节段,同时可发现肾脏。

3）超声与神经刺激器双重引导腰丛阻滞,穿刺前判断深度,可避免肾脏损伤。

（4）处理措施:嘱患者卧床休息,进行对症治疗,一般数日到数周内症状消失。

（四）坐骨神经阻滞

1. 出血和血肿

（1）危险因素

1）骶丛处有臀上动脉和臀下动脉与相对应的神经伴行,此处位置较深,穿刺时可能损伤血管

出现局部血肿。

2）在腘窝处坐骨神经的两个分支胫神经和腓总神经分离,距离腘动脉和腘静脉非常近,穿刺不当可能发生血管损伤。

（2）预防与处理

1）运用超声多普勒技术识别穿刺进针径路及目标周围的血管。

2）坐骨神经位置较深,穿刺过程中尽量避免刺入血管。

3）注药后神经周围没有局部麻醉药扩散,药物可能进入血管内。

4）反复回抽,缓慢间断注射并密切观察患者有无局部麻醉药中毒的早期症状。

2. 神经损伤

（1）危险因素:①坐骨神经比较粗大,神经内结缔组织丰富,发生损伤的概率较低;②坐骨神经位置较深,超声经常显像不清晰,平面内穿刺时进针角度较大,针尖难以清晰显影,易发生神经内穿刺或注射;③下肢手术止血带压力较高,特殊的手术体位可对坐骨神经造成进一步压迫。

（2）预防与处理:①超声与神经刺激器双重引导可使神经阻滞的成功率和安全性显著提高;②腘窝坐骨神经阻滞时,穿刺针由外侧往内侧进针时应避免刺伤腓总神经;③术中和术后要注意避免体位摆放不当对坐骨神经的压迫。

3. 阻滞不全

（1）危险因素:坐骨神经粗大,阻滞起效时间比较长,经常存在阻滞效果不全的情况。

（2）预防与处理:①超声联合神经刺激器;②应用相对较高浓度的局部麻醉药,如罗哌卡因需要 0.4%~0.5% 浓度;③多点阻滞技术可使局部麻醉药更好地包绕坐骨神经,起效时间有所缩短;④腘窝坐骨神经阻滞时采用包膜下阻滞技术可使阻滞效果更加完善,所需局部麻醉药更少。

（五）其他常用下肢神经阻滞

1. 股神经阻滞　股神经阻滞的并发症较为罕见,包括穿刺针刺入股动脉、静脉或者发自股动脉穿越股神经的旋股外侧动脉导致的局部血肿形成、动静脉瘘、假性动脉瘤等。

2. 股外侧皮神经阻滞　在阻滞股外侧皮神经过程中,将局部麻醉药注入血管的风险极低。目前,尚无股外侧皮神经阻滞并发症的报道。

3. 髂筋膜间隙阻滞　髂筋膜位置表浅,发生

重要组织结构损伤的概率较低;改良髂筋膜阻滞穿刺部位更高、更深,理论上有发生神经和血管损伤的可能。操作时一定要确认股动脉近端的走行,并保持穿刺针位于股动脉外侧,以免将其穿破。

4. 闭孔神经阻滞 经典的穿刺途径进针方向朝向盆腔,向头侧进针过深,有刺破膀胱、直肠和精索以及该吻合支刺入闭孔血管的风险。此外,髂外动脉和闭孔动脉耻骨后吻合支出现概率多达10%,一旦刺破吻合支,止血将会很困难。因此,闭孔神经阻滞避免用于使用抗凝治疗的患者。

(六) 椎旁间隙阻滞

椎旁间隙阻滞特别是胸段椎旁间隙阻滞有替代椎管内麻醉的趋势,阻滞成功率较高,目前广泛应用于胸科、乳腺以及腹部等手术,但一些并发症依然需要关注。常见并发症包括:刺破血管、胸膜、局部麻醉药椎管内扩散、高位胸段椎旁间隙阻滞导致的臂丛神经阻滞和 Horner 综合征等。

1. 常见原因

(1) 单点大容量局部麻醉药注射时容易出现局部麻醉药椎管内扩散,常表现为单侧硬膜外麻醉;随着多点小容量穿刺注射技术的应用,椎管内扩散有所减少。

(2) 椎旁间隙内有较多血管结构如肋间动脉、静脉,穿刺可能损伤血管导致局部血肿,对于凝血功能障碍和抗凝患者应谨慎实施。

(3) 连续椎旁阻滞置管相对困难,往往难以准确到位,强行置管可能损伤胸膜进入胸腔以及经椎间孔误入椎管内,随着超声引导椎旁间隙阻滞的广泛应用,发生气胸的风险显著降低。

(4) 有报道椎旁阻滞或其他神经根阻滞导致蛛网膜下腔麻醉或者全脊麻,可能的原因是:①当采用肋间平面内由外往内侧朝向椎间孔穿刺进针时针尖穿过椎间孔并刺穿硬脑膜进入蛛网膜下腔;②神经根硬膜袖穿过椎间孔突出进入椎旁空间,针尖在椎旁间隙刺入硬膜袖进入蛛网膜下腔。

2. 预防与处理

(1) 根据手术部位神经分布,科学选择椎旁间隙阻滞的节段。

(2) 超声清楚显像胸膜、横突、肋骨横突上韧带等结构。

(3) 穿刺要全程显示针尖与胸膜、肋骨横突上韧带的位置关系,当针尖显示不清时,可以通过水定位技术来寻找针尖位置。

(4) 穿刺突破肋骨横突上韧带时阻力消失往往不明显,当针尖进入椎旁间隙后,注药前要反复回抽,确保无血或脑脊液。

(5) 注射局部麻醉药时观察胸膜推移情况。

(6) 操作完成后密切观察患者,测试阻滞侧效果并观察对侧躯干是否出现感觉减退。

(七) 筋膜层阻滞

临床常用的筋膜层阻滞技术主要包括竖脊肌平面阻滞、前锯肌平面阻滞、胸骨旁神经阻滞、PECS 阻滞、腹横肌平面阻滞、腰方肌平面阻滞等。筋膜层阻滞技术是将较大剂量、容量的局部麻醉药注射到躯干部特定筋膜层,以希望阻滞其间的神经,主要发挥一定程度的体表镇痛作用,作为促进患者康复的多模式镇痛技术的组成部分,但是阻滞效果存在很大不确定性,尤其对于内脏疼痛作用有限。目前需要更多的 RCT 研究来验证明确的作用部位、药物扩散以及安全性。

1. 常见并发症

(1) 一般认为筋膜层阻滞相对安全,但是可能出现的并发症依然需要重视,如穿刺过深导致的内脏损伤(气胸、心包压塞、腹腔脏器损伤等)、局部麻醉药全身和局部毒性反应、局部血肿、感染、局部麻醉药溢散邻近组织结构导致的相应并发症等。

(2) 对于腹壁的筋膜层阻滞如腰方肌阻滞、腹横筋膜阻滞等要注意局部麻醉药扩散到腰丛或者股神经导致的下肢感觉和运动异常,对于要求早期下床活动的患者阻滞后应先评估下肢肌力以避免患者跌倒。

2. 预防与处理

(1) 科学合理选择阻滞技术和穿刺注药部位。

(2) 对于凝血功能障碍或者接受抗凝治疗患者,筋膜层阻滞特别是深部筋膜层阻滞发生血肿的风险较大,如腰方肌阻滞。

(3) 超声引导筋膜层阻滞应避免穿刺针过深而刺入胸腹腔重要脏器,可通过穿刺全程针尖可见,将局部麻醉药准确注射到目标筋膜层加以预防。

(4) 因筋膜层阻滞局部麻醉药用量普遍较大,可能会发生延迟性局部麻醉药全身毒性反应,局部麻醉药总量应根据患者体重等情况严格控制,严格无菌操作。

三、结　语

随着超声可视化技术、ERAS 和多模式镇痛等理念的实践以及日间手术的广泛开展，外周神经阻滞技术在围手术期的应用价值，得到了临床广泛的认同。有别于传统体表定位方法，超声引导外周神经阻滞技术入路在不断发展创新，甚至进入了以往认为的危险区域或者禁区。这就需要麻醉科医师不断加强基础知识和技能的培训，掌握更为扎实的解剖学基础、超声成像技术和穿刺技术，有能力辨别穿刺针尖与目标神经及其周围组织的位置关系。作为一项有创操作，外周神经阻滞可能会给患者带来风险。因此操作前，一定要进行风险 - 效益评估，并充分分析与告知，以将外周神经阻滞相关并发症发生率和临床纠纷降到最低。

参 考 文 献

［1］ ABRECHT C R，BROVMAN E Y，GREENBERG P，et al. A contemporary medicolegal analysis of outpatient medication management in chronic pain［J］. Anesth Analg，2017，125（5）：1761-1768.

［2］ JENG C L，TORRILLO T M，ROSENBLATT M A. Complications of peripheral nerve blocks［J］. Br J Anaesth，2010，105 Suppl 1：i97-i107.

［3］ BRULL R，HADZIC A，REINA M A，et al. Pathophysiology and etiology of nerve injury following peripheral nerve blockade［J］. Reg Anesth Pain Med，2015，40（5）：479-490.

［4］ WULF H. Nerve damage in regional anesthesia - A complication and many possible causes［J］. Anasthesiol Intensivmed Notfallmed Schmerzther，2012，47（5）：318-319.

［5］ DROOG W，LIN D Y，WIJK J J V，et al. Is It the Surgery or the Block？ Incidence，Risk Factors，and Outcome of Nerve Injury following Upper Extremity Surgery［J］. Plast Reconstr Surg Glob Open，2019，7（9）：e2458 .

［6］ YAJNIK M，KOU A，MUDUMBAI S C，et al. Peripheral nerve blocks are not associated with increased risk of perioperative peripheral nerve injury in a Veterans Affairs inpatient surgical population［J］. Reg Anesth Pain Med，2019，44（1）：81-85.

［7］ KELSAKA E，GÜLDOĞUŞ F，ERDOĞAN M，et al. Who is responsible for the postoperative nerve injury？ Anesthesia？ Orthopedics？ Trauma？［J］. Agri，2014，26

（3）：141-144.

［8］ NEAL J M，BARRINGTON M J，BRULL R，et al. The Second ASRA Practice Advisory on Neurologic Complications Associated With Regional Anesthesia and Pain Medicine：Executive Summary 2015［J］. Reg Anesth Pain Med，2015，40（5）：401-430.

［9］ JENG C L，ROSENBLATT M A. Intraneural injections and regional anesthesia：the known and the unknown［J］. Minerva Anestesiologica，2011，77（1）：54-58.

［10］ SONDEKOPPAM R V，TSUI B C. Factors associated with risk of neurologic complications after peripheral nerve blocks：a systematic review［J］. Anesth Analg，2017，124（2）：645-660.

［11］ UPTON A R，MCCOMAS A J. The double crush in nerve entrapment syndromes［J］. Lancet，1973，2（7825）：359-362.

［12］ SHALINI DHIR，SUGANTHA GANAPATHY，PETER LINDSAY，et al. Case report：ropivacaine neurotoxicity at clinical doses in interscalene brachial plexus block［J］. Can J Anaesth，2007，54（11）：912-916.

［13］ AHN KYLE S，KOPP SANDRA L，WATSON JAMES C，et al. Postsurgical inflammatory neuropathy［J］. Reg Anesth Pain Med，2011，36（4）：403-405.

［14］ YOUNG GT，EMERY EC，MOONEY ER，et al. Inflammatory and neuropathic pain are rapidly suppressed by peripheral block of hyperpolarisation-activated cyclic nucleotide-gated ion channels［J］. Pain，2014，155（9）：1708-1719.

［15］ BORGEAT ALAIN，AGUIRRE JOSÉ. Assessment and treatment of postblock neurologic injury［J］. Anesthesiol Clin，2011，29（2）：243-256.

［16］ MARTÍN NOGUEROL T，BAROUSSE R，GÓMEZ CABRERA M，et al. Functional MR neurography in evaluation of peripheral nerve trauma and postsurgical assessment［J］. Radiographics，2019，39（2）：427-446.

［17］ RICE A S，MCMAHON S B. Peripheral nerve injury caused by injection needles used in regional anaesthesia：influence of bevel configuration，studied in a rat model［J］. Br J Anaesth，1992，69（5）：433-438.

［18］ KROL A，VALA A，PHYLACTIDES L，et al. Injection pressure mapping of intraneural vs. perineural injections：further lessons from cadaveric studies［J］. Minerva Anestesiologica，2018，84（8）：907-918.

［19］ QUADRI C，SAPORITO A，CAPDEVILA X. Real-time continuous monitoring of injection pressure at the needle tip for peripheral nerve blocks：description of a new method［J］. Anaesthesia，2018，73（2）：187-194.

［20］ KRISHNA PRASAD G V，KHANNA S，JAISHREE S V. Review of adjuvants to local anesthetics in peripheral nerve blocks:Current and future trends [J]. Saudi J Anaesth,2020,14(1):77–84.

[21] THOMAS JOSEPH. Medical records and issues in negligence [J]. Indian J Urol,2009,25(3):384-388.

[22] PULOS N,SHIN E H,SPINNER R J,et al. Management of Iatrogenic Nerve Injuries [J]. J Am Acad Orthop Surg,2019,27(18):e838-e848.

[23] COMPÈRE V,CORNET C,FOURDRINIER V,et al. Thigh abscess as a complication of continuous popliteal sciatic nerve block [J]. Br J Anaesth,2005,95(2): 255-256.

[24] LI J,HALASZYNSKI T. Neuraxial and peripheral nerve blocks in patients taking anticoagulant or thromboprophylactic drugs:challenges and solutions[J]. Local Reg Anesth,2015,8:21-32.

[25] HAURITZ R W,HANNIG K E,BALOCCO A L,et al. Peripheral nerve catheters:A critical review of the efficacy [J]. Best Pract Res Clin Anaesthesiol,2019, 33(3):325-339.

[26] CAPDEVILA XAVIER,PIRAT PHILIPPE, BRINGUIER SOPHIE,et al. Continuous peripheral nerve blocks in hospital wards after orthopedic surgery: a multicenter prospective analysis of the quality of postoperative analgesia and complications in 1,416 patients [J]. Anesthesiology,2005,103(5):1035-1045.

[27] JENKINS C R,KARMAKAR M K. An unusual complication of interscalene brachial plexus catheterization:delayed catheter migration [J]. Br J Anaesth,2005,95(4):535-537.

[28] ZINK WOLFGANG,GRAF BERNHARD M. Local anesthetic myotoxicity [J]. Reg Anesth Pain Med, 2004,29(4):333-340.

[29] HUSSAIN N,MCCARTNEY C J L,NEAL J M,et al. Local anaesthetic-induced myotoxicity in regional anaesthesia:a systematic review and empirical analysis [J]. Br J Anaesth,2018,121(4):822-841.

[30] ZINK WOLFGANG,BOHL JÜRGEN R E,HACKE NICOLA,et al. The long term myotoxic effects of bupivacaine and ropivacaine after continuous peripheral nerve blocks [J]. Anesth Analg,2005,101(2):548-554.

[31] FLORES S,RIGUZZI C,HERRING AA,et al. Horner's Syndrome after Superficial Cervical Plexus Block [J]. West J Emerg Med,2015,16(3):428-431.

[32] BAJAJ P. Regional anaesthesia in the patient with pre-existing neurological dysfunction [J]. Indian J Anaesth,2009,53(2):135-138.

[33] THOMAS S E,WINCHESTER J B,HICKMAN G,et al. A confirmed case of injury to the long thoracic nerve following a posterior approach to an interscalene nerve block [J]. Reg Anesth Pain Med,2013,38(4):370.

[34] NAAZ S,ASGHAR A,JHA N K,et al. A unique case of hoarseness of voice following left supraclavicular brachial plexus block[J]. Saudi J Anaesth,2020,14(1): 109–111.

[35] BALAJI R M,SHERFUDEEN K M,KUMAR S. Double trouble:hoarseness and Horner's after supraclavicular brachial plexus block [J]. S Afr J Anaesth Analg, 2017,23(1):24-25.

[36] GAUSS A,TUGTEKIN I,GEORGIEFF M,et al. Incidence of clinically symptomatic pneumothorax in ultrasound-guided infraclavicular and supraclavicular brachial plexus block [J]. Anaesthesia,2014,69(4): 327-336.

[37] AVELINE C,BONNET F. Delayed retroperitoneal haematoma after failed lumbar plexus block [J]. Br J Anaesth,2004,93(4):589-591.

[38] GADSDEN J C,LINDENMUTH D M,HADZIC A,et al. Lumbar plexus block using high-pressure injection leads to contralateral and epidural spread [J]. Anesthesiology,2008,109(4):683-688.

[39] TOR KILIÇ C,GÜRKAN Y. Popliteal blok sonrası hematom oluşumu [Hematoma of thight as popliteal block complication] [J]. Agri,2019,31(2):101-103.

[40] PACE M M,SHARMA B,ANDERSON-DAM J,et al. Ultrasound-guided thoracic paravertebral blockade:a retrospective study of the incidence of complications[J]. Anesth Analg,2016,122(4):1186-1191.

[41] LINLIN SONG,YIN ZHOU,DA HUANG. Inadvertent posterior intercostal artery puncture and haemorrhage after ultrasound-guided thoracic paravertebral block:a case report [J]. BMC Anesthesiol,2018,18(1):196.

[42] ALBI-FELDZER A,DUCEAU B,NGUESSOM W, et al. A severe complication after ultrasound-guided thoracic paravertebral block for breast cancer surgery: total spinal anaesthesia:A case report [J]. Eur J Anaesthesiol,2016,33(12):949-951.

[43] TSUI BCH,KIRKHAM K,KWOFIE M K,et al. Practice advisory on the bleeding risks for peripheral nerve and interfascial plane blockade:evidence review and expert consensus [J]. Can J Anaesth,2019,66(11):1356-1384.

[44] SALARIA O N,KANNAN M,KERNER B,et al. A Rare Complication of a TAP Block Performed after Caesarean Delivery [J]. Case Rep Anesthesiol,2017,2017: 1072576.

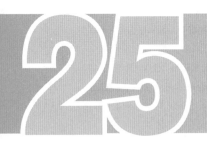

术后恶心呕吐防治专家共识

王英伟　王国林　田玉科(共同负责人)　吴新民　吴震　罗爱伦　俞卫锋
徐建国　黄宇光(共同负责人)　裴丽坚(执笔人)　薛张纲

目 录

一、术后恶心呕吐的发生率及不良影响

术后恶心呕吐(PONV)在一般外科手术患者中发生率为30%,在高危患者中高达80%。PONV 多发生在手术后24~48h,少数可持续至术后 3~5d。

PONV 可能导致患者经历不同程度的痛苦,包括水、电解质平衡紊乱、伤口裂开、切口疝形成、误吸和吸入性肺炎等,从而降低患者的满意度,延长住院时间并增加医疗费用。

二、PONV 的危险因素

(一)患者因素

女性、PONV 和 / 或晕动病史、非吸烟、年龄 <50 岁。儿童发生 PONV 的危险因素包括年龄 3 岁及以上、POV/PONV/ 晕动病史、POV/PONV 家族史、青春期后女性;行斜视手术、腺扁桃体切除术或耳整形术,手术时间 30min 及以上、术中使用吸入麻醉药、抗胆碱能药;术后使用长效阿片类药物。

(二)麻醉因素

挥发性麻醉剂对 PONV 的影响呈剂量依赖性,在手术后最初的 2~6h 内尤为显著。术后阿片类药物、硫喷妥钠、依托咪酯、氯胺酮和曲马多等也增加 PONV 的发生率。丙泊酚 TIVA、多模式镇痛及区域阻滞麻醉、阿片类药物用量减少以及围术期使用 α2 受体激动剂、β- 受体阻断剂等可降低 PONV 发生率。容量不足增加 PONV 发生率。加速康复策略提出，午夜后禁食可能会增加 PONV 风险。

（三）手术因素

手术时间长（>3h）与 PONV 风险升高相关。腹腔镜手术、减重手术、妇科手术及胆囊切除术等手术类型的 PONV 发生率较高。

Apfel 依据成人 PONV 的 4 种主要危险因素：女性、非吸烟、PONV 和 / 或晕动病史和术后使用阿片类药物，设计了简易的成人 PONV 风险度评分法：每个因素为 1 分，评分为 0、1、2、3 和 4 分者，发生 PONV 的风险性分别为 10%、20%、40%、60% 和 80%。通过 Apfel 评分，含有 0-1、2 或 3 个以上危险因素患者，分为"低""中"或"高"三个风险类别，临床工作中简单易行。成人门诊手术出院后 PDNV 的五个主要高危因素是女性、有 PONV 史、年龄 50 岁以下、在 PACU 使用过阿片类药物以及在 PACU 有恶心史，评分为 0、1、2、3、4 和 5 分者，发生 PDNV 的风险性分别 10%、20%、30%、50%、60% 和 80%。儿童 PONV 的四个主要高危因素是手术时间≥30min、年龄 3 岁及以上、斜视手术、PONV 史或直系亲属有 PONV 史，评分为 0、1、2、3 和 4 分者，发生 PONV 的风险性分别为 9%、10%、30%、55% 和 70%。

三、PONV 评分

视觉模拟评分法（VAS）：以 10cm 直尺作为标尺，一端为 0，表示无恶心呕吐，另一端为 10，表示为难以忍受的最严重的恶心呕吐（1~4 为轻度，5~6 为中度，7~10 为重度）。

四、PONV 的发生机制

呕吐中枢位于第四脑室腹侧面极后区（Area postrema）化学触发带和孤束核上方，分为神经反射中枢和化学感受器触发带。

神经反射中枢接受皮层（视觉、嗅觉、味觉）、咽喉、胃肠道和内耳前庭迷路、冠状动脉及化学触发带的传入刺激。化学触发带包括 5-HT$_3$ 受体、5-HT$_4$ 受体、阿片受体、胆碱能受体、大麻受体、多巴胺受体等多种与恶心呕吐相关的部位。

恶心呕吐的传出神经包括迷走神经、交感神经和膈神经。

五、抗呕吐药的分类

根据抗呕吐药的作用部位可将抗呕吐药物分为：①作用在皮层：苯二氮䓬类；②作用在化学触发带：吩噻嗪类（氯丙嗪、异丙嗪和丙氯拉嗪）、丁酰苯类（氟哌利多和氟哌啶）、5-HT$_3$ 受体拮抗药（昂丹司琼、格拉司琼、托烷司琼、阿扎司琼、多拉司琼和帕洛诺司琼）、NK-1 受体拮抗药（阿瑞匹坦）、苯甲酰胺类、大麻类；③作用在呕吐中枢：抗多巴胺能药（氨磺必利）、抗组胺药（苯甲嗪和羟嗪）、抗胆碱药（东莨菪碱）；④作用在内脏传入神经：5-HT$_3$ 受体拮抗药、苯甲酰胺类（甲氧氯普胺）；⑤其他：皮质激素类（地塞米松、甲基强的松龙）。

（一）抗多巴胺能药

氨磺必利为多巴胺 D2 和 D3 受体拮抗剂，是一种口服抗精神病药。在已予非抗多巴胺能药物预防 PONV 的患者中，氨磺必利 10mg 相较于安慰剂治疗 PONV 更有效。诱导前予氨磺必利 5mg 可预防术后恶心呕吐。

（二）抗胆碱药

这类药物作用机制是抑制毒蕈碱样胆碱能受体，并抑制乙酰胆碱释放。该类药物可阻滞前庭的冲动传入，主要用于治疗晕动病、眩晕、病毒性内耳炎、梅尼埃病和肿瘤所致的恶心呕吐。主要使用东莨菪碱贴剂防治 PONV，副作用是口干和视力模糊。

（三）抗组胺药

组胺受体可分为 H1、H2 和 H3 三种类型。H1 受体与过敏、炎性反应相关，H2 受体与胃酸分泌相关，H3 受体与组胺释放有关。苯海拉明的推荐剂量是 1mg/kg 静注。异丙嗪可有效治疗 PONV，6.25mg 剂量即有效，且镇静作用小。

（四）丁酰苯类

小剂量氟哌利多（0.625~1.25mg）能有效预

防 PONV,与昂丹司琼 4mg 效果相似。氟哌利多因可能导致 QT 间期延长和尖端扭转性室速而受到美国 FDA 的黑框(black box)警告,但不少学者和文献认为此类并发症是时间和剂量依赖的,主要见于抗精神病的几周或几个月连续使用,而小剂量应用于 PONV 是安全的,在成人使用低剂量的本品对 QT 间期的影响与昂丹司琼及安慰剂无差别,但也提示在防治 PONV 时应避免大剂量使用本品或与其他可延长 QT 间期的药合用,已证明甚至在非常小剂量时($10\sim15\mu g/kg$),也有抗呕吐作用。增加剂量虽增强抗呕吐疗效,但也带来副作用增加的危险,如镇静和锥体外系症状。锥体外系症状主要发生在较年长的儿童,剂量 $>50\sim75\mu g/kg$。氟哌啶醇被推荐为氟哌利多的替代品,$0.5\sim2mg$ 静注或肌注对 PONV 有较好的预防作用,可在诱导后或手术结束前给药,副作用包括 QT 延长,类似 5-HT$_3$ 受体拮抗药。

(五)糖皮质激素类

地塞米松和甲基强的松龙的抗呕吐机制仍不清楚。由于地塞米松发挥作用需一段时间,应在手术开始时给药,主要需注意可能增高糖尿病患者的血糖。诱导前甲强龙 40mg i.v. 可预防术后恶心呕吐。

(六)苯甲酰胺类

甲氧氯普胺有中枢和外周多巴胺受体拮抗作用,也有抗血清素作用,加速胃排空,抑制胃的松弛并抑制呕吐中枢化学感受器触发带,最常用于胃动力药和作为抗肿瘤化疗相关呕吐的辅助治疗用药,常规剂量 10mg 并未被证明有预防 PONV 作用。一组大样本研究表明,甲氧氯普胺 25mg 或 50mg 与地塞米松 8mg 联合用药对 PONV 的预防效果才优于单用地塞米松 8mg,而如此大剂量的甲氧氯普胺明显增加锥体外系统的并发症。

(七)5-HT$_3$ 受体拮抗药

5-HT 受体 90% 存在于消化道(胃肠道黏膜下和肠嗜铬细胞),$1\%\sim2\%$ 存在于中枢化学感受器触发带。化疗和术后导致的呕吐与胃肠道黏膜下 5-HT$_3$ 受体激活有关。建议用于 PONV 的预防,特别是高危患者的预防,不推荐使用多次治疗剂量,如果无效应试用另一类药物。研究表明,所有该类药物治疗效果和安全性在 PONV 的预防时并

无差别。也有研究表明低剂量格拉司琼(0.1mg)复合 8mg 地塞米松和昂丹司琼 4mg 复合地塞米松 8mg 预防疝气手术后恶心呕吐均可达到气管导管拔管后 2h 内 $94\%\sim97\%$ 和 24h 内 $83\%\sim87\%$ 的优良效果。昂丹司琼与 $4\sim8mg$ 地塞米松和氟哌啶醇的疗效类似。0.3mg i.v. 雷莫司琼或 150mg i.v. 福沙匹坦,疗效都优于昂丹司琼。

昂丹司琼治疗 PONV 的推荐剂量是 4mg,其副作用为:头痛($5\%\sim27\%$),腹泻($<1\%\sim16\%$),便秘($<1\%\sim9\%$),发热($<1\%\sim8\%$),不适或疲乏($0\sim13\%$),肝酶增高($1\%\sim5\%$)。

托烷司琼阻断 5-HT$_3$ 受体,该药结构主环最接近 5-HT,更具特异性。本药半衰期长($8\sim12h$,昂丹司琼 3h,格拉司琼 $3.1\sim5.9h$),有口服制剂。

帕洛诺司琼是第二代高选择性、高亲和性 5-HT$_3$ 受体拮抗药,半衰期长达 40h。和第一代 5-HT$_3$ 受体拮抗药相比,帕洛诺司琼的结构类似于 5-HT,更易于与 5-HT$_3$ 受体结合。研究表明,0.075mg 帕洛诺司琼可有效预防术后 24h 内 PONV 的发生,其效应与 4mg 昂丹司琼相似。主要经 CYP2D6 酶代谢,临床剂量不受年龄、肝肾功能影响,对 QT 间期无明显影响。

(八)NK-1 受体拮抗药

阿瑞匹坦对 NK-1 受体具有选择性和高亲和性,对 NK-2 和 NK-3 受体亲和性很低,对多巴胺受体和 5-HT 受体亲和性也很低。通过与 NK-1 受体结合来阻滞 P 物质的作用而发挥止吐作用。术前 $1\sim3h$ 口服 40mg 阿瑞匹坦能有效预防术后 48h 内 PONV 的发生。诱导前予卡索匹坦 150mg 口服也可预防术后恶心呕吐。

(九)麻醉药

小剂量丙泊酚(20mg)有止吐作用,但作用时间短暂。研究表明,手术结束前 30min 给予咪达唑仑 2mg 能有效预防 PONV,与昂丹司琼 4mg 等效。

(十)联合用药

不同类型抗 PONV 药联合应用可阻断多种中枢神经系统受体,疗效优于单一药物。此外,由于采用最低有效剂量,每种药物的副作用发生率也减少。推荐联合用药预防 PONV,例如 5-HT$_3$ 受体拮抗药(昂丹司琼、帕洛诺司琼)+ 地塞米松,

5-HT$_3$ 受体拮抗药(昂丹司琼、帕洛诺司琼)+ 阿瑞匹坦,阿瑞匹坦 + 地塞米松,5-HT$_3$ 受体拮抗药(昂丹司琼、帕洛诺司琼)+ 氟哌利多,昂丹司琼 + 氟哌啶醇,昂丹司琼 + 倍他司汀,雷莫司琼 + 加巴喷丁,地塞米松 + 氟哌啶醇,氨磺必利 +1 种非多巴胺能止吐药,地塞米松 + 茶苯海明。5-HT$_3$ 受体抑制剂与氟哌利多和地塞米松联合应用时效果最好。

(十一) 穴位刺激

穴位刺激疗法可能通过增加体内 β- 内啡肽的释放,激活肾上腺素能和去甲肾上腺素能神经纤维改变 5-HT$_3$ 的传递,以及抑制迷走神经和胃酸的分泌,以防治 PONV。穴位刺激可分为有创刺激和无创刺激,有创刺激包括针刺、电针、穴位注射等,无创刺激包括穴位按压、经皮电刺激、间接灸、超激光照射等。针灸穴位可选择内关穴(P6 穴位),内关穴是目前公认的治疗 PONV 的标准穴位。研究表明,妇科手术中采用内关穴与双侧合谷、足三里、和三阴交等穴位组合,给予疏密波经皮穴位电刺激 30min(6~9mA,2/10Hz),可显著降低术后 24h 内 PONV 的发生率。另外,耳穴贴压刺激法在妇科腹腔镜手术、腹腔镜胆囊切除术中也具有较好的止吐作用。穴位药物注射可用于小儿等难于或不适合留置针刺的患者。例如,小儿内关穴注射 50 % 的葡萄糖 0.2ml 防治 PONV 的效果与氟哌利多 10μg/ kg 相当。

(十二) 其他

术前予加巴喷丁可减少腹部手术患者的 PONV。催眠、生姜以及小剂量纳洛酮等治疗措施均有一定的止吐效果。

六、防治 PONV 原则

(一) 一般原则

应确定患者发生 PONV 的风险,对中危以上患者应给予有效的药物预防。

去除基础病因,包括适当术前禁食(不少于 6h);对消化道梗阻患者术前插入粗口径胃管单次抽吸或持续引流,对术中胃膨胀患者应在手术结束前放入大口径胃管一次性抽吸,抽吸后拔除胃管以减少胃管刺激和反流。

PONV 高危患者的麻醉选择包括:麻醉方式方面,硬膜外麻醉、区域麻醉技术、连续局部麻醉药伤口浸润、丙泊酚静脉麻醉有利于减少 PONV。麻醉药方面,避免使用挥发性麻醉药,切皮前予右美托咪定可降低 PONV 的发生率,选用短效阿片类药物如瑞芬太尼,术中足量补液,避免脑缺氧缺血,用舒更葡糖钠代替新斯的明拮抗神经肌肉阻滞剂;术后使用非甾体抗炎药(NSAIDs)镇痛。NSAIDs 可显著降低 PONV 风险,但非选择性 NSAIDs 可能与胃肠道手术吻合口瘘相关,应谨慎使用。

(二) 选择抗呕吐药物及给药时间

PONV 临床防治效果判定的金标准是达到 24h 有效和完全无恶心呕吐。

不同作用机制的 PONV 药物联合用药的防治作用优于单一用药,作用相加而副作用不相加。5-HT$_3$ 受体抑制药、地塞米松和氟哌利多或氟哌啶醇是预防 PONV 最有效且副作用小的药物。无 PONV 危险因素的患者,不需要预防用药。对低、中危患者可选用上述一或两种药物预防。对高危患者可用 2~3 种药物组合预防。如预防无效应加用不同作用机制的药物治疗。

预防用药应考虑药物起效和持续作用时间。口服药物,如昂丹司琼、多拉司琼、丙氯拉嗪、阿瑞匹坦应在麻醉诱导前 1~3h 给予;静脉抗呕吐药则在手术结束前静注,但静脉制剂地塞米松应在麻醉诱导后给予;东莨菪碱贴剂应在手术前晚上或手术开始前 2~4h 给予。

(三) 对未预防用药或预防用药无效的 PONV 患者提供止吐治疗

患者离开麻醉后监护治疗室后发生持续的恶心和呕吐时,首先应进行床旁检查以除外药物刺激或机械性因素,包括用吗啡进行患者自控镇痛、沿咽喉的血液引流或腹部梗阻。在排除了药物和机械性因素后,可开始止吐治疗。

如果患者没有预防性用药,第一次出现 PONV 时,应开始小剂量 5-HT$_3$ 受体拮抗药治疗。5-HT$_3$ 受体拮抗药的治疗剂量通常约为预防剂量的 1/4,昂丹司琼 1mg、多拉司琼 12.5mg、格拉司琼 0.1mg 和托烷司琼 0.5mg。也可给予地塞米松 2~4mg,氟哌利多 0.625mg,或异丙嗪 6.25~12.5mg。患者在 PACU 内发生 PONV 时,可考虑静注丙泊酚 20mg 治疗。

如果已预防性用药,则治疗时应换用其他类型药物。如果在三联疗法(如 5-HT$_3$ 受体抑制药、地塞米松和氟哌利多或氟哌啶醇)预防后患者仍发生 PONV,则在用药 6h 内不应重复使用这三种药物,应换用其他止吐药。如果 PONV 在术后 6h 以后发生,可考虑重复给予 5-HT$_3$ 受体拮抗药和氟哌利多或氟哌啶醇,剂量同前。不推荐重复应用地塞米松。

(四)中西医结合防治

联用止吐药和经皮穴位电刺激或针灸与单用一种方法相比,能进一步降低恶心呕吐的发生率,且减少止吐药副作用的发生率。

参 考 文 献

[1] PEYTON P J, WU C Y. Nitrous oxide-related postoperative nausea and vomiting depends on duration of exposure [J]. Anesthesiology, 2014, 120(5): 1137-1145.

[2] SINGH B N, DAHIYA D, BAGARIA D, et al. Effects of preoperative carbohydrates drinks on immediate postoperative outcome after day care laparoscopic cholecystectomy [J]. Surg Endosc, 2015, 29(11): 3267-3272.

[3] LEE J, FARAONI D, LEE S, et al. Incidence and risk factors for postoperative vomiting following atrial septal defect repair in children [J]. Paediatr Anaesth, 2016, 26(6): 644-648.

[4] EFUNE P N, MINHAJUDDIN A, SZMUK P. Incidence and factors contributing to postdischarge nausea and vomiting in pediatric ambulatory surgical cases [J]. Paediatr Anaesth, 2018, 28(3): 257-263.

[5] GAN T J, KRANKE P, MINKOWITZ H S, et al. Intravenous amisulpride for the prevention of postoperative nausea and vomiting: two concurrent, randomized, double-blind, placebo-controlled trials [J]. Anesthesiology, 2017, 126(2): 268-275.

[6] SINGH P M, BORLE A, REWARI V, et al. Aprepitant for postoperative nausea and vomiting: a systematic review and meta-analysis [J]. Postgrad Med J, 2016, 92(1084): 87-98.

[7] LIU M, ZHANG H, DU B X, et al. Neurokinin-1 receptor antagonists in preventing postoperative nausea and vomiting: a systematic review and meta-analysis [J]. Medicine(Baltimore), 2015, 94(19): e762.

[8] LIU G, GONG M, WANG Y, et al. Effect of methylprednisolone on pain management in total knee or hip arthroplasty: a systematic review and meta-analysis of randomized controlled trials [J]. Clin J Pain, 2018, 34(10): 967-974.

[9] SINGH P M, BORLE A, GOUDA D, et al. Efficacy of palonosetron in postoperative nausea and vomiting (PONV)-a meta-analysis [J]. J Clin Anesth, 2016, 34: 459-482.

[10] XIONG C, LIU G, MA R, et al. Efficacy of palonosetron for preventing postoperative nausea and vomiting: a systematic review and meta-analysis [J]. Can J Anaesth, 2015, 62(12): 1268-1278.

[11] SOM A, BHATTACHARJEE S, MAITRA S, et al. Combination of 5-HT3 antagonist and dexamethasone is superior to 5-HT3 antagonist alone for PONV prophylaxis after laparoscopic surgeries: a meta-analysis [J]. Anesth Analg, 2016, 123(6): 1418-1426.

[12] BALA I, BHARTI N, MURUGESAN S, et al. Comparison of palonosetron with palonosetron-dexamethasone combination for prevention of postoperative nausea and vomiting in patients undergoing laparoscopic cholecystectomy [J]. Minerva Anestesiol, 2014, 80(7): 779-784.

[13] CHO E, KIM D H, SHIN S, et al. Efficacy of palonosetron-dexamethasone combination versus palonosetron alone for preventing nausea and vomiting related to opioid-based analgesia: a prospective, randomized, double-blind trial [J]. Int J Med Sci, 2018, 15(10): 961-968.

[14] SINHA A C, SINGH P M, WILLIAMS N W, et al. Aprepitant's prophylactic efficacy in decreasing postoperative nausea and vomiting in morbidly obese patients undergoing bariatric surgery [J]. Obes Surg, 2014, 24(2): 225-231.

[15] CHOI E K, KIM D G, JEON Y. Comparison of the prophylactic antiemetic efficacy of aprepitant plus palonosetron versus aprepitant plus ramosetron in patients at high risk for postoperative nausea and vomiting after laparoscopic cholecystectomy: a prospective randomized-controlled trial [J]. Surg Laparosc Endosc Percutan Tech, 2016, 26(5): 354-357.

[16] KAWANO H, MATSUMOTO T, HAMAGUCHI E, et al. Antiemetic efficacy of combined aprepitant and dexamethasone in patients at high-risk of postoperative nausea and vomiting from epidural fentanyl analgesia [J]. Minerva Anestesiol, 2015, 81(4): 362-368.

[17] DE MORAIS L C, SOUSA A M, FLORA G F, et al. Aprepitant as a fourth antiemetic prophylactic strategy

in high-risk patients:a double-blind,randomized trial [J]. Acta Anaesthesiol Scand,2018,62(4):483-492.

[18] MATSOTA P,ANGELIDI M,PANDAZI A,et al. Ondansetrondroperidol combination vs. ondansetron or droperidol monotherapy in the prevention of postoperative nausea and vomiting [J]. Arch Med Sci, 2015,11(2):362-370.

[19] HU X,TAN F,GONG L. Higher dose of palonosetron versus lower dose of palonosetron plus droperidol to prevent postoperative nausea and vomiting after eye enucleation and orbital hydroxyapatite implant surgery: a randomized,double-blind trial [J]. Drug Des Devel Ther,2017,11:1465-1472.

[20] VEIGA-GIL L,LÓPEZ-OLAONDO L,PUEYO J,et al. Low doses of haloperidol combined with ondansetron are not effective for prophylaxis of postoperative nausea and vomiting in susceptible patients [J]. Cir Esp,2015,93 (2):110-116.

[21] CHO JS,KIM EJ,LEE JH,et al. Betahistine reduces postoperative nausea and vomiting after laparoscopic gynecological surgery [J]. Minerva Anestesiol,2016, 82(6):649-656.

[22] KIM KM,HUH J,LEE SK,et al. Combination of gabapentin and ramosetron for the prevention of postoperative nausea and vomiting after gynecologic laparoscopic surgery:a prospective randomized comparative study [J]. BMC Anesthesiol,2017,17(1): 65.

[23] JOO J,PARK Y G,BAEK J,et al. Haloperidol dose combined with dexamethasone for PONV prophylaxis in high-risk patients undergoing gynecological laparoscopic surgery:a prospective,randomized,double-blind, doseresponse and placebo-controlled study [J]. BMC Anesthesiol,2015,15:99.

[24] CANDIOTTI K A,KRANKE P,BERGESE S D,et al. Randomized,double-blind,placebo-controlled study of intravenous amisulpride as treatment of established postoperative nausea and vomiting in patients who have had no prior prophylaxis [J]. Anesth Analg,2019,128 (6):1098-1105.

[25] KIZILCIK N,BILGEN S,MENDA F,et al. Comparison of dexamethasone-dimenhydrinate and dexamethasone-ondansetron in prevention of nausea and vomiting in postoperative patients [J]. Aesthetic Plast Surg,2017, 41(1):204-210.

[26] WANG XX,ZHOU Q,PAN DB,et al. Dexamethasone versus ondansetron in the prevention of postoperative nausea and vomiting in patients undergoing laparoscopic surgery:a meta-analysis of randomized controlled trials

[J]. BMC Anesthesiol,2015,15:118.

[27] YAZBECK-KARAM V G,SIDDIK-SAYYID S M, BARAKAT H B,et al. Haloperidol versus ondansetron for treatment of established nausea and vomiting following general anesthesia:a randomized clinical trial [J]. Anesth Analg,2017,124(2):438-444.

[28] JOO J,PARK S,PARK H J,et al. Ramosetron versus ondansetron for postoperative nausea and vomiting in strabismus surgery patients [J]. BMC Anesthesiol, 2016,16(1):41.

[29] RYU J H,LEE J E,LIM Y J,et al. A prospective, randomized,double-blind,and multicenter trial of prophylactic effects of ramosetronon postoperative nausea and vomiting (PONV) after craniotomy: comparison with ondansetron [J]. BMC Anesthesiol, 2014,14:63.

[30] TSUTSUMI Y M,KAKUTA N,SOGA T,et al. The effects of intravenous fosaprepitant and ondansetron for the prevention of postoperative nausea and vomiting in neurosurgery patients:a prospective,randomized, double-blinded study [J]. Biomed Res Int,2014, 2014:307025.

[31] SMYLA N,EBERHART L,WEIBEL S,et al. Amisulpride for the prevention and treatment of postoperative nausea and vomiting:a quantitative systematic review (meta-analysis) [M]. Drugs Future, 2019,44:453.

[32] HABIB A S,KRANKE P,BERGESE S D,et al. Amisulpride for the rescue treatment of postoperative nausea or vomiting in patients failing prophylaxis: a randomized,placebo-controlled phase III trial [J]. Anesthesiology,2019,130(2):203-212.

[33] SINGH P M,BORLE A,MAKKAR J K,et al. Haloperidol versus 5-HT3 receptor antagonists for postoperative vomiting and QTc prolongation:a noninferiority meta-analysis and trial sequential analysis of randomized controlled trials [J]. J Clin Pharmacol, 2018,58(2):131-143.

[34] DE OLIVEIRA GS J R,BIALEK J,MARCUS R J, et al. Doseranging effect of systemic diphenhydramine on postoperative quality of recovery after ambulatory laparoscopic surgery:a randomized,placebo-controlled, doubleblinded,clinical trial [J]. J Clin Anesth,2016, 34:46-52.

[35] ACHUTHAN S,SINGH I,VARTHYA SB,et al. Gabapentin prophylaxis for postoperative nausea and vomiting in abdominal surgeries:a quantitative analysis of evidence from randomized controlled clinical trials [J]. Br J Anaesth,2015,114(4):588-597.

术后恶心呕吐防治专家共识

［36］AHN E J,KANG H,CHOI G J,et al. The effectiveness of midazolam for preventing postoperative nausea and vomiting:a systematic review and meta analysis［J］. Anesth Analg,2016,122(3):664-676.

［37］HRISTOVSKA A M,DUCH P,ALLINGSTRUP M,et al. Efficacy and safety of sugammadex versus neostigmine in reversing neuromuscular blockade in adults［J］. Cochrane Database Syst Rev,2017,8(8):CD012763.

［38］MODASI A,PACE D,GODWIN M,et al. NSAID administration post colorectal surgery increases anastomotic leak rate:systematic review/meta-analysis ［J］. Surg Endosc,2019,33:879-885.

［39］DONG C S,ZHANG J,LU Q,et al. Effect of dexmedetomidine combined with sufentanil for post-thoracotomy intravenous analgesia:a randomized, controlled clinical study［J］. BMC Anesthesiol,2017, 17(3):33.

［40］ZHENG X,FENG X,CAI X J. Effectiveness and safety of continuous wound infiltration for postoperative pain management after open gastrectomy［J］. World J Gastroenterol,2016,22(5):1902-1910.

［41］LEE W K,KIM M S,KANG S W,et al. Type of anaesthesia and patient quality of recovery:a randomized trial comparing propofol-remifentanil total i.v. anaesthesia with desflurane anaesthesia［J］. Br J Anaesth,2015,114(4):663-668.

［42］中华医学会麻醉学分会"穴位刺激围手术期应用专家共识"工作小组. 穴位刺激围手术期应用专家共识[J]. 中华麻醉学杂志,2017,37(10):1153-1157, 1158.

［43］中国中西医结合学会麻醉专业委员会. 穴位刺激防治术后恶心呕吐专家指导意见[J]. 临床麻醉学杂志,2019,35(6):596-599.

成人术后谵妄防治专家共识

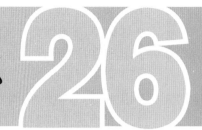

万小健(共同执笔人)　王东信(共同负责人/共同执笔人)　方向明(共同负责人)
邓小明(共同负责人)　江来　宋青　张西京　张鸿飞　周建新　思永玉
袁世荧　皋源　诸杜明　徐桂萍　康焰　穆东亮

谵妄是一种急性发作且病程短暂的脑功能障碍,其特点是注意力障碍、意识水平紊乱和认知功能改变,并有明显波动性。术后谵妄(postoperative delirium,POD)是指患者在经历外科手术后1周内出现的谵妄,其发生具有明显的时间特点,主要发生在术后24~72h以内。由于谵妄患者多表现为嗜睡、沉默不语等"低活动型"症状,常为临床忽视。在ICU中约35%谵妄患者被漏诊或误诊,多数患者没有得到足够的重视与相应的处理或治疗。但术后谵妄的发生伴随患者预后不良。基于此,中华医学会麻醉学分会组织专家,系统收集相关文献,在2014版专家共识的基础上制定本专家共识,以提高大家对术后谵妄的重视。

一、术后谵妄流行病学和危害

术后谵妄的发病率因患者人群、手术类型、手术时机(急诊或择期)、谵妄评估工具,甚至病房在医院内位置等因素而异。不同报告的发生率差异很大,如心脏手术后谵妄发生率为6%~46%,血管手术后为5%~39%,胃肠道手术后为8%~54%,关节置换手术后为5%~14%。

一般而言,谵妄常见于老年患者,特别是手术前已有神经、精神合并症的老年患者。术后谵妄发生率也与手术类型有关,通常小手术和日间手术后谵妄的发生率较低,大手术后发生率较高。如白内障手术后约为4.4%,耳鼻喉科手术后约12%,普外科手术后约13%,神经外科术后约21.4%,大动脉手术后约 29%,而腹部大手术和心脏手术后分别高达 50% 和 51%。另外,有创手术术后谵妄发生率高于介入手术,急诊手术高于择期手术。

术后谵妄对患者早期和远期预后都有不良影响。研究显示谵妄患者术后并发症发生风险增加 2~3 倍、围手术期死亡风险增加 2~3 倍,且住院时间延长和住院期间医疗费用增加。长期随访研究结果显示谵妄患者术后远期认知功能障碍发生率增加、生活质量降低、远期死亡率增加。

推荐意见:谵妄是外科术后常见并发症,多见于老年患者、大手术后,其发生常伴随患者预后不良。建议对医护人员进行培训以提高对谵妄的认识。

二、术后谵妄的危险因素

术后谵妄是多种因素共同作用的结果,可分为易感因素(表 26-1)和促发因素(表 26-2)。谵妄的发生是易感人群在促发因素诱导下出现的结果。了解这些因素有助于识别术后谵妄的高危人群,以便采取相应的预防措施。

(一)常见易感因素

1. 老年　高龄是术后谵妄的易感因素。65 岁以上患者谵妄发生率明显增加,且随年龄增长而增加。

2. 认知功能损害或储备减少　术前存在认知功能改变(如痴呆、认知功能损害、抑郁等)的

表 26-1　术后谵妄的易感因素

一般因素	呼吸系统因素
高龄(65 岁或以上)	COPD
多种并存疾病	阻塞性睡眠呼吸暂停
严重疾病	吸烟
酗酒	**胃肠道系统因素**
药物依赖	营养不良
功能储备减少 / 衰弱	低蛋白血症
残疾	维生素 D 缺乏
护理机构生活	**内分泌系统因素**
神经精神因素	糖尿病
认知功能损害	代谢紊乱
痴呆	**泌尿系统因素**
脑萎缩	慢性肾病
脑卒中史	水电酸碱紊乱
抑郁	**血液系统因素**
认知功能储备减少	贫血
既往谵妄病史	**药物应用**
心血管系统因素	长期使用精神类药物
高血压	应用多种药物
心力衰竭	**合并 HIV 感染**
缺血性心脏病	

患者易于发生术后谵妄。某些与精神或认知功能异常相关的基因可能与谵妄风险增加相关(如 SLC6A3 基因、DRD2 基因、COMT 基因和 NMDA 受体基因)。术前对认知功能状况进行筛查有助于发现术后谵妄的高危患者。

表 26-2　术后谵妄的促发因素

术中因素	术后因素	药物因素
深镇静 / 麻醉	贫血	苯二氮䓬类药物
低脑氧饱和度	疼痛	苯海拉明
体温异常	睡眠紊乱	抗胆碱药
血糖波动	低氧血症	氯胺酮
血压波动	代谢紊乱	哌替啶
复杂手术	感染	吗啡
长时间手术	术后并发症	组织胺受体拮抗剂
开放式手术	发热或低体温	多种药物治疗
体外循环	休克	
输血	收住 ICU	
	机械通气	
	脱水	
	低蛋白血症	

3. 生理功能储备减少 术前存在自主活动受限、活动耐量降低或存在视觉、听觉损害的老年患者，术后易发生谵妄。术前衰弱的老年患者，无论心脏手术还是非心脏手术，术后谵妄风险均增加。

4. 摄入减少 术前存在脱水、电解质紊乱、严重低蛋白血症及维生素 D 缺乏等的患者术后易发生谵妄。

5. 并存疾病 既往脑卒中史是术后谵妄的独立危险因素，且术后脑卒中也伴随术后谵妄风险增加；隐匿性脑卒中的患者，术后谵妄风险也增加 2.24 倍。创伤和骨折患者多病情紧急，术后谵妄发生率高于其他择期手术患者。术前合并睡眠紊乱的患者术后谵妄发生风险增加 5.24 倍。HIV 感染患者也是谵妄的高发人群，发生率约 30%~57%。病情严重时多个器官系统受累或存在代谢紊乱（如酸碱失衡、电解质紊乱、高血糖等），均可导致术后谵妄风险增加。

6. 药物 术前应用影响精神活动的药物以及酗酒均可增加术后谵妄风险。术前应用药物品种过多，预示发生术后谵妄的风险增加。

（二）常见促发因素

1. 药物 苯二氮䓬类药物（如劳拉西泮、地西泮、咪达唑仑等）可增加谵妄发生风险。抗胆碱能药物（如戊乙奎醚、东莨菪碱、阿托品、格隆溴铵等）可引起谵妄和认知功能损害，老年患者尤其敏感，可能与其通过血脑屏障阻断中枢 M 受体有关。常用抗胆碱能药物的血脑屏障通过率：格隆溴铵 < 阿托品 < 东莨菪碱 < 戊乙奎醚。因此，围手术期使用抗胆碱能药物时应尽可能选择透过血脑屏障少的药物，如格隆溴铵和阿托品。

2. 手术种类 术后谵妄在心血管手术和矫形外科手术后较为多见，非心脏大手术和高危手术后也较多见，而小手术后发生率较低。长时间体外循环可增加术后谵妄发生。

3. ICU 环境 ICU 是谵妄高发病区，除了 ICU 患者多为高龄、高危患者外，可能与 ICU 特殊环境有关。

4. 术中因素 研究显示术中麻醉深度与术后谵妄具有相关性，双频指数（BIS）指导的麻醉深度管理可降低术后谵妄发生率。低脑氧饱和度也是术后谵妄危险因素之一。低血压或血压高于脑血流自身调节范围也可能导致谵妄风险增加，但目前结论尚不统一，但术中血压波动较大被认为是术后谵妄的预测因素。此外，体温过低或过高均可影响神经功能，导致谵妄、意识混乱甚至昏迷的发生。

5. 术后并发症 术后并发症可增加谵妄发生的风险。并发症越多越重，发生谵妄的风险越大。

6. 术后睡眠障碍 睡眠障碍是术后常见并发症，可表现为睡眠剥夺、睡眠破碎、睡眠节律紊乱、睡眠结构紊乱等，睡眠障碍可导致谵妄风险增加。

推荐意见：谵妄是在多种危险因素共同作用下发生的脑功能障碍。关注谵妄危险因素有助于尽早识别高危患者，及时给予预防和干预措施。

三、临床表现

谵妄发作的特点是急性起病、病程波动，症状多在 24h 内出现、消失或加重、减轻，常有中间清醒期。术后谵妄最主要特点是注意力障碍、意识水平紊乱和认知功能障碍，但可有多种临床表现。

（一）注意力障碍

表现为患者对各种刺激的警觉性及指向性下降，例如注意力难唤起，表情茫然，不能集中注意力，同时注意力保持、分配和转移也可能有障碍。

（二）意识水平紊乱

表现为对周围环境认识的清晰度下降（尤其是缺乏外界环境刺激时）或者出现不同程度的木僵或昏迷。

（三）广泛的认知功能障碍

为术后谵妄最常见表现之一，其主要症状如下：

1. 知觉障碍 主要表现为知觉的鉴别和整合能力下降，常表现为各种形式的错觉和幻觉，以幻觉居多。乙醇或镇静药物戒断引起的谵妄表现为警觉性、活动性增高，而代谢性障碍（肝性脑病、肾性脑病）引起的谵妄表现为警觉性、活动性降低。

2. 思维障碍 主要表现为思维结构解体及言语功能障碍。思维连贯性、推理与判断能力下降,有时伴有不完整、不系统、松散的类偏执症状。

3. 记忆障碍 记忆全过程中各个方面都可有障碍,包括识记、保持、记忆、再认、再现。

(四)睡眠 - 觉醒周期障碍

典型表现为白天昏昏欲睡,夜间失眠,间断睡眠,或完全的睡眠周期颠倒。

(五)神经运动异常

高活动型表现为警觉、激动,易出现幻觉、错觉及激越行为;低活动型表现为嗜睡,运动活动明显减少;混合型患者则可交替出现高活动型和低活动型症状。

(六)情绪失控

主要表现为间断出现恐惧、妄想、焦虑、抑郁、躁动、淡漠、愤怒、欣快等,且症状不稳定有波动。

谵妄的临床表现有两个明显的特征:①起病急;②病程波动:症状常在 24h 内出现、消失或加重、减轻,常有中间清醒期。

术后谵妄可分为三种类型,高活动型、低活动型和混合型。其中高活动型谵妄约占 25%,患者有明显的烦躁不安、易激惹、突发攻击、幻觉和胡言乱语等症状,一般易为护士或家属关注。低活动型谵妄约占 50%,患者主要症状为嗜睡、沉默不语、安静不动和认知分离,常为临床忽视。混合型谵妄占 25% 左右,兼有高活动型和低活动型谵妄的部分临床特点。

推荐意见:谵妄以注意力障碍、意识水平紊乱、认知功能障碍为主要临床表现,有起病急、病程波动的特点。谵妄常表现为低活动型,漏诊和误诊率较高。

四、诊断与鉴别诊断

(一)诊断

《精神障碍诊断与统计手册》第 5 版诊断标准是谵妄诊断的金标准。但《精神障碍诊断与统计手册》第 5 版诊断标准适合精神专业人员应用,未经专门训练的非精神专业人员不容易掌握。目前临床常用且适合非精神专业人员使用的谵妄诊断工具主要包括以下几种。

1. 意识模糊评估法(confusion assessment method,CAM) CAM 是目前广泛使用的谵妄评估工具,为美国 Inouye 等于 1990 年编制的谵妄诊断量表,适合非精神科医师使用。谵妄的诊断主要依靠四个方面的特征:①急性波动性病程;②注意力障碍;③思维紊乱;④意识水平改变。同时具备①和②,以及具备③或④其中一项即可诊断谵妄。CAM 量表具有良好的敏感度(94%~100%)和特异度(90%~95%),且用时短、易于理解和使用,因此备受临床青睐(表 26-3)。

2. ICU 意识模糊评估法(CAM-ICU) CAM-ICU 是 ICU 患者中常用的诊断工具,适合因气管插管和镇静不能进行语言交流的患者。该方法敏感性和特异性较高,且可靠有效,是美国危重病医学会推荐的 ICU 筛选诊断谵妄的方法。CAM-ICU 评估首先应进行镇静深度评估,推荐使用 Richmond 躁动镇静分级(Richmond agitation sedation scale,RASS)。处于深度镇静或不能唤醒状态的患者不能进行谵妄评估;如果患者能够唤醒,则继续进行下一步 CAM-ICU 评估(表 26-4)。

表 26-3 意识模糊评估法(confusion assessment method,CAM)

1. 急性起病
a. 与基础状态相比,患者是否存在精神状态急性改变
　是 =1;不是 =2;不确定 =8
b. 如果"是",请描述变化情况及信息来源＿＿＿＿＿＿＿＿＿＿＿＿＿＿＿＿＿＿＿＿＿＿＿＿

2. 注意力
a. 患者是否存在注意力难以集中? 如注意力容易转移、无法保持连续性
　随访期间从未发生 =1;随访期间偶尔有,但是轻度 =2;随访期间有且很明显 =3;不确定 =8
b. 如果存在注意力不能集中,在随访期间是否出现病情减轻或加重等波动
　是 =1;不是 =2;不确定 =8;不适用 =9
c. 如果"是",请描述＿＿＿＿＿＿＿＿＿＿＿＿＿＿＿＿＿＿＿＿＿＿＿＿＿＿＿＿＿＿＿＿＿＿

3. 思维紊乱

a. 患者是否存在思维无序或无连贯性？如散漫或不相关谈话、不清晰或没有逻辑性的想法、或者不可理解的话题转化

随访期间从未发生 =1；随访期间偶尔有，但是轻度 =2；随访期间有且很明显 =3；不确定 =8

b. 如果存在思维紊乱，在随访期间是否出现病情减轻或加重等波动

是 =1；不是 =2；不确定 =8；不适用 =9

c. 如果"是"，请描述_____

4. 意识水平改变

a. 你如何对患者整体意识水平进行分级

正常 =1（如果患者意识正常，请直接进入第 5 个问题）

警惕性（如高警觉性、对环境刺激敏感、容易不安）=2

嗜睡（嗜睡但可唤醒）=3

昏睡（难以唤醒）=4

昏迷（无法唤醒）=5

不确定 =8

b. 如果存在意识水平改变，在随访期间是否出现病情减轻或加重等波动

是 =1；不是 =2；不确定 =8；不适用 =9

c. 如果"是"，请描述_____

5. 定向力障碍

a. 随访期间患者是否出现定向力障碍？如地点和时间定向障碍

随访期间从未发生 =1；随访期间偶尔有，但是轻度 =2；随访期间有且很明显 =3；不确定 =8

b. 如果存在定向力障碍，在随访期间是否出现病情减轻或加重等波动

是 =1；不是 =2；不确定 =8；不适用 =9

c. 如果"是"，请描述_____

6. 记忆力损害

a. 随访期间患者是否出现记忆力损害？如无法记住医院内发生的事件或难以记住说明书

随访期间从未发生 =1；随访期间偶尔有，但是轻度 =2；随访期间有且很明显 =3；不确定 =8

b. 如果存在记忆力损害，在随访期间是否出现病情减轻或加重等波动

是 =1；不是 =2；不确定 =8；不适用 =9

c. 如果"是"，请描述_____

7. 感知障碍

a. 随访期间患者是否出现感知障碍？如幻视、幻听、幻想

随访期间从未发生 =1；随访期间偶尔有，但是轻度 =2；随访期间有且很明显 =3；不确定 =8

b. 如果存在感知障碍，在随访期间是否出现病情减轻或加重等波动

是 =1；不是 =2；不确定 =8；不适用 =9

c. 如果"是"，请描述_____

8. 精神躁动

a. 随访期间患者是否出现精神活动增加？如不安、拖拽床单、频繁换动体位

随访期间从未发生 =1；随访期间偶尔有，但是轻度 =2；随访期间有且很明显 =3；不确定 =8

b. 如果存在精神躁动，在随访期间是否出现病情减轻或加重等波动

是 =1；不是 =2；不确定 =8；不适用 =9

c. 如果"是"，请描述_____

9. 睡眠 - 觉醒周期改变

a. 与基础状态相比，患者是否存在睡眠觉醒周期改变？如白天嗜睡、夜间失眠。

是 =1；不是 =2；不确定 =8

b. 如果"是"，请描述_____

续表

诊断标准

1）急性起病 1a 或 2b 或 3b 或 4b=1，则此标准成立

2）注意力 2a=2 或 3，则此标准成立

3）思维紊乱 3a=2 或 3，则此标准成立

4）意识水平改变 4a=2、3、4 或 5，则此标准成立

谵妄诊断成立：

满足以下标准 1）+2）+3）或 1）+2）+4）)

表 26-4　CAM-ICU 诊断流程

第一步：先使用 RASS 评估患者镇静深度，如果评分为 –4 和 –5 则停止谵妄评估，若评分≥–3 则继续进行谵妄评估		
+4	好斗	好斗的，暴力的，对工作人员构成即刻危险
+3	非常躁动	拉扯或拔除引流管或导管，有攻击性
+2	躁动	频繁地无目的活动，与呼吸机对抗
+1	不安	焦虑，但活动无强烈的攻击性
0	清醒且冷静	
–1	嗜睡	不完全清醒，但可被声音持续唤醒（眼神接触 >10s）
–2	轻度镇静	可被声音短暂唤醒并有眼神接触（<10s）
–3	中度镇静	对声音有活动或睁眼反应（但无眼神接触）
–4	深度镇静	对声音无反应，但对身体刺激有活动或睁眼反应
–5	无法唤醒	对声音或身体刺激均无反应

第二步：使用 CAM-ICU 评估患者有无发生谵妄

1. 精神状态突然改变或波动（任一问题回答"是"，该特征为阳性）。如该特征为阳性，进行下一项；如该特征为阴性，停止，患者无谵妄。

A. 与基础水平相比患者的精神状态是否有突然变化

B. 患者的精神状态（如 RASS 评分、GCS 评分或以往的谵妄评估）在过去的 24h 内有无起伏波动

2. 注意力不集中（视觉测试或听觉测试，其中之一即可。错误≥3 个该特征为阳性）如该特征为阳性，进行下一项；如该特征为阴性，停止，患者无谵妄。

与患者说，"我要给您读 10 个数字，任何时候当您听到数字'8'，就捏一下我的手表示。"然后用正常的语调朗读下列数字，每个间隔 3s。

6 8 5 9 8 3 8 8 4 7

当读到数字"8"患者没有捏手或读到其他数字时患者做出捏手动作均计为错误。

3. 意识水平改变。

采用 RASS 标准，RASS ≠ 0，该特征为阳性；如该特征为阴性，进行下一项；如该特征为阳性，停止，患者有谵妄。

4. 思维无序（4 个问题，1 个指令，错误≥2 个该特征即为阳性）

是否有证据表明患者不能正确回答以下 3 个及以上问题，或者不能遵从如下命令。

问题（问题分 A、B 两套，连续测试时交替使用）：

A 组问题：

（1）石头会漂在水面上吗？

（2）海里有鱼吗？

（3）1 斤比 2 斤重吗？

（4）你能用锤子钉钉子吗？

B 组问题：

（1）树叶会漂在水面上吗？

（2）海里有大象吗？

（3）2 斤比 1 斤重吗？

（4）你能用锤子劈开木头吗？

指令：对患者说："举起这么多手指"（在患者面前举起 2 个手指），"现在用另一只手做同样的事"（不重复手指的数目）

如果患者不能移动手臂，要求患者"比这个多举一个手指"

CAM-ICU 总体评估

特征 1 和特征 2，加上特征 3 或特征 4 阳性 = CAM-ICU 阳性，患者存在谵妄

3. 3 分钟谵妄诊断量表（3-minute Diagnostic Interview for CAM, 3D-CAM） 3D-CAM 是对 CAM 量表的进一步优化。该量表包含 22 个问题条目，平均评估时间约为 3min，细化了评估方法和评估标准，具有较高的实用性、敏感性和特异性。目前中文版 3D-CAM 量表经过验证具有较高的信效度（表 26-5）。

4. 护理谵妄评分表（nursing delirium scr-

表 26-5　中文版 3D-CAM

认知功能				
引导语："我要问你一些关于思考和记忆的问题"	正确	错误	拒绝	无回答
1. 请问今年是哪一年？	1	2	7	8
2. 请问今天是星期几？	1	2	7	8
3. 请问这里是什么地方？（回答"医院"即为正确）	1	2	7	8
以上 1-3 任一问题答案不是"正确"为 CAM 特征 3 阳性				
4. 我要读一些数字，请你按照我读的相反的顺序重复一遍，如我说"6-4"，你说"4-6"，清楚了吗？第一组数"7-5-1"（1-5-7）。	1	2	7	8
5. 第二组数是"8-2-4-3"（3-4-2-8）。	1	2	7	8
6. 请从冬季开始，倒着说出季节。最多可以提示 1 次，如冬季之前是哪个季节？逐一记录回答，任意一个季节错误则整个项目错误。				
冬季	1	2	7	8
秋季	1	2	7	8
夏季	1	2	7	8
春季	1	2	7	8
7. 从 20 开始，每次减去 3，请连续计算，直到我说停止为止。当受试者停止 X，提示"X-3 等于多少？"只能提示 1 次。	1	2	7	8
20-3	1	2	7	8
17-3	1	2	7	8
14-3	1	2	7	8
11-3	1	2	7	8
8-3	1	2	7	8
以上 4-7 任一问题答案不是"正确"为 CAM 特征 2 阳性				

患者主诉症状	否	是	拒绝	无意义	不知道
如果患者回答"是"请询问细节并记录答案。如果受试者回答没有任何意义，编码为 8。					
8. 最近这一天你有没有感到混乱？	1	2	7	8	9
9. 最近这一天你有没有感觉到你不在医院？	1	2	7	8	9
10. 最近这一天你有没有看到实际不存在的东西？	1	2	7	8	9
以上 8-10 任一问题答案不是"否"为 CAM 特征 1 阳性					

观察者评估：询问患者上面 1-10 的问题后完成	否	是
11A. 在评估过程中，患者是否嗜睡、昏睡或昏迷？（特征 4）	1	2
11B. 在评估过程中，患者是否昏睡或昏迷？（特征 4）	1	2
12. 患者是否表现为对环境中常规事物过度的敏感亢奋（警觉性增高）？（特征 4）	1	2
13. 患者是否思维不清晰或不合逻辑，例如讲述与谈话内容无关的事情（跑题）？（特征 3）	1	2

续表

观察者评估：询问患者上面 1-10 的问题后完成	否	是	
14. 患者是否谈话漫无边际，例如他 / 她有无不合时宜的啰嗦以及回答不切题？（特征 3）	1	2	
15. 患者语言是否比平常明显减少？（例如：只回答是 / 否）（特征 3）	1	2	
16. 在评估过程中，患者是否不能跟上正常谈论的话题？（特征 2）	1	2	
17. 患者是否因为环境刺激出现不适当的走神？（特征 2）	1	2	
18. 在评估过程中，患者是否有意识水平的波动？例如开始时作出适当反应，然后迷糊地睡去？（特征 1）	1	2	
19. 在评估过程中，患者是否有注意力水平的波动？例如患者对谈话的专注度或注意力测试的表现变化很明显？（特征 1）	1	2	
20. 在评估过程中，患者是否有语言表达 / 思维的变化？例如患者语速时快时慢？（特征 1）	1	2	
可选问题：仅特征 1 没有出现，同时特征 2 及特征 3 或特征 4 出现时完成	否	是	跳过
21. 询问对患者情况非常了解的家人，朋友或医护人员："是否有迹象表明：与患者的平时情况相比，患者存在急性精神状态的变化（记忆或思维）？"（特征 1）	1	2	9
22. 如果可获得本次住院或以前的 3D-CAM 评估结果，请与之比较，根据本次新出现的"阳性"条目，确定患者是否存在急性变化。（特征 1）	1	2	9
总结：检查在上列中是否出现了 CAM 相应特征	谵妄	非谵妄	
谵妄诊断条件：特征 1+ 特征 2+ 特征 3 或 4。请在判断结果后打√：	1	0	

eening scale，Nu-DESC）护理谵妄评分量表可以用于谵妄筛查，包括 5 项临床特征：定向障碍、行为异常、言语交流异常、错觉 / 幻觉和精神 - 运动性迟缓。每个项目根据临床症状的有无及严重程度分别计 0~2 分，0 分表示不存在，1 分表示轻度，2 分表示中重度。最高得分为 10 分，总分≥1分提示存在谵妄。

5. 术后谵妄分型 ICU 患者可采用 CAM-ICU 对谵妄进行分型诊断，在 CAM-ICU 量表诊断患者谵妄后，根据 RASS 得分判断谵妄亚型，得分为 +1~+4 分为高活动型，得分为 -3~0 分为低活动型，如果患者得分在正分和负分间波动即为混合型。

推荐意见：建议采用经过中国人群验证的评估量表进行评估。

（二）鉴别诊断

术后谵妄常需要与下列临床症状与疾病相鉴别：

1. 痴呆 痴呆是指慢性（通常是隐匿的）的认知功能下降，也是谵妄首要的危险因素，超过 2/3 的痴呆患者发生过谵妄。但两者的区别主要在于，谵妄的症状会出现波动变化，即时轻时重；而痴呆则为持续的认知功能障碍，甚至可逐渐加重。

2. 术后认知功能障碍（POCD） 根据 2018 年关于手术及麻醉相关认知损伤的命名共识，术后认知功能的监测和定义应该遵循美国精神障碍诊断与统计手册第五版中关于认知功能损害的相关标准，其中术后认知功能恢复延迟（delayed neurocognitive recovery）是指术后 30d 内的认知功能损伤，而术后认知功能障碍（POCD）是指患者在术后 30d 至术后 1 年期间存在的认知功能损伤，术后 1 年以上认知功能损伤的诊断则和普通人群中的标准一致。根据严重程度可分为轻度神经认知功能障碍（mild neurocognitive disorders）和重度神经认知功能障碍（major neurocognitive disorders）。但是该标准在临床中的应用价值仍有待于进一步的验证。POCD 主要涉及大脑皮层的高级别功能损伤且常表现为细微的神经病理体征和神经心理障碍，因此 POCD 的诊断需要借助神经精神心理量表。POCD 与谵妄的不同还体现在 POCD 患者不存在意识水平紊乱且病程较长。

3. 其他 术后谵妄还需要与其他一些中枢器质性疾病相区别，如韦尼克脑病、脑卒中、恶性肿瘤脑转移等。一般根据病史、体格检查、脑部MRI或CT检查等可鉴别。

推荐意见：鉴别诊断有助于提高谵妄诊断准确性，必要时可邀请相关专业人员进行会诊。

五、预　防

由于谵妄通常是由多种易感因素和促发因素共同作用的结果，预防谵妄也应针对多种危险因素进行干预。因此，应详细了解患者的现病史、并存疾病、药物和手术治疗情况，识别危险因素。

（一）术前准备

术前认知功能损害是术后谵妄重要危险因素，可通过专业护理团队进行定期交流及认知功能训练以帮助患者正确感知周围环境，从而降低谵妄发生。术前积极治疗并存疾病，如抗感染、纠正代谢紊乱及改善睡眠障碍对预防谵妄有重要意义。对于术前生理功能储备降低（如活动受限、视听觉损害及衰弱）的老年患者，可通过功能训练及使用眼镜和助听设备等措施预防谵妄。术前营养不良的患者可适当补充营养（如维生素D、蛋白质）改善营养状态。术前应尽量避免使用抗胆碱能药及苯二氮䓬类镇静催眠类等易诱发谵妄发生的药物。谵妄风险评估与术后谵妄的处理都离不开患者家属的支持与理解，因此在手术前对高风险患者应当与患者家属充分沟通，争取他们的积极配合，更好地预防与治疗高风险患者的术后谵妄。老年患者由于身体原因术前通常服用多种药物，因此手术前应当评估患者日常用药，应当停止或更换具有抗胆碱能作用的药物，如异丙嗪、三环类抗抑郁药或泌尿科解痉挛药坦索罗辛，以及苯二氮䓬类睡眠诱导药物。

推荐意见：对于高危患者，积极纠正易感因素、提高生理功能储备并避免可能的诱发因素可以降低谵妄发生风险。

（二）术中管理

1. 手术方式选择　术后谵妄的风险与手术创伤应激的程度相关。因此，选择创伤小的手术方式（如腔镜手术、介入手术等）有助于减少术后谵妄的发生。

2. 麻醉方法选择

（1）区域阻滞与全身麻醉：Bryson等和Mason

等开展的Meta分析研究结果均显示两种麻醉方法对术后谵妄的影响差异无统计学意义。2018年的一项Meta分析纳入15项关于髋关节骨折患者的研究，结果也显示区域阻滞与全身麻醉术后谵妄发生率无明显区别。但最近大样本量回顾性研究显示，下肢手术患者采用区域阻滞麻醉伴随术后谵妄风险降低。目前仍有部分正在进行的关于区域阻滞及全身麻醉对术后谵妄影响的RCT研究，可能会提供一些新的证据。

（2）浅镇静与深镇静：STRIDE研究显示对于在腰麻下行髋关节骨折手术的老年患者，复合丙泊酚浅镇静（MOAA/S镇静评分3~5分）和深镇静（镇静评分0~2分）在术后谵妄发生率方面差异无统计学意义；但在术前无合并疾病的患者人群中，浅镇静可降低术后谵妄风险。另一项关于在腰麻下行髋关节骨折手术老年患者的研究显示，采用丙泊酚镇静时，浅镇静（BIS≥80）组较深镇静（BIS约50）组的术后谵妄发生率更低。

推荐意见：对于高危患者，微创手术有助于减少谵妄发生。目前尚无充分证据说明区域阻滞麻醉与全身麻醉何种方式更优。对于在区域阻滞麻醉下接受手术且需要镇静的患者，建议给予浅镇静。

3. 麻醉药物的选择

（1）静脉麻醉与吸入麻醉：一项Meta分析显示静脉麻醉与吸入麻醉对非心脏手术后谵妄发生率的影响无明显区别，但静脉麻醉可能降低POCD风险。后续一项RCT研究显示丙泊酚静脉麻醉在减少POCD发生率方面优于七氟烷吸入麻醉。在心脏手术患者中，一项针对经导管主动脉瓣置换患者的回顾性研究显示静脉麻醉相较吸入麻醉术后谵妄发生率更低；但一项Meta分析则显示静脉麻醉和吸入麻醉对CABG手术后谵妄的发生率影响并无差异。

（2）右美托咪定：右美托咪定具有镇静与镇痛作用，多项研究显示围手术期预防性给予右美托咪定可降低术后谵妄风险和减少谵妄持续时间。近期一项RCT研究结果显示非心脏手术患者术中给予右美托咪定可降低谵妄发生率。

（3）氯胺酮：氯胺酮具有催眠和镇痛特性，其对认知功能的影响仍存在争议。一篇纳入6项RCT研究的Meta分析显示术中使用氯胺酮不能降低发生术后谵妄的风险，但可降低POCD风险。而一项RCT研究显示术中使用氯胺酮未降低术后谵妄发生率，反会增加幻觉、噩梦等不良事件。

推荐意见:在吸入麻醉与静脉麻醉选择方面,目前尚无推荐意见。围手术期使用右美托咪定可以降低谵妄发生风险。

4. 术中监测与管理

(1) 麻醉深度:早期的研究包括 Meta 分析显示,在基于脑电图的麻醉深度监测下管理全身麻醉可避免麻醉过深并减少术后谵妄的发生;但2019 年的一项单中心 RCT 研究则显示与常规监护相比,EEG 指导下的麻醉深度管理未能降低术后谵妄发生率。尽管 Meta 分析结果有争议,但多数显示在基于 EEG 的麻醉深度监测下管理全身麻醉能降低术后谵妄发生率。

(2) 脑氧饱和度:2019 年一项针对随机对照研究的 Meta 分析显示,基于近红外脑氧饱和度监测的循环管理可减少心脏手术后 POCD 和谵妄的发生;但对非心脏手术患者未见明显预防效果。此外,术中脑氧饱和度监测对其他临床结局的影响也有待进一步研究证实。

(3) 血糖:有研究显示术中高血糖是老年患者谵妄的独立危险因素,但是一项随机对照研究显示术中严格控制血糖(4.4~6.1mmol/L)会轻度增加谵妄发生率。

(4) 体温:低体温(核心温度 <35.0℃)和高热(核心温度 >40.5℃)均会导致脑功能障碍、谵妄、甚至昏迷。在最近的一项队列研究中,术中低体温伴随苏醒期谵妄风险增加。良好的术中体温管理可能减少术后谵妄的发生,但还需要研究证实。

(5) 血压:术中低血压或血压高于脑血流自身调节范围可能导致术后谵妄发生风险增加;术中血压波动也是术后谵妄的预测因素。故术中合理的血压管理可能有助于减少术后谵妄的发生,仍有待研究证实。

推荐意见:建议加强术中监测管理,全身麻醉期间应避免麻醉过深,术中应避免血压、血糖大幅波动,避免低体温或体温过高;高危患者可考虑在脑氧饱和度监测下维持循环。

(三) 术后管理

1. 非药物预防措施

术后谵妄发生通常由多种因素所致。研究表明针对谵妄危险因素的多学科、多因素综合性非药物干预可有效预防术后谵妄发生,也是谵妄预防的核心。表 26-6 汇总了多因素干预研究中的非药物干预措施。医院老年生命计划(hospital elder life program,HELP)是由

Inouye 教授于 1999 年设计的多模式管理策略,旨在预防住院患者谵妄,已在全球 200 多家医院成功实施。HELP 方案核心是识别患者的谵妄风险,并个体化设计干预方案,包括帮助患者重新定向、改善试视听和认知功能、早期活动、鼓励进食和非药物改善睡眠周期等。此后,HELP 方案经过优化增添了一些干预措施如预防感染及治疗疼痛、便秘和缺氧等。一项 Meta 分析研究了 HELP 方案在预防谵妄中的有效性,纳入了 14 项高质量的研究,结果显示 HELP 方案可显著降低谵妄发生率。而对于 ICU 患者,Ely 团队提出 ABCDE 集束化策略,包括 A+B(每日唤醒 + 呼吸同步训练)、C(镇静选择)、D(谵妄监测与管理)及 E(早期活动和环境管理)。ABCDEF 集束化干预策略是基于 ABCDE 策略的优化,在前述干预措施基础上,增加了 A(疼痛评估、预防及管理)和 F(家庭成员参与)。研究表明 ABCDEF 集束化策略可改善患者预后,包括降低谵妄发生率,降低机械通气率,减少住院时间及降低死亡率。

推荐意见:所有患者都应给予非药物措施预防谵妄。

2. 术后镇痛

(1) 区域阻滞:越来越多的证据表明区域阻滞镇痛可能降低谵妄发生率。一项针对髋关节手术患者的 RCT 研究比较了持续腰丛阻滞、持续股神经阻滞及静脉自控镇痛对术后谵妄的影响,结果显示外周神经阻滞镇痛较静脉镇痛可降低术后谵妄风险。Abou-Setta 等关于髋关节骨折患者的 Meta 分析为区域阻滞降低谵妄风险提供了中等强度的证据。但 2017 年的另一项 Meta 分析未能找到足够的高质量证据证明区域阻滞可降低谵妄风险。现有证据初步揭示了区域阻滞对预防术后谵妄的优势,但仍有待高质量研究进一步证实。

(2) 阿片类药物:阿片类药物是最常用的镇痛药物,但研究表明大剂量阿片类药物伴随谵妄风险增加,而疼痛同样也增加谵妄风险,故高危患者应做好疼痛管理同时尽量减少阿片类药物的使用。哌替啶可增加谵妄的发生,因此应避免使用哌替啶。

(3) 辅助镇痛药物:加巴喷丁(及其同类药普瑞巴林)常用于慢性疼痛的治疗,也用作术后镇痛的辅助药物,可改善镇痛效果并减少阿片类药物的用量。但临床对照研究并没有发现加巴喷丁可减少术后谵妄。对乙酰氨基酚和非甾体抗炎药

表 26-6　多因素干预研究中的危险因素及干预措施

危险因素	干预措施
认知损害	<ul><li>改善认知功能：与患者交谈，让患者读书、看报、听收音机等</li><li>改善定向力：提供时钟、日历等</li><li>避免应用影响认知功能的药物</li></ul>
活动受限	<ul><li>早期活动，如可能从术后第一日起定期离床</li><li>每日进行理疗或康复训练</li></ul>
水、电解质失衡	<ul><li>维持血清钠、钾正常</li><li>控制血糖</li><li>及时发现并处理脱水或液体过负荷</li></ul>
高危药物	<ul><li>减量或停用苯二氮䓬类、抗胆碱能药物、抗组织胺药和哌替啶</li><li>减量或停用其他药物，以减少药物间相互作用和副作用</li></ul>
疼痛	<ul><li>有效控制术后疼痛</li><li>避免使用哌替啶</li></ul>
视觉、听觉损害	<ul><li>佩戴眼镜或使用放大镜改善视力</li><li>佩戴助听器改善听力</li></ul>
营养不良	<ul><li>正确使用假牙</li><li>给予营养支持</li></ul>
医源性并发症	<ul><li>术后尽早拔除导尿管，注意避免尿潴留或尿失禁</li><li>加强皮肤护理，预防压疮</li><li>促进胃肠功能恢复，必要时可用促进胃肠蠕动药物</li><li>必要时进行胸部理疗或吸氧</li><li>适当抗凝治疗</li><li>防治尿路感染</li></ul>
睡眠障碍	<ul><li>减少环境干扰包括声音和灯光</li><li>非药物措施改善睡眠</li></ul>

（NSAIDs）也是术后常用的辅助镇痛药；研究表明采用对乙酰氨基酚、氟比洛芬酯、帕瑞昔布进行术后多模式镇痛均可减少术后谵妄的发生。

推荐意见：推荐在神经阻滞基础上给予多模式镇痛，以改善镇痛效果、降低谵妄发生率。

3. 药物预防

（1）抗精神病药：Neufeld 等针对抗精神病药物预防谵妄的作用进行了 Meta 分析，该研究纳入了 7 项预防性用药研究（4 项氟哌啶醇，2 项利培酮，1 项奥氮平），涉及 1 970 例患者，结果显示预防性使用抗精神病药物未能减少谵妄发生。一项针对急诊住院老年患者的随机对照研究显示预防性小剂量使用氟哌啶醇（1mg，口服，每日 2 次）未能降低谵妄发生率。近期一项 Meta 分析同样显示预防性使用氟哌啶醇并不能降低 ICU 患者谵妄发生率。故目前并不推荐使用抗精神病药物预防术后谵妄。

（2）右美托咪定：多项 Meta 分析显示围手术期使用右美托咪定可以降低术后谵妄发生率。2016 年一项随机对照研究试验显示非心脏手术术后 ICU 患者持续输注小剂量右美托咪定可明显降低谵妄发生率。最近一项针对成年心脏手术患者的多中心试验显示，围手术期右美托咪定未明显减少术后谵妄的发生。需要注意的是，该研究中镇静剂量右美托咪定的输注[0.4μg/(kg·h)]持续至术后 24h，提示不恰当的右美托咪定镇静并无益处。

（3）褪黑素和褪黑素受体激动剂：褪黑素是松果体分泌的激素，参与昼夜睡眠节律的调节，具有催眠、延长睡眠时间及提高睡眠质量的作用。多项研究显示睡眠障碍增加谵妄风险。术后褪黑素血浆浓度降低也伴随谵妄风险增加。因此，有研究将褪黑素及褪黑素受体激动剂用于改善睡眠、减少谵妄发生。2019 年的一项 Meta 分析显示，ICU 患者预防性应用褪黑素及褪黑素受体激动剂可改善睡眠时间、降低谵妄发生率，并缩短 ICU 停留时间。但已有的研究多为小样本量的试验,因此仍需大样本研究进一步证实。

(4)他汀类药物:他汀类药物的使用可能降低谵妄风险,尤其是阿托伐他汀、普伐他汀和辛伐他汀,但目前研究结果并不一致。

推荐意见:预防性给予右美托咪定可降低术后谵妄风险,但药物预防措施是否改善临床结局证据尚不充分。

六、治　疗

谵妄治疗的目标是快速缓解临床症状和争取最好的预后,应首先考虑非药物治疗,药物治疗仅适用于高活动型谵妄患者。

(一)非药物治疗

首先是发现、确定和处理患者谵妄促发因素,如疼痛、睡眠剥夺或节律紊乱、营养不良、感官障碍、感染等。应尽可能纠正可逆促发因素,对于不能纠正的易感因素也应尽可能予以改善。同时应密切观察患者,以防患者突然发生躁动伤及自身或他人。

其次是检查患者当前用药情况,筛选可能导致谵妄症状发作的药物,停止使用或给予替代药物。给予患者支持对症处理,全身情况好转情况下,谵妄症状可以得到改善。谵妄治疗需要给予环境和认知行为支持,非强制性对症处理妄想或幻觉对患者恢复可能更有益。回到相对熟悉的环境,由熟悉的护理人员或家庭成员护理是最好的选择。

其他非药物治疗包括音乐治疗、按摩等。对有危险行为的患者可适当给予行动限制或使用约束带,防止其危及自身或医护人员。但注意适时评估患者的认知功能,尽早解除约束,同时与患者家属交流限制患者行动的必要性。

推荐意见:对于任何类型的谵妄患者,应积极实施非药物干预措施。

(二)药物治疗

药物治疗仅推荐用于高活动型谵妄患者,药物治疗目的是控制危险的躁动、运动过多或不适宜的行为。

1. 抗精神病药物　第一代抗精神病药物(如氟哌啶醇)和第二代抗精神病药物(如利培酮、奥氮平、齐拉西酮等)均被用于谵妄的治疗。被用于谵妄治疗的抗精神病药物见表26-7,使用时需警惕此类药物的副作用。氟哌啶醇是一种非选择性的多巴胺激动剂,经常导致心律不齐和锥体外系症状。一项针对氟哌利多的 Meta 分析显示,氟哌利多用于谵妄患者治疗可减轻症状严重程度,但缺乏安慰剂对照的研究。最近的安慰剂随机对照研究显示,氟哌啶醇(最大剂量 20mg/d)或齐拉西酮(最大剂量 40mg/d)未能减少重症监护室内老年患者谵妄持续时间。但一项针对所有抗精神病药物的 Meta 分析显示,治疗性应用抗精神病药物未改变谵妄持续时间与严重程度,也未改变 ICU 停留时间和住院时间。在一项针对姑息治疗患者的随机对照研究中,口服氟哌啶醇或利培酮未能减轻谵妄症状或缩短谵妄持续时间。在某些已存在认知功能损害或表现为幻觉或攻击性行为的老年患者中,可以考虑使用抗精神药物,但是需要注意其潜在心血管并发症和死亡风险。

表 26-7　常用抗精神病药物

	药物	剂量和用法	副作用	说明
第一代抗精神病药物	氟哌啶醇	0.5~2mg,1 次 /2~12h,p.o./i.v./s.c./i.m.[1]	• 锥体外系症状,特别当剂量 >3mg/d 时 • QT 间期延长 • 神经安定药恶性综合征	• 老年患者从小剂量开始 • 高活动型谵妄患者推荐肠道外给药,每 15~20min 可重复,直至症状控制 • 酒精 / 药物依赖患者、肝功能不全患者慎用
第二代抗精神病药物	利培酮 奥氮平 喹硫平	0.25~2mg,1 次 /12~24h,p.o. 2.5~10mg,1 次 /12~24h,p.o. 12.5~200mg,1 次 /12~24h,p.o.	• 锥体外系症状略少于氟哌啶醇 • QT 间期延长	• 用于老年患者时死亡率增加

[1] p.o.= 口服;i.v.= 静脉注射;s.c.= 皮下注射;i.m.= 肌内注射。

[2] 神经安定药恶性综合征的典型表现包括肌肉僵硬、发热、自主神经功能不稳定、谵妄等,可伴有血浆肌酸磷酸激酶升高。

2. 右美托咪定　一项关于右美托咪定治疗谵妄的 Meta 分析纳入 3 项 RCT 研究，结果显示，与安慰剂或咪达唑仑对比，右美托咪定能缩短谵妄持续时间；与氟哌啶醇相比，右美托咪定可缩短机械通气时间及 ICU 停留时间。

推荐意见：对于躁动型谵妄患者，可以考虑给予药物治疗。推荐给予右美托咪定治疗。

参 考 文 献

［1］OH E S,FONG T G,HSHIEH T T,et al. Delirium in older persons：advances in diagnosis and treatment［J］. JAMA,2017,318(12)：1161-1174.

［2］EVERED L,SILBERT B,KNOPMAN D S,et al. Recommendations for the nomenclature of cognitive change associated with anaesthesia and surgery-2018［J］. Br J Anaesth,2018,121(5)：1005-1012.

［3］KOSTAS T R,ZIMMERMAN K M,RUDOLPH J L. Improving delirium care：prevention,monitoring,and assessment［J］. Neurohospitalist,2013,3(4)：194-202.

［4］RUDOLPH J L,HARRINGTON M B,LUCATORTO M A,et al. Validation of a medical record-based delirium risk assessment［J］. J Am Geriatr Soc,2011,59(Suppl 2)：S289-S294.

［5］MCDANIEL M,BRUDNEY C. Postoperative delirium：etiology and management［J］. Curr Opin Crit Care,2012,18(4)：372-376.

［6］SPRONK P E,RIEKERK B,HOFHUIS J,et al. Occurrence of delirium is severely underestimated in the ICU during daily care［J］. Intensive Care Med,2009,35(7)：1276-1280.

［7］AITKEN S J,BLYTH F M,NAGANATHAN V. Incidence,prognostic factors and impact of postoperative delirium after major vascular surgery：A meta-analysis and systematic review［J］. Vasc Med,2017,22(5)：387-397.

［8］BROWN C H 4TH,LAFLAM A,MAX L,et al. Delirium after spine surgery in older adults：incidence,risk factors,and outcomes［J］. J Am Geriatr Soc,2016,64(10)：2101-2108.

［9］GLEASON L J,SCHMITT E M,KOSAR C M,et al. Effect of delirium and other major complications on outcomes after elective surgery in older adults［J］. JAMA Surg,2015,150(12)：1134-1140.

［10］CROCKER E,BEGGS T,HASSAN A,et al. Long-term effects of postoperative delirium in patients undergoing cardiac operation：a systematic review［J］. Ann Thorac Surg,2016,102(4)：1391-1399.

［11］OLDROYD C,SCHOLZ A F M,HINCHLIFFE R J,et al. A systematic review and meta-analysis of factors for delirium in vascular surgical patients［J］. J Vasc Surg,2017,66(4)：1269-1279.e9.

［12］SCHOLZ A F,OLDROYD C,MCCARTHY K,et al. Systematic review and meta-analysis of risk factors for postoperative delirium among older patients undergoing gastrointestinal surgery［J］. Br J Surg,2016,103(2)：e21-e28.

［13］BIN ABD RAZAK H R,YUNG W Y. Postoperative delirium in patients undergoing total joint arthroplasty：a systematic review［J］. J Arthroplasty,2015,30(8)：1414-1417.

［14］GOSSELT A N,SLOOTER A J,BOERE P R,et al. Risk factors for delirium after on-pump cardiac surgery：a systematic review［J］. Crit Care,2015,19(1)：346.

［15］MILSTEIN A,POLLACK A,KLEINMAN G,et al. Confusion/delirium following cataract surgery：an incidence study of 1-year duration［J］. Int Psychogeriatr,2002,14(3)：301-306.

［16］BRUCE A J,RITCHIE C W,BLIZARD R,et al. The incidence of delirium associated with orthopedic surgery：a meta-analytic review［J］. Int Psychogeriatr,2007,19(2)：197-214.

［17］ANSALONI L,CATENA F,CHATTAT R,et al. Risk factors and incidence of postoperative delirium in elderly patients after elective and emergency surgery［J］. Br J Surg,2010,97(2)：273-280.

［18］OH Y S,KIM D W,CHUN H J,et al. Incidence and risk factors of acute postoperative delirium in geriatric neurosurgical patients［J］. J Korean Neurosurg Soc,2008,43(3)：143-148.

［19］SHAH S,WEED H G,HE X,et al. Alcohol-related predictors of delirium after major head and neck cancer surgery［J］. Arch Otolaryngol Head Neck Surg,2012,138(3)：266-271.

［20］KOEBRUGGE B,VAN WENSEN R J,BOSSCHA K,et al. Delirium after emergency/elective open and endovascular aortoiliac surgery at a surgical ward with a high-standard delirium care protocol［J］. Vascular,2010,18(5)：279-287.

［21］SALATA K,KATZNELSON R,BEATTIE W S,et al. Endovascular versus open approach to aortic aneurysm repair surgery：rates of postoperative delirium［J］. Can J Anaesth,2012,59(6)：556-561.

［22］GAO R,YANG Z Z,LI M,et al. Probable risk factors for postoperative delirium in patients undergoing spinal surgery［J］. Eur Spine J,2008,17(11)：1531-1537.

［23］BROUQUET A,CUDENNEC T,BENOIST S,et al.

Impaired mobility, ASA status and administration of tramadol are risk factors for postoperative delirium in patients aged 75 years or more after major abdominal surgery [J]. Ann Surg, 2010, 251(4):759-765.

[24] OLIN K, ERIKSDOTTER-JÖNHAGEN M, JANSSON A, et al. Postoperative delirium in elderly patients after major abdominal surgery [J]. Br J Surg, 2005, 92(12): 1559-1564.

[25] MU D L, WANG D X, LI L H, et al. High serum cortisol level is associated with increased risk of delirium after coronary artery bypass graft surgery: a prospective cohort study [J]. Crit Care, 2010, 14(6):R238.

[26] GIRARD T D, JACKSON J C, PANDHARIPANDE P P, et al. Delirium as a predictor of long-term cognitive impairment in survivors of critical illness [J]. Crit Care Med, 2010, 38(7):1513-1520.

[27] BAI J, LIANG Y, ZHANG P, et al. Association between postoperative delirium and mortality in elderly patients undergoing hip fractures surgery: a meta-analysis [J]. Osteoporos Int, 2020, 31(2):317-326.

[28] PANDHARIPANDE P, SHINTANI A, PETERSON J, et al. Lorazepam is an independent risk factor for transitioning to delirium in intensive care unit patients [J]. Anesthesiology, 2006, 104(1):21-26.

[29] LEE H B, MEARS S C, ROSENBERG P B, et al. Predisposing factors for postoperative delirium after hip fracture repair in individuals with and without dementia [J]. J Am Geriatr Soc, 2011, 59(12):2306-2313.

[30] MORIMOTO Y, YOSHIMURA M, UTADA K, et al. Prediction of postoperative delirium after abdominal surgery in the elderly [J]. J Anesth, 2009, 23(1):51-56.

[31] GREENE N H, ATTIX D K, WELDON B C, et al. Measures of executive function and depression identify patients at risk for postoperative delirium [J]. Anesthesiology, 2009, 110(4):788-795.

[32] VAN MUNSTER B C, DE ROOIJ SEJA, YAZDANPANAH M, et al. The association of the dopamine transporter gene and the dopamine receptor 2 gene with delirium, a meta-analysis [J]. Am J Med Genet B Neuropsychiatr Genet, 2010, 153B(2):648-655.

[33] NEKROSIUS D, KAMINSKAITE M, JOKUBKA R, et al. Association of COMT Val[158]Met polymorphism with delirium risk and outcomes after traumatic brain injury [J]. J Neuropsychiatry Clin Neurosci, 2019, 31(4): 298-305.

[34] KAZMIERSKI J, SIERUTA M, BANYS A, et al. The assessment of the T102C polymorphism of the 5HT2a

receptor gene, 3723G/A polymorphism of the NMDA receptor 3A subunit gene (GRIN3A) and 421C/A polymorphism of the NMDA receptor 2B subunit gene (GRIN2B) among cardiac surgery patients with and without delirium[J]. Gen Hosp Psychiatry, 2014, 36(6): 753-756.

[35] LINDROTH H, BRATZKE L, PURVIS S, et al. Systematic review of prediction models for delirium in the older adult inpatient [J]. BMJ Open, 2018, 8(4): e019223.

[36] MARCANTONIO E R, GOLDMAN L, MANGIONE C M, et al. A clinical prediction rule for delirium after elective noncardiac surgery [J]. JAMA, 1994, 271(2): 134-139.

[37] NOMURA Y, NAKANO M, BUSH B, et al. Observational study examining the association of baseline frailty and postcardiac surgery delirium and cognitive change [J]. Anesth Analg, 2019, 129(2):507-514.

[38] LEUNG J M, TSAI T L, SANDS L P. Brief report: preoperative frailty in older surgical patients is associated with early postoperative delirium [J]. Anesth Analg, 2011, 112(5):1199-1201.

[39] ZHANG D F, SU X, MENG Z T, et al. Preoperative severe hypoalbuminemia is associated with an increased risk of postoperative delirium in elderly patients: Results of a secondary analysis [J]. J Crit Care, 2018, 44:45-50.

[40] VELAYATI A, VAHDAT SHARIATPANAHI M, DEHGHAN S, et al. Vitamin D and postoperative delirium after coronary artery bypass grafting: a prospective cohort study [J]. J Cardiothorac Vasc Anesth, 2020, 34 (7):1774-1779.

[41] LAWLOR P G. Delirium and dehydration: some fluid for thought? [J]. Support Care Cancer, 2002, 10(6):445-454.

[42] CHEN W, KE X, WANG X, et al. Prevalence and risk factors for postoperative delirium in total joint arthroplasty patients: A prospective study [J]. Gen Hosp Psychiatry, 2017, 46:55-61.

[43] KRZYCH LJ, WYBRANIEC M T, KRUPKA-MATUSZCZYk I, et al. Complex assessment of the incidence and risk factors of delirium in a large cohort of cardiac surgery patients: a single-center 6-year experience [J]. Biomed Res Int, 2013, 2013:835850.

[44] NEUROVISION INVESTIGATORS. Perioperative covert stroke in patients undergoing non-cardiac surgery (NeuroVISION): a prospective cohort study [J]. Lancet, 2019, 394(10203):1022-1029.

[45] RUDOLPH J L, MARCANTONIO E R. Review articles:

postoperative delirium:acute change with long-term implications [J]. Anesth Analg,2011,112(5):1202-1211.

[46] FADAYOMI A B,IBALA R,BILOTTA F,et al. A Systematic Review and Meta-Analysis Examining the Impact of Sleep Disturbance on Postoperative Delirium [J]. Crit Care Med,2018,46(12):e1204-e1212.

[47] LALONDE B,ULDALL K K,BERGHUIS J P. Delirium in AIDS patients:discrepancy between occurrence and health care provider identification [J]. AIDS Patient Care STDS,1996,10(5):282-287.

[48] BREITBART W,ALICI Y. Agitation and delirium at the end of life:"We couldn't manage him" [J]. JAMA, 2008,300(24):2898-E1.

[49] BENOIT A G,CAMPBELL B I,TANNER J R,et al. Risk factors and prevalence of perioperative cognitive dysfunction in abdominal aneurysm patients [J]. J Vasc Surg,2005,42(5):884-890.

[50] LITAKER D,LOCALA J,FRANCO K,et al. Preoperative risk factors for postoperative delirium [J]. Gen Hosp Psychiatry,2001,23(2):84-89.

[51] VOYER P,RICHARD S,DOUCET L,et al. Predisposing factors associated with delirium among demented long-term care residents [J]. Clin Nurs Res,2009,18(2): 153-171.

[52] CARPENTER C R. ACP Journal Club. Review: Insufficient evidence exists about which drugs are associated with delirium,benzodiazepines may increase risk [J]. Ann Intern Med,2011,154(12):JC6-10.

[53] CAMPBELL N,BOUSTANI M,LIMBIL T,et al. The cognitive impact of anticholinergics:a clinical review[J]. Clin Interv Aging,2009,4:225-233.

[54] DASGUPTA M,DUMBRELL A C. Preoperative risk assessment for delirium after noncardiac surgery:a systematic review [J]. J Am Geriatr Soc,2006,54(10): 1578-1589.

[55] ROLFSON D B,MCELHANEY J E,ROCKWOOD K, et al. Incidence and risk factors for delirium and other adverse outcomes in older adults after coronary artery bypass graft surgery [J]. Can J Cardiol. 1999,15(7): 771-776.

[56] PIAO J,JIN Y,LEE S M. Triggers and nursing influences on delirium in intensive care units [J]. Nurs Crit Care,2018,23(1):8-15.

[57] BOCSKAI T,KOVÁCS M,SZAKÁCS Z,et al. Is the bispectral index monitoring protective against postoperative cognitive decline? A systematic review with meta-analysis [J]. PLoS One,2020,15(2): e0229018.

[58] SCHOEN J,MEYERROSE J,PAARMANN H,et al. Preoperative regional cerebral oxygen saturation is a predictor of postoperative delirium in on-pump cardiac surgery patients:a prospective observational trial [J]. Crit Care,2011,15(5):R218.

[59] SLATER J P,GUARINO T,STACK J,et al. Cerebral oxygen desaturation predicts cognitive decline and longer hospital stay after cardiac surgery [J]. Ann Thorac Surg,2009,87(1):36-45.

[60] WESSELINK E M,KAPPEN T H,VAN KLEI W A, et al. Intraoperative hypotension and delirium after on-pump cardiac surgery [J]. Br J Anaesth,2015,115(3): 427-433.

[61] HORI D,BROWN C,ONO M,et al. Arterial pressure above the upper cerebral autoregulation limit during cardiopulmonary bypass is associated with postoperative delirium [J]. Br J Anaesth,2014,113(6):1009-1017.

[62] HIRSCH J,DEPALMA G,TSAI T T,et al. Impact of intraoperative hypotension and blood pressure fluctuations on early postoperative delirium after non-cardiac surgery [J]. Br J Anaesth,2015,115(3):418-426.

[63] CHESHIRE WP J R. Thermoregulatory disorders and illness related to heat and cold stress [J]. Auton Neurosci,2016,196:91-104.

[64] LAT I,MCMILLIAN W,TAYLOR S,et al. The impact of delirium on clinical outcomes in mechanically ventilated surgical and trauma patients [J]. Crit Care Med,2009,37(6):1898-1905.

[65] MARTIN B J,BUTH K J,ARORA R C,et al. Delirium as a predictor of sepsis in post-coronary artery bypass grafting patients:a retrospective cohort study [J]. Crit Care,2010,14(5):R171.

[66] EVANS J L,NADLER J W,PREUD'HOMME X A, et al. Pilot prospective study of post-surgery sleep and EEG predictors of post-operative delirium [J]. Clin Neurophysiol,2017,128(8):1421-1425.

[67] Association A P. Diagnostic and Statistical Manual of Mental Disorders,5th edition [M]. Washington DC, American Psychiatric Society,2013.

[68] INOUYE S K,VAN DYCK C H,ALESSI C A,et al. Clarifying confusion:the confusion assessment method. A new method for detection of delirium [J]. Ann Intern Med,1990,113(12):941-948.

[69] ELY EW,INOUYE S K,BERNARD G R,et al. Delirium in mechanically ventilated patients:validity and reliability of the confusion assessment method for the intensive care unit (CAM-ICU) [J]. JAMA,2001, 286(21):2703-2710.

[70] MARCANTONIO E R,NGO L H,O'CONNOR M,et al. 3D-CAM:derivation and validation of a 3-minute diagnostic interview for CAM-defined delirium:a cross-sectional diagnostic test study [J]. Ann Intern Med,2014,161(8):554-561.

[71] MU D L,DING P P,ZHOU S Z,et al. Cross-cultural adaptation and validation of the 3D-CAM Chinese version in surgical ICU patients [J]. BMC Psychiatry,2020,20(1):133.

[72] GAUDREAU J D,GAGNON P,HAREL F,et al. Fast,systematic,and continuous delirium assessment in hospitalized patients:the nursing delirium screening scale [J]. J Pain Symptom Manage,2005,29(4):368-375.

[73] PETERSON J F,PUN B T,DITTUS R S,et al. Delirium and its motoric subtypes:a study of 614 critically ill patients [J]. J Am Geriatr Soc,2006,54(3):479-484.

[74] JOSHI A,KRISHNAMURTHY V B,PURICHIA H,et al. "What's in a name?" Delirium by any other name would be as deadly. A review of the nature of delirium consultations [J]. J Psychiatr Pract,2012,18(6):413-418.

[75] DOWNING L J,CAPRIO T V,LYNESS J M. Geriatric psychiatry review:differential diagnosis and treatment of the 3 D's - delirium,dementia,and depression [J]. Curr Psychiatry Rep,2013,15(6):365.

[76] INOUYE S K,BOGARDUS S T J R,CHARPENTIER P A,et al. A multicomponent intervention to prevent delirium in hospitalized older patients [J]. N Engl J Med,1999,340(9):669-676.

[77] O'MAHONY R,MURTHY L,AKUNNE A,et al. Synopsis of the National Institute for Health and Clinical Excellence guideline for prevention of delirium [J]. Ann Intern Med,2011,154(11):746-751.

[78] BRYSON G L,WYAND A. Evidence-based clinical update:general anesthesia and the risk of delirium and postoperative cognitive dysfunction [J]. Can J Anaesth,2006,53(7):669-677.

[79] MASON S E,NOEL-STORR A,RITCHIE C W. The impact of general and regional anesthesia on the incidence of post-operative cognitive dysfunction and post-operative delirium:a systematic review with meta-analysis [J]. J Alzheimers Dis,2010,22 Suppl 3:67-79.

[80] PATEL V,CHAMPANERIA R,DRETZKE J,et al. Effect of regional versus general anaesthesia on postoperative delirium in elderly patients undergoing surgery for hip fracture:a systematic review [J]. BMJ Open,2018,8:e020757.

[81] AHN E J,KIM H J,KIM K W,et al. Comparison of general anaesthesia and regional anaesthesia in terms of mortality and complications in elderly patients with hip fracture:a nationwide population-based study [J]. BMJ Open,2019,9:e029245.

[82] LI Y W,LI H J,LI H J,et al. Effects of two different anesthesia-analgesia methods on incidence of postoperative delirium in elderly patients undergoing major thoracic and abdominal surgery:study rationale and protocol for a multicenter randomized controlled trial [J]. BMC Anesthesiol,2015,15:144.

[83] NEUMAN M D,ELLENBERG S S,SIEBER F E,et al. Investigators R:Regional versus General Anesthesia for Promoting Independence after Hip Fracture(REGAIN):protocol for a pragmatic,international multicentre trial [J]. BMJ Open,2016,6:e013473.

[84] LI T,YEUNG J,LI J,et al. Investigators RA-D:Comparison of regional with general anaesthesia on postoperative delirium(RAGA-delirium) in the older patients undergoing hip fracture surgery:study protocol for a multicentre randomised controlled trial [J]. BMJ Open,2017,7:e016937.

[85] KOWARK A,ADAM C,AHRENS J,et al. Improve hip fracture outcome in the elderly patient(iHOPE):a study protocol for a pragmatic,multicentre randomised controlled trial to test the efficacy of spinal versus general anaesthesia [J]. BMJ Open,2018,8:e023609

[86] SIEBER F E,NEUFELD K J,GOTTSCHALK A,et al. effect of depth of sedation in older patients undergoing hip fracture repair on postoperative delirium:The STRIDE randomized clinical trial [J]. JAMA Surg,2018,153:987-995.

[87] SIEBER F E,ZAKRIYA K J,GOTTSCHALK A,et al. Sedation depth during spinal anesthesia and the development of postoperative delirium in elderly patients undergoing hip fracture repair [J]. Mayo Clin Proc,2010,85:18-26.

[88] MILLER D,LEWIS S R,PRITCHARD M W,et al. Intravenous versus inhalational maintenance of anaesthesia for postoperative cognitive outcomes in elderly people undergoing non-cardiac surgery [J]. Cochrane Database Syst Rev,2018,8:Cd012317.

[89] ZHANG Y,SHAN G J,ZHANG Y X,et al. Propofol compared with sevoflurane general anaesthesia is associated with decreased delayed neurocognitive recovery in older adults [J]. Br J Anaesth,2018,121:595-604.

[90] GOINS A E,SMELTZ A,RAMM C,et al. General anesthesia for transcatheter aortic valve replacement:

total intravenous anesthesia is associated with less delirium as compared to volatile agent technique［J］. J Cardiothorac Vasc Anesth,2018,32:1570-1577.

［91］JIAO X F,LIN X M,NI X F,et al.Volatile anesthetics versus total intravenous anesthesia in patients undergoing coronary artery bypass grafting:An updated meta-analysis and trial sequential analysis of randomized controlled trials［J］. PLoS One,2019,14:e0224562.

［92］WU M,LIANG Y,DAI Z,et al. Perioperative dexmede-tomidine reduces delirium after cardiac surgery:A meta-analysis of randomized controlled trials［J］. J Clin Anesth,2018,50:33-42.

［93］FLUKIGER J,HOLLINGER A,SPEICH B,et al. Dexmedetomidine in prevention and treatment of postoperative and intensive care unit delirium:a systematic review and meta-analysis［J］. Ann Intensive Care,2018,8:92.

［94］PAN H,LIU C,MA X,et al. Perioperative dexmede-tomidine reduces delirium in elderly patients after non-cardiac surgery:a systematic review and meta-analysis of randomized-controlled trials［J］. Can J Anaesth, 2019,66:1489-1500.

［95］LI C J,WANG B J,MU D L,et al. Randomized clinical trial of intraoperative dexmedetomidine to prevent delirium in the elderly undergoing major non-cardiac surgery［J］. Br J Surg,2020,107:e123-e132.

［96］HOVAGUIMIAN F,TSCHOPP C,BECK-SCHIMMER B,et al. Intraoperative ketamine administration to prevent delirium or postoperative cognitive dysfunction: A systematic review and meta-analysis［J］. Acta Anaesthesiol Scand,2018,62:1182-1193.

［97］AVIDAN M S,MAYBRIER H R,ABDALLAH A B,et al. Intraoperative ketamine for prevention of postoperative delirium or pain after major surgery in older adults:an international,multicentre,double-blind,randomised clinical trial［J］. Lancet,2017, 390:267-275.

［98］ORENA E F,KING A B,HUGHES C G. The role of anesthesia in the prevention of postoperative delirium: a systematic review［J］. Minerva Anestesiol,2016,82: 669-683.

［99］PUNJASAWADWONG Y,CHAU-IN W,LAOPAIBOON M,et al. Processed electroencephalogram and evoked potential techniques for amelioration of postoperative delirium and cognitive dysfunction following non-cardiac and non-neurosurgical procedures in adults［J］. Cochrane Database Syst Rev,2018,5:CD011283.

［100］WILDES T S,MICKLE A M,BEN ABDALLAH A,et al.Effect of Electroencephalography-Guided Anesthetic Administration on Postoperative Delirium Among Older Adults Undergoing Major Surgery:The ENGAGES Randomized Clinical Trial［J］. JAMA,2019,321: 473-483.

［101］SUN Y,YE F,WANG J,et al. Electroencephalography-Guided Anesthetic Delivery for Preventing Postoperative Delirium in Adults:An Updated Meta-analysis［J］. Anesth Analg,2020,131(3):712-719.

［102］ORTEGA-LOUBON C,HERRERA-GOMEZ F, BERNUY-GUEVARA C,et al. Near-Infrared Spectro-scopy Monitoring in Cardiac and Noncardiac Surgery: Pairwise and Network Meta-Analyses［J］. J Clin Med,2019,8(12):2208.

［103］WINDMANN V,SPIES C,KNAAK C,et al. Intraoperative hyperglycemia increases the incidence of postoperative delirium［J］. Minerva Anestesiol, 2019,85:1201-1210.

［104］SAAGER L,DUNCAN A E,YARED J P,et al. Intraoperative tight glucose control using hyperin-sulinemic normoglycemia increases delirium after cardiac surgery［J］. Anesthesiology,2015,122: 1214-1223.

［105］ZHANG Y,HE S T,NIE B,et al. Emergence delirium is associated with increased postoperative delirium in elderly:a prospective observational study［J］. J Anesth,2020,34:675-687.

［106］LANGER T,SANTINI A,ZADEK F,et al. Intraoperative hypotension is not associated with postoperative cognitive dysfunction in elderly patients undergoing general anesthesia for surgery:results of a randomized controlled pilot trial［J］. J Clin Anesth, 2019,52:111-118.

［107］KANG J,LEE M,KO H,et al. Effect of nonpha-rmacological interventions for the prevention of delirium in the intensive care unit:a systematic review and meta-analysis［J］. J Crit Care,2018,48:372-384.

［108］YUE J,TABLOSKI P,DOWAL S L,et al. NICE to HELP:operationalizing National Institute for Health and Clinical Excellence guidelines to improve clinical practice［J］. J Am Geriatr Soc,2014,62:754-761.

［109］HSHIEH T T,YANG T,GARTAGANIS S L,et al. Hospital elder life program:systematic review and meta-analysis of effectiveness［J］. Am J Geriatr Psychiatry,2018,26:1015-1033.

［110］VASILEVSKIS E E,PANDHARIPANDE P P, GIRARD T D,et al. A screening,prevention,and restoration model for saving the injured brain in intensive care unit survivors［J］. Crit Care Med,

2010,38:S683-691.

[111] MARRA A,ELY E W,PANDHARIPANDE P P,et al. The ABCDEF Bundle in Critical Care [J]. Crit Care Clin,2017,33:225-243.

[112] PUN B T,BALAS M C,BARNES-DALY M A,et al. Caring for critically ill patients with the abcdef bundle: results of the icu liberation collaborative in over 15 000 adults [J]. Crit Care Med,2019,47:3-14.

[113] MARINO J,RUSSO J,KENNY M,et al. Continuous lumbar plexus block for postoperative pain control after total hip arthroplasty. A randomized controlled trial [J]. J Bone Joint Surg Am,2009,91(1):29-37.

[114] ABOU-SETTA A M,BEAUPRE L A,RASHIQ S, et al. Comparative effectiveness of pain management interventions for hip fracture:a systematic review [J]. Ann Intern Med,2011,155(4):234-245.

[115] GUAY J,KOPP S. Peripheral nerve blocks for hip fractures in adults [J]. Cochrane Database Syst Rev, 2020,11(11):CD001159.

[116] GAUDREAU J D,GAGNON P,ROY M A,et al. Opioid medications and longitudinal risk of delirium in hospitalized cancer patients [J]. Cancer,2007,109 (11):2365-2373.

[117] VAURIO L E,SANDS L P,WANG Y,et al. Postoperative delirium:the importance of pain and pain management [J]. Anesth Analg,2006,102(4):1267-1273.

[118] SWART LM,VAN DER ZANDEN V,SPIES P E, et al. The comparative risk of delirium with different opioids:a systematic review [J]. Drugs Aging,2017, 34(6):437-443.

[119] DAURI M,FARIA S,GATTI A,et al. Gabapentin and pregabalin for the acute post-operative pain management. A systematic-narrative review of the recent clinical evidences [J]. Curr Drug Targets,2009,10(8):716-733.

[120] DIGHE K,CLARKE H,MCCARTNEY C J,et al. Perioperative gabapentin and delirium following total knee arthroplasty:a post-hoc analysis of a double-blind randomized placebo-controlled trial [J]. Can J Anaesth,2014,61(12):1136-1137.

[121] LEUNG J M,SANDS L P,CHEN N,et al. Perioperative gabapentin does not reduce postoperative delirium in older surgical patients:a randomized clinical trial [J]. Anesthesiology,2017,127(4):633-644.

[122] 王晓山,刘沛,王东信,等.氟比洛芬酯复合舒芬太尼镇痛对骨科患者术后谵妄发生率的影响[J].临床麻醉学杂志,2012,28(2):152-154.

[123] MU D L,ZHANG D Z,WANG D X,et al. Parecoxib

supplementation to morphine analgesia decreases incidence of delirium in elderly patients after hip or knee replacement surgery:a randomized controlled trial [J]. Anesth Analg,2017,124(6):1992-2000.

[124] SUBRAMANIAM B,SHANKAR P,SHAEFI S,et al. Effect of intravenous acetaminophen vs placebo combined with propofol or dexmedetomidine on postoperative delirium among older patients following cardiac surgery:The DEXACET randomized clinical trial[J]. JAMA,2019,321(7):686-696.

[125] NEUFELD K J,YUE J,ROBINSON T N,et al. Antipsychotic medication for prevention and treatment of delirium in hospitalized adults:a systematic review and meta-analysis[J]. J Am Geriatr Soc,2016,64(4):705-714.

[126] SCHRIJVER E J M,DE VRIES O J,VAN DE VEN P M,et al. Haloperidol versus placebo for delirium prevention in acutely hospitalised older at risk patients:a multi-centre double-blind randomised controlled clinical trial [J]. Age Ageing,2018,47(1):48-55.

[127] LIN P,ZHANG J,SHI F,et al. Can haloperidol prophylaxis reduce the incidence of delirium in critically ill patients in intensive care units? A systematic review and meta-analysis [J]. Heart Lung, 2020,49(3):265-272.

[128] ZENG H,LI Z,HE J,et al. Dexmedetomidine for the prevention of postoperative delirium in elderly patients undergoing noncardiac surgery:A meta-analysis of randomized controlled trials [J]. PLoS One,2019,14 (8):e0218088.

[129] SU X,MENG Z T,WU X H,et al. Dexmedetomidine for prevention of delirium in elderly patients after non-cardiac surgery:a randomised,double-blind,placebo-controlled trial [J]. Lancet,2016,388(10054):1893-1902.

[130] TURAN A,DUNCAN A,LEUNG S,et al. Dexmedetomidine for reduction of atrial fibrillation and delirium after cardiac surgery (DECADE):a randomised placebo-controlled trial [J]. Lancet, 2020,396(10245):177-185.

[131] ZHANG Q,GAO F,ZHANG S,et al. Prophylactic use of exogenous melatonin and melatonin receptor agonists to improve sleep and delirium in the intensive care units:a systematic review and meta-analysis of randomized controlled trials [J]. Sleep Breath,2019, 23(4):1059-1070.

[132] MATHER J F,CORRADI J P,WASZYNSKI C,et al. Statin and Its Association With Delirium in the Medical

ICU［J］. Crit Care Med,2017,45(9):1515-1522.

［133］PAGE V J,CASARIN A,ELY E W,et al. Evaluation of early administration of simvastatin in the prevention and treatment of delirium in critically ill patients undergoing mechanical ventilation(MoDUS):a randomised,double-blind,placebo-controlled trial［J］. Lancet Respir Med,2017,5(9):727-737.

［134］VALLABHAJOSYULA S,KANMANTHAREDDY A,ERWIN P J,et al. Role of statins in delirium prevention in critical ill and cardiac surgery patients:A systematic review and meta-analysis［J］. J Crit Care, 2017,37:189-196.

［135］SCHRIJVER E J,DE GRAAF K,DE VRIES O J,et al. Efficacy and safety of haloperidol for in-hospital delirium prevention and treatment:A systematic review of current evidence［J］. Eur J Intern Med,2016,27: 14-23.

［136］GIRARD T D,EXLINE M C,CARSON S S,et al.

Haloperidol and Ziprasidone for Treatment of Delirium in Critical Illness［J］. N Engl J Med,2018,379(26): 2506-2516.

［137］AGAR M R,LAWLOR P G,QUINN S,et al. Efficacy of oral risperidone,haloperidol,or placebo for symptoms of delirium among patients in palliative care:a randomized clinical trial［J］. JAMA Intern Med,2017,177(1):34-42.

［138］YUNUSA I,EL HELOU M L. The use of risperidone in behavioral and psychological symptoms of dementia: a review of pharmacology,clinical evidence,regulatory approvals,and off-label use［J］. Front Pharmacol, 2020,11:596.

［139］PLUTA M P,DZIECH M,CZEMPIK P F,et al. Antipsychotic drugs in prevention of postoperative delirium-what is known in 2020? ［J］. Int J Environ Res Public Health,2020,17(17):6069.

27 术后环杓关节脱位防治专家共识

王月兰　王古岩　申乐（共同执笔人）　刘鸿毅　米卫东（共同负责人）　孙立　李天佐
吴林格尔　郭英（共同执笔人）　郭睿　黄宇光（共同负责人）　麻伟青

目　录

环杓关节脱位是指杓状软骨环面在关节囊失去正常解剖位置。而术后环杓关节脱位是全身麻醉术后较严重并发症，患者出现声音嘶哑、饮水及吞咽呛咳等。其发生率在不同医院及不同患者群体报道不一，为 0.009%~0.097%。引发术后环杓关节脱位的风险因素众多，包括患者身体状况、环杓关节解剖特点、关节囊松弛度、麻醉诱导操作、拔除气管导管操作、置入胃管或 TEE 超声探头操作、气管导管带管时间长（包括长时间手术）、特殊体位或术中多次体位更换等，但临床分析原因时，常仅将其归结于麻醉科医师气管插管操作所致，从而极易引发医患纠纷及医疗赔偿。此外，环杓关节脱位的复位方法选择、复位效果及临床预后，均与其发现和处理的时机相关。依据现有临床报道和临床研究结果，本共识汇总阐述了术后环杓关节脱位发生的解剖学基础、各原因所致脱位的特点、诱发与致病因素、临床表现、诊断与鉴别诊断及预防处理方法等，以期为有效预防、科学诊治、减少纠纷及改善预后提供理论支持与规范指导。

一、解剖学基础

环杓关节由环状软骨的环杓关节面、杓状软骨底面及环杓侧肌、环杓后肌、环杓韧带组成。杓状软骨沿着关节的垂直轴做内、外旋转运动，同时伴向内、外的滑动，共同使两侧的声带突相互靠近或分开，因此使声门开大或缩小。

环杓关节特点:关节面浅,关节囊松弛,容易在外力作用下脱位。临床根据脱位的解剖对应关系,将环杓关节脱位分为不同类型:①按解剖位置:左、右脱位;②按脱位方向:前内侧脱位、后外侧脱位;③按脱位程度:半脱位和全脱位。由于维持杓状软骨向前的肌肉数量多于向后的肌肉数量,故临床术后环杓关节脱位,以左前内侧脱位最常见。目前认为,如果作用于杓状软骨上的外力由后向前,则可能造成环杓关节前内侧脱位,多发生于声门暴露、气管插管、胃管置入等过程;如外力方向由前向后,则可能导致后外侧脱位,常见于拔管时气囊未充分放气等。

二、病因及危险因素

(一) 患者因素

1. 环杓关节先天发育不良;
2. 颈部短粗、声门暴露困难及视野不清晰;
3. 体型瘦弱、BMI 较小及贫血等;
4. 老年性环杓关节退行性改变;
5. 肾脏疾病晚期,免疫系统功能低下引起的关节囊松弛;
6. 其他:长期服用糖皮质激素、肢端肥大及某些肠道疾病等。

(二) 麻醉因素

1. **诱导方式** 无论是快诱导和慢诱导插管,都有可能导致环杓关节脱位。但使用肌松剂与否与脱位发生易感性之间的关系尚不明确。

2. **声门暴露** 喉镜置入过深,直接碰撞环杓关节,包括使用普通喉镜、可视喉镜及硬支镜等;喉镜暴露声门,镜片牵拉会厌张力过大;插管时助手不适当的喉外按压等。

3. **管芯使用** 插管时未使用管芯,气管导管管芯超出导管前端,以及管芯过硬直接碰撞环杓关节等。

4. **气管插管** 紧急气管插管、清醒插管或慢诱导插管未使用肌松剂时,导管置入过程中声门过于活跃、或声门处于关闭状态强行置管,插管时咽反射强烈及喉肌痉挛,均易诱发环杓关节脱位。

5. **喉罩置入** 喉罩插入和调整位置及位置本身不合适等,也可引起环杓关节脱位。

6. **导管位置** 气管导管置入过浅,充气套囊

向外挤压环杓关节,可致关节脱位。

7. **导管拔除** 苏醒期患者躁动、自行拔管,以及拔管时套囊内气体排出不充分,可导致关节后向脱位。

(三) 手术因素

1. **长时间带管** 包括长时间手术,如胰十二指肠切除术、心血管外科手术等,以及术后带管时间较长。

2. **手术体位** 俯卧位或术中多次变换体位,均可因导管挤压,导致关节脱位。

3. **喉部手术** 手术操作本身或操作中移动导管,均可引起环杓关节脱位。

(四) 侵入性操作

1. **胃管置入** 胃管置入过程中,胃管盘曲于环杓关节处,可直接损伤环杓关节,特别是胃管材质过硬时,更易发生。

2. **留置胃管** 胃管长期挤压,可导致环杓关节处的继发性感染,而导致脱位。

3. **胃镜置入** 及 TEE 超声探头置入,也可导致环杓关节脱位。

(五) 其他

1. **局部外伤** 颈前钝性损伤、穿通伤。

2. **颈前加压** 各类操作对颈前部的压迫,如果受力点为环杓关节处,可导致其脱位。

3. **喉部肿物** 喉部各类肿瘤,可对环杓关节造成挤压和推移,从而导致关节脱位。

4. **肌肉收缩** 在某些特殊易感者,咳嗽、打喷嚏时喉部肌肉的强力收缩,也可导致环杓关节脱位。

三、临床表现与诊断

(一) 临床表现

主要有三个方面:①不同程度的声音嘶哑甚或失声。声音嘶哑为环杓关节脱位的典型症状,发声以气息声为主,不能大声说话,高音不能,发声费力,易疲劳,说话时甚至可出现气短胸闷。声音嘶哑评估的 GRBAS 评分,将声音嘶哑分为 4 个等级:0 分 = 正常;1 分 = 轻度;2 分 = 中度;3 分 = 重度。环杓关节脱位时,一般是 2 分以上嘶哑。

②严重者出现饮水、吞咽时呛咳,可伴呼吸困难。③部分患者伴有咽痛及吞咽痛。

及时发现环杓关节脱位,与后续处理的临床效果密切相关;同时,也是避免医疗纠纷的关键,故而强调术后早期发现和处理:①术后患者出麻醉后监护治疗室时,应常规记录发声状况,有声嘶者,需密切随访;②强调麻醉科医师的术后随访,及时发现发声异常,及时诊断;③将全麻术后患者发声情况,作为病房术后护理常规的记录内容;④第一时间请耳鼻喉科医师会诊,以明确诊断。这样多重把关,力争做到术后环杓关节脱位的早发现、早处理,改善预后。

(二)诊断的主要依据

1. **病史** 有诱发因素,如气管插管、胃镜检查、胃管置入等侵入性操作史。

2. **典型表现** 声音嘶哑、饮水呛咳,甚或吞咽困难、咽痛及呼吸困难等。

3. **电子喉镜检查** 可见杓状软骨黏膜充血、肿胀,声带运动差,声门裂呈不等腰三角形;是临床上最常用检查方法,也用于诊断及喉返神经损伤等疾病的鉴别诊断。

4. **喉肌电图** 根据病史、声音嘶哑及喉镜检查,基本可做出声带麻痹的诊断,而喉肌电图检查,可基本确定声带麻痹的原因,是由于环杓关节脱位,还是源于喉返神经损伤。此检查可定性和半定量判断神经肌肉损伤及程度,从而鉴别声带活动不良是由于关节运动障碍、肌肉受累等机械性原因所致,还是源于神经损伤。

5. **影像学检查** 普通 CT 因扫描层距太大,对环杓关节脱位诊断意义不大。而轴位多层螺旋CT(薄层或超薄层)扫描可协助诊断环杓关节脱位。扫描范围自舌骨下缘至气管上段,在平静呼吸及 Valsalva 呼吸状态下行薄层扫描,采用不同阈值分别对环杓关节、声带、上呼吸道进行容积重建(3D-VR),可以直观地显示环杓关节的情况,通过图像任意角度旋转,可以从不同的视角观察喉部软骨及关节,从而准确判断杓状软骨前后、左右的移位,同时避免因扫描体位不正引起的杓状软骨不对称假象。声带重建采用仿真内镜模式,只保留声门区部分,观察呼吸状态下声带内收、外展功能及声门裂形态。

6. **联合影像** 对于部分杓状软骨钙化不良或喉软骨软化病患者而言,CT 扫描无法清楚地显示软骨组织。MRI 不仅可以分析软骨形态学,也可分析软骨成分,此时使用 CT 结合 MRI 有利于诊断。

四、鉴 别 诊 断

主要与单侧喉返神经损伤进行鉴别:

1. 喉返神经损伤多见于甲状腺手术、颈椎前路手术、颈动脉内膜剥脱等颈部手术。需关注的是,某些患者喉返神经自迷走神经发出的折返位置很低,胸科手术也可能造成喉返神经损伤。

2. 动态频闪喉镜,具有特异性诊断意义。环杓关节脱位,在动态频闪喉镜下可见正常声带的黏膜波,双侧对称,有周期性和规律性,振幅正常;而喉返神经损伤则无此表现。

3. 喉肌电图是鉴别二者的可靠方法。环杓关节脱位的机械性运动障碍时,肌电位正常;而神经损伤的声嘶,在喉肌电图显示肌电活动减弱或消失,联带运动、甲杓肌波幅和转折数降低。

五、治　疗

治疗方法包括手术治疗和非手术治疗,其中手术治疗可分闭合性复位术和开放性复位术;而非手术治疗主要是发声训练法。

(一)闭合性复位术(杓状软骨拨动法)

闭合复位为首选治疗方法,可在局麻下进行。杓状软骨拨动后声音嘶哑可立刻改善,故可作为诊断性治疗。对于前脱位者,于发声时拨动钳末端向内、向后上方轻柔推挤杓状软骨;后脱位者,于吸气相向内、向前上方拨动杓状软骨,每次复位可进行 3~5 次弹拨。复位成功的标准是患侧声带恢复活动、双侧声带闭合完全以及患者发声明显改善,复位效果不佳者可依据关节黏膜肿胀程度,于 2~7d 后再次进行局麻下复位,一般可反复复位3~4 次。

因关节组织纤维化和强直的发生可早至脱位后 48h,故目前认为在 24~48h 内复位效果最为理想。如全身状况允许,应尽早行关节拨动复位术。若杓状软骨肿胀剧烈,可待肿胀大部分消退后进行,但一般不迟于 6~8 周。有文献报道,10 周内进行复位均能获得稳定良好的疗效。即使某些情况下复位效果不理想,也可矫正患侧声带突及声带与健侧声带的垂直高度落差,从而改善发声质量。

(二) 开放性手术

对于脱位时间较长(>10周)、多次闭合复位术无法成功者,可考虑开放性性手术。通常在全身麻醉下进行。包括声带注射填充术、甲状软骨成形术、环杓关节开放复位术等。

(三) 发声训练

对于全身情况差、不能耐受手术者,可进行嗓音矫治。部分患者经适当训练后,脱位的环杓关节可自行复位,或经对侧声带代偿性偏移后,大部分患者的声嘶和呛咳均可恢复至正常。环杓关节推拿按摩也能一定程度改善声门闭合情况。

(四) 抗炎药物辅助治疗

包括使用类固醇激素或非类固醇甾体类药物,可有消除局部水肿的作用。

(五) 肉毒杆菌注射

可在手法复位后,肉毒杆菌注射于复位侧甲杓肌和环甲肌内,以助复位后环杓关节的稳定。

六、预 防

环杓关节脱位是全麻气管插管较为严重的并发症,并极易引发医疗纠纷。充分的预防,可有效降低其发生率。

1. 充分的术前评估,尤其是气道评估,出现困难气道状况时,强调及时甚至先求助,避免同种方法反复多次的"试插";

2. 关注环杓关节脱位相关风险因素的评估,对于易感患者和易感手术,应与患者及家属充分沟通,并着重做好术后观察;

3. 选择合适直径的气管导管,推荐导管壁的适当润滑,以减少摩擦阻力;

4. 避免气管插管操作过程中的呛咳、吞咽等,降低气管插管时喉部肌肉的张力及活跃度,充分的肌松和表面麻醉,均是有效的措施;

5. 注意喉镜置入的深度,置入时应循序渐进,避免过深;

6. 声门暴露时,避免过度用力,遇有声门暴露困难时,及时更换气道器具;

7. 选择合适硬度的管芯,注意管芯在导管中长度,避免管芯超出导管;

8. 插管时,避免不适当力度和位置的喉外按压;

9. 注意气管插管的深度,避免出现导管套囊骑压于声带的状况;

10. 充分、牢固固定导管,推荐应用牙线固定导管,特别在特殊体位和口腔颌面部的手术患者;

11. 术中体位变化时,注意导管的保护,尽量避免导管的移位;

12. 全麻时胃管置入,如遇困难,应及时采用手法辅助或喉镜辅助,避免反复盲探试插;

13. 危重患者术后带管,应避免出现烦躁体动,同时要避免导管位置的移动;

14. 气管导管拔出前,确定套囊充分放气,并应避免气管导管的意外拔出。

参 考 文 献

[1] WU L,SHEN L,ZHANG X,et al. Association between the use of a stylet in endotracheal intubation and postoperative arytenoid dislocation:a case-control study [J].BMC Anesthesiol,2018,18(1):59.

[2] YAMANAKA H,HAYASHI Y,WATANABE Y,et al. Prolonged hoarseness and arytenoid cartilage dislocation after tracheal intubation [J].Br J Anaesth,2009,103(3):452-455.

[3] LOU Z,YU X,LI Y,et al. BMI May Be the Risk Factor for Arytenoid Dislocation Caused by Endotracheal Intubation:A Retrospective Case-Control Study [J]. J Voice,2018,32(2):221-225.

[4] 岑伟杰,王跃建 . 环杓关节脱位诊疗现状[J]. 中国医药科学,2018,8(12):24-28.

[5] HITANO M. Clinical examination of the voice [M].New York:Springer-Verleg,1981:81-84.

[6] MUNIN M C,MURRY T,ROSEN C A. Laryngeal electromyography:diagnostic and prognostic applications [J]. Otolaryngol Clin North Am,2000,33(4):759-770.

[7] 张君,王雪峰 . 杓状软骨运动的三维仿真[J]. 临床耳鼻咽喉头颈外科杂志,2011,25(15):687-689.

[8] 杨蕾,卢颖深,朱巧洪,等 . 多层螺旋CT扫描三维重建在环杓关节脱位诊断中的价值[J]. 医学影像学杂志,2016,26(1):122-124.

[9] 曹刚,周义成 . 正常成人环杓关节及毗邻结构的MSCT研究[J]. 放射学实践,2005(1):70-72.

[10] 徐文坚 . 关节软骨MR研究进展[J]. 医学影像学杂志,2013,23(10):1509-1511.

[11] 林志宏,楼浙伟,励霞霞,等.杓状软骨脱位的诊疗进展[J].浙江医学,2019,41(15):1567-1570.

[12] 韩敏,王琳,刘杰,等.杓状软骨复位术治疗环杓关节脱位的临床分析[J].中国耳鼻咽喉颅底外科,2018,24(1):50-52.

[13] SATALOFF R T. Arytenoid dislocation:techniques of surgical reduction[J].Oper Tech Otolaryngol Head Neck Surg,1998,9(4):196-202.

[14] MALLON A S,PORTNOY J E,LANDRUM T,et al. Pediatric arytenoid dislocation:diagnosis and treatment[J].J Voice,2014,28(1):115-122.

[15] DHANASEKAR G,SADRI M,MOHAN S,et al. Blunt laryngeal trauma resulting in arytenoid dislocation and dysphonia[J]. Auris Nasus Larynx,2006,33(1):75-78.

[16] 王珊珊,黄永望,潘静,等.环杓关节拨动联合嗓音矫治治疗环杓关节脱位的疗效观察[J].听力学及言语疾病杂志,2019,27:1-5.

[17] LEE S W,PARK K N,WELHAM N V. Clinical features and surgical outcomes following closed reduction of arytenoid dislocation[J]. JAMA Otolaryngol Head Neck Surg,2014,140(11):1045-1050.

[18] E RONTAL,M RONTAl. Botulinum toxin as an adjunct for the treatment of acute anteromedial arytenoid dislocation[J]. Laryngoscope,1999,109(1):164-166.

穴位刺激在围手术期应用的专家共识

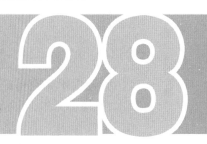

王秀丽（共同执笔人）　王强（共同执笔人）　余剑波（共同执笔人）　李文志　苏帆
袁红斌　安立新　景向红　赵凌　刘存志　熊利泽（负责人）

穴位刺激主要通过调理经络系统,激发和强化机体固有的良性调节功能,使机体重新达到阴阳平衡的健康状态,主要包括针灸、穴位注射、穴位埋线、刺络放血及拔罐等方法,其中耳穴压豆、针刺、电针、经皮穴位电刺激等是临床常用的穴位刺激方法,已广泛应用于临床,特别是在减轻围手术期疼痛、减少术中应激反应、提高机体免疫力、改善患者舒适度、降低术后并发症发生率等方面取得了明显效果,现已成为围手术期临床的一项重要医学辅助措施。

一、穴位刺激在围手术期应用的必要性

围手术期的多种因素如药物、手术创伤、疼痛、应激反应、器官功能失调、恶心呕吐、睡眠功能紊乱、导尿管、鼻胃管、活动受限等,均会降低患者围手术期器官功能和舒适度,影响术后康复、延长住院时间。尽管麻醉、手术和护理技术得到快速发展,但单纯西医理论和技术不能完全解决这些围手术期难题,主要有以下几点问题:

(一)麻醉药物及抗生素

多数吸入麻醉药、部分静脉麻醉药(硫喷妥钠、氯胺酮等)以及阿片类镇痛药物除常见的副作用外,均可直接影响免疫活性细胞的作用,抑制机体免疫功能,促进恶性肿瘤的生长和转移。阿片类药物显著增加患者术后恶心呕吐(PONV)及尿

潴留的发生,术前预防性应用抗生素,虽可降低术后感染发生率,但广谱抗生素使用会影响肠道菌群的数量和菌种,破坏其对人体肠道形成的防御屏障,导致菌群失调造成肠道功能紊乱,影响术后康复。

(二)腔镜手术

腔镜手术是目前广泛应用于临床的可视化技术,腔镜手术中,可为术者提供相对宽阔的视野和易于操作的手术环境,能够直接观察患者体内器官情况,同时进行检查和治疗,具有创伤小、疼痛轻、恢复快等优点。然而与传统开腹、开胸手术相比,腔镜术后不良反应发生率并未降低,主要与 CO_2 气腹或气胸对患者所产生的各种病理生理学改变和麻醉药物代谢不全有关。穴位刺激可显著改善腔镜手术引起的生理功能变化,减少术中应激反应且对术后疼痛、PONV 等不良反应有一定的防治作用,促进患者术后康复。因此,穴位刺激在腔镜手术围手术期应用具有重要意义。

(三)疼痛

疼痛是机体受到手术伤害刺激后产生的生理、心理和行为上的一系列反应。围手术期使用阿片类药物易引起 PONV、呼吸抑制、尿潴留、便秘等不良反应。而镇痛不完善、治疗不及时,急性疼痛可转变成慢性痛,严重影响患者的生活质量。穴位刺激具有疏通经络、调和阴阳、扶正祛邪的治疗作用,且现代医学逐步明确了其作用机制。围手术期倡导多模式治疗方案,与中国传统中医理念和穴位刺激技术相结合,可取长补短,进一步完善围手术期管理效果,加速术后康复。

二、穴位刺激在围手术期的应用

穴位刺激是传统中医理论的重要组成部分,穴位包含经穴、奇穴、阿是穴等。目前穴位刺激可通过耳穴压豆、针刺、电针、经皮神经电刺激(transcutaneous electrical nerve stimulation,TENS)和经皮穴位电刺激(transcutaneous electrical acupoint stimulation,TEAS)等方法,产生的气感应,通过神经、内分泌、免疫等系统的调控作用,对多个器官和系统产生保护作用,具有安全、不良反应少等特点。电针治疗的最适宜强度为介于"感觉阈"和"痛阈"之间的电流强度,能使清醒患者对针刺产生局部或较大范围的酸、麻、胀、重等感觉(得气),局部肌肉有节律地收缩。穴位刺激时间是提高治疗效果的重要因素之一,研究显示:其频率、波形、强度、刺激时间的设定及不同穴位的配伍对镇痛效果均可产生较大的影响,目前证实电针刺激 30min,2/100Hz 疏密波刺激可达到有效镇痛。

随着穴位刺激相关技术(acupuncture related technologies,ART)的发展及应用,该技术已成为围手术期患者多模式治疗、加速术后康复的一种新治疗手段。围手术期穴位刺激不仅产生镇痛、镇静、抗焦虑等作用,还可在一定程度上减少术后患者 PONV,提高机体的免疫力,具有保护脑、心、肝、肾等重要器官的作用。2003 年世界卫生组织(WHO)已经推荐将镇痛和 PONV 列为针刺的适应证。根据围手术期穴位刺激应用的不同时机,可将其功能分为术前、术中与术后三个阶段。

(一)术前作用

1. 镇静、抗焦虑 术前焦虑会增加手术应激及麻醉处理的风险和难度,可导致术后持续焦虑,增加术后疼痛的敏感性并抑制免疫功能,延长术后恢复时间。手术刺激作用于交感神经系统,促进肾上腺素和去甲肾上腺素的分泌,从而导致患者血压升高,呼吸心率加快,甚至产生紧张、焦虑等情绪紊乱。单纯使用镇静药物,虽可在一定程度上缓解患者的焦虑、恐惧,但该类药物也会引起头晕、恶心等不良反应。穴位刺激作为一种非药物性的治疗手段,在减轻患者的应激反应中具有良好的效果。研究发现,术前穴位刺激可优化患者的生理和心理状态,减轻患者术前焦虑、紧张的情绪,同时也可增加内源性阿片肽的释放,提高痛阈值。因此,术前穴位刺激可在一定程度上优化术前准备。穴位选择参考如下。

(1)耳穴:中医认为耳穴是人体内脏器官、四肢及躯干在体表的反应点,刺激耳穴可促进经络气血运行、调整脏腑的功能,使人体功能趋于平衡。术前参照耳穴模型选用耳穴压豆法实施穴位刺激(以耳穴有压痛感为宜),操作简单、可行且患者易于接受,术前可常规使用。神门位于耳窝三角顶点,是精、气、神出入之门户,具有扶正祛邪、宁心安神、解痉止痛的功效。术前刺激该穴位 30min,可以较好地缓解患者术前焦虑状态。

(2)印堂穴:归属于经外奇穴,具有清热止痛,安神定惊的功效。术前使用针刺印堂穴辨证得气后,留针 20min,不仅显著降低患者的术前焦虑状态,还能降低术中脑电双频指数值,增强术中镇痛效果。研究证实,针刺印堂穴可降低等待神经外科手术患者的术前焦虑水平。

(3)其他穴位,如针刺刺激四神聪、足三里、合谷、百会等在术前抗焦虑中均具有良好的效果。

(二)术中作用

1. 术中镇痛 穴位刺激辅助麻醉已应用于多种手术,如颅脑手术、心脏手术、胸腹部手术、四肢关节手术、肛肠手术、甲状腺手术等,可减少阿片类药物的需要量,降低阿片类药物所引起的呼吸抑制、PONV、便秘及尿潴留等副作用的发生,具有其独特的优势。研究发现:在鼻窦切开术麻醉前 30min 进行经皮穴位电刺激合谷、内关、足三里(6~9mA,2/10Hz 疏密波),可使术中瑞芬太尼的用量减少 39%,且缩短患者拔管时间,加快患者的苏醒。选用内关、合谷、列缺、曲池穴,通过 TEAS 辅助胸腔镜肺叶切除术,能够明显减少丙泊酚 - 芬太尼静脉麻醉药物用量,加强镇痛作用。在研究颅骨切开术麻醉中应用针刺的效果所做的一项荟萃分析发现,术中联合应用针刺能明显减少挥发性麻醉药物的用量。

针刺镇痛的取穴原则以局部取穴、远端取穴和经验取穴为主。穴位选择参考如下:

(1)局部取穴多以病变为中心,在其周围进行取穴,可选取经穴、经外奇穴和阿是穴等,以达到镇痛的效果;例如:攒竹、鱼腰、风池等穴位皆为头部局部穴位,可疏通头部经络而达到止痛作用。在颅脑手术中,临床上多选取电针穴位刺激,频率为 2/100Hz 疏密交替,电流 8~12mA,强度以患者能够忍受为宜。

(2)远端取穴多采用循经选穴的方法,即在穴位刺激前选择与患病局部相同经脉上的穴位或远离患病部位的穴位;例如:阳陵泉为足少阳胆经穴,在肝胆手术中具有较好的疏肝利胆和镇痛效果。

(3)经验取穴多选择合谷、足三里、内关、人中、三阴交等与疼痛性疾病相关的穴位刺激,达到镇痛的效果。

(4)胸腹部手术镇痛多选取内关和三阴交穴,作用机制可能与血中 5- 羟色胺浓度增加相关,其中胆囊手术镇痛多选取内关穴、合谷穴及曲

池穴,妇科手术穴位多选取双侧足三里穴及三阴交穴。于全身麻醉前 30min 进行电针刺激,多用疏密波连续刺激(50/200Hz),强度以患者能忍受为宜。

(5)由于耳穴与全身的器官和经络密切相关,因此,刺激耳穴不仅可减少术前焦虑,也可达到较好的镇痛效果。

2. 器官功能保护 围手术期穴位刺激在一定程度上可减轻器官的氧化应激及缺血 / 再灌注损伤,降低炎症因子的产生,调节机体的免疫功能,达到心、脑等重要器官功能保护的作用。由于器官功能的不同,穴位选择的方法也不尽相同。穴位选择参考如下:

(1)心脏手术:内关穴是与心脏手术相关的主要穴位,术前 12d 电针刺激内关穴(1mA,2/15Hz),可显著降低心脏缺血再灌注组织细胞凋亡、促进 caspase 3 的裂解,显著降低心肌缺血再灌注时的细胞凋亡。研究发现,术前 30min 电针刺激郄门、内关穴预处理能减少经皮冠状动脉介入治疗后的心肌损伤,电针组血清 cTnI 的含量明显降低,心脏功能指标明显好转。

(2)肺脏手术:多选取刺激合谷、足三里和肺俞穴等,研究发现:麻醉诱导前取“内关”“足三里”穴,波型选用疏密波(2/50Hz),刺激强度为患者能耐受的最大量,持续刺激 20min 后行麻醉诱导,可降低术中单肺通气时的炎症反应,产生肺保护作用。另外,在胸腔镜肺叶切除术中,以 2/100Hz 的疏密波经皮电刺激患病侧内关、合谷、列缺、曲池,可显著减少术中阿片药物用量,减缓术中单肺通气过程中 PaO_2 的降低,增强术后镇痛效果,较快麻醉恢复。

(3)脑部手术:研究发现电针风池、风府两组穴位辅助静脉全身麻醉用于颅脑肿瘤切除术,电针能够明显降低术后血清中 S100β 和 NSE 水平起到脑保护的作用。采用穴位刺激内关、足三里、人中的方法可减轻凋亡因子、炎症因子的产生,同时增强机体的免疫功能。

(4)肾脏手术:经皮穴位电刺激合谷、足三里、三阴交、曲池穴(刺激强度 3~5mA,频率 2/100Hz 疏密波)进行联合全麻,可有效改善术中肾脏血液的血液动力学变化,减轻肾脏的缺血再灌注损伤,加速肾脏功能的恢复。

3. 术中血流动力学调控 手术、麻醉均可引起术中患者应激反应及血流动力学的变化,如高 /

低血压、心律失常等,常规处理措施多依赖于血管活性药物或改变麻醉深度。按照中医辨证论治的理念,采用穴位刺激可通经活络、调理气机,对手术麻醉引起的血流动力学变化进行双向调节,不仅能减轻手术及麻醉应激,使术中麻醉管理更加平稳,还能避免药物副作用,利于患者术后恢复。研究发现,选用合谷、内关穴,采用 TEAS 辅助静脉全身麻醉的方法进行内镜下双侧甲状腺次全切术,TEAS 组术中心率、平均动脉压较为稳定,应激反应被抑制,丙泊酚的用量也相应减少。针灸可选择以下穴位,刺激时间为 1~3min。

(1)高血压:穴位可选用百会、风池、曲池、合谷、太冲、三阴交等穴位刺激。有研究表明选取鱼腰、太阳、合谷、颧髎及风池穴进行 TEAS,在开颅手术中电针组手术期间的心率和动脉压均较对照组平稳,其术中应激指标皮质醇(COR)、肾上腺素(E)及血糖的含量都明显降低。

(2)心律失常:穴位可选取内关、神门、郄门、心俞等穴位刺激。

(三)术后作用

1. 预防恶心呕吐　PONV 是手术麻醉后最常见的不良反应之一,在高危人群中其发生率可高达 80%。患者因素、麻醉及手术因素等均可影响 5-HT、乙酰胆碱等神经递质的释放,从而刺激外周感受器和呕吐中枢,兴奋迷走神经而引起恶心呕吐。因 PONV 的影响因素较多,单纯使用药物预防和治疗难以取得良好的临床效果。穴位刺激因其疗效确定,副作用较少,在临床应用上受到越来越多的关注和认可。

穴位刺激防治 PONV 的可能机制为:①增加体内 β- 内啡肽的释放;②通过激活肾上腺素能和去甲肾上腺素能神经纤维改变 5-HT$_3$ 的传递来防治 PONV;③抑制迷走神经和胃酸的分泌,减轻胃肠道黏膜损伤,避免胃气体反流,促进胃肠蠕动,改善胃肠功能状态。穴位可选用内关、足三里、中脘等。

内关穴是目前普遍公认的用于治疗 PONV 的标准穴位,它属于手厥阴心包经穴,又是八脉交会穴之一,具有宽胸和胃,镇静安神之功效。由于内关穴位置易于暴露,取穴方便,被广泛应用于腹腔镜、开颅等各种手术中。针刺内关穴不仅能够激活机体的免疫系统,还可直接作用于延髓化学呕吐中枢,减少恶心呕吐的发生。研究表明:妇科手术中内关穴与双侧合谷、足三里和三阴交等穴位组合,给予疏密波经皮穴位电刺激 30min(刺激强度 6~9mA,频率 2/10Hz,),可显著降低术后 24h 内 PONV 的发生率。还有研究比较了应用 TEAS 复合右美托咪定、托烷司琼复合右美托咪定和单独使用右美托咪定在妇科腹腔镜手术后恶心呕吐的发生率,结果表明联合应用 TEAS 组术后 24h 的恶心呕吐发生率均明显低于单独使用右美托咪定组。另外,耳穴贴压刺激法在妇科腹腔镜手术、腹腔镜胆囊切除术中也具有较好的止吐作用。

2. 调节胃肠功能　胃肠功能紊乱与手术创伤、失血、麻醉方法关系密切,是术后常见的并发症,表现为腹部疼痛、饱胀、反酸、嗳气等。穴位刺激对胃肠功能的调节与胃肠道神经系统、内分泌系统作用机制紧密相关。通过刺激不同穴位可兴奋胃肠道神经系统,改善自主神经递质的释放,激活肾上腺素能和去甲肾上腺素能纤维,调节 5-HT 和血管紧张素的分泌,促进胃肠道动力的恢复和黏膜组织的修复。穴位可选择足三里、中脘、内关等,根据不同体征进行不同穴位配伍:

(1)足三里配上巨虚:足三里和上巨虚穴均属于足阳明胃经,具有和脾健胃的功效,是治疗胃肠道疾病的主要穴位。研究证实,针刺双侧足三里和上巨虚,得气之后留针 30min,可有效改善术后胃肠功能紊乱。

(2)足三里配中脘穴:取疏密波(4/20Hz),强度以肌肉或针柄微颤动为度,每次电针刺激 20min,连续 4d 进行电针刺激足三里穴与中脘穴,可增加胃黏膜中表皮生长因子和一氧化氮的含量,降低胃泌素分泌,促进损伤胃黏膜的修复。

(3)双侧足三里与上巨虚、下巨虚、内关、太冲配伍:对于腹部手术术后胃肠功能紊乱的患者,采用频率 2Hz,强度以患者能够耐受为度,进行电针刺激双侧足三里、上巨虚、下巨虚、内关、太冲,可显著缩短患者术后肠鸣音恢复的时间、首次排气 / 排便时间,加快胃肠道功能恢复。

(4)足三里与三阴交、合谷、曲池等穴位配伍:对于胃癌术后肠梗阻的患者,针刺足三里、三阴交、合谷、曲池等穴位,可促进小肠的蠕动,缩短肠梗阻的时间,加速胃癌术后患者的康复。

(5)内关穴、天枢穴、三阴交穴也是治疗胃肠道功能紊乱的常用穴位。

3. 治疗术后尿潴留　尿潴留是指膀胱内充满尿液而不能正常排出的症状。如术后 8h 患者不能排尿而膀胱尿量达到 600ml,或者患者不能自行有效排空膀胱,或残余尿量 >100ml 即可诊断为术后尿潴留。导致术后尿潴留的原因有:①精神因素:包括疼痛刺激、心理因素及排尿方式的改变;②神经性因素:麻醉和手术引起;③药物性因素:术前使用小剂量的阿托品,术后镇痛泵的使用;④机械性因素:便秘或尿道梗阻;⑤其他因素:术前未排空膀胱,或术中术后补液过多以及术后长期留置导尿管等。尿潴留可导致膀胱过度膨胀和永久性的逼尿肌损伤,不利于患者术后快速康复。中医学中癃闭是以小便量少,排尿困难,甚至小便闭塞不通为主症的一种病症。根据虚实进行辨证论治。采用针灸穴位刺激对膀胱功能失调具有双重调节作用。研究发现根治性子宫切除术后第 15 天针刺三阴交、足三里、水道及神阙穴,患者膀胱功能明显恢复,残余尿量明显减少。针灸穴位可选择中极、膀胱俞、阴陵泉、三阴交等,配合取穴效果更好。

4. 减轻术后疼痛 穴位刺激作为术后镇痛的一种辅助治疗方法,越来越受到临床医师的认可,不仅减少了围手术期各类镇痛药物的使用,也为药物过敏、药物耐受的患者提供了一种良好的选择,成为目前术后多模式镇痛的重要措施。研究表明,在麻醉诱导前 30min,选取合谷、外关、足三里等多个穴位配伍,行经皮穴位电刺激(疏密波 2/100Hz,以患者最大耐受度为宜),可显著降低患者术后第 1 天疼痛程度,减少阿片类镇痛药物用量,增加患者术后舒适感,预后改善。还有研究发现在结肠镜检查术后利用 TEAS 刺激 30min,患者腹部的疼痛及最大的疼痛评分都明显降低。在腹腔镜手术单纯术前给予 TEAS,与持续给予的术后疼痛强度比较发现,持续电刺激比单纯术前电刺激,更能减轻术后疼痛。由于患者对于疼痛的耐受程度不同,因此针刺镇痛的时机、方法以及穴位的选择仍需进一步的研究。穴位刺激的时机以术中和术后为主,穴位选择及刺激强度与术中镇痛相同。由于患者耐痛阈不同,因此时机、方法及穴位选择仍需要进一步研究。

5. 预防术后认知功能障碍 术后认知功能障碍(postoperative cognitive dysfunction,POCD)是指麻醉手术后患者持续存在的记忆力、抽象思维、定向力障碍,同时伴有社会活动能力的减退等,诱发因素包括年龄、性别、基础疾病、手术类型及麻醉方式等。其发生机制可能有:①中枢胆碱能系统功能异常:麻醉状态下,脑血流及代谢的异常和改变激动或阻断了中枢毒蕈碱样胆碱受体、γ- 氨基丁酸 A 受体等;②tau- 蛋白的改变:麻醉和手术导致 tau 蛋白过度磷酸化;③糖皮质激素水平的变化:手术和麻醉使得大量去甲肾上腺素释放可损害认知功能和意识水平;④炎症反应:C- 反应蛋白及 IL-6、8、α- 肿瘤坏死因子等与术后 POCD 发生关系密切。目前临床上尚缺乏改善术后 POCD 的明确治疗方法和药物。穴位刺激因其疗效确定,副作用较少,在临床上的应用越来越广泛,其通过刺激不同穴位可抑制神经元凋亡,减轻氧化应激和炎症反应,下调海马区促炎因子水平来改善术后 POCD。刺激穴位可选择百会、大椎、足三里等,配合取穴效果更好。

三、围手术期穴位刺激的挑战

尽管围手术期穴位刺激在一定程度上可促进患者术后康复,但由于穴位刺激治疗技术日新月异,穴位刺激强度及时间国际上尚无统一临床标准,对穴位配伍选择标准仍缺乏科学规范,尤其是不同手术的最佳刺激穴位、刺激参数和刺激时间,这些问题一定程度上限制了中医穴位刺激技术在围手术期的应用及普及,也是临床医师面临的挑战。

穴位刺激技术是祖国传统医学的一大瑰宝,蕴含了数千年中华民族的智慧,新技术新仪器的发展为穴位刺激提供了更加便利的选择。为了更好地传承祖国医学,使其在围手术期中得到更好的应用,制定围手术期穴位刺激应用的专家共识,对指导中西医结合麻醉的发展,具有重要的临床意义。

参 考 文 献

[1] 刘蔚然,李锦成.麻醉对恶性肿瘤患者免疫功能和肿瘤转移的影响[J].中国肿瘤临床,2012,39(15):1131-1133.

[2] SOLTANIZADEH S,DEGETT T H,GÖGENUR I. Outcomes of cancer surgery after inhalational and intravenous anesthesia:A systematic review [J]. J Clin Anesth,2017,42:19-25.

[3] YI M S,KANG H,KIM M K,et al. Relationship between the incidence and risk factors of postoperative nausea and vomiting in patients with intravenous patient-controlled

analgesia [J]. Asian J Surg,2018,41(4):301-306.

[4] 林洋,刘小方 . CO_2 气腹对机体各系统的影响[J]. 中国医药科学,2011,1(22):33-35.

[5] VERES T G,TAKÁCS I,NAGY T,et al. Pneumoperitoneum induced ischemia-reperfusion injury of the peritoneum - Preconditioning may reduce the negative side-effects caused by carbon-dioxide pneumoperitoneum-Pilot study [J]. Clin Hemorheol Microcirc,2018,69(4):481-488.

[6] HUANG S,PENG W,TIAN X,et al. Effects of transcutaneous electrical acupoint stimulation at different frequencies on perioperative anesthetic dosage,recovery, complications,and prognosis in video-assisted thoracic surgical lobectomy:a randomized,double-blinded, placebo-controlled trial [J]. J Anesth,2017,31(1):58-65.

[7] 张丽红,曹春玲,李井柱,等 . 耳穴贴压对妇科腹腔镜术后恶心呕吐发生率及镇痛效果的影响[J]. 中国针灸,2013,33(4):339-341.

[8] 纪秀波,孙新朝,陈阳村,等 . 经皮穴位电刺激辅助静脉全麻对妇科宫腔镜手术患者术后康复和并发症的影响[J]. 现代中西医结合杂志,2020,29(5):553-556.

[9] HAN J S. Acupuncture analgesia:areas of consensus and controversy [J]. Pain,2011,152(3 Suppl):S41-48.

[10] ALTSHULER L H,MAHER J H. Acupuncture: a physician's primer,Part Ⅱ[J]. J Okla State Med Assoc,2003,96(1):13-19.

[11] Wang S M,Peloquin C,Kain Z N. The use of auricular acupuncture to reduce preoperative anxiety [J]. Anesth Analg,2001,93(5):1178-1180.

[12] 陈冰凝,章放香 . 针刺在围手术期的应用及器官保护作用[J]. 上海针灸杂志,2016,35(4):493-496.

[13] 吴焕淦 . 针灸疗效与穴位[J]. 中国中西医结合杂志,2012,32(11):1452-1457.

[14] 刘娇,张炜,于巍,等 . 经皮穴位电刺激治疗术后疼痛的研究进展[J]. 现代生物医学进展,2018,18(23):4597-4600.

[15] LI X,GUO F,ZHANG Q,et al. Electroacupuncture decreases cognitive impairment and promotes neurogenesis in the APP/PS1 transgenic mice [J]. BMC Complement Altern Med,2014,14:37.

[16] LI X,LUO P,WANG Q,et al. Electroacupuncture pretreatment as a novel avenue to protect brain against ischemia and reperfusion injury [J]. Evid Based Complement Alternat Med,2012,2012:195397.

[17] LU S F,HUANG Y,WANG N,et al. Cardioprotective effect of electroacupuncture pretreatment on myocardial ischemia/reperfusion injury via antiapoptotic signaling [J]. Evid Based Complement Alternat Med,2016, 2016:4609784.

[18] WANG Q,LIANG D,WANG F,et al. Efficacy of electroacupuncture pretreatment for myocardial injury in patients undergoing percutaneous coronary intervention: A randomized clinical trial with a 2-year follow-up [J]. Int J Cardiol,2015,194:28-35.

[19] BAE H,MIN B I,CHO S. Efficacy of acupuncture in reducing preoperative anxiety:a meta-analysis [J]. Evid Based Complement Alternat Med,2014,2014: 850367.

[20] ACAR H V,CUVAS O,CEYHAN A,et al. Acupuncture on Yintang point decreases preoperative anxiety [J]. J Altern Complement Med,2013,19(5):420-424.

[21] WILES M D,MAMDANI J,PULLMAN M,et al. A randomised controlled trial examining the effect of acupuncture at the EX-HN3(Yintang) point on pre-operative anxiety levels in neurosurgical patients [J]. Anaesthesia,2017,72(3):335-342.

[22] WU S,LIANG J,ZHU X,et al. Comparing the treatment effectiveness of body acupuncture and auricular acupuncture in preoperative anxiety treatment [J]. J Res Med Sci,2011,16(1):39-42.

[23] WANG H,XIE Y,ZHANG Q,et al. Transcutaneous electric acupoint stimulation reduces intra-operative remifentanil consumption and alleviates postoperative side-effects in patients undergoing sinusotomy:a prospective,randomized,placebo-controlled trial [J]. Br J Anaesth,2014,112(6):1075-1082.

[24] ASMUSSEN S,MAYBAUER D M,CHEN J D.et al. Effects of Acupuncture in Anesthesia for Craniotomy:A Meta-Analysis [J]. J Neurosurg Anesthesiol,2017,29 (3):219-227.

[25] 张圆,余剑波 . 围手术期针刺应用的穴位选择现状分析[J]. 国际麻醉学与复苏杂志,2016,37(5):444-449.

[26] 王保国,王恩真,陈新中,等 . 经皮穴位电刺激对开颅手术安氟醚麻醉的强化作用[J]. 中华麻醉学杂志,1994,14(6):427-479.

[27] FLECKENSTEIN J,BAEUMLER P I,GURSCHLER C,et al. Acupuncture for post anaesthetic recovery and postoperative pain:study protocol for a randomised controlled trial [J]. Trials,2014,15:292.

[28] 尹利华,李万山,招伟贤,等 . 针刺辅助麻醉对妇科腹腔镜手术患者 MAC 的影响[J]. 新中医,2002,34 (4):47-48.

[29] 任秋生,王均炉,陈雪琴,等 . 经皮穴位电刺激合谷足三里对单肺通气所致炎性反应的抑制作用[J]. 中华中医药学刊,2011,29(10):2326-2328.

[30] MA F,ZHANG Y,CHEN H.et al. Impacts on oxidative stress in the patients with cardiac valve replacement

treated with electroacupuncture at Neiguan（PC 6）［J］. Zhongguo Zhen Jiu,2015,35(7):707-710.

［31］LU Z H,BAI X G,XIONG LZ,et al. Effect of electroacupuncture preconditioning on serum S100beta and NSE in patients undergoing craniocerebral tumor resection［J］. Chin J Integr Med,2010,16(3):229-233.

［32］李莉,余剑波,张圆,等. 针刺辅助全身麻醉对冠心病患者行非心脏手术时应激反应的影响［J］. 临床麻醉学杂志,2012,28(10):950-953.

［33］LI Z,ZHENG X,LI P,et al. Effects of Acupuncture on mRNA Levels of Apoptotic Factors in Perihematomal Brain Tissue During the Acute Phase of Cerebral Hemorrhage［J］. Med Sci Monit,2017,23:1522-1532.

［34］LI G,LI S,SUN L,et al. A comparison study of immune-inflammatory response in electroacupuncture and transcutaneous electrical nerve stimulation for patients undergoing supratentorial craniotomy［J］. Int J Clin Exp Med,2015,8(1):1156-1161.

［35］方剑乔,张乐乐,邵晓梅,等. 经皮穴位电刺激复合药物全麻行控制性降压至不同水平对肾脏血流的影响［J］. 中国中西医结合杂志,2012,32(11):1512-1515.

［36］YAN Y N,LI YL,WU X Y,et al. The anesthesiologic value of transcutaneous acupoint electrical stimulation combined with general intravenous anesthesia in endoscopic thyroidectomy patients:a clinical study［J］. Zhong Guo Zhong Xi Yi Jie He Za Zhi,2014,34(5):545-548.

［37］赵吉平,李瑛. 针灸学［M］. 3版. 北京:人民卫生出版社,2016:225-359.

［38］吴群,莫云长,黄陆平,等. 经皮穴位电刺激联合丙泊酚靶控输注对开颅术围手术期应激反应的影响［J］. 中国中西医结合杂志,2013,12:1621-1625.

［39］GAN T J,DIEMUNSCH P,HABIB A S,et al. Consensus guidelines for the management of postoperative nausea and vomiting［J］. Anesth Analg,2014,118(1):85-113.

［40］LU Z,DONG H,WANG Q,et al. Perioperative acupuncture modulation:more than anaesthesia［J］. Br J Anaesth,2015,115(2):183-193.

［41］马巧玲,林雪,崔晓光. 针刺疗法防治术后恶心呕吐的研究进展［J］. 针灸临床杂志,2017,33(1):72-75.

［42］董树安,余剑波. 电针刺预防肠道应激性黏膜损伤的机制［J］. 国际麻醉学与复苏杂志,2011,32(5):584-587.

［43］YAO Y,ZHAO Q,GONG C,et al. Transcutaneous electrical acupoint stimulation improves the postoperative quality of recovery and analgesia after gynecological

laparoscopic surgery:a randomized controlled trial［J］. Evid Based Complement Alternat Med,2015,2015:324360.

［44］YANG X Y,XIAO J,CHEN Y H,et al. Dexamethasone alone vs in combination with transcutaneous electrical acupoint stimulation or tropisetron for prevention of postoperative nausea and vomiting in gynaecological patients undergoing laparoscopic surgery［J］. Br J Anaesth,2015,115(6):883-889.

［45］FENG C,POPOVIC J,KLINE R,et al. Auricular acupressure in the prevention of postoperative nausea and emesis a randomized controlled trial［J］. Bull Hosp Jt Dis（2013）,2017,75(2):114-118.

［46］张佩军,张庆,王建波. 针刺及相关技术在围手术期的应用［J］. 中国中西医结合外科杂志,2015,21(4):437-438.

［47］郑春丽,王健,王世军,等. 针灸治疗胃肠功能紊乱用穴规律浅析［J］. 针灸临床杂志,2015,31(9):52-55.

［48］王灵. 电针足三里、中脘对急性胃黏膜损伤大鼠NO、GAS、EGF的影响［J］. 针灸临床杂志,2010,26(7):59-61.

［49］王佩,陈亮. 电针治疗腹部术后胃肠功能紊乱临床观察［J］. 上海针灸杂志,2016,35(12):1397-1400.

［50］LIU MY,WANG CW,WU ZP,et al. Electroacupuncture for the prevention of postoperative gastrointestinal dysfunction in participants undergoing vascular laparotomy under general anesthesia:a randomized controlled trial［J］. Chin Med,2017,12:5.

［51］JUNG S Y,CHAE H D,KANG U R,et al. Effect of acupuncture on postoperative ileus after distal gastrectomy for gastric cancer［J］. J Gastric Cancer,2017,17(1):11-20.

［52］YI W M,PAN A Z,LI J J,et al. Clinical observation on the acupuncture treatment in patients with urinary retention after radical hysterectomy［J］. Chin J Integr Med,2011,17(11):860-863.

［53］LIU X,LI S,WANG B,et al. Intraoperative and postoperative anaesthetic and analgesic effect of multipoint transcutaneous electrical acupuncture stimulation combined with sufentanil anaesthesia in patients undergoing supratentorial craniotomy［J］. Acupunct Med,2015,33(4):270-276.

［54］CHEN Y,WU W,YAO Y,et al. Transcutaneous electric acupoint stimulation at Jiaji points reduce abdominal pain after colonoscopy:a randomized controlled trial［J］. Int J Clin Exp Med,2015,8(4):5972-5977.

［55］SUN K,XING T,ZHANG F,et al. Perioperative transcutaneous electrical acupoint stimulation for postoperative pain relief following laparoscopic surgery: a randomized controlled trial [J]. Clin J Pain,2017,33 (4):340-347.

[56] LIU Y,WANG X J,WANG N,et al. Electroacupuncture ameliorates propofol-induced cognitive impairment via an opioid receptor-independent mechanism [J]. Am J Chin Med,2016,44 (4):705-719.

[57] FENG P P,DENG P,LIU L H,et al. Electroacupuncture alleviates postoperative cognitive dysfunction in aged rats by inhibiting hippocampal neuroinflammation activated via microglia/TLRs pathway [J]. Evid Based Complement Alternat Med,2017,2017:6421260.

穴位刺激防治术后胃肠功能障碍专家共识

王强(共同执笔人) 王秀丽(共同执笔人) 安立新 石娜 李文志(共同执笔人)
余剑波(共同执笔人) 苏帆(共同执笔人) 高巍 袁红斌 熊利泽(负责人)

术后胃肠功能障碍(postoperative gastrointestinal dysfunction,POGD)是指外科手术后受手术创伤、术中失血、麻醉药物等因素的影响,引起的以消化道症状为主的临床综合征。POGD 以胃肠道运动功能障碍为主要特点,是外科手术后常见并发症之一,可导致患者住院时间延长、费用增加,同时其伴随的腹痛腹胀、恶心呕吐等症状给患者带来极差的主观体验。

POGD 主要临床表现有恶心、呕吐、腹痛、腹胀、不耐受经口进食等,包括以术后恶心呕吐(postoperative nausea and vomiting,PONV) 为主的上消化道症状和以术后麻痹性肠梗阻(postoperative ileus,POI)为主的下消化道症状。PONV 是指术后至少有一次恶心、干呕或呕吐,或者以上症状的任何组合,多发生在术后 24h 内。POI 多发生于腹部大手术后,主要表现为延迟排气排便,伴有恶心呕吐、腹痛腹胀、肠鸣音消失,不耐受经口进食等,持续时间可长达 3~7d。

根据术后快速康复理念的指导,主要采用药物疗法和非药物疗法防治 POGD,且预防比治疗更重要。目前 PONV 防治指南和专家共识提出以术前评估 PONV 风险等级为基础,采用逐层分级、递增止吐药种类的药物防治方案。随着止吐药物种类的增多,PONV 发生率逐渐下降,每增加一种药物种类可使发病风险下降 26%。然而,高风险患者即使使用 2~3 类止吐药,PONV 发病率仍高于 20%,继续追加药物种类及剂量,也难以进一步降低 PONV 发生率,且副作用发生率大大增加。

POI 的防治包括药物疗法和非药物疗法。目前的一线防治药物为促胃肠动力剂,如外周阿片受体阻滞剂、脑肽、胃动素、肾上腺素能拮抗剂和胆碱能药物等。与安慰剂相比,单靶点促动力药不能改善排便和排气时间,却能诱发心血管不良反应和免疫抑制作用,因此单纯使用某一类药物治疗 POI 往往不能取得满意疗效。灌肠和泻药可促进患者快速排气排便,但只是暂时缓解 POI 症状,并不利于胃肠功能的恢复。此外,它们还会刺激胃肠道,极大地增加电解质紊乱的风险。其他类型的药物,如肥大细胞稳定剂酮替芬和 5HT-4 受体激动剂普鲁卡必利,据报道可改善术后胃肠功能,但仍处于亚临床探索阶段。目前非药物疗法包括微创手术方式(腹腔镜)、嚼口香糖(包括尼古丁口香糖)、术后多模式镇痛等均有一定防治 POI 的作用,效果同样有限。

因此,无论是 PONV 还是 POI,药物防治效果已经达到了瓶颈,需要有效的非药物防治手段作为补充。而以针灸为代表的穴位刺激在中国已经有数千年的应用历史,以其多靶点、效果确切、无毒副作用的优势逐渐成为防治 POGD 综合防治策略的重要补充。动物实验研究表明,针灸通过多靶点作用调节胃肠道功能,包括调节自主神经、抑制交感神经、兴奋副交感神经、促进胃肠蠕动及胃排空;通过作用于脑干,刺激介导 NO、CCK-A 受体和阿片类 μ 受体,引起食管下括约肌松弛率显著降低,抑制胃食管反流和胃肠逆蠕动;调节内源性大麻素系统,降低内脏敏感性;调节肠屏障,保护肠黏膜;刺激迷走神经,激活迷走神经抗炎通路等。此外,已经有充足的临床证据显示针灸可以改善胃肠道功能,疗效确切,安全无毒副作用。穴位刺激用以防治 POGD 具有较好的应用前景。因此本文制定穴位刺激防治 POGD 专家共识,为 POGD 的防治策略提供治疗方法的补充,并主要从 PONV 和 POI 两个方面的穴位刺激方案分别进行阐述。

一、穴位刺激方式的选择

穴位刺激方法的发展日新月异,除传统手针(毫针、三棱针)以外,目前还出现了温针、指针、电针、耳针、针压法、经皮穴位电刺激(Transcutaneous electrical acupoint stimulation,TEAS)、穴位埋线、穴位按压、穴位注射及激光针、微波针、超声针等的

创新。临床上最常用的是手针、电针、TEAS。一项 meta 分析显示,手针与电针均可显著缩短结直肠癌术后首次排气、排便时间。手针、电针在进行穴位刺激时对操作手法(提、拉、扪、捻)、进针的角度和深度等都有相应的要求,因此需要专业的中医针灸师进行操作。在使用手针和电针进行刺激时,患者"酸、麻、胀、痛"等"得气"的主观感觉更为强烈,更容易判断患者是否得到了有效刺激。目前传统手针对 PONV 防治效果已经得到了一系列临床试验的证实,对于具有针灸师的医院可选用此种刺激方式(高证据等级,强推荐)。

TEAS 作为成熟的现代穴位刺激手段,将经皮神经电刺激和穴位刺激相结合,患者在接受穴位刺激时更多的主观感受是穴位的"过电感",与"得气"感相似,具有与传统手针相同的疗效。TEAS 只需要操作人员取准穴位即可进行穴位刺激,更加简单方便。此外 TEAS 是无创的,很多患者更易于接受。目前关于 TEAS 防治 POGD 的研究较少,且样本量小、研究不规范、研究中心单一,研究证据质量较低。从患者的易接受性和应用的自由度两方面进行考虑,TEAS 是防治 PONV 更优的选择(中等证据等级,强推荐)。

穴位按压是最为温和的一种穴位刺激方式,相应的其刺激强度较低,对于胃肠功能的改善作用较弱,研究发现对内关(PC6)进行 TEAS 比按压更能减少 PONV 的发生。因此往往用以缓解胃肠功能紊乱相关症状,改善患者舒适度(低证据等级,弱推荐)。

二、穴位刺激防治 PONV

(一) 穴位选择

根据十二经脉辨证,PONV 的病机在于胃失和降、胃气上逆,临床特征为饮食、痰涎等胃内之物从胃中上涌,自口而出。防治 PONV 选穴原则以局部选穴、循经选穴、特定穴选穴为主。多选取具有调理脾胃功效的特定穴,PC6、足三里(ST36)是最常用腧穴,在选穴所属经脉上,主要集中于手厥阴心包经、足阳明胃经腧穴,在选穴部位上,主要在上肢部、下肢部、胸腹部的腧穴。

PC6 是目前公认的用于预防 PONV 的标准穴位(高质量,强推荐)。PC6 属手厥阴心包经,通于任脉,会于阴维,联络上、中、下三焦,与三焦经互

为表里,故 PC6 可以宣通上下,和胃降逆止呕。《灵枢·经脉》认为该穴位有补益气血,理气健脾,和胃降逆止呕的作用。其位于腕臂内侧,掌长肌腱与桡侧腕。屈肌腱之间,腕横纹上 2 寸处。PC6 刺激预防 PONV 效果与抗呕吐药物(甲氧鲁普胺、苯甲嗪、普鲁氯嗪、氟哌利多、昂丹司琼、地塞米松)干预相当(中质量,弱推荐)。PC6 联合抗呕吐药物可降低术后呕吐发生率,但未降低术后恶心发生率(低质量,弱推荐)。PC6 联合其他穴位防治 PONV 效果更好,常用的配伍穴位有 ST36、合谷(LI4)、耳穴神门(TF4)、天枢(ST25)、中脘(RN12)、太冲(LR3)、上巨虚(ST37)、三阴交(SP6)等。

ST36 属足阳明胃经(多气多血,属胃络脾),是胃经的合穴及下合穴,土经的土穴。可治疗脾胃病如胃痛、呕吐、腹胀、消化不良、泄泻、便秘、痢疾、疳积,健身益体、预防脑卒中等,是人体的保健要穴。由于其作用广泛,常需与其他穴位配伍达到具体防治某项疾病的效果。其位于小腿前外侧,犊鼻下 3 寸,距胫骨前缘外侧一横指(中指)。针刺 ST36 有调节机体免疫力、增强抗病能力、调节胃肠运动的作用,可使胃液总酸度和游离酸度趋于正常。现代研究发现,PC6、ST36 对胃肠功能具有调节作用可能与下丘脑室旁核中存在同时对胃扩张刺激和针刺刺激起反应的躯体内脏汇聚神经元有关。PC6 配合 ST36 可增强调和气血、健脾和胃、降逆止呕之功效。腹腔镜胃癌根治术刺激 PC6、ST36 可显著降低 PONV 发生率,减少术后早期疼痛及止痛用量,缩短排气排便时间,促进胃肠功能的恢复,提高患者满意度。剖宫产手术腰麻前 30min 刺激 PC6、ST36 可减低术中及术后恶心呕吐,提高产妇满意度。

LI4 属手阳明大肠经,根据中医的藏象学说及脏腑别通理论,"肝与大肠通",取合谷穴可治疗与肝横犯胃引起的腹痛、呕吐等相关疾病(中等质量等级,强推荐)。其位于手背第一、二指骨间,当第二掌骨桡侧的中点处。现代研究证明,针刺 LI4 可增强胃肠蠕动,纠正胃总酸度、蛋白酶偏低,进而起到调整消化系统作用。LI4 通常联合 PC6 防治 PONV。研究显示:联合刺激 PC6、LI4 较单独刺激 PC6 效果更好,更能降低 PONV 的发生。头颈部肿瘤切除术中联合刺激 PC6、LI4 可降低 PCIA 中曲马多所致的 PONV。妇科腔镜手术电针刺激 PC6、LI4 联合静脉注射托烷司琼对 PONV 的预防效果优于单纯静脉注射或单纯电针刺激。

(二)干预时机

对于穴位刺激干预的最佳时间目前学术界存在争议,尚无统一标准。许多学者认为呕吐中枢 CTZ 能感受体液的化学刺激且一旦 CTZ 被激活,则不容易使其活性降低,且与恶心呕吐关系密切的 5-HT 在术中已经大量释放,因此主张在术前进行针刺治疗。多项研究表明术前开始进行穴位刺激,对防治 PONV 有明显效果。腹腔镜手术于术前或 PACU 苏醒时行低频电刺激 15min 能显著减低 PONV 发生率,且术前刺激较术后刺激更有效。直肠癌根治术分别于诱导前、切皮时及手术结束时予电针刺激 30min,结果显示术前针刺经穴可降低直肠癌根治术患者 PONV 的发生。但也有研究显示术后开始针刺干预亦能有效防治 PONV。妇产科手术在手术结束时开始刺激 PC6 直至术后 12h,可预防 PONV 并增加患者舒适度。腹腔镜胆囊切除术手术结束前 5~10min 开始刺激 PC6 直至术后 9h,可减轻术后恶心,但不能减少术后呕吐。

因此,对于手术时间在 1h 内的短小手术,建议选择在麻醉诱导前 30min 或诱导结束后开始,直至手术结束(高质量等级,强推荐)。对于时间较长的手术在手术苏醒前、苏醒回病房后可根据患者自身情况继续给予刺激(中等证据等级,弱推荐)。

(三)操作推荐(表 29-1)

1. 腹部手术 上腹部手术,皮内针刺激 T_9~L_3 脊柱旁 2.5cm 的肝俞(BL18)、胆俞(BL19)、脾俞(BL20)、胃俞(BL21)、三焦俞(BL22)、肾俞(BL23)、气海俞(BL24),下腹部手术,皮内针刺激 T_{11}~L_5 脊柱旁 2.5cm 的脾俞(BL20)、胃俞(BL21)、三焦俞(BL22)、肾俞(BL23)、气海俞(BL24)、大肠俞(BL25)、关元俞(BL26),从麻醉诱导前 2h 开始刺激,进针 5mm,留针至术后 4d,较未刺激组术后恶心的发生率降低了 20%~30%。腹腔镜手术电刺激 PC6,其疗效与 4mg 昂丹司琼相当,且二者联合应用 PONV 发生率降低 13%。腹腔镜胆囊切除术,手术结束时行经皮神经电刺激(TENS),采用 5Hz,电流强度在 0.5~4mA 之间,刺激颈部及乳突区神经至术后 6h,结果显示前庭系统的电刺激对预防 PONV 有效。

建议:腹部手术如胆囊切除术,胃癌、结直肠

表 29-1　穴位刺激防治 PONV 操作推荐

手术类型	刺激方式及穴位（单／双）	刺激时机	刺激时长	频次	对照组	参考文献
上腹部或下腹部手术	皮内针 上腹:T_9~L_3脊柱旁2.5cm 双侧的 BL18~24，下腹:T_{11}~L_5脊柱旁2.5cm 的 BL20~26	诱导前 2 h	术后 4d	1	真穴未刺	[30]
腹腔镜全麻手术	ReliefBand 电刺激手环单侧 PC6	术后 PACU 发生恶心呕吐时	直至术后 72h	1	假设备、假刺激	[16]
腹腔镜胆囊切除术	TENS 颈部神经及乳突区	术后 6h	5Hz，0.5~4mA，6h	1	失活装置假刺激	[31]
除外剖宫产的妇产科手术	电刺手环 PC6	手术结束后	直至术后 12h	1	未干预	[28]
子宫切除术	ReliefBand 电刺激手环单侧 PC6	诱导前、诱导后	直至术后 24h	1	假刺激组	[32]
开腹子宫切除术	电针 双侧 PC6、ST36、ST37	术后	2Hz 30min	3	不处理	[33]
剖宫产手术	TEAS 双侧 PC6	腰麻前 30min	30min	1	昂丹司琼、空白对照组	[34]
剖宫产手术	电刺激手环 双侧 PC6	腰麻前 5min	出院前 6h	1	安慰刺激	[35]
剖宫产手术	TEAS 双侧 PC6、ST36	腰麻前 30min 至术后 1h	10/100Hz，6~12mA	1	内侧旁开 3cm	[19]
大型乳腺手术	TEAS 双侧 PC6	诱导前 30~60min	直到手术结束	1	假刺激组、昂丹司琼组	[36]
住院整形手术	ReliefBand 电刺激手环PC6+ 昂丹司琼(4mg，手术结束时)	手术结束时	直至术后 72h	1	PC6+2ml 生理盐水；假 PC6+ 昂丹司琼4mg	[37]
头颈部肿瘤	TEAS 双侧 PC6，LI4	诱导前 30min	2/100Hz，20~30mA，直至术后 24h	1	真穴不电	[21]
儿童牙体修复术	手针刺激 双侧 PC6、单点 RN13	麻醉诱导后	15min	1	昂丹司琼组和空白对照组	[38]
儿童扁桃体／腺样体切除术	手针刺激 双侧 PC6，单点 RN13	诱导后	20min	1	0.15mg/kg 地塞米松 + 穴位旁开 15mm 浅刺 4mm	[39]
儿童扁桃体／腺样体切除	电针刺激 双侧 PC6	进入 PACU 苏醒前进针，苏醒后开始刺激	4Hz 低频电刺激 20min	1	旁开穴位的假电针组和空白对照组	[40]
幕下开颅	TEAS PC6，优势侧	诱导前 30min	2/100Hz，2mA 直至术后 24h	1	真穴未电	[41]
幕上开颅	TEAS PC6，右侧	诱导前 30min	2/100Hz，2mA 直至术后 6h	1	假穴真电	[42]

续表

手术类型	刺激方式及穴位（单/双）	刺激时机	刺激时长	频次	对照组	参考文献
心脏手术	手针 双侧SP4，SP6，HT7，PC6，ST44，自主选择：ST21，RN12，ST40，ST38，ST36，RN6，RN10	术前30min~3h	最多20min	1	不干预	[43]
胸腔镜肺叶切除术	TEAS 患侧PC6，LI4，LU7，LI11	诱导前30min	100Hz，直至手术结束	2	真穴不电	[44]
胸腔镜肺叶切除术	TEAS 双侧PC6、LI4、SI3、SJ6	诱导前30min至手术结束	2/100Hz	4	贴电极不刺激	[45]

癌根治术，单独刺激 PC6 或联合 LI4、ST36 可减低 PONV 发生率。

证据等级：高

推荐强度：强

2. 妇产手术 妇科手术术前或术后按压或电刺激 PC6 12~24h 可降低 PONV 发生率。子宫切除术电针分别于术后 5h、23h、47h 刺激双侧 PC6、ST36、上巨虚（ST37），能有效降低 PONV 发生率 13%~20%，同时可降低胃动素，升高血清胃泌素，改善胃肠功能。剖宫产手术腰麻前 30min 单独刺激 PC6 或联合 ST36，可改善产妇术中及术后恶心呕吐，其机制与降低血浆 5-HT 浓度有关。

建议：妇科手术予诱导前地塞米松 4mg 及手术结束前托烷司琼 2mg，并联合刺激（如电针、TEAS、佩戴 ReliefBand 及按压手环）PC6 可进一步降低 PONV 发生率。

证据等级：高

推荐强度：强

3. 成人浅表手术 麻醉诱导前或手术结束后电单独刺激 PC6 或联合 LI4，可预防 PONV，与昂丹司琼联用可进一步降低 PONV 发生率。

建议：PC6 刺激（如 TEAS、佩戴 ReliefBand）可与昂丹司琼联合应用预防 PONV。

证据等级：高

推荐强度：强

4. 儿童短小手术 麻醉诱导后手针刺激 PC6、上脘（RN13），留针 15~20min，患儿术后呕吐发生率降低，与单用地塞米松无差异。电针刺激双侧 PC6，麻醉苏醒后予 4Hz 低频电刺激 20min，可降低患儿术后恶心的发生，但未降低呕吐的发

生及减少止吐药物的应用。

建议：可在诱导后单独刺激 PC6 或联合 RN13 降低患儿术后恶心的发生。

证据等级：高

推荐强度：弱

5. 其他手术类型 神经外科手术，麻醉诱导前 30min 行 TEAS，采用 2/100Hz 的疏密波，电流强度 2mA，刺激单侧 PC6 至术后 24h，较对照组可显著降低 PONV 发生率。心脏手术，手针刺激 PC6、公孙（SP4）、三阴交（SP6）、神门（HT7）、内庭（ST44），从术前 30min 至 3h 开始刺激，留针 20min，较未干预组可减低术后恶心的发生率及严重程度。胸腔镜肺叶切除术，麻醉诱导前 30min 行 TEAS，采用 100Hz 的密波刺激患侧 PC6、LI4、列缺（LU7）、曲池（LI11）至手术结束，术后 24h 和 48h 各刺激 30min，较对照组可降低 PONV 发生率。刺激双侧 PC6、LI4、后溪（SI3）、支沟（SJ6），对预防 PONV 有效。

建议：其他手术类型可单独刺激 PC6 或联合其他相关穴位降低 PONV 发生率，手针、电针、TEAS、佩戴 ReliefBand 均可应用。

证据等级：高

推荐强度：强

三、穴位刺激防治 POI

（一）穴位选择

1. 足三里 + 上巨虚 上巨虚（ST37）是大肠亦属足阳明胃经，是大肠之下合穴，具有通调大肠

气机之功能,与胃经之下合穴 ST36 配伍,起到"肠胃同调"的效果,加强改善术后胃肠功能紊乱的作用。研究发现,从术后第一天开始,采用 TEAS 刺激行胃肠道肿瘤手术的老年患者双侧 ST36、ST37,可有效增加术后血清胃泌素和胃动素的水平,促进胃肠功能的恢复,缩短术后首次排气时间(中等证据等级,弱推荐)。

2. 足三里 + 内关 / 合谷　PC6 属手厥阴心包经,通于任脉,会于阴维,联络上、中、下三焦,与三焦经互为表里,可以宣通上下,和胃降逆止呕。LI4 为大肠经原穴,为大肠经原气所输注之处,大肠经络肺过胃属大肠,故此穴可调节胃肠功能,具有和胃降气、调中止痛、通腑泻热之功。此三个穴位组合主要起到防治术后恶心呕吐的作用,已在上文说明(高证据等级、强推荐)。

3. 足三里 + 上巨虚 + 三阴交　三阴交(SP6)属于足太阴脾经,据统计,针灸治疗胃肠功能紊乱主要选用脾经、胃经。足阳明胃经与足太阴脾经在经脉循行中都到达胃,《灵枢·经脉》云:"胃足阳明之脉……属胃,络脾","脾足太阴之脉……属脾,络胃"。两经互为表里,脏腑经脉互相络属,符合中医"辨证"的理念。研究发现,针灸双侧中脘(RN12)、PC6、ST36、SP6,可有效治疗腹部肿瘤外科术后胃轻瘫。此外,采用 TEAS 刺激双侧 ST36、PC6,可促进剖宫产术后胃肠道功能恢复,改善术后日常生活活动(高质量等级,强推荐)。

4. 其他穴位如天枢(ST25)、下巨虚(ST39)、支沟(SJ6)、耳穴神门等穴位均可与上述穴位配伍,以达到对症治疗的目的。

(二)干预时机

由于 POI 导致的胃肠功能障碍需要 3~7d 才能恢复,因此推荐自术后在 PACU 或术后第 1 天在病房开始每天至少 1 次的穴位刺激,持续 1~3d(符合胃肠生理恢复的时间)或直至胃肠功能恢复,刺激时间长,效果确切(中等质量等级,强推荐)。

(三)操作推荐(表 29-2)

1. **胃癌根治术**　术后第 1 天开始采用 TEAS 刺激患者双侧 ST36、ST37、ST39、SP6 穴位,每次 30min,与行常规护理的对照组相比,穴位低频电刺激能缩短胃癌根治术后患者首次排气、排便时间,促进胃癌根治术后患者的胃肠蠕动功能恢复。

术后第 1 天开始至第 7 天采用 TEAS 刺激双侧 ST36、ST37 穴位,每次 20min,可以增加胃泌素和胃动素的水平,促进胃肠功能的恢复,减少老年胃肠肿瘤患者术后并发症的发生。术后当天开始采用手针刺激双侧 RN12、PC6、ST36、SP6,每次留针 30min,可有效预防腹部肿瘤外科术后胃轻瘫的发生。

建议:自术后第一天开始,选择双侧 ST36、ST37、PC6 等穴位,每天刺激一次,每次刺激 30min,可有效防治胃癌术后 POI 的发生。

证据等级:高

推荐强度:强

2. **结直肠癌手术**　麻醉前 30minTEAS 刺激双侧 ST36 至手术结束,可促进腔镜直肠切除术后胃肠功能恢复,减轻术后 48h 的疼痛强度。麻醉诱导前 30min 及术后连续 3d,每天 2 次采用 TEAS 刺激双侧 LI4、PC6、PC9、ST36 穴位,能缩短胃肠手术患者的术后首次肠鸣音和首次排便出现时间,有效促进术后胃肠功能的恢复。手术当天采用电针刺激双侧 PC6、ST36,每次 30min,可以安全有效地改善开腹消化道肿瘤切除术后持续性胃肠功能障碍。在术后 1~4d 采用电针刺激双侧 ST36、SP6、LI4、SJ6 穴位,每次留针 30min,与空白对照或假电针相比,电针减少了腹腔镜结直肠癌术后 POI 的持续时间。

建议:自术后第 1 天开始,采用手针 /TEAS 刺激双侧 ST36、ST37、SP6、LI4 等穴位,每次 30min,持续 3d,对于防治 POI 具有较好的效果。

证据等级:高

推荐强度:强

3. **其他手术**　术前 30min 采用 TEAS 刺激双侧 ST36、SP6,并在术后 6h 第 2 次刺激,可促进剖宫产术后胃肠道功能恢复,改善术后日常生活活动。术后 1h、4h 穴位按压双侧 ST36、LI4,可缩短剖宫产术后肠功能恢复时间,具有预防作用。麻醉前 30min 至麻醉结束按压双侧耳穴神门同时对双侧 LI4、PC6 进行经皮穴位电刺激,可降低甲状腺癌根治术患者术前焦虑,减少术中麻醉药用量,减轻术后疼痛,缩短首次排气时间及首次术后下床活动时间,改善术后恢复质量,加速其康复进程。

建议:对较为短小的手术可选择 TEAS 或穴位按压,在麻醉诱导前 30min 即开始进行穴位刺激,可以促进早期胃肠功能恢复,提高患者舒适

表 29-2　穴位刺激防治 POI 操作推荐

手术类型	刺激方式及穴位（单/双）	刺激时机	刺激时长	频次	对照组	参考文献
胃肠手术	TEAS 双侧 LI4、PC6、PC9、ST36	麻醉诱导前 30min、术后连续 3d，2 次/d	—	7	假电针：刺激强度仅为 1mA	[51]
胃癌根治术	经皮穴位电刺激；双侧 ST36、ST37、ST39、SP6	术后第 1 天开始至患者排气	30min	–	常规护理	[50]
老年胃肠肿瘤手术	经皮穴位电刺激；双侧 ST36、ST37	术后第 1 天开始至第 7 天	20min	7	常规护理	[46]
胃癌	穴位按压双侧 PC6、ST36	术后第 1 天开始至第 3 天	12min	3	不进行穴位按压	[52]
胃癌根治术	手针；双侧 ST 36、SP 6、LI 4、SJ6、LI 11，单侧 GV 20，EXHN3、GV26、RN 24.	术后第 1 天至第 5 天	30min	5	无针刺	[48]
结肠切除术	手针双侧 LI4、SP6、SP9、ST25、耳穴神门；电针双侧 ST36、PC6	术后当天开始，每天上下午各 1 次，共 3d	30min	6	银针不插入；电针不通电	[53]
结肠癌手术	电针双侧 SJ6、GB34、ST36、ST37	术后第 1 天开始共 6d 或直到排气	20min	—	常规护理	[54]
腔镜直肠切除术	TEAS 双侧 ST36	麻醉前 30min 电针刺激双侧足三里，至手术结束	30min	1	不刺激	[55]
消化道肿瘤开腹术	电针；双侧 PC6、ST36	入组当天	30min	5	常规护理	[56]
腹部肿瘤外科术	手针；双侧 RN12、PC6、ST36、SP6	术后当天	30min	—	胃复安	[47]
剖宫产	TEAS；双侧 ST36	返回病房后立即开始	30min	8	常规护理	[57]
剖宫产	TEAS；双侧 ST36、SP6	第 1 次术前 30min，第 2 次术后 6h	30min	2	贴电极片但不刺激	[48]
剖宫产手术	穴位按压双侧 ST36、LI4	术后 1h、4h 共 2 次	20min	2	常规护理	[58]
甲状腺癌根治术	双侧耳穴神门按压；双侧 LI4、PC6 经皮穴位电刺激	麻醉前 30min	麻醉前 30min 至麻醉结束	1	贴电极片不刺激	[59]

度。但需要更多的证据支持。

　　证据等级：低

　　推荐强度：弱

四、总　　结

　　穴位刺激防治 POGD 的有效性逐渐被临床所认可。无论是传统手针，还是电针、TEAS，都显示出可以多靶点、安全有效调控胃肠道功能的优势。

随着 ERAS 理念的普及，穴位刺激有望配合药物疗法，进一步降低 POGD 的发生，加速患者术后康复。但距离穴位刺激在临床上广泛应用和普及还有很长的路要走。首先是目前关于穴位刺激的相关研究异质性较大，如穴位配伍的方案不统一、穴位刺激方式也在不断地发展和更新，未来需要建立指导关于针刺研究的标准方案。

　　总之，穴位刺激在改善术后胃肠功能方面有非常好的应用前景，值得临床的关注。

参 考 文 献

[1] CHANDRAKANTAN A, GLASS P S. Multimodal therapies for postoperative nausea and vomiting, and pain [J]. Br J Anaesth, 2011, 107 Suppl 1: i27-40.

[2] DABBOUS A S, JABBOUR-KHOURY S I, NASR V G, et al. Dexamethasone with either granisetron or ondansetron for postoperative nausea and vomiting in laparoscopic surgery [J]. Middle East J Anaesthesiol, 2010, 20 (4): 565-570.

[3] KOVAC A L. Updates in the management of postoperative nausea and vomiting [J]. Adv Anesth, 2018, 36 (1): 81-97.

[4] FARHADI K, CHOUBSAZ M, SETAYESHI K, et al. The effectiveness of dry-cupping in preventing post-operative nausea and vomiting by P6 acupoint stimulation: A randomized controlled trial [J]. Medicine (Baltimore), 2016, 95 (38): e4770.

[5] LIU K, HSU C C, CHIA Y Y. The effective dose of dexamethasone for antiemesis after major gynecological surgery [J]. Anesth Analg, 1999, 89 (5): 1316-1318.

[6] VENARA A, NEUNLIST M, SLIM K, et al. Postoperative ileus: pathophysiology, incidence, and prevention [J]. J Visc Surg, 2016, 153 (6): 439-446.

[7] U T, L B, R K, et al. Systemic prokinetic pharmacologic treatment for postoperative adynamic ileus following abdominal surgery in adults [J]. Cochrane Database Syst Rev, 2008, 1: CD004930.

[8] FO T, MR B, A L, et al. The role of mast cell stabilization in treatment of postoperative ileus: a pilot study [J]. Am J Gastroenterol, 2009, 104 (9): 2257-2266.

[9] STAKENBORG N, LABEEUW E, GOMEZ-PINILLA P J, et al. Preoperative administration of the 5-HT4 receptor agonist prucalopride reduces intestinal inflammation and shortens postoperative ileus via cholinergic enteric neurons [J]. Gut, 2018, 68 (8): 1406-1416.

[10] LIU Y, MAY B H, ZHANG A L, et al. Acupuncture and related therapies for treatment of postoperative ileus in colorectal cancer: a systematic review and meta-analysis of randomized controlled trials [J]. Evid Based Complement Alternat Med, 2018, 2018: 3178472.

[11] 段海峰, 朱懿峰, 路志红, 等. 刺激内关穴和足三里穴防治术后恶心呕吐的研究进展[J]. 国际麻醉学与复苏杂志, 2017, 38 (2): 166-170.

[12] 石云舟, 王富春. 针灸治疗术后恶心呕吐选穴规律[J]. 吉林中医药, 2016, 36 (4): 325-328.

[13] LEE A, CHAN S K C, FAN L T Y. Stimulation of the wrist acupuncture point PC6 for preventing postoperative nausea and vomiting [J]. Cochrane Database Syst Rev, 2015, 2015 (11): CD003281.

[14] APFEL C C, KINJO S. Acustimulation of P6: an antiemetic alternative with no risk of drug-induced side-effects [J]. Br J Anaesth, 2009, 102 (5): 585-587.

[15] 朱丹, 吕黄伟. P6 刺激对术后恶心呕吐有效性的 Meta 分析[J]. 中国循证医学杂志, 2010, 10 (8): 923-931.

[16] COLOMA M, WHITE P F, OGUNNAIKE B O, et al. Comparison of acustimulation and ondansetron for the treatment of established postoperative nausea and vomiting [J]. Anesthesiology, 2002, 97 (6): 1387-1392.

[17] 陈姝, 雍春燕, 陈恒, 等. 针刺胃扩张模型大鼠内关、足三里等穴位下丘脑室旁核相关神经元的反应[J]. 中国组织工程研究, 18 (5): 675-680.

[18] GU S, LANG H, GAN J, et al. Effect of transcutaneous electrical acupoint stimulation on gastrointestinal function recovery after laparoscopic radical gastrectomy - A randomized controlled trial [J]. Eur J Integr Med, 2019, 26: 11-17.

[19] 刘延莉, 王明山, 李秋杰, 等. 经皮穴位电刺激治疗剖宫产产妇恶心呕吐及对血浆 5-HT 浓度的影响[J]. 中国针灸, 2015, 35 (10): 1039-1043.

[20] ALIZADEH R, ESMAEILI S, SHOAR S, et al. Acupuncture in preventing postoperative nausea and vomiting: efficacy of two acupuncture points versus a single one [J]. J Acupunct Meridian Stud, 2014, 7 (2): 71-75.

[21] ZHENG L H, SUN H, WANG G N, et al. Effect of transcutaneous electrical acupoint stimulation on nausea and vomiting induced by patient controlled intravenous analgesia with tramadol [J]. Chin J Integr Med, 2008, 14 (1): 61-64.

[22] 于艳宏, 陈宁. 电针刺激预防妇科腹腔镜术后恶心呕吐效果的观察[J]. 中国妇幼健康研究, 2016, 27 (08): 1015-1017.

[23] NOROOZINIA H, MAHOORI A, HASANI E, et al. The effect of acupressure on nausea and vomiting after cesarean section under spinal anesthesia [J]. Acta medica Iranica, 2013, 51 (3): 163-167.

[24] YAO Y, ZHAO Q, GONG C, et al. Transcutaneous Electrical acupoint stimulation improves the postoperative quality of recovery and analgesia after gynecological laparoscopic surgery: a randomized controlled trial [J]. Evid Based Complement Alternat Med, 2015, 2015: 324360.

[25] LEE S, LEE M S, CHOI D H, et al. Electroacupuncture on PC6 prevents opioid-induced nausea and vomiting

after laparoscopic surgery［J］. Chin J Integr Med, 2013,19(4):277-281.

［26］姚新宇,杨华,田小林,等. 不同时机针刺经穴对直肠癌根治术患者术后恶心呕吐发生的影响:血浆胃泌素浓度的测定［J］. 中华麻醉学杂志,2012,32(7): 820-823.

［27］WHITE P F,HAMZA M A,RECART A,et al. Optimal timing of acustimulation for antiemetic prophylaxis as an adjunct to ondansetron in patients undergoing plastic surgery［J］. Anesth Analg,2005,100(2):367-372.

［28］ÜNüLü M,KAYA N. The effect of neiguan point (P6) acupressure with wristband on postoperative nausea, vomiting,and comfort level:a randomized controlled study［J］. J Perianesth Nurs,2018,33(6):915-927.

［29］ZARATE E,MINGUS M,WHITE P F,et al. The use of transcutaneous acupoint electrical stimulation for preventing nausea and vomiting after laparoscopic surgery［J］. Anesth Analg,2001,92(3):629-635.

［30］KOTANI N,HASHIMOTO H,SATO Y,et al. Preoperative intradermal acupuncture reduces postoperative pain, nausea and vomiting,analgesic requirement,and sympathoadrenal responses［J］. Anesthesiology,2001, 95(2):349-356.

［31］CEKMEN N,SALMAN B,KELES Z,et al. Transcutaneous electrical nerve stimulation in the prevention of postoperative nausea and vomiting after elective laparoscopic cholecystectomy［J］. J Clin Anesth,2007,19(1):49-52.

［32］FREY U H,SCHARMANN P,LOHLEIN C,et al. P6 acustimulation effectively decreases postoperative nausea and vomiting in high-risk patients［J］. Br J Anaesth,2009,102(5):620-625.

［33］白红梅,孙建华,张杰. 电针联合托烷司琼预防全子宫切除术后恶心呕吐的效果［J］. 临床麻醉学杂志, 2012,28(12):1158-1160.

［34］EL-DEEB A M,AHMADY M S. Effect of acupuncture on nausea and/or vomiting during and after cesarean section in comparison with ondansetron［J］. J Anesth, 2011,25(5):698-703.

［35］HARMON D,RYAN M,KELLY A,et al. Acupressure and prevention of nausea and vomiting during and after spinal anaesthesia for caesarean section［J］. Br J Anaesth,2000,84(4):463-467.

［36］GAN T J,JIAO K R,ZENN M,et al. A randomized controlled comparison of electro-acupoint stimulation or ondansetron versus placebo for the prevention of postoperative nausea and vomiting［J］. Anesth Analg, 2004,99(4):1070-1075.

［37］WHITE PF,ISSIOUI T,HU J,et al. Comparative efficacy of acustimulation (ReliefBand) versus ondansetron (Zofran) in combination with droperidol for preventing nausea and vomiting［J］. Anesthesiology,2002,97(5): 1075-1081.

［38］SOMRI M,VAIDA S J,SABO E,et al. Acupuncture versus ondansetron in the prevention of postoperative vomiting. A study of children undergoing dental surgery ［J］. Anaesthesia,2001,56(10):927-932.

［39］MOEEN S M. Could acupuncture be an adequate alternative to dexamethasone in pediatric tonsillectomy? ［J］. Paediatr Anaesth,2016,26(8):807-814.

［40］RUSY L M,HOFFMAN G M,WEISMAN S J. Electroacupuncture prophylaxis of postoperative nausea and vomiting following pediatric tonsillectomy with or without adenoidectomy［J］. Anesthesiology,2002,96 (2):300-305.

［41］XU M,ZHOU S J,JIANG C C,et al. The effects of P6 electrical acustimulation on postoperative nausea and vomiting in patients after infratentorial craniotomy［J］. J Neurosurg Anesthesiol,2012,24(4):312-316.

［42］WANG X Q,YU J L,DU Z Y,et al. Electroacupoint stimulation for postoperative nausea and vomiting in patients undergoing supratentorial craniotomy［J］. J Neurosurg Anesthesiol,2010,22(2):128-131.

［43］KORINENKO Y,VINCENT A,CUTSHALL S M,et al. Efficacy of acupuncture in prevention of postoperative nausea in cardiac surgery patients［J］. Ann Thorac Surg,2009,88(2):537-542.

［44］HUANG S,PENG W P,TIAN X,et al. Effects of transcutaneous electrical acupoint stimulation at different frequencies on perioperative anesthetic dosage,recovery, complications,and prognosis in video-assisted thoracic surgical lobectomy:a randomized,double-blinded, placebo-controlled trial［J］. J Anesth,2017,31(1):58- 65.

［45］李晓曦,陈冀衡,范志毅,等. 经皮多穴位电刺激对预防胸腔镜下肺叶切除术患者术后恶心呕吐的影响 ［J］. 临床麻醉学杂志,2016,32(4):333-336.

［46］HOU L,XU L,SHI Y,et al. Effect of electric acupoint stimulation on gastrointestinal hormones and motility among geriatric postoperative patients with gastrointestinal tumors［J］. J Tradit Chin Med,2016, 36(4):450-455.

［47］SUN B M,LUO M,WU S B,et al. Acupuncture versus metoclopramide in treatment of postoperative gastroparesis syndrome in abdominal surgical patients:a randomized controlled trial［J］. Zhong xi yi jie he xue bao,2010,8(7):641-644.

［48］ZHOU D,HU B,HE S,et al. Transcutaneous electrical

acupoint stimulation accelerates the recovery of gastrointestinal function after cesarean section：a randomized controlled trial［J］. Evid Based Complement Alternat Med,2018,2018：7341920.

［49］何丹,王傅喆,张展,等. 穴位低频电刺激对胃癌根治术患者胃肠蠕动功能的影响［J］.针刺研究,2020, 45（1）：51-56.

［50］ABADI F,SHAHABINEJAD M,ABADI F,et al. Effect of acupressure on symptoms of postoperative ileus after cesarean section［J］. J Acupunct Meridian Stud,2017, 10（2）：114-119.

［51］BEN-ARIE E,KAO P Y,HO W C,et al. Acupuncture effect on digestion in critically ill postoperative oral and hypopharyngeal cancer patients：a protocol for double-blind randomized control trial［J］. Medicine （Baltimore）,2019,98（35）：e16944.

［52］DENG G,WONG W D,GUILLEM J,et al. A phase Ⅱ, randomized,controlled trial of acupuncture for reduction of Postcolectomy Ileus［J］. Ann Surg Oncol,2013,20 （4）：1164-1169.

［53］HSIUNG W T,CHANG Y C,YEH M L,et al. Acupressure improves the postoperative comfort of gastric cancer patients：A randomised controlled trial ［J］. Complement Ther Med,2015,23（3）：339-346.

［54］HUANG W,LONG W,XIAO J,et al. Effect of electrically stimulating acupoint,Zusanli（ST 36）,on patient's recovery after laparoscopic colorectal cancer resection：a randomized controlled trial［J］. J Tradit Chin Med,2019,39（3）：433-439.

［55］江群,莫云长,金丹,等. 加速康复外科理念下穴位

刺激对甲状腺癌根治术患者恢复质量的影响：随机对照研究［J］.中国针灸,2019,39（12）：1289-1293.

［56］KIM G. Electroacupuncture for postoperative pain and gastrointestinal motility after laparoscopic appendectomy （AcuLap）：study protocol for a randomized controlled trial［J］. Trials,2015,16：461.

［57］李进进,赵文胜,邵晓梅,等. 经皮穴位电刺激对胃肠手术患者术后胃肠功能及自主神经功能的影响［J］.针刺研究,2016,41（3）：240-246.

［58］LIU M Y,WANG C W,WU Z P,et al. Electroacupuncture for the prevention of postoperative gastrointestinal dysfunction in patients undergoing vascular surgery under general anesthesia：study protocol for a prospective practical randomized controlled trial［J］. J Integr Med, 2014,12（6）：512-519.

［59］MENG Z Q,GARCIA M K,CHIANG J S,et al. Electroacupuncture to prevent prolonged postoperative ileus： a randomized clinical trial［J］. World J Gastroenterol, 2010,16（1）：104-111.

［60］穆丽,高辉,赵麦良,等. 经皮穴位电刺激对剖宫产术后胃肠道功能恢复的影响［J］.中国针灸,2019, 39（3）：259-262.

［61］潘慧,李佳,赵雨,等. 电针足三里、内关对开腹术后胃肠功能障碍的影响：随机对照试验［J］.针刺研究, 2016,41（5）：457-461.

［62］TAN Y,ZHAO Y,HE T,et al. Efficacy and safety of auricular point acupressure treatment for gastrointestinal dysfunction after laparoscopic cholecystectomy：study protocol for a randomized controlled trial［J］. Trials, 2016,17（1）：280.

脓毒症患者围手术期管理的专家共识

30

于泳浩　马汉祥　马璐璐　王锷　王东信　方向明(负责人)　田毅　刘雅

刘克玄　刘菊英　李金宝　吴安石　张良成(执笔人)　陈骏萍　欧阳文

罗艳　秦再生　徐桂萍　梅伟　戚思华　喻田

一、概　　述

脓毒症(sepsis)是感染引发的机体反应异常导致的器官功能损伤,是严重烧伤、创伤、外科大手术等常见并发症。研究数据显示脓毒症的发生率逐年增长,据统计 1979—2000 年脓毒症的每年人群发病率为 240/10 万。2020 年《柳叶刀》期刊最新报道全球每年新发脓毒症病例超过 4 890 万,死亡人数约 1 100 万。尽管各种临床辅助治疗策略(包括早期抗生素应用、早期液体复苏治疗和器官功能支持治疗等)不断改进,脓毒症死亡率有所下降,但总死亡人数却在不断增加,脓毒症依然是威胁人类健康的难治性疾病。

感染的控制是脓毒症治疗过程中的关键环节。外科脓毒症患者需要手术清除感染源和致病菌。这类患者麻醉风险极大,给麻醉科医师提出了极大的挑战。脓毒症患者术前常伴有不同程度的循环、呼吸功能不全和 / 或其他脏器受损,病情进展迅速、恶化快,外科手术和各种侵入性操作等打击,致使其围手术期的病理生理变得更为复杂。为了规范脓毒症患者的围手术期管理,提高围手术期救治水平,2015 年中华医学会麻醉学分会和中国医师协会麻醉学医师分会组织国内相关领域专家制订首个脓毒症患者围手术期管理的专家共识。迄今,国际脓毒症的定义、治疗指南以及临床研究数据已有相应的更新;因此,为了更好地适用于临床,对脓毒症患者围手术期管理的专家共识做相应的修订。

二、脓毒症的病理生理

脓毒症是病原微生物感染后导致机体发生器官损伤，可进一步发展为更为严重的脓毒症休克。创伤、肺炎、化脓性胆管炎、化脓性腹膜炎和重症胰腺炎等疾病是脓毒症常见病因。尽管不同疾病或病原菌引起的脓毒症在临床表现上存在较大差异，但脓毒症发生发展的病理生理过程具有相似的特征。

多种免疫效应细胞和炎症因子共同介导了脓毒症的发生和发展。脓毒症早期主要表现为免疫细胞过度活化和炎症反应失控。病原菌入侵后，宿主单核/巨噬细胞和中性粒细胞通过表达的模式识别受体（pattern recognition receptors，PRRs）（包括经典 Toll 样受体和非经典 non-Toll 样受体）识别病原菌表面的病原相关分子模式（pathogen-associated molecular patterns，PAMPs）和/或应激及损伤组织细胞释放的危险相关分子模式（danger-associated molecular patterns，DAMPs），诱导免疫细胞的活化以及细胞内一系列信号通路的激活，启动全身炎症反应。在经历脓毒症早期阶段后，快速进展为免疫抑制状态，免疫细胞对病原菌的反应减弱，患者出现原发感染灶难以清除、继发二重感染以及体内潜伏病毒活跃复制等临床表现。

脓毒症发生发展过程中免疫和炎症反应失衡不可避免地引起机体血管内皮屏障功能障碍、组织水肿、低血压、红细胞携氧功能下降和微循环血栓形成等病理生理改变，其本质是引起组织灌注不足，造成组织供氧减少、细胞氧代谢障碍；最终导致神经功能障碍、循环衰竭、呼吸功能不全、凝血功能紊乱以及肝脏/肾脏损伤等系统和脏器功能不全。

三、脓毒症定义和诊断

随着对脓毒症研究的逐步深入，脓毒症的定义和诊断标准也在不断更新。1991 年，在美国危重病医学会（Society of Critical Care Medicine，SCCM）和美国胸科医师协会（American College of Chest Physicians，ACCP）召开的联席会议上将脓毒症定义为感染引起的全身炎症反应综合征，并

发布了相应的诊疗指南即 Sepsis 1.0。2001 年，SCCM、ACCP 和欧洲危重病医学会（European Society of Intensive Care Medicine，ESICM）等 5 个学术团体共同组织的"国际脓毒症定义会议"，对脓毒症以及后续症（包括重症脓毒症和脓毒症休克）的诊断标准进行了修订，此版称为 Sepsis 2.0。Sepsis 2.0 的核心与 Sepsis 1.0 基本一致，脓毒症是感染引发全身炎症反应，不同的是 Sepsis 2.0 过于细化了脓毒症的诊断标准，强调了脓毒症的分阶诊断理论。随着研究的深入，越来越发现 Sepsis 1.0 和 Sepsis 2.0 的诊断标准缺乏特异性，临床应用存在很多局限性。因此，2016 年提出了新版脓毒症定义和诊断标准—Sepsis 3.0。新版脓毒症定义不再以全身炎症反应为核心，而是以器官损伤为核心，将脓毒症定义为感染引发的机体反应异常导致的器官功能损伤。器官损伤采用序贯器官功能衰竭评分（sequential organ failure assessment，SOFA）方法进行评估（见表 30-1），当 SOFA≥2 即被定义为存在器官损伤。同时，Sepsis 3.0 提出了 qSOFA（动脉收缩压≤100mmHg，呼吸频率≥22bpm，精神状态改变），用于临床快速筛查脓毒症患者。因此，脓毒症和脓毒症休克的诊断推荐参考"国际脓毒症定义会议"专家共识提出的定义和诊断标准。

四、术前评估及处理

脓毒症患者缺乏特异性早期诊断指标，病情进展快，一旦发展为脓毒症休克，死亡率将明显增加。同时此类患者常需急诊外科手术，术前准备时间窗窄，麻醉科医师术前评估和干预的时间不充裕。因此，术前应当综合关注脏器损伤、既往病史以及手术本身特点，快速而精准地评估患者麻醉风险，并立即采取有效的处理措施。

（一）脏器功能损伤评估

1. **循环系统** 脓毒症常累及循环系统，患者易发生循环功能不全，严重者可进展为脓毒症休克。有研究显示，脓毒症患者 24h 内循环功能不全的发生率为 30% 左右。脓毒症患者一旦出现循环功能不全，组织器官灌注明显受损，麻醉风险增加。因此，术前应对脓毒症患者循环系统进行快速准确的评估，尽早发现潜在的脓毒症休克并及时处理。

表 30-1　序贯器官功能衰竭评分表（SOFA）

器官系统	评分				
	0	1	2	3	4
呼吸系统					
（PaO_2/FiO_2，mmHg）	≥400	<400	<300	<200 并需呼吸支持	<100 并需呼吸支持
凝血系统					
PLT，× $10^3/\mu l$	≥150	<150	<100	<50	<20
肝脏					
胆红素（mg/dl）	<1.2	1.2~1.9	2.0~5.9	6.0~11.9	>12
循环系统					
MAP，mmHg	MAP≥70	MAP<70	多巴胺 <5 或任何剂量的多巴酚丁胺	多巴胺 5.1~15 或肾上腺素 ≤0.1 或去甲肾上腺素 ≤0.1	多巴胺 >15 或肾上腺素 >0.1 或去甲肾上腺素 >0.1
$\mu g/(kg \cdot min) ≥1h$					
中枢神经系统					
GCS 评分	15	13~14	10~12	6~9	<6
肾脏					
肌酐，mg/dl	<1.2	1.2~1.9	2.0~3.4	3.5~4.9	>5
尿量，ml/ 天				<500	<200

循环系统评估重点关注患者的容量状况、心脏功能、组织灌注和血管张力，评估患者是否存在休克和心脏功能不全。休克的早期往往出现皮肤湿冷、颜色苍白、尿量减少、心率加快、血压正常或者升高等临床表现，术前应密切关注，从而判断是否存在早期休克。术前已存在休克的患者，应常规建立至少 2 条输液通道，准备多组输液微泵及去甲肾上腺素、肾上腺素、血管加压素、多巴胺、多巴酚丁胺、磷酸二酯酶抑制剂等血管活性药物，并早期开展液体复苏；行有创动脉血压监测、血乳酸水平测定等，评估患者容量状况和液体复苏效果。

根据最新拯救脓毒症运动（Surviving Sepsis Campaign，SSC）—国际脓毒症和脓毒症休克治疗指南（简称"SSC 指南"），对于术前诊断为脓毒症或脓毒症休克患者，应尽快启动液体复苏，可以采用 30ml/kg 的晶体液，纠正低血压和高乳酸水平，联合应用血管活性药物维持 MAP≥65mmHg。临床研究证实，尽早液体复苏可显著降低脓毒症休克患者病死率。同时，临床研究显示，血乳酸水平是反映组织灌注以及液体治疗效果的良好指标，乳酸清除率与患者病死率有关。虽然早期开展的单中心临床研究表明，结合 $ScvO_2$（>70%）目标靶向液体复苏策略能够改善脓毒症休克患者的预后，但是最近的多中心临床研究结果表明，$ScvO_2$（>70%）目标靶向液体复苏对患者的生存率没有

影响。因此，持续监测 $ScvO_2$ 能否使脓毒症休克患者获益尚不明确。脓毒症患者可能并发脓毒症心肌病或者并存慢性心脏疾病，易导致心功能不全的发生。在条件允许时，应行心脏超声检查、FloTrac 或 PiCCO 监测，指导心功能的评估、输液以及血管活性药物使用等方案的实施。

2. 呼吸系统　研究显示 30%~50% 脓毒症患者肺脏受累。急性呼吸窘迫综合征（acute respiratory distress syndrome，ARDS）是脓毒症患者最易并发的一种急性呼吸功能损伤。是否并发 ARDS 是决定术中机械通气策略以及术后继续治疗方案的关键。因此，术前需密切监测患者呼吸特征、呼吸频率、SpO_2 等，初步评估患者呼吸功能状况；检测动脉血气，根据 PaO_2/FiO_2 评估患者的氧合状况；采用新版 ARDS 柏林诊断标准评估患者是否存在 ARDS 以及 ARDS 严重程度。

1994 年欧美 ARDS 共识会议首次对 ALI/ARDS 进行了定义。2011 年，欧洲危重病医学会针对首版 ALI/ARDS 的定义中存在的一些问题，组织专家讨论，对 ARDS 定义进行了修订，并发表于 JAMA 杂志（见表 30-2）。新版 ARDS 的定义明确了 ARDS 急性起病的时间范围（损伤发生 7d 内），并取消了 ALI 概念，对 ARDS 进行了严重程度分级：轻度（200mmHg<PaO_2/FiO_2≤300mmHg），中度（100mmHg<PaO_2/FiO_2≤200mmHg），重度

（PaO₂/FiO₂≤100mmHg），同时废除了旧版中"肺动脉楔压（PAOP）≤18mmHg"的诊断指标，强调了与心力衰竭和液体过度负荷的综合鉴别诊断。有关 Meta 分析结果显示，新版柏林诊断标准和严重程度分级与患者病死率密切相关，相比于旧版诊断标准能够更好地预测 ARDS 的转归。

表 30-2　ARDS 柏林诊断标准

项目	内容
发病时间	临床损伤发生后 7d 内起病
胸片	双肺浸润性阴影，不能用积液、肺不张或者结节完全解释
肺水肿原因	呼吸衰竭不能用心力衰竭和液体过度负荷完全解释，必要时需要通过心脏超声等检查进行鉴别诊断
氧合指数	
轻度	200mmHg<PaO₂/FiO₂≤300mmHg（PEEP≥5mmHg 或 CPAP≥5mmHg）
中度	100mmHg<PaO₂/FiO₂≤200mmHg（PEEP≥5mmHg）
重度	PaO₂/FiO₂≤100mmHg（PEEP≥5mmHg）

影像学检查包括床旁胸片、胸部 CT 以及肺部超声等均有助于肺损伤严重程度的评估。通过影像学检查可以判断肺部损伤的类型（如：胸腔积液、肺实变和肺泡 - 间质综合征），提高诊断准确性，从而指导机械通气治疗。肺部超声与床旁胸片、胸部 CT 一样，可应用于诊断肺部疾病，同时可以通过肺部超声观察是否伴有"幸免区"即在被肺泡 - 间质综合征包围的区域中存在至少一个肋间隙的正常肺组织），对 ALI/ARDS 与心源性肺水肿进行鉴别诊断。因此，术前可采用影像学检查，如床旁胸片、胸部 CT，条件允许可采用肺部超声进一步评估患者肺损伤程度；同时，依据患者呼吸功能状况、肺损伤程度，予以选择普通或储氧面罩给氧、无创正压通气，必要时急诊气管插管进行机械通气。

3. 肾脏功能　脓毒症引起的炎症反应、血管内皮损伤、微循环障碍等因素共同作用可诱发急性肾脏损伤（acute kidney injury，AKI）。研究显示脓毒症引起的 AKI 占 ICU 中所有 AKI 患者的50% 左右，是导致 AKI 的主要原因。AKI 是脓毒症患者死亡的独立危险因素。

脓毒症并发肾功能不全主要表现为少尿、血肌酐和尿素氮升高，严重者可导致酸碱失衡、高血

钾症等。因此，术前应常规监测尿量，检测血肌酐、尿素氮、电解质等，评估肾脏功能。对于术前存在电解质异常的患者，尤其是高血钾的患者（血钾 >5.5mmol/L），应予以纠正。葡萄糖和胰岛素复合应用，可以通过增加细胞对葡萄糖的利用，从而促进钾离子的转运，降低血钾浓度；高血钾患者可以诱导心肌细胞电活动异常，诱导致命性心律失常的发生，钙剂（包括氯化钙和葡萄糖酸钙等）能够稳定心肌细胞，可用于高血钾患者的治疗；严重高血钾合并酸中毒（pH 值 <7.15）患者，给予静脉输注碳酸氢钠，纠正酸中毒，促进钾离子向细胞内转移，降低血钾浓度；呋塞米是髓袢利尿剂，具有强效的排水、排钾功能，可应用于少尿而液体负荷过多伴血钾升高患者的治疗。对于严重肾功能不全、肾脏衰竭的患者，术前应考虑行连续肾脏替代疗法（continuous renal replacement therapy，CRRT），这类患者应特别关注肝素化对凝血功能的影响，建议一般肝素化 24h 内不宜行有创操作治疗，必须手术时建议查 ACT，必要时给予鱼精蛋白拮抗肝素。

4. 肝功能　肝脏损伤一直是临床脓毒症救治中忽视的环节。流行病学调查显示以脓毒症入住 ICU 的患者，住院 24h 内发现 20%~30% 并发肝功能不全，并且可以持续存在，严重者可发生肝 - 肾综合征、肝功能衰竭、肝肾脑病等。脓毒症并发肝脏功能损伤影响脓毒症患者预后。

脓毒症引起肝损伤的机制主要包括肝脏微循环功能障碍、炎性反应和胆汁代谢异常，而肝细胞损伤较轻微。因此，脓毒症患者肝脏损伤主要表现为碱性磷酸酶和胆红素异常升高，而转氨酶（ALT、AST）升高不明显。严重的脓毒症肝损伤可引起机体蛋白水平降低和凝血功能异常等。因此，术前应常规检查肝功能，通过胆红素、碱性磷酸酶、转氨酶（ALT、AST）、γ- 谷氨酰转肽酶、血清蛋白水平和凝血功能等指标综合评估患者肝脏功能，尽量避免麻醉和手术过程中加重肝脏损伤。

5. 血液系统　脓毒症可引起贫血、凝血 - 纤溶系统功能紊乱，甚至 DIC，危及患者生命，显著增加病死率。脓毒症患者血液系统功能紊乱主要表现为血红蛋白持续下降、血小板消耗、凝血功能异常，甚至 DIC。严重贫血患者可出现皮肤、黏膜颜色苍白，凝血功能异常、有出血倾向甚至 DIC 患者可出现出血点、瘀斑、紫癜等。脓毒症患者显性 / 隐性出血、血管内血栓形成等均可导致血红

蛋白、血小板下降;凝血功能紊乱患者表现为 PT、APTT 时间延长,甚至 DIC 试验阳性等。血栓弹力图是比较全面的监测凝血功能方法,能够反映机体凝血和纤溶系统功能状态。因此,术前应密切观察患者皮肤、黏膜颜色及是否有出血点、瘀斑等,初步评估是否存在重度贫血、凝血功能异常等情况;常规检测血常规和凝血功能,必要时采用血栓弹力图等手段动态监测凝血功能变化,并酌情对症处理。

6. 神经系统 研究显示,约 70% 的脓毒症患者存在神经功能障碍症状,约 50% 的脓毒症患者存在脓毒症相关性脑病(sepsis-associated encephalopathy,SAE)。脓毒症引起神经功能障碍的主要原因是全身炎症反应和局部脑组织氧供和氧利用障碍,临床表现为急性精神状态改变、注意力不集中、定向障碍、易激惹、嗜睡甚至昏迷等。影像学检查证实脓毒症患者脑组织可出现细胞毒性和血管源性水肿、缺血性病变等急性病理改变,以及白质破坏、脑萎缩等慢性病理改变。脓毒症患者合并神经系统功能障碍不仅显著增加病死率,而且明显影响患者的远期预后。Iwashyna 等研究发现,脓毒症存活患者 3 年内约 17% 发生中 - 重度认知功能障碍。因此,术前应常规根据患者的意识、神志、认知、反应状况、指令的配合程度等评估患者是否存在脓毒症引起的神经功能障碍。

7. 其他评估和准备 脓毒症诱发的全身炎症反应和应激状态可影响患者内分泌系统,引起糖代谢异常。同时,由于肝、肾等脏器功能不全,造成机体水、电解质紊乱。腹部创伤、感染、肠扭转 / 梗阻等因素可导致腹腔压力增加,严重者发展为腹腔间隔室综合征(abdominal compartment syndrome,ACS),影响脓毒症患者循环和呼吸功能。因此,术前应关注相关症状、体征和检查结果,并进行评估,必要时予以处理(表 30-3)。

脓毒症可引起神经 - 内分泌功能异常,交感神经兴奋,从而导致糖代谢和脂代谢异常。因此,脓毒症患者往往存在血糖异常升高,术前应当予以血糖监测,合理使用胰岛素治疗。Brunkhorst 等临床研究显示,虽然强化胰岛素治疗(静脉途径给予胰岛素,维持血糖在正常范围)对脓毒症患者的预后无显著影响,但却显著增加低血糖风险。针对 ICU 危重患者血糖控制的临床研究表明,强化胰岛素治疗,使血糖控制在正常范围内不能改善患者预后,建议危重症患者的血糖应维持在相对

表 30-3　腹内高压和 ACS 的危险因素

危险因素	原因
腹壁顺应性降低	腹部手术
	大量创伤
	大量烧伤
腹内空腔脏器内容物增加	胃轻瘫、胃胀、梗阻
	肠梗阻
	结肠假性肠梗阻
	肠扭转
腹腔内容物增加	急性胰腺炎
	腹胀
	腹腔积血 / 气腹或腹腔内积液
	腹腔内感染 / 脓肿
	腹腔内或腹膜后肿瘤
	腹腔镜检查气压过高
	肝功能障碍 / 肝硬化伴腹水
	腹膜透析
毛细血管渗漏 / 液体过度复苏	酸中毒
	损伤控制剖腹术
	低体温
	急性生理和慢性健康评分 Ⅱ 或序贯器官衰竭评分升高
	大量液体治疗
	大量输血
其他因素	年龄、菌血症、凝血性疾病、巨大切口疝修复、机械通气、肥胖或 BMI 增加、PEEP>10mmHg、腹膜炎、肺炎、脓毒症、休克或低血压

较高的水平(<10mmol/L)。

腹内高压已经越来越受到关注。研究表明,约 60% 脓毒症患者存在腹内高压。腹内高压处理不当,可进一步发展为 ACS。2013 年 WSACS 组织专家进行文献综述和临床研究总结,对腹内高压和 ACS 的定义、危险因素以及临床治疗指南进行了修订。指南推荐:持续病理性腹腔压力升高 >12mmHg 可诊断为腹内高压,当发生与器官功能不全相关的腹腔压力升高 >20mmHg 可诊断为 ACS。腹壁顺应性降低、腹内空腔脏器内容物增加、腹腔内容物增加、毛细血管渗漏以及液体过度复苏等因素,都可能导致腹内高压和 ACS 的发生。因此,术前应结合危险因素和相关检查对患者是否存在腹内高压和 ACS 进行评估,必要时行腹腔压力监测。

（二）既往病史

脓毒症患者常合并相关慢性疾病(肿瘤、冠心病、糖尿病、慢性阻塞性肺疾病等)。这些患者体能、免疫状况较差,在遭受脓毒症打击后,更易发生严重的并发症,发展为脓毒症休克和多器官功能衰竭,增加患者的死亡率。因此,术前应进行详细的评估包括既往病史、体能状况、是否存在器官功能不全和脓毒症病情严重程度等,必要时请相关科室会诊,并制定应急处理和后续治疗方案,确保围手术期的安全,促进患者术后康复。

（三）感染灶筛查和处理

控制感染源是脓毒症治疗的关键。多数患者感染来源或原发疾病比较明确,如创伤、烧伤、肠梗阻/穿孔等;但也有少部分患者感染灶比较隐匿,缺乏具有明显指示作用的临床症状和体征。因此,麻醉科医师术前需要与外科医师沟通,共同对患者进行详细的术前评估和检查,明确感染源和病原菌,早期、合理使用抗生素治疗。

根据"SSC 指南"意见,脓毒症诊断 1h 内应使用抗生素治疗,并且在使用抗生素前留取细菌培养证据。临床研究证实,尽早使用抗生素治疗可显著降低脓毒症和脓毒症休克患者病死率。但是,对于需要外科手术治疗的脓毒症,多为急诊手术,术前处理时间短,外科医师可能存在遗漏细菌学样本采集、抗生素应用不及时等情况。麻醉科医师应予沟通,保障术前抗生素的早期、合理应用。研究发现,院内获得性感染导致的脓毒症占住院患者脓毒症的 80% 以上,其中导管相关性感染是其主要的原因。因此,术前应对患者留置的各种导管(动静脉导管、导尿管、胸腹腔引流管等)进行检查,必要时送检细菌学证据,排除导管相关感染灶。

（四）转运与交接

围手术期转运是麻醉管理的重要部分,对患者的安全至关重要。对于脓毒症患者,术前虽然进行了早期的循环、呼吸等支持治疗,但由于手术的紧迫性,需要在进行支持治疗的同时开展手术。因此,在转入手术室的过程中,应做好各项准备工作,确保转运途中患者的安全。

脓毒症患者在转入手术室过程中需进行持续监护,包括氧合状况、血压、心率等。病房医师应当与麻醉科医师沟通,说明患者的病情和术前进行的相关治疗,有助于麻醉科医师完善各项术前准备工作。选择专业人员护送患者到手术室,途中应密切观察患者病情变化,关注设备和药品的使用情况,确保转运过程中人员、设备、药品的顺利交接。

五、术中监测及管理

需要外科手术治疗的脓毒症多为急诊手术,患者病情重、变化快,常存在多器官损伤,同时,脓毒症患者常合并相关慢性疾病以及服用免疫抑制剂等。因此,在麻醉方式及药物选择上有其特殊性,在充分评估患者病情后选择适宜的麻醉方式和药物,制定适宜的麻醉方案。手术过程中应密切监测患者病情变化,并根据病情及时调整麻醉和治疗方案。

（一）麻醉方式

脓毒症患者基础状况、原发疾病病理生理情况特殊,因此在选择麻醉方式时应慎重,选择适宜的麻醉方式。

目前关于脓毒症患者麻醉方式的临床研究文献报道较少。根据专家临床经验和共识:局部浸润麻醉、区域阻滞麻醉、全身麻醉等均可应用于脓毒症患者手术,应根据患者手术部位和手术类型,选择适宜的麻醉方式。关于椎管内麻醉,1992 年 Carp 等对脓毒症大鼠行蛛网膜下腔阻滞,结果发现中枢系统感染风险增加。椎管内麻醉尤其是蛛网膜下腔阻滞,由于阻滞了交感神经,对血流动力学影响大,可加重脓毒症患者循环衰竭。因此,对血流动力学不稳定的脓毒症患者,不建议使用椎管内麻醉。胃肠道穿孔、梗阻、胆道感染导致的脓毒症患者多为急诊"饱胃"患者,对于这些患者应注意防治反流误吸的发生。

（二）麻醉药物

脓毒症患者常伴有循环不稳定、肝脏和肾脏损伤。然而,镇静药和阿片类镇痛药都有不同程度的心脏抑制、扩张血管作用,并且大部分都要经过肝脏和肾脏代谢。因此,麻醉诱导和维持应重点关注麻醉药物对循环功能的影响,以及药物代谢导致的肝肾负担。麻醉诱导阶段应采用滴定法给药,尽量减少对血流动力学的影响,而在药物的选择方面尽量选取对肝脏和肾脏功能影响小的药物,避免进一步加重脏器功能的损伤。

咪达唑仑是苯二氮䓬类药物,具有镇静催眠和顺行性遗忘作用,小剂量应用可预防术中知晓。依托咪酯或氯胺酮对循环功能的抑制作用较轻,较适用于脓毒症患者麻醉诱导。依托咪酯虽然对肾上腺素皮质功能具有一定的抑制作用,但多项临床研究表明,单次剂量应用依托咪酯对脓毒症患者的预后没有影响。回顾性研究和随机对照临床试验也证实,氯胺酮适用于脓毒症患者麻醉诱导,不增加不良反应的发生风险。虽然动物研究表明,丙泊酚具有显著心肌和循环抑制作用,但另有研究表明,丙泊酚对炎症反应具有调节作用。因此在临床应用时应从小剂量开始,采用滴定法给药,减少对循环功能的影响;麻醉维持期间,也应根据术中监测和患者反应,酌情适当减少使用剂量。目前,虽然没有直接临床证据证实吸入麻醉药对脓毒症患者有益,但是对于心脏手术的临床研究表明,吸入麻醉药可减轻患者心肌缺血再灌注损伤。因此,术中可酌情联合使用 N_2O、异氟烷、七氟烷、地氟烷等吸入麻醉药。但如合并气胸、肠梗阻者避免使用 N_2O。右美托咪定具有良好的镇静和抗炎作用,可降低危重症患者谵妄的发生。因此,右美托咪定可以作为一种辅助麻醉用药,从而减少咪达唑仑、丙泊酚等药物用量,减低炎症反应和术后谵妄的发生,但仍需进一步大样本临床研究证据支持。

(三) 麻醉监测

脓毒症患者麻醉过程中除进行常规监测外,还应增加相关脏器功能、组织灌注和麻醉深度等监测。常规监测包括心电图、无创血压、SpO_2、$P_{ET}CO_2$、气道压力、呼吸波形、体温和尿量等。由于脓毒症患者循环功能波动较大,为了实时监测患者血压和容量变化,对血流动力学不稳定患者,需行连续有创动脉血压监测和 CVP 监测,从而指导术中液体治疗。PiCCO、FloTrac、Swan-Ganz 导管和心脏超声等血流动力学监测新技术,不仅能够评估患者外周血管阻力、血容量状况,还能够监测心脏功能。因此,有条件者应予以行 PiCCO、FloTrac、Swan-Ganz 导管和心脏超声等监测,必要时以 SVV、PPV、Ci 和 FTc 等指标指导液体治疗。为了实现个体化的麻醉用药,尽量减少麻醉药物的应用,应该对脓毒症患者进行麻醉深度监测和

肌松监测。同时,脓毒症患者术中还应按照临床需求,对患者的血液、肝脏和肾脏等功能状况进行评估,动态监测患者的血糖、动脉血气、血乳酸、血常规、血电解质、凝血功能、血 BNP、肌钙蛋白等。

(四) 循环管理

脓毒症患者术中循环管理应兼顾患者的容量状况和心脏功能,根据患者的临床症状、监测指标等,进行合理的输血输液和应用血管活性药物,并阶段性进行治疗效果评估,从而达到最佳治疗效果,维持血流动力学稳定。

近期几项多中心随机对照临床研究结果显示早期目标导向液体治疗没有改善脓毒症患者预后。因此,最新"SSC 指南"已经对脓毒症的早期液体复苏治疗进行了更新,不再推荐早期目标导向(early goal-directed therapy,EGDT)液体复苏,提出了脓毒症早期液体复苏的关键在于一旦确诊患者存在脓毒症导致的低血压应立即启动液体复苏,建议 1h 内完成输注晶体液 30ml/kg,倘若血压不能维持需使用血管活性药物使血压维持在 MAP≥65mmHg。在完成起始液体复苏后,应该密切观察患者病情、血压、心率、动脉血氧饱和度、尿量、SVV 和 PPV 等监测指标变化,从而指导后续的液体治疗。

随着液体的种类和产品的更新换代,关于液体选择的争论至今仍无定论,"SSC 指南"从生存率、并发症、医疗经济因素出发,推荐醋酸林格液、乳酸林格液和生理盐水等晶体液作为休克早期复苏的首选液体,对于明显低血压或血乳酸≥4mmol/L 者,起始复苏的晶体液使用量需要达到 30ml/kg。基于临床研究证据,"SSC 指南"反对脓毒症和脓毒症休克患者使用羟乙基淀粉进行液体复苏治疗。但围手术期持续大量使用晶体液,不利于患者复苏,因此对于大量晶体液输注患者,确实有需要补充胶体液,建议优先选用 5% 人血白蛋白注射液。

在血管活性药物的应用方面,"SSC 指南"综合相关临床试验如 GRADEpro 等,发现去甲肾上腺素比多巴胺更能有效纠正低血压,且多巴胺更容易导致心动过速。因此,推荐首选去甲肾上腺素作为围手术期升压药物,对于单用去甲肾上腺素效果不明显的患者,可酌情复合使用肾上腺素、血管加压素、多巴胺、多巴酚丁胺、去氧肾上腺素等。临床研究显示,对于补液治疗和血管活性药

物不能纠正的脓毒症休克患者,小剂量糖皮质激素(如静脉输注氢化可的松200mg/d)能够明显改善患者对血管活性药物的反应性,纠正休克状态,提高生存率。

在血制品的应用方面,参照"SSC指南"意见,FFP不推荐作为补液、扩容目的使用,仅推荐应用于明显凝血功能异常和有出血倾向的患者。参照专家意见和经验建议术中血小板应维持在$50 \times 10^9/L$以上。目前没有关于脓毒症患者最适血红蛋白水平的临床研究,有研究指出危重症患者血红蛋白水平维持70~90g/L,与100~120g/L相比不增加患者病死率。心脏大手术患者血红蛋白维持80g/L与100g/L相比,两者对患者的预后无影响。

(五)呼吸管理

围手术期脓毒症患者通常为急诊手术,患者多处于饱胃状态,反流误吸风险高。侧卧位时反流液易于流出口腔,通过及时吸引处理,能够降低误吸发生率,减轻肺部损伤。研究发现侧卧位下全麻诱导、纤维支气管镜引导下气管插管不但安全可行,并且能够缩短插管时间,减轻血流动力学波动;侧卧位下可视喉镜引导下气管插管安全可行,可降低咽喉疼痛等并发症。另外,此类患者常氧储备降低,麻醉诱导过程预充氧,建议使用经鼻高流量吸氧,可以显著提高预充氧有效性,同时延长"安全窒息时限",有效避免气管插管前正压通气,防止气体进入胃内,增加胃内压,从而降低反流风险。因此,围手术期脓毒症患者全麻诱导插管期间,推荐采用经鼻高流量吸氧,侧卧体位,预防反流误吸,降低肺部并发症。

研究表明呼吸机的使用可以导致患者肺损伤的发生。因此,脓毒症患者术中需采用肺保护性通气策略,避免机械通气相关性肺损伤。临床研究已经表明小潮气量(6ml/kg),限制气道平台压上限≤30cmH_2O(1cmH_2O=0.098kPa)的肺保护性通气策略能够显著降低脓毒症ARDS患者的病死率。围手术期临床研究也显示小潮气量(7ml/kg),呼气末正压(10cmH_2O)以及肺复张策略能够显著改善开腹大手术患者的呼吸功能、降低患者的住院时间,改善预后。因此,围手术期脓毒症患者应行小潮气量、PEEP和肺复张策略等肺保护性通气策略。

(六)免疫调理

脓毒症是复杂性疾病,免疫调节功能异常和炎病反应失衡是脓毒症的主要病理生理机制。国内外研究人员和临床专家一直致力于探索和发现治疗脓毒症患者的免疫调理药物,但一直没有取得突破性进展。相关基础和临床研究表明适当的免疫调理干预能够改善脓毒症患者预后。

临床研究已经证实静脉注射免疫球蛋白不能改善脓毒症患者生存率,新版指南已明确不推荐免疫球蛋白应用于脓毒症患者的治疗。乌司他丁是一种蛋白酶抑制剂,具有稳定溶酶体膜,抑制溶酶体酶释放,清除氧自由基和减轻炎性反应等作用。动物实验和临床研究表明,乌司他丁通过调节机体氧化应激、免疫炎性反应等,能够改善外科大手术和脓毒症预后。Meta分析也表明术中使用乌司他丁虽然对体外循环手术患者生存没有明显影响,但是能够缩短呼吸机使用时间。乌司他丁可降低脓毒症患者器官功能不全的发生率、缩短呼吸机使用时间并改善预后。胸腺肽是胸腺组织分泌的一组小分子多肽,具有增强机体固有免疫功能的作用,对于病毒性肝炎、免疫缺陷性疾病以及化疗患者免疫抑制状态的治疗具有较好的效果。在脓毒症治疗方面,Wu等的一项多中心临床研究表明,静脉注射胸腺肽α_1能够降低脓毒症患者病死率;最新的Meta分析结果也表明,静脉注射胸腺肽能够明显改善脓毒症患者预后。血必净是一种中药制剂,具有抗炎、中和内毒素以及调节免疫细胞功能等多种生物学作用。动物实验结果表明,血必净能够下调全身炎症反应,平衡机体免疫、炎症效应,保护血管内皮损伤,从而改善脓毒症小鼠预后。单中心、小样本临床研究证实,血必净能够改善脓毒症并发DIC患者的预后,对脓毒症患者的内皮功能和血流动力学具有改善作用。基于各种免疫调理药物来源、生物活性以及对脓毒症治疗机制上的差异,临床上也尝试联合应用免疫调理药物开展对脓毒症的治疗。Zhang等和Li等开展的单中心、小样本临床研究结果表明,联合应用乌司他丁和胸腺肽α_1能够改善脓毒症患者预后,但结果仍需大样本、多中心的随机对照临床试验来进一步验证。

六、ICU内治疗

对于病情较轻、循环功能稳定且未合并器官功能损伤患者可以酌情考虑手术结束后直接进入麻醉后监护治疗室(PACU),待患者拔除气管导管后,病情稳定再转入 ICU。对于术前合并严重慢性系统性疾病、呼吸和 / 或循环功能不稳定以及合并其他重要脏器功能损伤的患者,手术结束后即刻转入 ICU 治疗。自 SCCM、ESICM 和国际全身性感染论坛(ISF)根据大规模临床试验的结果于 2004 年制定指南以来,分别于 2008 年、2012 年和 2016 年根据后续研究成果,采纳新的循证医学证据,对 2004 年指南进行了修订。本共识的重点关注脓毒症患者围手术期麻醉相关处理原则,对于脓毒症术后转入 ICU 治疗方案,专家组建议脓毒症围手术期 ICU 内治疗参考 2016 年制定的"国际脓毒症和脓毒症休克治疗指南"。

参 考 文 献

[1] SINGER M,DEUTSCHMAN C S,SEYMOUR C W,et al. The Third International Consensus Definitions for Sepsis and Septic Shock(Sepsis-3)[J]. JAMA,2016,315(8):801-810.

[2] RHODES A,EVANS L E,ALHAZZANI W,et al. Surviving Sepsis Campaign:International Guidelines for Management of Sepsis and Septic Shock:2016 [J]. Intensive Care Med,2017,43(3):304-377.

[3] MARTIN G S,MANNINO D M,EATON S,et al. The epidemiology of sepsis in the United States from 1979 through 2000 [J]. N Engl J Med,2003,348(16):1546-1554.

[4] JAWAD I,LUKŠIĆ I,RAFNSSON S B. Assessing available information on the burden of sepsis:global estimates of incidence,prevalence and mortality [J]. J Glob Health,2012,2(1):010404.

[5] RUDD K E,JOHNSON S C,AGESA K M,et al. Global, regional,and national sepsis incidence and mortality, 1990-2017:analysis for the Global Burden of Disease Study [J]. Lancet,2020,395(10219):200-211.

[6] EISSA D,CARTON E G,BUGGY D J. Anaesthetic management of patients with severe sepsis [J]. Br J Anaesth,2010,105(6):734-743.

[7] VAN DER POLL T,OPAL S M. Host-pathogen interactions in sepsis [J]. Lancet Infect Dis,2008,8(1):32-43.

[8] KAUKONEN K M,BAILEY M,PILCHER D,et al. Systemic inflammatory response syndrome criteria in defining severe sepsis[J]. N Engl J Med,2015,372(17):1629-1638.

[9] ANGUS D C,VAN DER POLL T. Severe sepsis and septic shock [J]. N Engl J Med,2013,369(9):840-851.

[10] VINCENT JL,DE BACKER D. Circulatory shock [J]. N Engl J Med,2014,370(6):583.

[11] BONE R C,BALK R A,CERRA F B,et al. American College of Chest Physicians/Society of Critical Care Medicine Consensus Conference:definitions for sepsis and organ failure and guidelines for the use of innovative therapies in sepsis [J]. Crit Care Med,1992,20(6):864-874.

[12] LEVY M M,FINK M P,MARSHALL J C,et al. International Sepsis Definitions Conference. 2001 SCCM/ESICM/ACCP/ATS/SIS International Sepsis Definitions Conference [J]. Intensive Care Med,2003,29(4):530-538.

[13] PADKIN A,GOLDFRAD C,BRADY A R,et al. Epidemiology of severe sepsis occurring in the first 24 hrs in intensive care units in England,Wales,and Northern Ireland [J]. Crit Care Med,2003,31(9):2332-2338.

[14] LEVY M M,EVANS L E,RHODES A. The surviving sepsis campaign bundle:2018 update [J]. Crit Care Med,2018,46(6):997-1000.

[15] VAN ZANTEN A R,BRINKMAN S,ARBOUS M S,et al. Guideline bundles adherence and mortality in severe sepsis and septic shock[J]. Crit Care Med,2014,42(8):1890-1898.

[16] LEVY M M,RHODES A,PHILLIPS G S,et al. Surviving sepsis campaign:association between performance metrics and outcomes in a 7.5-year study [J]. Crit Care Med,2015,43(1):3-12.

[17] CASSERLY B,PHILLIPS G S,SCHORR C,et al. Lactate measurements in sepsis-induced tissue hypoperfusion:results from the surviving sepsis campaign database [J]. Crit Care Med,2015,43(3):567-573.

[18] DING X F,YANG Z Y,XU Z T,et al. Early goal-directed and lactate-guided therapy in adult patients with severe sepsis and septic shock:a meta-analysis of randomized controlled trials [J]. J Transl Med,2018 29,16(1):331.

[19] YEARLY D M,KELLUM J A,HUANG D T,et al. A randomized trial of protocol-based care for early septic shock [J]. N Engl J Med,2014,370(18):1683-1693.

[20] CECCONI M,DE BACKER D,ANTONELLI M,et al. Consensus on circulatory shock and hemodynamic monitoring. Task force of the European Society of Intensive Care Medicine [J]. Intensive Care Med,2014,40(12):1795-1815.

[21] BERNARD G R,ARTIGAS A,BRIGHAM K L,et al. The American-European Consensus Conference on ARDS. Definitions,mechanisms,relevant outcomes,and clinical trial coordination [J]. Am J Respir Crit Care

Med,1994,149(3 Pt 1):818-824.

[22] RANIERI V M,RUBENFELD G D,THOMPSON B T, et al. Acute respiratory distress syndrome:the Berlin Definition [J]. JAMA,2012,307(23):2526-2533.

[23] LICHTENSTEIN D,GOLDSTEIN I,MOURGEON E,et al. Comparative diagnostic performances of auscultation, chest radiography,and lung ultrasonography in acute respiratory distress syndrome [J]. Anesthesiology, 2004,100(1):9-15.

[24] LEBLANC D,BOUVET C,DEGIOVANNI F,et al. Early lung ultrasonography predicts the occurrence of acute respiratory distress syndrome in blunt trauma patients [J]. Intensive Care Med,2014,40(10):1468-1474.

[25] SEE K C,ONG V,TAN Y L,et al. Chest radiography versus lung ultrasound for identification of acute respiratory distress syndrome:a retrospective observational study [J]. Crit Care,2018,22(1):203.

[26] ALOBAIDI R,BASU R K,GOLDSTEIN S L,et al. Sepsis-associated acute kidney injury [J]. Semin Nephrol,2015,35(1):2-11.

[27] BAGSHAW S M,LANGENBERG C,BELLOMO R. Urinary biochemistry and microscopy in septic acute renal failure:a systematic review [J]. Am J Kidney Dis,2006,48(5):695-705.

[28] GOTO Y,KOYAMA K,KATAYAMA S,et al. Influence of contrast media on renal function and outcomes in patients with sepsis-associated acute kidney injury:a propensity-matched cohort study [J]. Crit Care,2019, 23(1):249.

[29] HONORE P M,JACOBS R,HENDRICKX I,et al. Prevention and treatment of sepsis-induced acute kidney injury:an update [J]. Ann Intensive Care,2015,5(1): 51.

[30] JOANNIDIS M,DRUML W,FORNI L G,et al. Prevention of acute kidney injury and protection of renal function in the intensive care unit:update 2017:Expert opinion of the Working Group on Prevention,AKI section,European Society of Intensive Care Medicine [J]. Intensive Care Med,2017,43(6):730-749.

[31] TANDUKAR S,PALEVSKY P M. Continuous Renal Replacement Therapy:Who,When,Why,and How [J]. Chest,2019,155(3):626-638.

[32] KRAMER L,JORDAN B,DRUML W,et al. Incidence and prognosis of early hepatic dysfunction in critically ill patients-a prospective multicenter study [J]. Crit Care Med,2007,35(4):1099-1104.

[33] LESCOT T,KARVELLAS C,BEAUSSIER M,et al. Acquired liver injury in the intensive care unit [J].

Anesthesiology,2012,117(4):898-904.

[34] GAROFALO A M,LORENTE-ROS M,GONCALVEZ G,et al. Histopathological changes of organ dysfunction in sepsis[J]. Intensive Care Med Exp,2019,7(Suppl 1): 45.

[35] FOURRIER F. Severe sepsis,coagulation,and fibrinolysis:dead end or one way? [J]. Crit Care Med, 2012,40(9):2704-2708.

[36] YAMAKAWA K,OGURA H,FUJIMI S,et al. Recombinant human soluble thrombomodulin in sepsis-induced disseminated intravascular coagulation:a multicenter propensity score analysis [J]. Intensive Care Med,2013,39(4):644-652.

[37] NAIR S C,DARGAUD Y,CHITLUR M,et al. Tests of global haemostasis and their applications in bleeding disorders [J]. Haemophilia,2010,16(Suppl 5):85-92.

[38] HOLLI HALSET J,HANSSEN S W,ESPINOSA A, et al. Tromboelastography:variability and relation to conventional coagulation test in non-bleeding intensive care unit patients [J]. BMC Anesthesiol,2015,15:28.

[39] GOFTON T E,YOUNG G B. Sepsis-associated encephalopathy [J]. Nat Rev Neurol,2012,8(10): 557-566.

[40] SONNEVILLE R,VERDONK F,RAUTURIER C,et al. Understanding brain dysfunction in sepsis [J]. Ann Intensive Care,2013,3(1):15.

[41] KUPERBERG S J,WADGAONKAR R. Sepsis-associated encephalopathy:the blood-brain barrier and the sphingolipid rheostat [J]. Front Immunol,2017,8: 597.

[42] HOSOKAWA K,GASPARD N,SU F,et al. Clinical neurophysiological assessment of sepsis-associated brain dysfunction:a systematic review [J]. Crit Care,2014, 18(6):674.

[43] IWASHYNA T J,ELY E W,SMITH D M,et al. Long-term cognitive impairment and functional disability among survivors of severe sepsis [J]. JAMA,2010,304 (16):1787-1794.

[44] BRUNKHORST F M,ENGEL C,BLOOS F,et al. Intensive insulin therapy and pentastarch resuscitation in severe sepsis [J]. N Engl J Med,2008,358(2):125-139.

[45] The NICE-SUGAR Study Investigators:intensive versus conventional glucose control in critically ill patients[J]. N Engl J Med,2009,360(13):1283-1297.

[46] VIDAL M G,RUIZ WEISSER J,GONZALEZ F,et al. Incidence and clinical effects of intra-abdominal hypertension in critically ill patients [J]. Crit Care Med,2008,36(6):1823-1831.

［47］KIRKPATRICK A W,ROBERTS D J,DE WAELE J, et al. Intra-abdominal hypertension and the abdominal compartment syndrome:updated consensus definitions and clinical practice guidelines from the World Society of the Abdominal Compartment Syndrome［J］. Intensive Care Med,2013,39(7):1190-1206.

［48］HOLODINSKY J K,ROBERTS D J,BALL C G,et al. Risk factors for intra-abdominal hypertension and abdominal compartment syndrome among adult intensive care unit patients:a systematic review and meta-analysis ［J］. Crit Care,2013,17(5):R249.

［49］CHEN Y X,LI C S. Risk stratification and prognostic performance of the predisposition,infection,response, and organ dysfunction (PIRO) scoring system in septic patients in the emergency department:a cohort study［J］. Crit Care,2014,18(2):R74.

［50］FERRER R,MARTIN-LOECHES I,PHILLIPS G,et al. Empiric antibiotic treatment reduces mortality in severe sepsis and septic shock from the first hour:results from a guideline-based performance improvement program ［J］. Crit Care Med,2014,42(8):1749-1755.

［51］刘进,邓小明. 中国麻醉学指南与专家共识(2014 版) ［M］. 北京:人民卫生出版社,2014.

［52］FANARA B,MANZON C,BARBOT O,et al. Recommendations for the intra-hospital transport of critically ill patients ［J］. Crit Care,2010,14(3):R87.

［53］YUKI K,MURAKAMI N. Sepsis pathophysiology and anesthetic consideration ［J］. Cardiovasc Hematol Disord Drug Targets,2015,15(1):57-69.

［54］CARP H,BAILEY S. The association between meningitis and dural puncture in bacteremic rats ［J］. Anesthesiology,1992,76(5):739-742.

［55］HEINRICH S,SCHMIDT J,ACKERMANN A,et al. Comparison of clinical outcome variables in patients with and without etomidate-facilitated anesthesia induction ahead of major cardiac surgery:a retrospective analysis ［J］. Crit Care,2014,18(4):R150.

［56］MCPHEE L C,BADAWI O,FRASER G L,et al. Single-dose etomidate is not associated with increased mortality in ICU patients with sepsis:analysis of a large electronic ICU database ［J］. Crit Care Med,2013,41(3):774-783.

［57］JABRE P,COMBES X,LAPOSTOLLE F,et al. Etomidate versus ketamine for rapid sequence intubation in acutely ill patients:a multicentre randomised controlled trial ［J］. Lancet,2009,374(9686):293-300.

［58］ZAUSIG Y A,BUSSE H,LUNZ D,et al. Cardiac effects of induction agents in the septic rat heart ［J］. Crit

Care,2009,13(5):R144.

［59］HSING C H,CHEN Y H,CHEN C L,et al. Anesthetic propofol causes glycogen synthase kinase-3β-regulated lysosomal/mitochondrial apoptosis in macrophages ［J］. Anesthesiology,2012,116(4):868-881.

［60］KOCHIYAMA T,LI X,NAKAYAMA H,et al. Effect of Propofol on the Production of Inflammatory Cytokines by Human Polarized Macrophages ［J］. Mediators Inflamm,2019,2019:1919538.

［61］SCHILLING T,KOZIAN A,SENTURK M,et al. Effects of volatile and intravenous anesthesia on the alveolar and systemic inflammatory response in thoracic surgical patients ［J］. Anesthesiology,2011,115(1):65-74.

［62］RIKER R R,SHEHABI Y,BOKESCH P M,et al. Dexmedetomidine vs midazolam for sedation of critically ill patients:a randomized trial［J］. JAMA,2009,301(5): 489-499.

［63］PEAKE S L,DELANEY A,BAILEY M,et al. Goal-directed resuscitation for patients with early septic shock ［J］. N Engl J Med,2014,371(16):1496-1506.

［64］MOUNCEY P R,OSBORN T M,POWER G S,et al. Trial of early,goal-directed resuscitation for septic shock ［J］. N Engl J Med,2015,372(14):1301-1311.

［65］FAN E,BRODIE D,SLUTSKY A S. Acute Respiratory Distress Syndrome:Advances in Diagnosis and Treatment ［J］. JAMA,2018,319(7):698-710.

［66］SEVERGNINI P,SELMO G,LANZA C,et al. Protective mechanical ventilation during general anesthesia for open abdominal surgery improves postoperative pulmonary function ［J］. Anesthesiology,2013,118(6):1307-1321.

［67］FUTIER E,MARRET E,JABER S. Perioperative positive pressure ventilation:an integrated approach to improve pulmonary care ［J］. Anesthesiology,2014, 121(2):400-408.

［68］WANG N,LIU X,ZHENG X,et al. Ulinastatin is a novel candidate drug for sepsis and secondary acute lung injury,evidence from an optimized CLP rat model ［J］. Int Immunopharmacol,2013,17(3):799-807.

［69］YANG H,MAO Y,LU X,et al. The effects of urinary trypsin inhibitor on liver function and inflammatory factors in patients undergoing hepatectomy:a prospective, randomized,controlled clinical study ［J］. Am J Surg, 2011,202(2):151-157.

［70］HE Q L,ZHONG F,YE F,et al. Does intraoperative ulinastatin improve postoperative clinical outcomes in patients undergoing cardiac surgery:a meta-analysis of randomized controlled trials ［J］. Biomed Res Int, 2014,2014:630835.

脓毒症患者围手术期管理的专家共识

[71] KARNAD D R,BHADADE R,VERMA P K,et al. Intravenous administration of ulinastatin(human urinary trypsin inhibitor)in severe sepsis:a multicenter randomized controlled study [J]. Intensive Care Med,2014,40(6): 830-838.

[72] WU J,ZHOU L,LIU J,et al. The efficacy of thymosin alpha 1 for severe sepsis(ETASS):a multicenter,single-blind,randomized and controlled trial [J]. Crit Care, 2013,17(1):R8.

[73] LI C,BO L,LIU Q,et al. Thymosin alpha1 based immunomodulatory therapy for sepsis:a systematic review and meta-analysis [J]. Int J Infect Dis,2015, 33:90-96.

[74] LIU M W,WANG Y H,QIAN C Y,et al. Xuebijing exerts protective effects on lung permeability leakage and lung injury by upregulating Toll-interacting protein expression in rats with sepsis [J]. Int J Mol Med, 2014,34(6):1492-1504.

[75] YIN Q,LI C. Treatment effects of xuebijing injection in severe septic patients with disseminated intravascular coagulation [J]. Evid Based Complement Alternat Med,2014,2014:949254.

[76] ZHANG Y,CHEN H,LI Y M,et al. Thymosin alpha1- and ulinastatin-based immunomodulatory strategy for sepsis arising from intra-abdominal infection due to carbapenem-resistant bacteria [J]. J Infect Dis,2008,

198(5):723-730.

[77] LI Y,CHEN H,LI X,et al. A new immunomodulatory therapy for severe sepsis:Ulinastatin Plus Thymosin {alpha} 1 [J]. J Intensive Care Med,2009,24(1):47-53.

[78] JIN Y,YING J,ZHANG K,et al. Endotracheal intubation under video laryngoscopic guidance during upper gastrointestinal endoscopic surgery in the left lateral position:A randomized controlled trial. Medicine (Baltimore) [J]. 2017,96(52):e9461.

[79] LI H,WANG W,LU Y P,et al. Evaluation of endotracheal intubation with a flexible fiberoptic bronchoscope in lateral patient positioning:a prospective randomized controlled trial [J]. Chin Med J(Engl),2016,129(17): 2045-2049.

[80] GUITTON C,EHRMANN S,VOLTEAU C,et al. Nasal high-fow preoxygenation for endotracheal intubation in the critically ill patient:a randomized clinical trial [J]. Intensive Care Med,2019,45(4):447-458.

[81] FRAT J P,RICARD J D,QUENOT J P,et al. Non-invasive ventilation versus high-flow nasal cannula oxygen therapy with apnoeic oxygenation for preoxygenation before intubation of patients with acute hypoxaemic respiratory failure:a randomised,multicentre,open-label trial [J]. Lancet Respir Med,2019,7(4):303-312.

围手术期患者转运专家共识

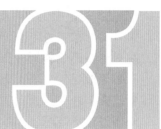

张卫　郑宏　董海龙（共同执笔人）　路志红（共同执笔人）　熊利泽（负责人）　薛张纲

手术患者的围手术期转运是麻醉管理的重要部分,对患者安全至关重要。必要的监测和规范的交接是安全转运的关键,医务人员在其中肩负重任。随着手术量的不断增加和手术范畴的不断拓展,医务人员如何安全规范地进行转运日益重要。本专家共识旨在促进围手术期各区域,包括手术室、麻醉后监护治疗室(postanesthetic care unit,PACU)、麻醉重症监护治疗病房(anesthesia intensive care unit,AICU)、重症监护治疗病房(intensive care unit,ICU)和病房医务人员间的协作和交流,增进患者围手术期转运安全,避免对患者和转运人员造成伤害。

一、围手术期转运的一般原则

患者转运的安全是医务人员的首要职责。患者转运全程应有医务人员对患者进行观察。转运人员配备应充足。对状态稳定的患者,转运人员推荐两人或以上,对于状态不稳定的患者推荐四人或以上。

(一)针对患者的一般原则

转运应避免对患者状态的影响和身体的伤害,包括体温、呼吸和心血管系统发生严重问题,例如改变体位造成的低血压和舌后坠造成的呼吸抑制等;严防意外伤害。同时应注意避免患者心理或精神上受到伤害。

1. 转运前应确认患者的当前情况适合且能

耐受转运。

2. 转运前确认患者所带医疗材料设备,如静脉通道、引流袋、监护设备等稳妥放置,应方便观察,避免意外受损。

3. 转运中将患者稳妥固定。转运时应保持患者头部在后的转运位置,入电梯时应头部向内。在患者头侧的转运人员负责观察患者意识状态、呼吸等指征。注意患者的头、手、脚等不要伸出轮椅或推车外,避免推车速度过快、转弯过急造成意外伤害。

4. 注意防护,减轻患者心理和精神上的损害。转运人员应主动自我介绍,对于清醒患者,应对转运过程加以必要说明,以减轻患者的紧张焦虑情绪。转运过程中将患者妥善覆盖,注意保护患者隐私。

5. 转运前后应进行完善交接,条件允许时应建立核对清单制度。

(二) 针对设备的一般原则

转运前注意对转运设备包括轮椅和推车进行检查,确认无故障。转运设备应有必要的设置(如围栏、束缚带等)以防患者掉落。理想的转运设施应满足如下条件。

1. 转运床可被锁定或解锁。
2. 有安全束缚带。
3. 床垫不应滑动。
4. 边栏足够高,能防护患者,避免跌落。
5. 能够悬挂液体。
6. 可放置氧气设备和监测设备。
7. 转运床可以容纳大体重患者。
8. 可以满足某些需特殊体位转运患者的需要,例如半卧位。
9. 转运人员接受过使用转运床的培训。
10. 转运设施需有专人定期检查和维护。

(三) 针对转运人员的一般原则

1. 转运人员应具备管理患者生命安全的资质和能力。
2. 转运人员应经过培训,熟悉转运设备的使用。
3. 转运人员应熟悉应急预案,能够应对转运中的并发症和意外。
4. 转运人员应在转运前完成患者交接,了解所转运患者的状况。

二、围手术期转运中的安全问题

转运中的安全问题涉及人员、设备和患者三个方面。

(一) 人为因素所致安全并发症

转运中的人为因素主要为核查不严格、沟通不良、交接不完善。建立和使用核查和交接清单,建立完善的核查和交接制度可减少此类因素导致的安全隐患。

交接过程中的沟通不良是造成患者转运安全并发症的首要风险因素之一。应建立多学科合作和沟通的意识与机制,规范及时地使用清单进行交接。此外,针对交接的培训也可以减少交接过程中的疏漏和错误。

(二) 设备缺陷安全并发症

设备缺陷包括转运设备准备不充分、检查不完善。设备检查清单有助于减少此类故障。气源和电源的检查尤为重要,应设立专人对转运设备定期进行维护。

(三) 患者并发症

患者转运前、中、后的监测非常重要,针对不同患者的状况和不同的转运路径,有不同的监测推荐。特别注意的是,转运后及时建立监测、确认患者状态非常重要,不可因为交接等工作而延误监测的建立和患者的检查。

1. **心血管系统** 包括低血压、高血压、心律失常,甚至心搏骤停。其中应特别注意体位改变引起的低血压。转运前应尽可能改善患者容量状态,搬运患者时应轻柔缓慢,监测血流动力学改变。对于危重患者,转运中应连接便携式监护装置,严密观察生命体征。

2. **呼吸系统** 低氧血症是转运中最常见的并发症。舌后坠引起的气道梗阻和一过性呼吸抑制是最常见原因。其他并发症还包括气道痉挛、气管导管脱落或被意外拨出、气胸、呛咳等。严密地观察和携带必要的急救设备很重要。推荐转运中患者佩戴便携式指脉氧计,严密观察呼吸和脉搏氧饱和度。推荐转运时携带球囊面罩等气道急救管理装备。

3. **神经系统** 影响转运安全最常见的神经

系统并发症为躁动。对躁动、谵妄等患者,转运前进行必要的镇静和束缚很重要,但应高度关注镇静后的呼吸系统并发症。转运设备应有保护围栏以防患者跌落。

4. 内环境 转运中最常见也容易被忽视的内环境紊乱相关问题是低体温。应注意患者覆盖,必要时可使用保温毯等设备。对严重的内环境紊乱,在转运前应尽可能给予纠正,转运中严密监测生命体征。

5. 其他 转运中应关注患者恶心呕吐的情况。由于原发病、紧张、焦虑或手术刺激、药物影响,使转运患者恶心、呕吐风险很高。一旦转运途中发生恶心呕吐,极有可能导致反流误吸、窒息等严重并发症。在转运患者前应对患者恶心、呕吐风险进行评估。对高风险者可采取预防措施,包括预防性使用 5-HT$_3$ 受体拮抗剂等药物、转运时头偏向一侧、转运时避免过快过猛的动作、准备必要的吸引设备。一旦发生呕吐,应立即给予清理,避免气道梗阻和误吸。

三、手术患者入手术室的转运

(一) 从病房至手术室

1. 转运前准备 若患者接受择期手术且情况稳定,转运人员在转运前应与病房护士或医师确认患者信息,交接需带入手术室的物品。

若患者接受急诊手术且情况不稳定,病房医师在转运前应与麻醉科医师、手术室人员沟通,对患者基本情况进行说明。确认做好手术准备后方可转运。

2. 转运中 情况稳定的患者由转运人员带入手术室。情况不稳定的患者应进行必要支持,如吸氧和液体治疗。

3. 转运后交接 患者进入术前准备室或手术间,转运人员和手术室人员确认患者信息。进行必要的监测,如心电图、无创血压和脉搏氧饱和度。

(二) 从 ICU 至手术室

1. 转运前准备 ICU 医师在转运前应与麻醉科医师、手术室人员沟通,对患者基本情况、液体治疗、通气和其他情况做必要说明。准备转运所需的便携式监测设备和通气设备。准备需带入

手术间的物品和药品。等待手术室做好准备的过程中,如患者情况有任何变化,均应及时通知麻醉科医师和手术室人员。

2. 转运中 根据患者情况进行便携式监测和呼吸支持。转运中应有专人对患者进行观察、监护和支持。

3. 转运后交接 ICU 医师将患者转运至手术室入口交接给手术室人员或直接将患者转运入手术室。转运后就患者基本情况、液体治疗、通气和其他必要情况做交接。

(三) 从其他场所至手术室

对从院内和院外其他场所直接转入手术室的患者,负责医师在转运前应与麻醉科医师、手术室人员沟通,对患者必要情况进行说明。转运中应根据患者情况进行必要的监测和生命支持,包括吸氧、液体治疗和呼吸支持。转运至手术室后,应与手术室人员进行患者信息和病情的交接。

四、手术患者出手术室的转运

(一) 基本原则

患者出手术室的转运应由具有资质的麻醉工作人员和手术医师共同完成。转运时麻醉工作人员应在患者头侧,以便严密观察患者,及时发现呼吸抑制、意识改变、呕吐等意外情况。应携带呼吸囊和面罩,做好急救准备。对情况不稳定或特殊、危重患者,应使用便携式监测设备进行生命体征的监测。根据患者情况准备及携带必要的抢救药品。

(二) 手术患者入 PACU 的转运

1. 转运前准备 手术室人员告知 PACU 人员必要的患者信息和预计到达时间。根据各医院 PACU 设置的不同,患者可为拔管后转运,也可为带管转运,根据患者情况准备便携监测设备和通气设备,如便携式呼吸机和呼吸囊、氧气。转运人员应包括麻醉人员和手术医师,必要时需手术室护士和护工协助。

2. 转运中 根据患者情况进行监测和必要的呼吸支持。带管转运者推荐监测标准为脉搏氧饱和度计、血压和心电图。拔管后转运者推荐进行脉搏氧饱和度监测。

3. 转运后交接 转运入 PACU 后麻醉科医师与 PACU 人员交接患者。交接基本内容包括：患者手术信息、麻醉信息、术中特殊情况、入 PACU 时情况，可能出现的问题和防治方法等。

（三）手术患者入 ICU 的转运

1. 转运前准备 手术室人员告知 ICU 人员必要的患者信息，包括所行手术、血流动力学、管路和液体治疗、通气和其他关键信息，并告知预计到达的时间。应注意转运 ICU 患者须待 ICU 准备工作完毕后，方可启动转运工作。准备便携监测设备和通气设备。组织转运小组，明确分工。转运人员应包括麻醉科医师、手术医师，必要时需有手术室护士和护工协助。

2. 转运中 连接便携式监测设备，选用适当的方式进行呼吸支持。基本监测包括脉搏氧饱和度、心电图和血压。呼吸支持可使用便携式呼吸机或呼吸囊手控通气，注意供氧。转运中应有专人对患者进行观察监测和支持。对于危重患者保暖尤其重要。

3. 转运后交接

（1）转运至 ICU 后，由一名主要负责人员（麻醉科医师）向 ICU 医师详细交接患者信息，包括所行手术、所行处理措施及效果、血流动力学状况、呼吸状况。同时其他成员安置患者。

（2）交接应尽快完成，以免影响对患者的继续管理。

（3）如为有创血压监测，则应首先连接有创测压传感器。

（四）手术患者至病房的转运

1. 从手术室至病房 对于情况稳定、允许从手术室转运至病房者，应严格把握指征，确保患者安全。转运人员应包括麻醉科医师和手术医师。转运中注意严密观察患者，推荐行脉搏氧饱和度和心率监测。转运到病房后与病房医师和护士交接，确认患者情况稳定。

2. 从 PACU 至病房 从 PACU 转运至病房时，患者应恢复至情况稳定。包括定向力恢复、反射和肌力恢复、生命体征平稳等。可以使用改良 Aldrete 评分等来判断是否满足转运标准，改良 Aldrete 评分 ≥9 分可转出 PACU（表 31-1）。转运人员应包括麻醉人员和手术医师。转运中推荐行脉搏氧饱和度和心率监测。

表 31-1 改良 Aldrete 评分标准

	改良 Aldrete 评分	分值
活动	自主或遵医嘱活动四肢和抬头	2
	自主或遵医嘱活动二肢和有限制的抬头	1
	不能活动肢体或抬头	0
呼吸	能深呼吸和有效咳嗽，呼吸频率和幅度正常	2
	呼吸困难或受限，但有浅而慢的自主呼吸，可能用口咽通气道	1
	呼吸暂停或微弱呼吸，需呼吸器治疗或辅助呼吸	0
血压	麻醉前 ±20% 以内	2
	麻醉前 ±20%~49%	1
	麻醉前 ±50% 以上	0
意识	完全清醒（准确回答）	2
	可唤醒，嗜睡	1
	无反应	0
SpO_2	呼吸空气 $SpO_2 \geq 92\%$	2
	呼吸氧气 $SpO_2 \geq 92\%$	1
	呼吸氧气 $SpO_2 < 92\%$	0

3. 从 ICU 至病房 对于情况稳定可从 ICU 转运回病房的患者，除必要的监测和生命支持设备外，应特别注意患者的静脉管道、引流管、尿管等设备的妥善安置和交接。转运人员应包括 ICU 医师和手术医师。

五、供参考的核查程序和清单

（一）危重患者转运的核查

危重患者转运前和转运后均可参考如下 ABCDEF 法。

A（Airways）：检查通气设备是否完善，是否有故障，连接是否正常，气管导管是否位置恰当，是否有氧源。

B（Breath）：双肺听诊，确认 SpO_2 和 $P_{ET}CO_2$ 情况。

C（Circulation）：确认心电监护和血压值，妥善安置动静脉管道。

D（Disconnect）：将气源和电源接头从移动或固定接口断开，转换至固定或移动接口。

E（Eyes）：确认转运人员可以看到监护仪显示

表 31-2 患者交接清单

患者信息	麻醉信息	手术信息	管理方案
A. 姓名	A. 麻醉方法	A. 手术过程	A. 当前状态(血流动力学稳定性等)
B. 年龄	B. 麻醉并发症	B. 手术部位信息,包括引流管、缝合、包扎情况	B. 可能出现的问题
C. 体重	C. 术中用药	C. 手术并发症及处理	C. 监测方案
D. 过敏史	D. 输液输血	D. 体外循环等特殊技术	D. 镇痛方案
E. 诊断	E. 失血和尿量		E. 输液和用药方案
F. 手术名称			F. 相关外科和麻醉联系信息
G. 既往史			
H. 术前状态			

情况。

F(Fulcrum):确认有无应急预案。

(二)非急危重患者转运的核查

非急危重患者转运的安全问题一直是麻醉安全管理的焦点。对这类患者,如果没有规范的工作程序,危险往往会在未预料到的时候发生。为了增进转运安全,很多机构都建立了核查清单,但现在尚无能适用于所有患者的清单。可参考如下几项内容在转运前后对患者进行核查:

1. 患者基本信息和设备

(1)患者腕带信息。
(2)转运设备的配备和检查。
(3)给药设备的配备和检查。
(4)通气设备的配备和检查。
(5)氧源、电源的配备和检查。
(6)静脉通路放置妥当,给药途径通畅。
(7)便携监测设备的配备和检查。
(8)所有线路和管道放置妥当。

2. 转运人员到位,对患者情况熟悉

3. 转运过程组织

(1)转运时间明确。
(2)转运路线明确。
(3)转入部门已做必要准备。

4. 患者病情

(1)呼吸情况。
(2)循环情况。
(3)意识状态。
(4)当前用药。
(5)制动情况。
(6)特殊体位。

(三)转运交接推荐清单

交接应注意如下几点:及时和迅速交接;交接

前完成监测连接等重要工作;交接时建议相关人员同时在场;标准化规范交接;进行针对交接的培训。交接清单可以参考 SBAR 标准来制定,即 S:situation,患者目前的状况;B:background,患者的手术信息;A:assessment,评估可能出现的问题;R:recommendation,推荐的患者管理措施。见表 31-2。

参 考 文 献

[1] CARUTHERS B,JUNGE T,LONG J B,et al. Surgical case management [M]. In:Frey K,Ross T. eds. Surgical Technology for the Surgical Technologist:A Positive Care Approach Clifton Park,NY:Delmar Cengage,2008.

[2] FANARA B,MANZON C,BARBOT O,et al. Recommendations for the intra-hospital transport of critically ill patients [J]. Crit Care,2010,14(3):R87.

[3] DAY D. Keeping Patients Safe During Intrahospital Transport [J]. Crit Care Nurse,2010,30(4):18-32.

[4] PETROVIC M A,ABOUMATAR H,BAUMGARTNER W A,et al. Pilot implementation of a perioperative protocol to guide operating room-to-intensive care unit patient handoffs [J]. J Cardiothorac Vasc Anesth,2012,26(1):11-16.

[5] APFELBAUM J L,SILVERSTEIN J H,CHUNG F F,et al. Practice guidelines for postanesthetic care:an updated report by the American Society of Anesthesiologists Task Force on Postanesthetic Care [J]. Anesthesiology,2013,118(2):291-307.

[6] KALKMAN C J. Handover in the perioperative care process [J]. Curr Opin Anaesthesiol,2010,23(6):749-753.

[7] VON DOSSOW V,ZWISSLER B. Recommendations of the German Association of Anesthesiology and Intensive Care Medicine(DGAI)on structured patient handover in the perioperative setting:The SBAR concept [J]. Anaesthesist,2016,65(Suppl 1):1-4.

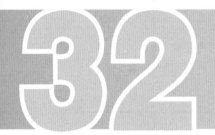

32 应用抗凝或抗血小板药物患者接受区域麻醉与镇痛管理的专家共识

马亚群　王庚(共同执笔人)　王秀丽　冯泽国　米卫东(共同负责人)　李军　张兰　张孟元　陈绍辉
拉巴次仁　罗艳　袁红斌　徐懋(共同执笔人)　郭永清　郭向阳(共同负责人)　章放香　舒海华

一、处 理 总 则

应用抗凝或抗血小板药物(抗栓治疗)患者拟实施区域麻醉与镇痛管理时,应注意遵循以下原则:

1. 衡量患者基础疾病是否必须行抗栓治疗:如果不继续使用该类药物,引起血栓栓塞的风险是否会对患者预后产生严重影响,由此决定继续现有治疗方案或使用桥接方案;

2. 抗凝及抗血小板治疗是否增加外科手术的出血风险:如果为低出血风险手术,可以不考虑抗栓药物引起的出血风险;如果为高出血风险手术或闭合腔隙手术(如眼底手术、颅内手术、经尿道前列腺电切术)应重视出血风险,以及出血引起闭合腔隙内压力增高而导致的后续问题;

3. 判断抗凝及抗血小板药物对麻醉可能产生的影响:出血可导致神经压迫、失血性休克等一系列并发症发生风险增高,麻醉科医师需根据手术类型及患者基础疾病、抗栓用药方案选择合适的麻醉方式;

4. 针对特殊患者,围手术期抗栓治疗方案应由心内科、血液科、药剂科、外科及麻醉科等多学科医师共同讨论制定。

二、椎管内血肿引致神经损伤的发病率及危险因素

椎管内血肿是围手术期使用抗栓药物时需要着重考虑的严重并发症之一。

严重的椎管内血肿定义为椎管内出血并引起脊髓神经功能障碍症状，是蛛网膜下腔或硬膜外麻醉罕见但可能导致灾难性后果的并发症。文献报道每 150 000 例硬膜外麻醉及每 220 000 例蛛网膜下腔麻醉的严重椎管内血肿的发生例数均小于 1。最常见血肿出现在硬膜外腔，这可能与硬膜外静脉丛血管丰富有关。以下因素会增加椎管内血肿的发生率：接受静脉注射（intravenous injection，IV）或皮下注射（subcutaneous injection，SC）普通或低分子量肝素治疗者；接受血管外科手术时静脉给予肝素者；凝血功能障碍或血小板减少症者，椎管内麻醉前后使用抗血小板药物（阿司匹林、吲哚美辛、噻氯匹定）、口服抗凝剂（苯丙香豆素）、溶栓剂（尿激酶）或葡聚糖治疗者；椎管内麻醉穿刺置管困难者；脊髓或脊柱相关结构存在异常、高龄等。上述因素可能存在相加或协同作用，多种因素并存的患者风险增加。

患者可能在硬膜外导管拔出后立即出现椎管内血肿。严重的椎管内血肿表现为感觉或运动功能障碍（68% 的患者）或肠道 / 膀胱功能障碍（8% 的患者）等神经系统损害症状，而不是严重的神经根性疼痛。合并神经系统损害的椎管内血肿患者，如神经功能障碍出现 8h 内能接受椎板切除及减压手术，则脊髓功能可能恢复正常，否则预后较差。因此，预防椎管内血肿的发生，并连续监测高风险患者的神经功能并予以及时处理至关重要。

按阻滞部位考虑，区域麻醉操作时出血及血肿形成风险由高到低依次为：留置导管的硬膜外麻醉、单次硬膜外麻醉、蛛网膜下腔麻醉、椎旁神经阻滞（椎旁神经阻滞、腰丛神经阻滞、颈深丛阻滞）、深层神经阻滞（近端坐骨神经阻滞等）、浅表血管周围神经阻滞（股神经阻滞、腋路臂丛神经阻滞等）、筋膜神经阻滞（髂腹股沟神经阻滞、髂腹下神经阻滞、腹横肌平面阻滞等）、浅表神经阻滞（颈浅丛阻滞等）。留置导管技术较单次阻滞风险更高，同时要重视移除导管时可能出现血肿的风险。由经验丰富的麻醉科医师施行超声引导下的区域麻醉，可降低穿破血管的概率。

三、抗栓药物的围手术期管理

（一）抗血小板药物的围手术期管理

1. **抗血小板药物药理学** 主要包括非甾体类抗炎药（阿司匹林）、血小板 P2Y12 受体抑制剂（噻吩并吡啶类：氯吡格雷和普拉格雷；非噻吩吡啶类：替格瑞洛和坎格瑞洛）、血小板糖蛋白（platelet glycoprotein，GP）Ⅱb/Ⅲa 受体拮抗剂（阿昔单抗、依替巴肽和替罗非班）和血小板磷酸二酯酶（platelet phosphodiesterase，PDE）ⅢA 抑制剂（西洛他唑）。需要注意的是，不同抗血小板药物的药理学特点存在很大差异（表 32-1）。

2. **抗血小板药物治疗患者进行蛛网膜下腔和硬膜外麻醉的风险**

（1）单独使用抗血小板药物治疗的患者发生椎管内血肿的危险：美国区域麻醉与疼痛学会（American Society of Regional Anesthesia and Pain Medicine，ASRA）认为，椎管内麻醉时非甾体类抗炎药（non-steroidal anti-inflammatory drugs，NSAIDs）不会增加椎管内血肿的风险。

在使用噻吩并吡啶衍生物或血小板 GP Ⅱb/Ⅲa 受体拮抗剂的情况下，有极少数公开的数据表明了实施椎管内麻醉的安全性。接受噻吩并吡啶和 GP Ⅱb/Ⅲa 受体拮抗剂后进行心脏和血管手术的患者，围手术期出血量增加。因此，建议应在阿昔单抗停药 24~48h 后、依替巴肽或替罗非班停药 4~8h 后实施择期手术。应用阿昔单抗 12h 内进行手术很可能需要输注血小板；输注血小板后，抗体重新分配至输注的血小板，可降低受体阻断的平均水平并改善血小板功能。术后还需要酌情继续输注血小板。

（2）抗血小板药物与抗凝剂或溶栓剂联合使用发生椎管内血肿的危险：单独应用 NSAIDs 并不显著增加椎管内血肿的风险。然而，已证明与普通肝素（unfractionated heparin，UFH）、低分子肝素（low molecular weight heparin，LMWH）、口服抗凝剂或溶栓剂联合应用时可增加自发性出血、穿刺部位出血和椎管内血肿的发生率。LMWH 与抗血小板药物联合应用、氯吡格雷和阿司匹林联合应用均会增加椎管内出血的风险。

3. **接受抗血小板药物治疗患者的麻醉管理建议** 不同种类抗血小板药物对血小板功能有不

应用抗凝或抗血小板药物患者接受区域麻醉与镇痛管理的理专家共识洪家专的理管痛镇与醉麻域区受接者患物药板小血抗或凝抗用应

表 32-1 抗血小板药物药理学

药物分类	非甾体类抗炎药	血小板 P2Y12 受体抑制剂		GP Ⅱb/Ⅲa 受体拮抗剂	PDE ⅢA 抑制剂	双嘧达莫
		噻吩并吡啶衍生物	非噻吩并吡啶类			
代表药物	阿司匹林以及其他:布洛芬,双氯芬酸和吲哚美辛,塞来昔布	氯吡格雷,噻氯匹定,普拉格雷	替格瑞洛,坎格瑞洛	阿昔单抗,依替巴肽,替罗非班	西洛他唑	潘生丁
药理学	不可逆地抑制血小板COX合成,阻止TXA2的合成,及抑制TXA2诱导的血小板聚集。理论上,小剂量阿司匹林较高剂量阿司匹林更为有效地抗血栓,低剂量阿司匹林(60~325mg/d)抑制血小板COX,而较大剂量(1.5~2g/d)会通过抑制前列环素(一种有效的血管舒张剂和血小板聚集抑制剂)的产生,导致异常的血栓形成	通过抑制ADP诱导的血小板聚集发挥作用。噻吩并吡啶也会干扰血小板-纤维蛋白原结合和随后的血小板-血小板相互作用。必须通过肝CYP450系统进行代谢活化,产生抑制血小板P2Y12受体的活性代谢产物,其临床效应呈现时间和剂量依赖性	与噻吩并吡啶不同,替格瑞洛完全但可逆地抑制ADP诱导的血小板活化。替格瑞洛还直接作用于P2Y12受体并且无需CYP的生物转化 坎格瑞洛是一种可逆的非噻吩并吡啶类的P2Y12抑制剂。当患者未接受另一种P2Y12抑制剂治疗或尚未给予GP Ⅱb/Ⅲa受体拮抗剂时,其被指定为低危患者围手术期的辅助用药,以降低心肌梗死,再次冠状动脉血运重建和支架内血栓形成的风险	通过影响血小板-纤维蛋白原和血小板-血管性血友病因子的结合抑制血小板聚集。由于纤维蛋白原和von Willebrand因子具有多个结合位点,可结合多个血小板,导致交联和血小板聚集。相反,GP Ⅱb/Ⅲa受体的拮抗,阻断了血小板聚集的终末共同途径	西洛他唑对PDE ⅢA产生选择性抑制,导致血小板聚集的可逆性抑制。西洛他唑由于其血管舒张特性而用于外周动脉血管疾病(血管管壁平滑肌肉也含有PDE ⅢA)	双嘧达莫(潘生丁)是一种具有血管扩张作用和抗血小板特性的嘧啶并嘧啶类衍生物
临床常用剂量	用于预防心肌梗死,脑卒中或心血管性死亡的阿司匹林最佳剂量为75~160mg/d	氯吡格雷非负荷剂量为75mg/d,负荷剂量为300~600mg	替格瑞洛的负荷剂量为180mg。坎格瑞洛的剂量是30μg/kg推注,然后是每分钟4μg/kg的输注	阿昔单抗单纯静脉注射:0.25mg/kg;静注加静滴:先静注0.25mg/kg,继之以10μg/min的速度维持12h。依替巴肽推荐剂量为180μg/kg,静注后以2μg/(kg·min)静滴。替罗非班起始30min滴注速率为0.4μg/(kg·min),继续以0.1μg/(kg·min)的速率维持滴注。术前与阿司匹林,氯吡格雷(负荷剂量或维持剂量)及低分子肝素(依诺肝素)联用	口服,一次100mg,b.i.d.	口服,一次25~50mg,t.i.d.,饭前服用

续表

药物分类	非甾体类抗炎药	血小板 P2Y12 受体抑制剂		GP IIb/IIIa 受体拮抗剂	PDE IIIA 抑制剂	双嘧达莫
		噻吩并吡啶衍生物	非噻吩并吡啶类			
对血小板功能的影响	阿司匹林摄入后,血小板功能恢复受情况受血小板寿命的影响。其他非甾体类镇痛药产生血小板功能短期抑制,在 3d 内恢复正常。对于布洛芬、双氯芬酸和吲哚美辛等短效 NSAIDs,24h 后对血小板聚集的抑制作用恢复正常,6h 后恢复 50% 以上。塞来昔布主要抑制 COX-2,COX-2 是一种在手术中表达的诱导酶,因此塞来昔布不会引起血小板功能障碍	对于剂量为 75mg/d 的氯吡格雷,在 7d 内达到稳定状态,而使用 300~600mg 负荷剂量可在 2~15h 内达到稳态。普拉格雷通常以负荷剂量给药,在使用 1h 内导致 50% 的血小板聚集抑制。与氯吡格雷相比,普拉格雷起效更快、作用更强、抗血小板作用更一致。噻吩并吡啶和阿司匹林的联合使用可能导致出血事件伴的风险增加	替格瑞洛负荷剂量后,在 30min 内起效,而在 2h 内达到最大效果。替格瑞洛与阿司匹林联合应用于急性冠脉综合征。阿司匹林维持剂量 >100mg 时可降低替格瑞洛的有效性。替格瑞洛起效快,作用消除快。其抗血小板作用在 2min 内起效,并抑制 95%~100% 的血小板聚集。血浆半衰期为 3~6min,血小板功能恢复快,80% 和 90% 的样本分别在 60min 和 90min 内恢复。当抗血小板恢复时,氯吡格雷和普拉格雷都不再起作用,因为它们的代谢物结合位点被替格瑞洛占据,因而与受体不能与受体结合。替格瑞洛具有坎格瑞洛不同的结合位点	应用于急性冠脉综合征(有或无 PCI)治疗,通常与阿司匹林和肝素联合。禁忌证为 4~6 周内的手术史。停药后血小板聚集恢复正常的时间为 8h(依替巴肽,替罗非班)至 24~48h(阿昔单抗)。血小板减少症是一种常见的不良反应,停药后血小板计数通常恢复	西洛他唑对 PDE IIIA 产生选择性抑制,导致血小板聚集的可逆性抑制。西洛他唑具有特性由于血管舒张特性而用于外周动脉血管疾病。半衰期为 11h,在严重肾损伤患者中方延长。活性代谢产物的终半衰期为 21h	即释型双嘧达莫(单独使用或与阿司匹林联合使用)的功效尚未确定。新型缓释制剂比阿司匹林在预防脑卒中方面可能更有效,阿司匹林和缓释潘生丁联合应用的出血并发症风险高于氯吡格雷。然而,阿司匹林和双嘧达莫的终末清除半衰期为 10h
推荐意见	椎管内阻滞麻醉时,单独应用 NSAIDs 不会增加椎管内血肿的风险	患者接受择期手术并且不需要抗血小板作用,则应停用噻氯匹定 10~14d,停用氯吡格雷和普拉格雷 5d	替格瑞洛可逆性的抗血小板效应可以提高围手术期安全性。应在术前至少 5d 停用替格瑞洛。在欧洲,替格瑞洛的说明书建议在停药后再用作桥接治疗。在停用普拉格雷后给予氯吡格雷,而替格瑞洛可以在坎格瑞洛输注期间或停药后即刻给予	在使用 GP IIb/IIIa 拮抗剂治疗期间,建议应尽量减少穿刺和对穿刺部位进行检测。择期手术应在阿昔单抗停药后 24~48h 后实施,在依替巴肽或替罗非班停药后 4~8h 实施。在阿昔单抗给药后 12h 内进行手术很可能需要输注血小板	有病例报告在西洛他唑治疗的情况下,硬膜外导管拔出后出现了脊髓出血及椎管内血肿。建议椎管内阻滞应在最后一次西洛他唑使用后(42h)后进行,以及在椎管内导管置入 / 拔出后至少 5h 使用下一剂量	没有数据支持围手术期停用双嘧达莫。然而,双嘧达莫和阿司匹林的联合应用可能会增加出血风险。有神经轴阻滞时出现了严重血肿的报道

同的影响。对患者进行仔细的术前评估以确定可能导致出血的风险至关重要。这些症状包括外伤后容易出现瘀斑、女性性行为后出血过多和年龄增加等。

（1）NSAIDs：在接受硬膜外麻醉或蛛网膜下腔麻醉的患者中，使用 NSAIDs 似乎不显著增加椎管内血肿的发生风险。单独应用 NSAIDs（包括阿司匹林）不会影响椎管内麻醉的实施，但需要综合考虑使用的其他药物和患者病情等因素。在接受这些药物治疗的患者中，没有发现单次注射或使用导管留置技术、NSAIDs 剂量、术后监测或导管拔出时间与血肿发生之间的相关性（1A 级）。

在接受 NSAIDs 治疗的患者中，如果预计术后早期可能同时使用影响凝血的其他药物，如其他非 NSAIDs 抗血小板药物、口服抗凝剂、UFH 和 LMWH，可能会增加出血并发症的风险。建议谨慎使用椎管内麻醉技术。环氧合酶 -2（cyclooxygenase-2，COX-2）抑制剂对血小板功能的影响很小，可在需要接受抗凝治疗的患者中应用（2C 级）。

（2）噻吩并吡啶（噻氯匹定、氯吡格雷、普拉格雷）：根据药物说明书和手术管理经验，椎管内阻滞实施之前停用噻吩并吡啶治疗的时间间隔建议为：噻氯匹定 10d，氯吡格雷 5~7d，普拉格雷 7~10d（1C 级）。术后 24h 可以再次使用噻吩并吡啶治疗（1A 级）。

由于起效迅速，使用普拉格雷或替格瑞洛治疗的患者不应使用椎管内导管留置技术。但由于噻氯匹定和氯吡格雷的抗血小板效果并非即刻起效，如果不给予负荷剂量的抗血小板药物冲击治疗，可以将椎管内导管维持至术后 1~2d 再拔除（2C 级）。

如果不使用负荷剂量，可以在拔除穿刺针 / 导管后立即恢复噻吩并吡啶的口服治疗。如果使用负荷剂量，建议拔除导管和术后首次用药之间的时间间隔为 6h 以上（2C 级）。

（1）替格瑞洛：基于药物说明书和手术管理经验，建议术前停用替格瑞洛治疗的时间为 5~7d（1C 级）。术后 24h 可以再次应用替格瑞洛治疗（1A 级）。由于起效迅速，使用替格瑞洛治疗期间不应留置椎管内导管（2C 级）。如果不使用负荷剂量，替格瑞洛治疗可以在穿刺针 / 导管拔除后立即恢复。如果使用负荷剂量，建议导管拔除和术后首次用药之间的时间间隔为 6h（等级 2C）。

（2）坎格瑞洛：如存在残余的坎格瑞洛效应，尚不清楚椎管内阻滞及置管是否有严重出血风险。基于消除半衰期，建议在坎格瑞洛停药 3h 内避免使用椎管内阻滞技术（2C 级）。建议在术后恢复坎格瑞洛治疗前拔除椎管内导管（2C 级）。建议在拔除椎管内导管 8h 后给予坎格瑞洛首次术后剂量（2C 级）。

（3）血小板 GP Ⅱb/Ⅲa 拮抗剂：血小板 GPⅡb/Ⅲa 拮抗剂对血小板聚集产生深远的影响。阿昔单抗使用后血小板聚集功能恢复正常需要 24~48h，依替巴肽和替罗非班为 4~8h。

术前管理：术前用药患者，建议避免使用椎管内阻滞技术，直到受 GPⅡb/Ⅲa 拮抗剂影响的血小板功能完全恢复（须注意的是该类患者通常接受双重抗血小板治疗）。

术后管理：尽管手术后 4 周内禁用 GP Ⅱb/Ⅲa 拮抗剂，但如果在术后椎管内留置导管时紧急应用了 GP Ⅱb/Ⅲa 拮抗剂，建议硬膜外用药应限于使用感觉和运动阻滞最小化的药物以便于评估神经功能，并且要对患者进行持续的神经功能监测（1C 级）。拔出导管的时机主要基于血栓栓塞风险、持续抗血栓治疗获益，以及导管留置和拔出期间椎管内出血的可能性权衡决定。

（4）西洛他唑：存在残留西洛他唑效应的情况下，尚不清楚进行椎管内阻滞的严重出血风险。基于消除半衰期，建议在停用西洛他唑后 2d 避免使用椎管内阻滞技术（2C 级）。建议在术后重新使用西洛他唑治疗前拔除椎管内导管（2C 级）。建议术后第一次西洛他唑的使用，应在椎管内导管拔出 6h 后进行（2C 级）。

（5）双嘧达莫：双嘧达莫联合阿司匹林治疗时，出血风险可能增加。基于消除半衰期，建议在椎管内阻滞实施前 24h 停用潘生丁。阿司匹林可在围手术期持续应用（2C 级）。建议在术后恢复双嘧达莫治疗前拔除椎管内导管（2C 级）。建议在拔除椎管内导管后 6h 给予双嘧达莫的首次术后剂量（2C 级）。

（二）静脉和皮下应用普通肝素的围手术期管理

1. 接受普通肝素患者进行蛛网膜下腔和硬膜外麻醉的风险

在肝素持续抗凝治疗的情况下，增加椎管内血肿发生风险的三个因素为：普通肝素给药和椎管内穿刺的时间间隔 <60min、经穿刺针置入导管以及同期使用其他抗血栓药物(如阿司匹林)。

(1) 静脉肝素化:术中肝素化是在手术期间静脉注射 5 000~10 000U 肝素,通常在涉及血管的手术中应用,以防止动脉血管夹闭期间血液凝结。由于该类患者通常存在全身合并症,因此可从椎管内麻醉技术中获益,但可能使硬膜外血肿发生风险增加。根据 ASA 推荐意见,椎管内穿刺和肝素化之间的时间间隔应至少≥1h,且应避免使用其他抗凝/抗血小板药物,以减少出血风险。因此,针对特殊情况应加强与外科医师讨论,评估某种具体麻醉方法的风险/获益。

鉴于肝素化可能会持续到术后或在术后即刻开始,为防止拔出硬膜外导管导致椎管内血肿,一般建议对全身肝素化患者应停用肝素 2~4h,评估凝血功能正常后方可拔出硬膜外导管。

(2) 体外循环肝素化:尽管椎管内麻醉可改善镇痛、肺功能并减少心律失常发生,但没有证据证实可减少住院时间、心肌梗死发生率或死亡率。在体外循环完全肝素化情况下,有发生椎管内血肿的病例报道。因此,在体外循环完全肝素化患者中,这种镇痛技术的应用存在争议,风险似乎高于获益。建议采取某些预防措施以降低风险,包括:

对存在任何原因致凝血疾病的患者,应避免应用区域阻滞技术。如发生穿刺引起硬膜外血管损伤的情况,手术应延迟 24h。需要谨慎考虑多方因素,从穿刺完成到全身肝素化的时间间隔应超过 60min。应严格控制肝素效应(使用在最短时间内达到治疗目标的最小剂量肝素)并进行适当拮抗。在凝血功能恢复正常时拔出硬膜外导管,术后应严密监测血肿形成的症状和体征。

(3) 皮下普通肝素:低剂量皮下注射普通肝素常规用于普通外科及泌尿外科手术预防静脉血栓栓塞(venous thromboembolism,VTE)形成,每日两次(BID)或每日三次(TID)皮下注射 5 000U 普通肝素已被广泛用于预防深静脉血栓形成。可通过测定 APTT、抗因子Ⅹa 水平或肝素水平评估凝血状态。值得注意的是,尽管 APTT 很少超过正常水平的 1.5 倍并在 4~6h 内可恢复正常,但在15% 的患者中可检测到凝血功能变化。在皮下注射普通肝素治疗过程中,部分患者(2%~4%)可能合并使用其他抗凝药物。

与普通肝素使用相关的椎管内血肿发生风险较小。由于肝素的抗凝作用呈现非线性趋势,高剂量皮下注射普通肝素(单剂量 >5 000U 或每日总剂量 >15 000U)的安全性仍存在争议。对单次肝素剂量为 7 500~10 000U BID 或每日剂量为20 000U 或更低时,建议在皮下注射普通肝素 12h后评估凝血功能;对治疗剂量的普通肝素(例如>10 000U 皮下注射每剂 BID,或 >20 000U 每日总剂量),建议皮下注射给药后 24h 后评估凝血功能,并考虑能否实施椎管内阻滞。

允许使用普通肝素 5 000U TID 的患者接受椎管内穿刺置管,但穿刺针置入和导管拔出时间(无论 BID 或 TID 剂量)应与治疗剂量的普通肝素管理策略一致。推荐的管理方案为,在允许范围内延迟手术,尽量减少手术时残留抗凝剂的作用。皮下注射 5 000U 普通肝素在给药后 1h 起效,并持续 4~6h 发挥抗凝作用。术后血栓预防给药在手术结束后 4~6h 再进行。

2. 接受普通肝素治疗患者的麻醉管理建议 肝素化患者的麻醉管理具体如下:

建议每天检查患者的医疗记录以确定是否存在同时使用其他影响凝血功能的药物。此类药物包括抗血小板药物、LMWH 和口服抗凝剂(1B 级)。由于普通肝素治疗期间可能发生肝素诱导的血小板减少,建议接受静脉或皮下注射普通肝素超过4d 的患者在实施椎管内阻滞或导管拔除前评估血小板计数(1C 级)。

(1) 静脉注射肝素治疗患者的围手术期管理:停止肝素静脉输注 4~6h,并在实施椎管内阻滞前明确凝血功能正常(1A 级)。对存在其他凝血功能障碍的患者避免使用椎管内穿刺技术(1A级)。肝素治疗至少应在椎管内穿刺后 1h 进行(1A级)。在最后一次肝素给药(并评估患者的凝血功能)4~6h 后拔出留置的硬膜外导管。拔出导管 1h后再次肝素化(1A 级)。术后连续监测患者神经功能以便尽早发现潜在的感觉及运动障碍,如果同时进行经导管连续给药,应考虑使用最小浓度的局部麻醉药以便早期发现椎管内血肿(1A 级)。虽然穿刺或置管过程可能会增加椎管内出血风险,但没有证据支持因穿刺过程中出血而强制性取消该例患者的手术。应注意与外科医师直接沟通,并根据每种情况下的风险/获益做出恰当的决定(1A 级)。对于心脏手术完全肝素化的患者,应用椎管内阻滞技术是否会增加椎管内血肿的风险,目前尚缺乏足够证据。建议术后对神经功能进行连续监测,并选择使感觉和运动阻滞最小的局部麻醉药物,以便及时发现新出现的 / 进行性的神经功能障碍(2C 级)。

(2) 皮下注射肝素治疗患者的围手术期管理:术前使用低剂量普通肝素用于血栓预防者:建议皮下注射低剂量(5 000U)BID 或 TID 的患者在给药后 4~6h,并确定凝血功能正常后进行椎管内穿刺(2 级)。术前使用高剂量普通肝素用于血栓预防(孕妇,单次剂量为 7 500~10 000U,BID 或每日剂量≤20 000U)者,建议在给药后 12h 确保凝血功能正常后再进行椎管内穿刺(2C 级)。术前使用治疗剂量者(孕妇,皮下注射单次剂量 > 每剂 10 000U 或每日 > 20 000U 总剂量者,建议在给药 24h 后进行椎管内穿刺,并确保凝血功能正常(2C 级)。使用低剂量普通肝素并非留置硬膜外导管的绝对禁忌证。建议给药后 4~6h 拔除导管,并应在拔除导管 1h 后进行随后的肝素治疗(2C 级)。尚无每日接受普通肝素剂量超过 15 000U 或单次剂量 >5 000U 患者留置椎管内导管的安全性建议。建议根据患者情况进行风险 / 获益评估,应连续进行神经功能监测以发现新出现的 / 进行性的神经功能缺陷(注意椎管内和周围神经给药方案应使用尽量减少感觉和运动阻滞效果的药物)(2C 级)。

(三) LMWH 的围手术期管理

1. 接受 LMWH 治疗患者进行蛛网膜下腔和硬膜外麻醉的风险

1993 年,依诺肝素是首个在美国推出且广泛应用的 LMWH。其说明书内适应证包括大关节置换术后的血栓预防。初始剂量为每 12h 30mg,首次剂量应在手术后尽快给药。据报道其血肿发生比例约为 1/3 000~4 000,但实际发生比例可能更高。如给药方式为 BID(相比于在欧洲执行的每日一次给药),当留置硬膜外导管时,血肿发生比例会增加。

(1) LMWH 用于血栓预防时患者发生椎管内血肿的危险因素:年龄和性别是重要的危险因素,可能与椎管内容积差异(椎管内容积小,少量出血产生的压力可导致脊髓严重缺血)和 / 或药物作用(对 LMWH 的过度反应、肾功能不全)不同有关。多种抗凝药物使用会增加出血风险。LMWH BID 给药与 QD 给药均可用于围手术期血栓栓塞性疾病的预防与治疗;与 QD 给药相比,BID 给药时椎管内血肿发生风险增加。

(2) 治疗性 LMWH 应用(超说明书)时患者发生椎管内血肿的危险因素:桥接抗凝旨在尽量降低机械性心脏瓣膜置换术后或心房颤动患者发生动脉血栓栓塞的风险,并尽量降低 VTE 患者复发性血栓形成的风险。在桥接过程中,术前 10~12d 内停用华法林,使用 UFH 或 LMWH 桥接(LMWH 桥接主要用于 VTE,而非心脑血管动脉栓塞抗栓治疗的桥接),并保证凝血酶原时间(prothrombin time,PT)正常方可进行手术。已经证明使用 LMWH 对此类患者进行"桥接疗法"有效。

建议在桥接过程中检测抗因子 Xa 水平,使其峰值保持在 0.5~1U/ml(在注射 LMWH 后 3~4h 监测,根据特定种类的低分子肝素进行校准)。即使在 24h 内使用依诺肝素,患者可能仍具有抗 Xa 因子活性。虽然少数患者难以确定残余抗因子 Xa 活性的风险,但通常肌酐清除率(creatinine clearance rate,Ccr)值较低,且高龄患者可能存在抗凝作用增加和 / 或作用时间延长的风险,导致出血并发症(包括椎管内血肿)发生风险增加。最近研究认为,考虑到出血风险,即使 Ccr 在 30~50ml/min 也应降低 LMWH 剂量。建议在非高出血风险手术后 24h 及高出血风险手术后 48~72h 内重新开始治疗剂量的 LMWH。

2. 接受 LMWH 注射治疗患者的围手术期管理建议

(1) 接受 LMWH 注射治疗患者的围手术期管理方案原则:为降低接受 LMWH 治疗患者出现椎管内血肿和截瘫的风险,建议用于预防深静脉血栓形成的依诺肝素[(30mg BID 或 40mg QD)],应于末次用药至少 12h 后置入或拔除椎管内导管。对接受较高治疗剂量依诺肝素的患者(1mg/kg BID 或 1.5mg/kg QD),置入或拔除椎管内导管的时间应在末次给药至少 24h 后。术后应于导管拔除后至少 4h 后给予首剂依诺肝素。在所有情况下,均应考虑手术情况和患者的危险因素,综合考虑血栓形成风险和出血风险之间的风险 / 获益比。

(2) 患者应用 LMWH 治疗的围手术期管理方案:接受高剂量 LMWH 治疗或持续治疗剂量 LMWH 抗凝者,需要停药更长时间,同时避免术后早期给药。尽管抗因子 Xa 活性水平可能有助于监测抗凝治疗方案的疗效(尤其是高剂量治疗时),但无法预测出血风险。目前仍未确定实施区域阻滞时可接受的残余抗因子Ⅹa水平,也不建议常规检测抗因子Ⅹa水平(1A级)。术前使用高剂量LMWH患者可检测抗因子Ⅹa活性水平,以监测残余抗凝效应。与LMWH联合使用的抗血小板或口服抗凝药物会增加椎管内血肿的风险。如留置椎管内导管,无论何种LMWH给药方案,建议不要同时给予其他影响凝血功能的药物,如抗血小板药物、普通肝素或葡聚糖(1A级)。由于LMWH给药期间可能发生肝素诱导的血小板减少症(heparin induced thrombocytopenia, HIT),因此建议接受LMWH超过4d的患者在椎管内阻滞或拔出导管前应评估血小板计数(1C级)。在椎管内穿刺和导管放置过程中,如观察到出血不必推迟手术。建议此时应推迟LMWH治疗至术后24h,并与外科医师讨论具体用药时机(2C级)。

(3) 术前LMWH的应用:建议在预防性LMWH最后一次用药至少12h后进行椎管内穿刺(1C级)。术前2h(普通手术)使用过LMWH的患者,不建议采用椎管内穿刺技术,因此时LMWH的抗凝作用可能恰好达到峰值(1A级)。接受较高(治疗)剂量LMWH治疗的患者,例如依诺肝素1mg/(kg·12h)或依诺肝素1.5mg/(kg·d)、达肝素钠120U/(kg·12h)或达肝素钠200U/(kg·d),或锡扎肝素175U/(kg·d),建议在进行穿刺置管前至少停药24h(1C级)。某些患者可考虑检测抗因子Ⅹa活性水平,特别是老年患者和肾功能不全患者。目前,尚未明确可进行椎管内穿刺的残余抗因子Ⅹa活性水平(2C级)。

(4) 术后LMWH的应用:预防剂量LMWH以BID给药方案与椎管内血肿发生风险增加相关。建议在术后第二天且术后出血不严重的情况下使用第一剂LMWH,注意不得早于穿刺或导管放置后12h。如果在开始LMWH血栓预防前已留置硬膜外导管,导管拔出后至少4h方可进行LMWH注射(1C级)。

每日一次预防剂量LMWH给药的方案:建议术后应在穿刺/导管放置后至少12h后进行首次LMWH注射。第二次术后剂量应在第一次剂量至少24h后给予。留置椎管内导管并不增加椎管内血肿的风险。然而,为防止药物的附加效应,不应合用其他抗凝血药物。在最后一次LMWH给药后12h方可拔除导管。应在导管拔除至少4h后进行LMWH给药(1C级)。

治疗剂量LMWH单次或BID给药方案:治疗剂量LMWH可在非高出血风险手术后24h以及高出血风险手术后48~72h内恢复。建议术后第一次给药应在拔出留置的椎管内导管至少4h后,或穿刺针/导管放置至少24h后,以较长时间者为准(1C级)。

(四) 维生素K拮抗剂华法林的围手术期管理

1. 华法林治疗患者进行蛛网膜下腔和硬膜外麻醉的风险

使用华法林进行完全抗凝治疗的患者,进行椎管内穿刺或拔出硬膜外导管时,均有发生椎管内血肿的报道。INR对凝血因子Ⅶ和Ⅹ最敏感。当因子Ⅶ降至基线的55%时,INR值延长;因子Ⅶ活性降至40%时,INR为1.5。因此,INR低于1.5时凝血功能可能正常。INR为1.4或更低及未接受华法林治疗的患者,椎管内出血发生风险较低。由于INR≥1.5时拔除椎管内导管后出现脊髓血肿的风险增加,建议置入和拔除硬膜外导管时INR≤1.4。

在华法林开始后24h内完成椎管内穿刺和硬膜外导管拔出似乎是安全的。尽管在给予华法林12~24h后拔出硬膜外导管似乎并未增加椎管内出血风险,但不能保证在48h内拔出硬膜外导管不会导致椎管内血肿形成。这是因为24h后不能确保足够的凝血因子Ⅶ活性,同时因子Ⅸ和Ⅹ的活性也开始下降。

在进行椎管内操作前,华法林应停用至少5d。ASRA建议INR需正常(≤1.2)方可进行椎管内穿刺置管,但欧洲等相关指南指出INR≤1.4可进行椎管内穿刺。仍需要明确指出的是,根据凝血因子的浓度,INR为1.3~1.4的患者凝血因子浓度偏低,椎管内操作可能不安全。

2. 接受华法林治疗的患者围手术期管理建议

以下建议主要基于华法林的药理学、维生素K介导的凝血因子水平缺陷的临床表现相关性,以及病例报告。接受华法林治疗患者,进行区域阻滞麻醉的管理原则如下。

长期口服华法林治疗的患者建议术前停药5d,停药时间短于5d的患者应谨慎使用椎管内阻滞。在停用华法林治疗后的1~3d内,尽管INR

降低(提示Ⅶ因子活性恢复),但凝血功能状态(主要反映Ⅱ和Ⅹ因子水平)可能不足以完成止血过程。在 INR 恢复到正常范围前,Ⅱ、Ⅶ、Ⅸ和Ⅹ因子可能无法恢复至正常水平。建议术前必须停止抗凝治疗(最好在计划手术前 5d),并且在开始椎管内阻滞前确保 INR 恢复正常(1B 级)。

建议不要同时使用影响出、凝血功能的其他药物,包括阿司匹林和其他 NSAIDs、噻吩并吡啶、UFH 和 LMWH,尽管此类药物不会影响 INR,但会增加接受口服抗凝剂治疗患者的出血风险(1A 级)。

对药物反应可能增强的患者,建议华法林减量(1B 级)。手术前接受华法林初始剂量的患者,如果首次给药超过 24h 或连续使用第二剂口服抗凝剂,建议在进行神经阻滞前评估 INR(2C 级)。

在硬膜外镇痛期间接受小剂量华法林治疗的患者,建议每天监测 INR(2C 级)。接受华法林治疗的患者进行硬膜外镇痛时,应常规进行针对感觉和运动功能的神经系统监测。为了不影响神经系统评估,建议根据感觉和运动阻滞的程度来制定镇痛药物的使用浓度及给药方式(1C 级)。

术后才开始使用华法林进行血栓预防者,建议在 INR 低于 1.5 时拔出椎管内导管。虽然给予华法林 12~24h 后拔出硬膜外导管似乎不会引起出血风险增加,但 48h 内拔出硬膜外导管仍存在血肿风险。

对于 INR>1.5 但 <3 的患者,仍未明确 INR 延长与出血风险之间的相关性。建议根据 INR 和华法林治疗持续时间确定,谨慎地留置导管(2C 级)。在 INR>3 的患者中,建议在留置椎管内导管期间减少华法林剂量(1A 级)。目前尚无椎管内导管留置持续输注期间用药方案及拔出椎管内导管时机的明确建议(2C 级)。建议在拔除导管后至少 24h 内持续进行神经系统评估(2C 级)。

(五)抗因子Ⅹa 抑制剂的围手术期管理

1. 口服抗因子Ⅹa 抑制剂患者进行蛛网膜下腔和硬膜外麻醉的风险

(1)接受利伐沙班治疗患者发生椎管内血肿的危险:患者接受利伐沙班治疗进行椎管内麻醉的相关临床资料较少,产品说明书指出接受利伐沙班治疗的患者接受椎管内麻醉或腰穿,有出现硬膜外或脊髓血肿的风险,但是,未见相关风险因素或发生频率的详细报道。如果考虑接受预防

剂量利伐沙班(≤10mg/d),椎管内麻醉应在利伐沙班后的 22~26h 实施。对于 Ccr<50ml/min 和/或口服剂量 >10mg/d 的患者,时间间隔应延长至 44~65h。使用特异性针对利伐沙班校准的显色抗因子Ⅹa 测定法可记录残余抗凝剂活性。但是,尽管抗因子Ⅹa 活性为零时进行椎管内阻滞似乎是"安全的",但椎管内阻滞可接受的剩余抗因子Ⅹa 活性水平仍然未知。应在椎管内穿刺或导管拔出后 6h 给予利伐沙班的术后第一剂或下一剂量。

(2)接受阿哌沙班治疗患者发生椎管内血肿的危险:进行神经阻滞时,应在口服最后一剂预防剂量的阿哌沙班(2.5mg/d)后至少 26~30h 再进行椎管内穿刺和/或置入/拔出导管。对于使用 5mg/d 的剂量和/或血清肌酐≥1.5mg/dl、年龄≥80 岁或体重≤60kg 的患者,最后一次用药与进行椎管内穿刺的时间间隔应延长至 40~75h。使用针对阿哌沙班校准的显色抗因子Ⅹa 测定可检测残余阿哌沙班活性。

(3)接受依度沙班治疗患者发生椎管内血肿的危险:对在使用依度沙班治疗的患者中,应谨慎考虑使用椎管内麻醉。最后一剂预防剂量的依度沙班(≤30mg/d)和随后的椎管内穿刺和/或置入/拔出导管之间,至少应有 20~28h 的时间间隔(2 个半衰期)。如果剂量较高(>30mg/d)和/或 Ccr 降低至 49ml/min 以下、体重≤60kg 和/或伴随使用 P 糖蛋白(P-gp)抑制剂患者,应保证 40~70h(4~5 个半衰期)以上的时间间隔。可使用针对依度沙班校准的显色抗因子Ⅹa 测定,排除可能残留的依度沙班活性。与其他新型口服抗凝剂一样,进行椎管内穿刺的依度沙班残留活性的可接受水平仍未确定。

2. 口服抗因子Ⅹa 制剂患者的麻醉管理建议

(1)接受利伐沙班治疗患者的麻醉管理:建议在神经阻滞前 72h 停用利伐沙班。如停用时间 <72h,应考虑检测利伐沙班或抗因子Ⅹa 活性水平,但目前尚未明确可行椎管内麻醉的残留利伐沙班活性水平(2C 级)。建议术后在给予第一次利伐沙班治疗前 6h 拔出椎管内导管(2C 级)。建议拔出硬膜外导管的时间应距离末次使用利伐沙班至少 22~26h,或在拔出导管前使用抗因子Ⅹa 检测评估利伐沙班的残留情况。

(2)接受阿哌沙班治疗患者的麻醉管理:建议在神经阻滞前 72h 停用阿哌沙班。如果 <72h,

考虑检测阿哌沙班或抗因子Xa活性水平,但是目前尚未明确可行椎管内穿刺的残留阿哌沙班的活性水平(2C级)。建议在给予术后第一次剂量前6h拔除椎管内导管(2C级)。建议拔出硬膜外导管的时间应距离末次使用阿哌沙班至少26~30h,或者在拔除导管之前使用校准的抗因子Xa测定评估阿哌沙班的残留情况(2C级)。

(3)接受依度沙班治疗患者的麻醉管理:建议在神经阻滞前72h停用依度沙班。如果<72h,考虑检查依度沙班或抗因子Xa活性水平,但目前

尚未明确可行椎管内麻醉的残余依度沙班活性水平(2C级)。建议给予术后第一次剂量前6h拔出椎管内导管(2C级)。建议拔出硬膜外导管的时间应距离末次使用依度沙班至少20~28h,或在拔出导管之前使用校准的抗因子Xa测定评估依度沙班的残留情况(2C级)。

(六)直接凝血酶抑制剂的围手术期管理

1. 直接凝血酶抑制剂的药理学(表32-2)

表32-2　直接凝血酶抑制剂的药理学

药物分类	肠外凝血酶抑制剂	口服凝血酶抑制剂
代表药物	地昔卢定、比伐卢定、阿加曲班	达比加群
药理学	重组水蛭素衍生物,包括地昔卢定和比伐卢定,可抑制游离的和与凝血块结合的凝血酶活性。阿加曲班是一种L-精氨酸衍生物,具有类似的作用机制。此类药物适用于治疗和预防HIT患者的血栓形成和作为血管成形手术的辅助治疗手段。在髋关节置换术后,可用于预防VTE/PE	是一种口服竞争性直接抑制血栓素和游离凝血酶的药物,其生物利用度和血浆蛋白结合率分别约为7%和35%。血浆峰值水平将在0.5~2h后出现。药物主要(≥80%)以原型通过肾脏排出,在健康患者的终末消除半衰期为12~17h。轻度(Ccr 50~80ml/min)至中度(Ccr 30~49ml/min)肾功能不全及严重肾功能不全(Ccr 15~29ml/min)患者的半衰期分别延长至18h和28h 达比加群特异性拮抗剂为依达赛珠单抗
临床常用剂量	地昔卢定15mg Q12h SC,手术前5~15min给药,术后持续9~12d 比伐卢定推荐使用剂量:进行PCI前静脉注射0.75mg/kg,然后立即静脉滴注1.75mg/(kg·h)至手术完毕(不超过4h)。4h后如有必要再以低剂量0.2mg/(kg·h)滴注不超过20h。对于HIT/HITTS的患者行PCI时,先静脉注射0.75mg/kg,然后再行PCI期间静脉滴注1.75mg/(kg·h)。建议比伐卢定与阿司匹林(每天300~325mg)合用 阿加曲班通常对成人在开始的2日内1日6支(60mg)以适当量的输液稀释,经24h持续静脉滴注。其后的5日每日早晚各1次,每次1支(10mg),1次以3h静脉滴注	用于治疗VTE和PE、预防复发性VTE和PE以及防止NVAF中的系统性栓塞时的推荐使用剂量为150mg BID。在Ccr为15~29ml/min的重度肾功能不全患者,或Ccr 30~49ml/min的中度肾功能不全并伴随使用P-gp抑制剂的情况下,推荐使用剂量降低至75mg BID。在骨科矫形手术后预防静脉血栓栓塞症(VTE)时,术后1~4h给予第一次口服剂量的达比加群110mg,随后剂量为220mg BID。除NVAF患者外,达比加群不应用于Ccr<30ml/min或透析患者
对凝血功能的影响和监测	可通过检测APTT水平进而监测凝血酶抑制剂的抗凝效果,静脉给药后作用时间持续1~3h。此类药物存在出血相关并发症的风险,特别是与溶栓或抗血小板药物合用时,可能危及生命	PT和INR升高与达比加群血浆水平相关性差,因而不推荐用于达比加群的监测。相反,APTT延长呈现剂量依赖性、非线性相关,而且具有相当大的个体间和群体间变异性。凝血酶时间(thrombin time,TT)和稀释凝血酶时间(diluted thrombin time,dTT)最适合用于达比加群的监测,后者已常规用作凝血酶抑制剂的检测
特殊事项	此类药物没有特异性拮抗剂,因此抗凝血酶效应不能在药理学上被拮抗	尽管这些检测方法以及用于监测其他新型口服抗凝剂的显色抗因子Xa试验可用于监测达比加群,但在许多机构尚无法进行

2. 直接凝血酶抑制剂治疗患者发生椎管内血肿的风险

（1）肠外凝血酶抑制剂治疗患者发生椎管内血肿的危险：尽管接受过凝血酶抑制剂的患者尚无发生与椎管内麻醉相关的椎管内血肿的报道，但曾有自发性颅内出血事件的报道。由于缺乏相关信息，且此类药物的批准应用范围较窄（通常只用于 HIT 患者，使用治疗水平的抗凝剂），因此接受此类药物治疗的患者不适合进行椎管内阻滞。

（2）口服凝血酶抑制剂（达比加群）治疗患者发生椎管内血肿的危险：达比加群和椎管内麻醉之间相关性的经验有限，所有患者均没有留置硬膜外导管。有关达比加群的研究中，约 70% 的患者使用了椎管内阻滞，但均在术后且拔出硬膜外导管后至少 2h 才给予达比加群，即大多数患者达比加群首次使用前 4~6h 已拔出硬膜外导管。如果硬膜外导管留置用于术后镇痛，则不推荐使用达比加群。

3. 直接凝血酶抑制剂的围手术期管理建议

（1）接受肠外凝血酶抑制剂（地昔卢定、比伐卢定和阿加曲班）患者的麻醉管理：接受肠外凝血酶抑制剂的患者，不建议采用椎管内穿刺技术（2C 级）。

（2）接受达比加群治疗患者的围麻醉期管理：达比加群的代谢对肾排泄功能高度依赖（>80%）。应注意的是，因肾功能可能在围手术期进一步受损，因此术前 Ccr 可能会高估实际肾功能。建议在神经阻滞前 120h 停用达比加群。然而，对于已明确肾功能，且没有出血的其他危险因素（例如，年龄 >65 岁、高血压、同时服用抗血小板药物），则可考虑更细化的分级方法。

1）建议对于 Ccr≥80ml/min 的患者，达比加群停用 72h。如果 <72h，考虑在进行椎管内穿刺前检查稀释凝血酶时间（diluted thrombin time，dTT）或蝰蛇毒凝血时间（ecarin clotting time，ECT），以明确残留达比加群的水平，但尚未明确其可接受的活性水平（2C 级）。

2）建议在 Ccr 为 50~79ml/min 的患者中，达比加群停用 96h。如果 <96h，如考虑进行椎管内穿刺，应考虑检查 dTT 或 ECT。尚未明确可行椎管内穿刺的残留达比加群的活性水平（2C 级）。

3）建议在 Ccr 为 30~49ml/min 的患者中，停用达比加群 120h。如果 <120h，如考虑进行椎管内穿刺，应检查 dTT 或 ECT。尚未明确可行椎管内穿刺的残留达比加群的活性水平（2C 级）。

4）建议不要在 Ccr<30ml/min 的患者中使用神经阻滞技术（2C 级）。

5）建议在术后给予第一次剂量前 6h 拔除椎管内导管（2C 级）。

6）如果意外在椎管内留置了导管，建议在末次使用达比加群 34~36h 后拔出，或在拔出导管前评估 dTT 或 ECT（2C 级）。

（七）纤维蛋白溶解和溶栓治疗药物的围手术期管理

1. 纤维蛋白溶解药物 / 血栓溶解药物的药理学（表 32-3）

2. 溶栓治疗相关的自发性椎管内血肿和椎管内麻醉相关的椎管内血肿　目前，在接受纤维蛋白溶解 / 溶栓治疗的患者中，尚无涉及区域阻滞麻醉的高质量研究。大多数已发表文献涉及溶栓治疗后发生的自发性脊髓或硬膜外血肿。近期有个案报告提示，心肌梗死患者接受溶栓治疗后，在所有脊柱水平——颈椎、胸椎和腰椎均有出血的发生。

3. 接受溶栓治疗患者的麻醉管理建议　接受纤维蛋白溶解 / 溶栓药物治疗的患者有发生严重出血事件的风险，特别是接受开放手术的患者。应权衡这些药物对止血功能的影响，以及引起自发性颅内和脊柱出血的潜在风险，特别是合并使用肝素和 / 或抗血小板药物时，出血风险将大大增加。

需要接受溶栓治疗的患者，建议对其近期腰穿史、椎管内（硬膜外、蛛网膜下腔）麻醉史、经椎间孔硬膜外激素类注射（epidural steroid injection，ESI）治疗史进行追踪核查，对高危患者应进行神经功能监测。根据溶栓药物说明书中列举的禁忌证，对不可压迫的血管，在穿刺后 10d 内应避免使用该类药物（1A 级）。

在接受纤维蛋白溶解和溶栓药物治疗的患者中，除极其特殊情况外，不建议行椎管内麻醉（1A 级）。当前证据尚不能明确停用此类药物后，可行椎管内穿刺的时间间隔。建议进行椎管内穿刺前应停药 48h，且确保凝血功能检查（包括纤维蛋白原）正常（2C 级）。

在接受纤维蛋白溶解和溶栓治疗期间，或治疗后短时间内需接受神经阻滞的患者，建议在适

表 32-3　纤维蛋白溶解药物／血栓溶解药物的药理学

代表药物	外源性纤溶酶原激活物如链激酶和尿激酶； 内源性组织型纤溶酶原激活剂又称为组织型纤溶酶原激活物（tissue-type plasminogenactivator，t-PA）抑制剂（阿替普酶、替奈普酶）
药理学	由于纤溶酶的作用，纤溶系统会溶解血管内凝块。纤溶酶通过裂解无活性前体纤溶酶原的单个肽键产生纤溶作用，产生的化合物可溶解纤维蛋白凝块和包括几种凝血因子在内的其他血浆蛋白的非特异性蛋白酶。外源性纤溶酶原激活物如链激酶和尿激酶不仅能够溶解血栓，还影响循环内的纤溶酶原活性。内源性组织型纤溶酶原激活剂又称为组织型纤溶酶原激活物（t-PA）抑制剂（阿替普酶、替奈普酶），具有纤维蛋白选择性，对循环纤溶酶原的影响较小。血栓溶解导致纤维蛋白降解产物升高，通过抑制血小板聚集而起到抗凝血作用
临床常用剂量	链激酶静滴，初次剂量 50 万 U，溶于 100ml 生理盐水或 5% 葡萄糖溶液中，于 30min 滴完。维持量为：60 万 U 溶于 250~500ml 葡萄糖注射液中，加入氢化可的松 25~50mg 或地塞米松 1.25~2.5mg（以预防不良反应），6h 滴完，4 次 /d，24h 不间断。疗程长短视病情而定，一般 12h 至 5 日。治疗结束时，可用低分子右旋糖酐作为过渡，以防血栓再度形成 阿替普酶：静脉注射时将 50mg 的本药溶解为 1mg/ml 的浓度，注射给药；静脉滴注时将本药 100mg 溶于注射用生理盐水 500ml 中，在 3h 内按以下方式滴完，即前 2min 先注入本药 10mg，以后 60min 内滴入 50mg，最后 120min 内滴完余下的 40mg
对血凝功能的影响	接受纤维蛋白溶解药物治疗的患者通常需要同期接受静脉肝素治疗，以维持 APTT 为正常水平的 1.5~2 倍，并常使用抗血小板药物，如阿司匹林或氯吡格雷 尽管血栓溶解药物的血浆半衰期仅为数小时，实际上可能需要几天才能完全消除溶栓效应；在溶栓治疗后 5h，纤维蛋白原和纤溶酶原效能降低并可持续至用药后 27h。链激酶与 t-PA 治疗相比，凝血因子水平降低更多
推荐意见	手术后或在 10d 内穿刺过不易压迫止血的血管是溶栓治疗的禁忌证

当的时间间隔内（不超过 2h）持续进行神经功能监测。如果接受纤维蛋白溶解和溶栓治疗的患者同期正在进行硬膜外导管持续输注药物或连续周围神经阻滞，建议输注对感觉和运动功能影响最小的药物，以便评估神经功能（1C 级）。

对椎管内置管持续输注药物过程中意外地接受纤维蛋白溶解和溶栓治疗的患者，尚不明确拔出椎管内导管的最佳时机。建议监测纤维蛋白原水平，以评估确定是否存在残余溶栓效应和拔除导管的最佳时机（2C 级）。

四、中草药疗法

外科患者广泛应用中草药。大多数患者不会主动提供有关使用中草药的信息。由于可能发生相互作用和生理改变，围手术期中草药使用相关的发病率和死亡率可能被低估。这些药物包括大蒜、银杏和人参，已有研究证实人参和华法林之间存在潜在相互作用。

尽管中草药广泛使用，但很少有关于其药效及对外科患者疗效（或副作用）的临床对照试验以及相关研究结果。尽管接受中草药治疗的患者手术出血或椎管内血肿发生率并没有显著增加，但缺乏关于中草药治疗与其他抗凝治疗同期使用对患者结局影响的数据。同时使用影响凝血机制的其他药物，如口服抗凝剂或肝素，可能会增加患者出血并发症的风险。因此，通常建议在手术期间停用此类药物，但如果患者没有停药，单独应用时，也没有充分理由不予椎管内阻滞或取消手术。

患者接受中草药疗法的麻醉管理建议：单独使用中草药不会增加椎管内穿刺出血的风险。建议无需强制停用此类药物，对使用此类药物的患者可进行局部麻醉技术（1C 级）。

五、实施区域麻醉前常用抗栓药物停用及再次用药时间

表 32-4　实施区域麻醉前常用抗栓药物的停用和再次用药时间

	药物	阻滞前需停药时间	拔管前需停药时间	椎管内留置导管期间用药	阻滞后/拔管后恢复用药时间
抗凝血酶药	普通肝素静脉治疗剂量	4~6h 且 APTT 正常	4~6h 且 APTT 正常	谨慎	1h
	普通肝素皮下低剂量预防	4~6h 且 APTT 正常	4~6h 且 APTT 正常	没有禁忌	1h
	普通肝素皮下高剂量预防	12h 且 APTT 正常	尚未建立标准	谨慎	无明确标准
	普通肝素皮下高剂量治疗	24h 且 APTT 正常	尚未建立标准	谨慎	无明确标准
	LMWH 皮下 QD 低剂量预防	12h	12h,术后第一剂穿刺置管后 12h 应用	谨慎	4h
	LMWH 皮下 BID 低剂量预防	12h	12h,术后第一剂穿刺置管后 12h 应用	谨慎	4h
	LMWH 皮下高剂量治疗	24h	24h,术后非高出血风险 24h 恢复,高出血风险 48~72h 恢复	不推荐	4h
	华法林　口服	4~5d 且 INR≤1.4	INR≤1.4 时拔除,给药 12~24h 内拔除,但 48h 内仍有风险	不推荐	立即恢复,24h 内监测神经功能
	磺达肝癸钠　预防	36~42h	无推荐	不推荐	6~12h
	磺达肝癸钠　治疗	避免	无推荐	不推荐	12h
	利伐沙班口服低剂量预防（Ccr>50ml/min）	22~26h ⎱ 方可实施,推荐停药 72h	22~26h	不推荐	6h
	利伐沙班口服高剂量治疗（Ccr<50ml/min）	44~65h ⎰	44~65h		6h
	阿哌沙班口服低剂量预防（非高龄低体重肾功不全）	26~30h ⎱ 方可实施,推荐停药 72h	25~30h	不推荐	6h
	阿哌沙班口服高剂量治疗（高龄、低体重、肾功不全）	40~75h ⎰	40~75h		6h
	比伐卢定	不推荐使用	不推荐	不推荐	不推荐
	阿加曲班	不推荐使用	不推荐	不推荐	不推荐
	达比加群　口服　预防/治疗				
	（Ccr>80ml/min）	72h ⎱ 方可实施	在末次使用 34~36h 后拔除导管,拔除前评估 dTT 或 ECT	不推荐	6h
	（Ccr 50~79ml/min）	96h		不推荐	6h
	（Ccr 30~49ml/min）	120h ⎰		不推荐	6h
	（Ccr <30ml/min）	不推荐使用		不推荐	

续表

药物	阻滞前需停药时间	拔管前需停药时间	椎管内留置导管期间用药	阻滞后/拔管后恢复用药时间
抗血小板药物				
阿司匹林(无联合用药)	无需停药	无特殊要求	无禁忌	无禁忌
氯吡格雷(波立维)	5~7d	无负荷量可留置	留置1~2d拔除	无负荷量拔除后即刻可以使用;有负荷量6h后开始
普拉格雷	7~10d	不应留置导管	不推荐	
替卡格雷	无明确推荐	不应留置导管	不推荐	
噻氯匹定(抵克力得)	10d	无负荷量可留置	留置1~2d拔除	
替格瑞洛	5~7d	不应留置导管	不推荐	无负荷量即刻有负荷量6h后
替罗非班	4~8h且PLT功能正常	无明确推荐意见,建议术后用药开始前拔除	不推荐	6h
依替巴肽	4~8h且PLT功能正常		不推荐	6h
阿昔单抗	24~48h且PLT聚集正常		不推荐	6h
双嘧达莫	24h	无明确推荐意见,建议术后用药开始前拔除	无禁忌	6h
纤溶药物				
纤维蛋白溶解/溶栓药物	48h	没有明确建议,监测	谨慎	10d
阿替普酶,阿尼普瑞替普酶,链激酶	48h	没有明确建议,监测	不推荐	10d
中草药				
大蒜、银杏、人参	无需停药		无禁忌	无禁忌

六、血液学指标与区域阻滞麻醉的实施

(一)手术及椎管内麻醉对凝血指标的要求(表 32-5)

表 32-5　手术及椎管内麻醉对凝血指标的要求

实验室检查	正常值	低危	需进一步个体评估	避免手术及椎管内麻醉的实施
INR	0.8~1.2	≤1.4	1.41~1.7	≥1.7
APTT	28~42s	正常值上限	超过正常值1~4s	超过正常值4s
PLT	$125\sim350\times10^9/L$	$>80\times10^9/L$	$50\sim80\times10^9/L$	$\leq50\times10^9/L$

（二）血液系统疾病与手术和区域阻滞麻醉的实施（表 32-6）

表 32-6　血液系统疾病与手术和区域阻滞麻醉的实施

疾病种类	术前准备合格标准
血友病及相关凝血障碍	对于未纠正的凝血障碍,应请血液科会诊,补充凝血因子纠正凝血功能障碍,术前 48h 须测定缺乏的凝血因子水平 拟行较大型手术前,应将Ⅷ因子活性提高至正常水平的 60%,心血管、颅内手术应提高至 >100%;Ⅸ因子活性应达正常水平的 60% 以上,老年骨折手术推荐执行心血管、颅内手术术前准备标准 禁忌外周神经阻滞及椎管内麻醉。但有维持正常Ⅷ因子成功行区域阻滞的案例,需视病情及手术等综合因素确定
血小板异常	术前需补充血小板至 >50×10⁹/L,对大手术及有出血倾向患者选用全身麻醉。一般认为特发性血小板减少性紫癜或单纯血小板减少等确定血小板功能正常且无自发出血倾向的患者,血小板计数 >80×10⁹/L 可行区域阻滞麻醉,>50×10⁹/L 可行深部神经阻滞,但因其血肿风险明显增大,需综合考虑制定个体方案
贫血	根据贫血病因对症治疗至病情稳定,对血红蛋白在 80~100g/L 的患者围手术期根据患者心肺代偿功能、出血情况、有无代谢率升高等因素决定是否输血。对于存在缺血性心脏病的患者,应输血使 HCT 达 29%~34%;对于血红蛋白 <80g/L、术前有症状的难治性贫血(铁剂、叶酸和维生素 B_{12} 治疗无效、心功能Ⅲ~Ⅳ级)、血红蛋白低于 80g/L 并伴有胸痛或体位性低血压等症状的患者,须输血治疗
白血病	白血病患者谨慎行择期手术,必要时血液科协助诊治
红细胞增多症、淋巴瘤、溶血性疾病等其他疾病	请相关科室会诊协诊

七、抗血小板／抗凝血治疗患者周围神经阻滞实施的注意事项

1. 深部外周神经阻滞,穿刺部位靠近无法压迫的大血管,应参照椎管内阻滞的停药时间;

2. 腰丛阻滞存在发生腹膜后血肿和死亡的报道;

3. 周围神经阻滞出血的危险高于阻滞相关神经并发症;

4. 超声应用可能更有优势,但不能完全避免穿刺出血及血肿的发生;

5. 及时发现潜在的出血、血肿、神经压迫,应及时处理。

推荐等级

1. 建议分类

1 级:对给定操作或治疗的有用性／有效性有证据,和／或普遍同意的条件。

2 级:对操作或治疗的有用性／有效性有矛盾证据,和／或有不同意见的情况。

2a 级:证据／意见的权重有利于支持其有用性／有效性。

2b 级:根据现有的证据／意见,有用性／有效性不太确定。

3 级:对特定操作／治疗的无用性／无效性有证据和／或普遍同意,并且在某些情况下存在可能有害证据的条件。

2. 证据等级

A 级:来自 RCT 的数据。

B 级:来自非随机或实验室(例如动物)研究数据;由多个案例报告或系列案例综述支持。

C 级:专家共识。

参 考 文 献

[1] TERESE T H,ERIK V,SANDRA L K,et al. Regional Anesthesia in the Patient Receiving Antithrombotic or Thrombolytic Therapy American Society of Regional Anesthesia and Pain Medicine Evidence-Based Guidelines (Fourth Edition)[J]. Reg Anesth Pain Med,2018,43:

263-309.

［2］HORLOCKER T T，WEDEL D J，ROWLINGSON J C，et al. Regional anesthesia in the patient receiving antithrombotic or thrombolytic therapy：American Society of Regional Anesthesia and Pain Medicine evidence-based guidelines (third edition)［J］. Reg Anesth Pain Med，2010，35：64-101.

［3］BATES SM，MIDDELDORP S，RODGER M，et al. Guidance for the treatment and prevention of obstetric-associated venous thromboembolism［J］. J Thromb Thrombolysis，2016，41 (1)：92-128.

［4］LEFFERT L，LANDAU R. Integrating the new thromboprophylaxis guidelines into obstetric anesthesia practice［J］. Anesth Analg，2016，123：809-811.

［5］BATES S M，GREER I A，MIDDELDORP S，et al. VTE，thrombophilia，antithrombotic therapy，and pregnancy：antithrombotic therapy and prevention of thrombosis，9th ed：American College of Chest Physicians evidence-based clinical practice guidelines［J］. Chest，2012，141 (2 Suppl)：e691S-e736S.

［6］NAROUZE S，BENZON H T，PROVENZANO D A，et al. Interventional spine and pain procedures in patients on antiplatelet and anticoagulant medications：guidelines from the American Society of Regional Anesthesia and Pain Medicine，the European Society of Regional Anaesthesia and Pain Therapy，the American Academy of Pain Medicine，the International Neuromodulation Society，the North American Neuromodulation Society，and the World Institute of Pain［J］. Reg Anesth Pain Med，2015，40 (3)：182-212.

［7］TRICOCI P，ALLEN J M，KRAMER J M，et al. Scientific evidence underlying the ACC/AHA clinical practice guidelines［J］. JAMA，2009，301 (8)：831-841.

［8］PACE M，KOURY K，GULUR P. Epidurals in patients receiving thromboprophylaxis with unfractionated heparin three times a day：the value of activated partial thromboplastin time testing［J］. Anesth Analg，2014，119 (5)：1215-1218.

［9］HENSHAW D S，TURNER J D，FOREST D J，et al. Residual enoxaparin activity，anti-Xa levels，and concerns about the American Society of Regional Anesthesia and Pain Medicine anticoagulation guidelines［J］. Reg Anesth Pain Med，2017，42 (4)：432-436.

［10］DOHERTY J U，GLUCKMAN T J，HUCKER W J，et al. 2017 ACC expert consensus decision pathway for periprocedural management of anticoagulation in patients with nonvalvular atrial fibrillation：a report of the American College of Cardiology clinical expert consensus document task force［J］. J Am Coll Cardiol，2017，69 (7)：871-898.

［11］DOUKETIS J D，SYED S，SCHULMAN S. Periprocedural management of direct oral anticoagulants：comment on the 2015 American Society of Regional Anesthesia and Pain Medicine guidelines［J］. Reg Anesth Pain Med，2016，41 (2)：127-129.

［12］KRISTENSEN S D K J，SARASTE A，ANKER S，et al. 2014 ESC/ESA Guidelines on non-cardiac surgery：cardiovascular assessment and management：The Joint Task Force on non-cardiac surgery：cardiovascular assessment and management of the European Society of Cardiology (ESC) and the European Society of Anaesthesiology (ESA)［J］. Eur Heart J，2014，35 (35)：2383-2431.

［13］LEVINE G N，BATES E R，BITTL J A，et al. 2016 ACC/AHA guideline focused update on duration of dual antiplatelet therapy in patients with coronary artery disease：A report of the American College of Cardiology/American Heart Association Task Force on Clinical Practice Guidelines［J］. J Thorac Cardiov Sur，2016，152 (5)：1243-1275.

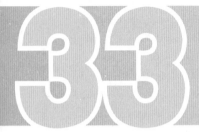

超声引导区域阻滞/镇痛专家共识

万里 王云 王庚(执笔人) 公茂伟 冯霞 米卫东(共同负责人) 江伟
张孟元 罗艳 郭永清 唐帅 薛张纲(共同负责人)

目 录

区域阻滞是一项传统的麻醉技术,其成功的关键在于准确定位。随着神经刺激仪和超声可视化技术的应用,使其成功率大幅提高;同时,也使得新的阻滞技术不断涌现。由于具有镇痛效果好,可减少阿片类药物用量,及对脏器功能影响小等诸多优点,本技术在日间手术、多模式镇痛、平衡麻醉及加速术后康复(ERAS)中的重要作用备受关注。

一、超声引导区域阻滞的优势

(一) 提高成功率

1. 精确定位,降低穿刺难度 传统的外周神经阻滞主要依赖体表解剖标志来定位神经,易出现针尖位置或药物扩散不理想而导致阻滞失败;而在解剖定位困难的患者,反复穿刺和操作时间延长导致患者不必要的疼痛和组织损伤,并使操作者产生挫败感。超声引导可清晰识别神经及其周围血管、肌肉、骨骼及内脏结构;穿刺前预扫描可识别神经、血管及周围组织可能存在的解剖变异,有助于设计个体化进针路径;进针过程中可提供穿刺针行进的实时影像,以便在进针同时随时调整进针方向和进针深度,以更好地接近目标结构,减少穿刺次数。此外,使用超声引导还可以明显降低肥胖患者、老人、儿童及临产孕妇椎管内穿刺的难度。

2. 缩短起效时间,提高阻滞成功率 使用超声引导行神经阻滞,注药时可以看到药液扩散,有利于及时调整针尖位置,使药液更好地沿神经扩散,可明显缩短药物起效时间,提高阻滞成功率。

(二)减少并发症

1. 穿刺相关并发症 与解剖定位及神经刺激器定位相比,超声定位可以减少穿刺次数、降低周围组织、脏器及血管损伤风险,尤其对存有解剖变异的患者,更可明显提高成功率,降低反复穿刺带来的风险,减少穿刺相关出血和血肿的发生。对于特定部位的阻滞,如锁骨上臂丛神经阻滞和胸椎旁阻滞,超声定位可以明显降低气胸等穿刺相关损伤的发生率。

2. 降低药量,减少不必要的阻断 超声定位可将局部麻醉药液精准注射到目标结构周围,在获得良好阻滞效果的同时,可明显降低局部麻醉药的临床用量;对于颈丛或肌间沟臂丛神经阻滞,可明显降低膈神经、喉返神经、星状神经节等邻近神经结构被阻断带来的风险。

3. 减少局部麻醉药全身毒性反应 与其他定位方法相比,选择超声技术除降低局部麻醉药用量外,更可通过观察药物扩散而减少意外的血管内注射,使局部麻醉药中毒的风险降低 65%,提高了区域阻滞的安全性。

4. 减少神经损伤 与传统相比,使用神经刺激器定位或超声定位均可降低神经损伤的发生,但神经刺激器与超声两者在减少神经损伤发生率方面的优劣尚未被证实。虽然使用超声也不能完全避免神经损伤和神经内注射,但已有大量证据表明,使用超声可以明显减少无意识的神经内注射的发生。

二、超声引导区域阻滞／镇痛的适应证、禁忌证和并发症

超声引导区域阻滞／镇痛的适应证、禁忌证和并发症同传统定位。主要用于相应神经支配区域的手术麻醉及镇痛,可单独使用,也可与其他麻醉方法联合应用。应根据患者病情及手术或疼痛部位选择适宜的入路及用药。

禁忌证包括:患者拒绝、穿刺部位感染或肿瘤、凝血功能障碍、神经系统疾病、操作者经验不足等。其中,凝血功能障碍和神经系统疾病为相对禁忌证,应根据患者病情全面分析和评估实施

超声引导区域阻滞／镇痛的风险和收益;阻滞／镇痛操作前,应充分告知患者及家属相关风险,取得知情同意后谨慎实施。

主要并发症有:感染、出血和血管损伤、局部麻醉药全身毒性反应、神经损伤、损伤周围重要器官、阻滞邻近重要神经、药物误入硬膜外或蛛网膜下腔及导管相关并发症等。详见《外周神经阻滞并发症防治专家共识》及《局部麻醉药全身毒性防治专家共识》。

三、超声引导区域阻滞的实施

(一)实施前准备

超声引导下区域阻滞技术的基础是超声图像的获取和组织结构的辩识。在日常区域阻滞工作中熟练使用超声,需要熟练掌握超声成像的基本原理和超声仪器的使用方法,熟悉扫描部位的解剖结构,并能选择适宜的扫描技术获得更好的超声影像,且熟练掌握进针技术,使穿刺针能顺利到达目标结构。

1. 人员准备

(1)操作者应熟练掌握区域阻滞／镇痛的相关临床知识,准确掌握其适应证和禁忌证。应根据患者病情和手术种类充分评估区域阻滞／镇痛的风险和收益,选择最适宜的区域阻滞入路和阻滞用药。

(2)操作者应熟练掌握超声基础知识。推荐操作者需掌握的超声基础知识包括(详见附录 1):

1)超声仪的基本结构;

2)各类超声探头成像特点;

3)超声仪各功能键的使用;

4)了解医学领域超声波的常用频率及不同超声频率与穿透和成像质量的关系;

5)超声波与组织接触后发生的声学反应及生物学效应;

6)理解高回声、低回声及无回声的含义及人体不同组织、结构表现在超声图上的回声物点;

7)熟悉脂肪、肌肉、骨骼、血管、神经、肌腱等常见组织的超声影像学特点(详见附录 1,图 33-1~ 图 33-6);

8)了解超声实时成像、血流多普勒和能量多普勒成像的基本原理;

9)能够识别常见的伪像。

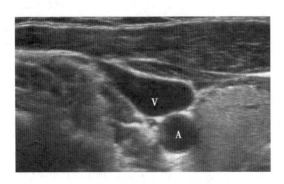

图 33-1　血管的超声影像
A：动脉；V：静脉。

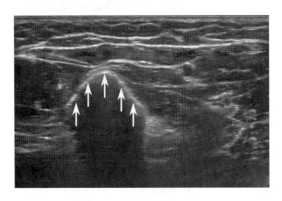

图 33-2　骨骼的超声影像
箭头：骨骼。

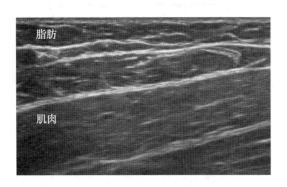

图 33-3　肌肉和脂肪的超声影像
脂肪和肌肉均表现为低回声背景伴高回声短线条，其区别是肌肉回声均质，而脂肪较为杂乱。

（3）操作者应熟练掌握超声仪的基本使用方法。推荐操作者需掌握的超声仪器常用参数设置包括：

1）图像深度的调节：选择适宜的深度可更好地显示目标结构，适宜的深度是指将目标结构置于超声图像的正中或使深度比目标结构深 1cm。

2）增益的调节即时间／距离补偿增益：超声在穿过组织时会发生衰减，调节增效力补偿衰减，能够使组织结构内部与表面的回声一致。

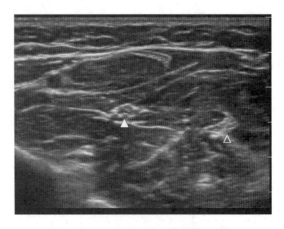

图 33-4　神经和肌腱的超声影像（横断面）
实心三角形：神经；空心三角形：肌腱。

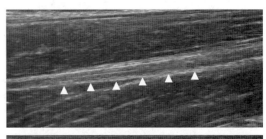

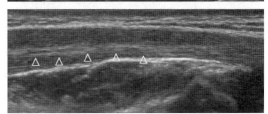

图 33-5　神经和肌腱的超声影像（纵切面）
实心三角形：神经；空心三角形：肌腱。

3）焦点的调节：选择适宜的焦点数，并调节聚焦深度，使聚焦深度与目标结构深度一致。

4）合理使用多普勒功能：利用多普勒效应帮助鉴别血管及药物扩散方向。

5）正确存储和导出图像：能够对静态影像及动态视频进行存储及记录，并能将其归档。

（4）操作者应具备实施超声引导区域阻滞／镇痛的基本操作技能

1）探头的选择：探头既为超声波的发出装置，也是超声波的接收装置。探头内的压电晶体发出超声波，超声波碰到物体后反射回来，由探头接收并将反射回来的超声波转换成电压信号，通过超声仪处理后形成影像。

根据探头内压电晶体的排列方式和超声波产生规律，探头可分为线阵探头、凸阵探头、相控阵探头等。线阵探头获取的超声影像为方形，而凸

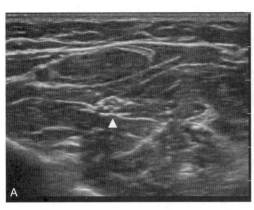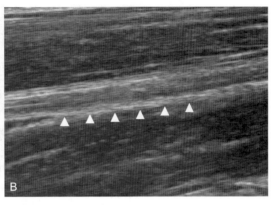

图 33-6　前臂正中神经的长轴和短轴超声影像

A：短轴；B：长轴。三角形所示为前臂正中神经。

阵探头和相控阵探头获取的超声影像为扇形。根据探头发出的超声频率，可分为低频探头与高频探头，低频探头穿透性好，分辨率低；而高频探头穿透性差，但分辨率高。

推荐：目标结构较表浅，选择高频线阵探头；目标结构位置较深时，选择低频凸阵探头。

2）扫描技术：即探头的运动方式，可总结为英文单词"PART"。

P：pressure，利用不同组织结构在不同压力下的不同表现加以区别，如：静脉可被压闭而动脉不能。

A：Alignment，沿皮肤表面滑动探头。一般用于追溯某结构的走行。

R：Rotation，旋转探头，以获得目标结构的横切面或纵切面。

T：Tilting，倾斜探头，改变探头与皮肤的夹角即改变超声的入射角度。超声束与目标结构呈90°入射时，超声束可被完全反射并被探头接收，此时图像最清晰。

3）进针技术（详见附录2）：根据穿刺方向与探头长轴关系分平面内（in-plane）、平面外（out-of-plane）两种进针技术。平面内技术是指穿刺方向与探头长轴一致，在超声影像上可看到针的全长（详见附录2，图33-7）；平面外技术是指穿刺方向与探头长轴垂直，在超声影像上，穿刺针表现为一个高回声的点，但不能区分针尖与针体（详见附录2，图33-8）。

穿刺时可根据个人习惯选择进针技术（详见附录2，图33-9~图33-11）。

推荐：对操作风险较高的部位如锁骨上臂丛神经阻滞，应选择平面内技术，实时观察针尖位置，避免损伤邻近组织。

4）水定位和水分离技术：通过注射少量液体（0.5~1ml）、观察药液扩散来确定针尖位置，称为水定位技术；通过注射少量液体、利用药液扩散推开针尖周围组织结构，称为水分离技术。水定位技术可帮助确定针尖位置，水分离技术可减少进针时不必要的组织结构损伤。

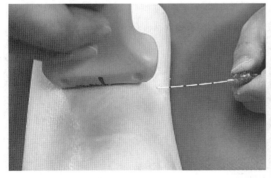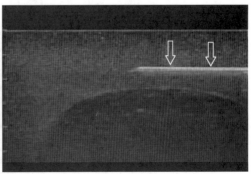

图 33-7　平面内进针

箭头：穿刺针。

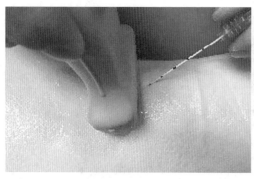
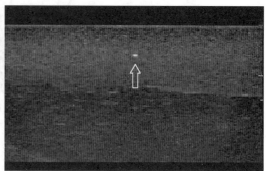

图 33-8 平面外进针
箭头：穿刺针。

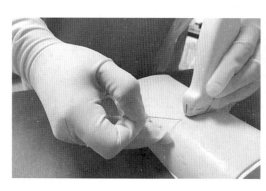
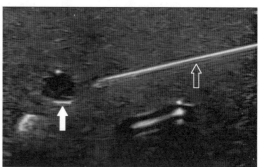

图 33-9 短轴平面内进针
实心箭头：目标结构；空心箭头：穿刺针。

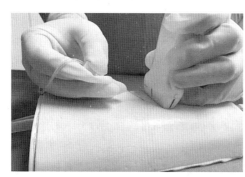
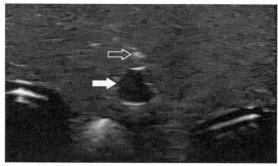

图 33-10 短轴平面外进针
实心箭头：目标结构；空心箭头：穿刺针。

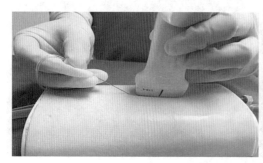
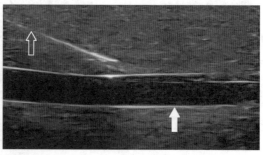

图 33-11 长轴平面内进针
实心箭头：目标结构；空心箭头：穿刺针。

5）导管技术

A. 短轴平面内进针后放置导管（详见附录2，见图33-9）

此法的优点：短轴易确认靶神经位置，同时超声下可显示针体及针尖，便于穿刺针准确定位神经。

此法的缺点：首先，始终保持针体在超声平面内有一定难度，当定位深部神经时，超声下针尖的辨认更为困难；另外，由于穿刺针垂直于神经，导管穿过针尖后，可能与神经交叉，造成置管成功率下降。因此，置管长度不宜过长，一般超出针尖2~3cm即可。

B. 短轴平面外进针后放置导管（详见附录2，见图33-10）。类似传统神经刺激器定位技术，理论上导管易于靠近神经，因此，导管通过针尖后可适当增加放置长度。

此法缺点是无法观察前进的针尖，理论上可能增加意外碰触神经、血管、腹膜及胸膜等重要结构的概率。然而，由于穿刺针与神经平行，因此穿刺到神经的可能性较小。实际操作中可联合观察组织运动及"水定位"技术确定针尖位置。使用此技术放置导管，置管长度一般为超出针尖3~5cm。

C. 长轴平面内进针后放置导管（详见附录2，见图33-11）。理论上，此技术结合了上述两种方法的优点，同时避免了缺点。超声下可视神经长轴、针体/针尖及导管。然而，实际工作中难以做到保持神经穿刺针及导管在同一超声平面内。

D. 导管固定技术。置入导管后，在皮肤导管出口处喷洒黏合剂或敷贴，再使用胶布将导管固定于皮肤，并用透明防水敷料覆盖。放置标签注明阻滞种类、置管日期及时间。也可使用"皮下隧道"技术固定导管，可减少感染和导管被意外拔出的可能。

6）操作者应熟知超声引导区域阻滞/镇痛的相关并发症，并具备处理这些并发症的基本知识和应急能力。

7）初学者应在上级医师指导下从相对安全易学的初级区域阻滞/镇痛技术开始学习，循序渐进逐渐过渡到相对较难的高级技术（详见附录3）。

2. 环境准备 操作环境应具备实施区域阻滞/镇痛所需的无菌、监护、吸氧条件，并配备基本抢救设备和抢救药品。

操作时建议操作者位于患者患侧，超声仪置于对侧，超声屏幕尽量与操作者眼睛同高。此时，患者操作部位、超声屏幕和操作者视线位于一条直线上，操作者可同时观察超声影像、操作部位和患者一般情况。

3. 物品和药品准备 操作前，应准备好操作所需物品，包括超声仪、无菌探头保护套、无菌耦合剂、神经刺激仪（双重引导时需要）、穿刺针、注射器、无菌手套等，选择好适宜的局部麻醉药种类及剂量并按需要配置至合适浓度，确认静脉通路已开放、监护已连结、抢救设备和抢救药品（包括脂肪乳剂）都处于备用状态。

（二）实施过程

1. 安全核查

（1）操作前核对患者信息和拟行操作种类，核对是否签署手术知情同意书和麻醉知情同意书，确认操作部位，建议于患者拟阻滞部位做明确标记；

（2）操作前再次核对患者是否存在影响阻滞实施或增加阻滞相关并发症的相关因素，如患者的凝血功能状况、抗凝及抗血小板药物的停药时间、既往是否存在神经系统疾患及目前疾病状况等；

（3）操作前确认静脉通路已建立并保持通畅；

（4）操作前确认操作所需物品药品、抢救设备和抢救药品已准备就绪；

（5）穿刺进针前即刻再次核对拟阻滞部位，尤其左右侧，避免错漏。

2. 无菌技术

（1）操作者：戴口罩、帽子，去除手表等饰物，常规洗手、带无菌手套。

（2）穿刺部位皮肤消毒：清洁穿刺部位皮肤，常规消毒铺单。

（3）物品、药品的无菌：操作前再次检查所使用的一次性物品、药品的包装及效期，操作期间注意保护一次性物品及配制好的药液处在无菌备用状态。

操作时探头及其缆线均应保持无菌，尤其在进行椎管内阻滞和连续外周神经阻滞置管时，更应严格无菌。可选用无菌贴膜和无菌保护套。穿刺时要使用无菌耦合剂以避免穿刺部位感染。

3. 轻柔操作，时刻警惕神经阻滞相关并发

症：尽管在超声引导下操作，但仍不能避免局部麻醉药全身毒性反应、神经、血管及重要脏器的损伤，推荐：

（1）初学者或无法清晰辨认神经的情况下，易发生神经内注射，推荐：

1）联合神经刺激器定位；

2）在患者配合良好、无体动风险时实施操作，尽量避免在全麻或深度镇静下操作。

（2）充分认识凝血功能障碍／抗凝抗血小板药物治疗患者实施区域阻滞／镇痛的风险，正确掌握该类患者的实施区域阻滞／镇痛的适应证和禁忌证。

（3）推荐使用彩色多普勒以区分血管及周围结构，避免血管内注药及进针过程中无意识的血管损伤。

（4）危险区域操作（例如锁骨上臂丛神经阻滞）建议采用平面内技术。

（5）注射大剂量药物前，可先给予 0.5~1ml 的实验剂量，观察药物扩散部位及神经形态有无变化。

（6）重视水定位和水分离技术。针尖难以分辨时，建议使用水定位技术确认针尖位置；当针尖与神经、血管等结构贴近时，可采用水分离技术推开针尖周围的组织结构，减少不必要的穿刺损伤。

（7）超声引导技术可明显减少区域神经阻滞局部麻醉药用量，合理选择局部麻醉药的最适容量及最适浓度，降低局部麻醉药全身反应的风险；注射大剂量药物时，注意观察药物扩散并每 3~5ml 回抽一次，以减少无意识的血管内注药可能。

四、超声引导椎管内穿刺

（一）超声引导椎管内穿刺的优势

椎管内穿刺是一项传统的医疗技术，已被广泛应用于临床麻醉、疼痛诊疗及其他中枢神经疾病的诊断和治疗。据报道，美国全年有超过 40 万例椎管内穿刺；这一数字在中国只会更大。以北京积水潭医院为例，每年有约 2 万例椎管内穿刺成功实施。使用超声引导行椎管内穿刺，可缩短椎管内穿刺的穿刺时间、减少穿刺次数、减轻穿刺时的疼痛、减少穿刺相关损失，极大地提高椎管内

穿刺的成功率和安全性。

（二）超声引导椎管内穿刺的实施

超声引导椎管内穿刺可分为两大类。一类是超声辅助定位后盲探进针，即穿刺前以超声扫描脊柱及脊柱旁区域，通过定位脊柱节段确认穿刺间隙、选择可能的穿刺点、估测穿刺深度和穿刺方向，并在体表做好标记，从超声辅助下择定的穿刺点沿预估的穿刺方向盲探进针，直至针尖进入硬膜外或蛛网膜下腔；另一类是超声引导下实时穿刺，即进针过程中，在超声下实时动态观察针尖位置，全程直视穿刺针穿过皮肤、软组织并逐渐接近黄韧带的过程，直至进入硬膜外腔或蛛网膜下腔。两种方法均可降低椎管内穿刺的难度，但后者无菌要求更高，操作难度也更大。

实施超声引导椎管内穿刺时，除需遵循前述超声引导区域阻滞／镇痛的一般性建议外，还应注意：

1. 不管患者是否肥胖，使用超声定位脊椎节段较传统体表解剖标志定位均更准确。当具备超声引导椎管内穿刺的条件、操作者也能熟练掌握超声引导椎管内穿刺技术时，建议选择超声引导定位穿刺点，以减少穿刺次数和提高穿刺成功率；对肥胖患者或解剖标志难以扪及时，获益更大。

2. 侧卧位和坐位穿刺均可使用超声引导，建议在穿刺前即刻使用超声定位穿刺点，并做好穿刺点的体表标记，穿刺时需严格保持患者体位与定位时完全一致。

3. 通常选择低频凸阵探头进行超声引导椎管内穿刺，对特别瘦小的患者或小儿也可选择高频线阵探头。

4. 建议从第 12 肋开始向尾侧或从骶骨开始向头侧逐渐扫描，全面扫描和评估各脊柱节段、椎间隙及椎旁区域；选择矢状面扫描计数脊髓节段和标记椎间隙，选择横断面扫描辨识和标记脊柱中线；在临床允许的前提下，尽可能选择结构最清晰的节段，并标记穿刺点；穿刺前需测量皮肤到黄韧带的距离，依据这个距离选择足够长的穿刺针进行穿刺；穿刺时沿超声扫描方向进针。

5. 超声引导椎管内穿刺具有一定难度。研究表明，完全没有超声基础的初学者即使在高年资医师指导下尝试超过 20 例仍不能独立掌握这一技术。因此，操作者在实际操作前应熟练掌握

相关基础知识并接受相应模拟培训；由于学习曲线存在个体差异，可基于操作者已具备的超声引导区域阻滞技术和经验水平，进行不同类型的培训。在临床实践初期，应有具备相当超声引导椎管内穿刺经验的高年资医师在场指导。

（三）超声引导椎管内穿刺的其他问题

1. 使用超声引导进行椎管内穿刺，可提高患者满意度，但是否减少椎管内穿刺后背部疼痛尚不明确。

2. 使用超声引导进行椎管内穿刺，能否减少穿刺时对硬膜外血管的损伤，目前尚无定论。

3. 超声实时引导的椎管内穿刺，技术难度相对更大，无菌要求相对更高。目前仍无充分证据证明两种超声引导技术的孰优孰劣。

五、超声引导各类筋膜间隙阻滞

近年来，随着超声技术的普及，以各种筋膜间隙阻滞为代表的新兴阻滞方法不断涌现，包括脊柱周围多种新入路的胸椎旁阻滞、腰方肌阻滞、竖脊肌平面阻滞、胸腰筋膜平面阻滞，胸壁的胸肌间隙阻滞、前锯肌平面阻滞、胸横肌平面阻滞，腹壁的腹横肌平面阻滞、腹横筋膜平面阻滞、腹直肌鞘阻滞等。大量临床证据表明，这些新的阻滞方法可为婴幼儿、成人、高龄患者躯干部手术的麻醉和镇痛提供更多更好的选择。目前，筋膜平面阻滞命名尚未完全统一，对部分筋膜间隙阻滞的具体作用机制和药物扩散范围仍不完全清楚，阻滞效果评价、最佳注射位点、药物浓度及容量等问题仍有待进一步研究。

由于筋膜间隙阻滞因其不直接定位神经和血管，理论上神经和血管损伤的概率比传统区域阻滞方法相对低，但筋膜层内依然有血管存在，仍需警惕血管损伤等相关风险。由于筋膜间隙阻滞对容量依赖性通常较大，存在潜在局部麻醉药中毒高风险，操作时应注意严格控制局部麻醉药总量。

附录1 超声基础知识

一、超声成像的基本原理

超声是超出人耳听阈范围的高频声波，具有

方向性及声波的其他一切特性，在物体表面可能发生反射、折射、散射和绕射，在穿过物体时会发生吸收和衰减。探头既是超声波的发出装置，也是超声波的接收装置。探头内的压电晶体在电能作用下发出超声波，超声波碰到物体后发生反射，由探头接收并将反射回来的超声波转换成电压信号。人体不同组织具有其特定的声学特性，位于机体不同位置的不同组织对超声波的透声率和声阻抗不同，其反射的信号频率、强弱和时间均有差别，这些不同的信号经过计算处理后可在屏幕上形成不同的超声影像。这些不同强弱和频率的信号在 B 超上表现为不同的亮度，以正常肝脾组织信号作为参照，将正常肝脾组织反射的信号称为等回声，高于正常肝脾组织信号的称为高回声（如钙化、针尖等）、强回声（如骨骼、结石等）或极强回声（通常为含气组织，如肺和胃肠道等），低于正常肝脾组织信号的称为低回声（如肌肉），完全没有反射信号的称为无回声（如积液、局部麻醉药等）。

二、常见组织的超声影像

由于不同组织的透声率、声阻抗等物理性质迥异，其超声影像各不相同（图 33-1~5）。血管在超声下表现为低回声中空管样结构。动脉壁厚，呈圆形，伴搏动；静脉壁薄，卵圆形，探头加压易被压闭。骨骼在超声下表现为高回声线条伴下方骨声影。外周神经在超声下通常表现为圆形或卵圆形高回声蜂巢样或藕节样结构。神经和肌腱的超声影像在横断面和纵切面都很类似，可滑动探头追溯其走行，肌腱会变成肌肉或附着于骨骼／筋膜上；而神经形态不变，仅会有分支或汇聚。

三、常见超声伪像

伪像是在超声本身的物理特性、仪器性能和检查操作等多种因素综合作用下形成的、与人体不相符的、不能代表组织真实声学界面的图像。正确识别伪像有利于更好地实施超声引导神经阻滞。

（一）混响
声波在界面之间来回反射形成的等距的、明亮的线形回声，如肺超 A 线。

（二）声影和振铃效应
当超声撞击强反射界面，如气体或骨骼时，可能产生两种结果，一是所有的超声束均被反射，没有任何声束通过该区域，图像上在该强反射界面后方出现阴影，即声影，如骨声影、结石声影等；或是产生众多二次回响，在图像上形成一系列平行强回声线条，即振铃效应，也被称为彗星伪征，如针体和胸膜后方的彗星尾征等。

（三）后方回声增强

当超声束穿过声衰减小的结构时，其后方回声强于同等深度的周围回声，称为后方回声增强。临床上行经腹子宫超声检查时，常鼓励患者憋尿以后再进行扫查，就是利用后方回声增强效应。行腋路或锁骨下臂丛神经阻滞时，也易把腋动脉后方的回声增强与桡神经或后束的影像混淆，操作时要注意鉴别。

（四）部分容积效应

探头发出的超声波具有一定的厚度，超声图像代表声束容积内所有回声信号的叠加。部分容积效应的产生就是由于超声断层的切片厚度相对较宽，将邻近区域结构的回声一并显示在超声图像上。使用超声引导进行细小血管穿刺时，超声影像见到穿刺针进入血管腔而并未回血，有可能就是因为部分容积效应的干扰而造成的误判。

（五）镜像伪像

声束遇到深部强反射界面时，发生完全反射而在该界面深部形成与界面浅层结构镜像对称的影像，称为镜像伪像。如锁骨上臂丛神经阻滞时，常在第一肋深面观察到锁骨下动静脉及臂丛神经的镜像伪像，应注意鉴别。

（六）各向异性

当超声束与目标结构呈 45° 入射并形成全反射时，所有的反射声束都不能被探头接收到，该目标结构在图像上不能被显示；倾斜探头改变超声波入射角后可重新获得该目标结构影像，称为该目标结构的各向异性。最典型的例子是前臂中段的正中神经。

四、多普勒效应

1842 年，多普勒效应由奥地利物理学家 Christine Doppler 首先描述，可简单理解为当声源朝向观察者运动时，声音频率增加；当声源远离观察者运动时，声音频率降低。多普勒效应多被用于观察血流或其他液体的流动方向。在超声图上，用红色和蓝色分别表示目标结构相对探头的位移，通常，红色表示其运动迎向探头，蓝色表示其运动远离探头。

附录 2　超声引导区域阻滞／镇痛的进针技术

一、长轴与短轴

长轴与短轴描述的是扫描时目标结构与超声束平面的位置关系，当目标结构长轴与超声束平面平行即为长轴扫描，当目标结构长轴与超声束平面垂直即为短轴扫描（见图 33-6）。这两种扫描方法各有优势，长轴扫描便于确定目标结构的走行方向和深浅，短轴扫描便于确定目标结构与周围结构的位置关系。

二、平面内与平面外

平面内和平面外描述的是穿刺针与超声束平面的位置关系，根据穿刺方向与探头长轴（即超声束平面）的关系分为平面内（in-plane）、平面外（out-of-plane）两种进针技术。平面内技术是指穿刺方向与探头长轴一致，在超声影像上可看到针的全长（见图 33-7）；平面外技术是指穿刺方向与探头长轴垂直，在超声影像上，穿刺针表现为一个高回声的点，但不能区分针尖与针体（见图 33-8）。

三、进针方法

（一）短轴平面内进针

此法的优点：短轴易确认靶神经位置，同时，超声下可显示针体及针尖，便于穿刺针准确定位神经（见图 33-9）。

此法的缺点：首先，始终保持针体在超声平面内有一定难度，当定位深部神经时，超声下针尖的辨认更为困难；另外，由于穿刺针垂直于神经，导管穿过针尖后，可能与神经交叉，造成置管成功率下降。因此，推荐置管长度为超出针尖 2~3cm。

（二）短轴平面外进针

类似传统神经刺激器定位技术（见图 33-10），理论上导管易于靠近神经，因此，导管通过针尖后可适当增加放置长度。推荐置管长度为超出针尖 3~5cm。

此法缺点是无法观察前进的针尖，理论上可能增加意外碰触神经、血管、腹膜及胸膜等重要结构的概率。然而，由于穿刺针与神经平行，因此，穿刺到神经的可能性较小。实际操作中可联合观察组织运动及“水定位”技术确定针尖位置。

（三）长轴平面内进针

理论上,此技术结合了上述两种方法的优点,同时避免了缺点。超声下可视神经长轴、针体／针尖及导管(见图33-11)。但操作存在相当难度,实际工作中难以做到持续保持神经、穿刺针及导管在同一超声平面内。

（四）长轴平面外进针

与短轴平面外类似,但显示的是目标长轴,对周围组织的显示有限。此穿刺方法不易观察针尖,且穿刺针与神经垂直,风险较高,故临床上较少选用。

穿刺时可根据个人习惯选择进针技术。对操作风险较高的部位如锁骨上臂丛神经阻滞,建议选择平面内技术,实时观察针尖位置,避免损伤邻近组织。

附录3　超声引导区域阻滞技术分级

一、初级

1. 颈浅丛阻滞;
2. 腋路臂丛神经阻滞;
3. 肌间沟入路臂丛神经阻滞;
4. 腹直肌鞘阻滞;
5. 髂腹下-髂腹股沟神经阻滞;
6. 腹横肌平面阻滞;
7. 腹横筋膜平面阻滞;
8. 髂筋膜间隙阻滞;
9. 股神经阻滞;
10. 坐骨神经阻滞(经臀、臀下、股骨中段和腘窝)。

二、中级

1. 颈深丛阻滞;
2. 锁骨下入路臂丛神经阻滞;
3. 肩胛上神经阻滞;
4. 肘部及腕部神经阻滞;
5. 闭孔神经阻滞;
6. 股外侧皮神经阻滞;
7. 收肌管阻滞;
8. 踝阻滞;
9. 骶管阻滞;
10. 腰方肌阻滞;
11. 竖脊肌平面阻滞;

12. 胸腰筋膜间平面阻滞;
13. 胸肌间隙阻滞;
14. 胸横肌平面阻滞;
15. 导管技术。

三、高级

1. 锁骨上入路臂丛神经阻滞;
2. 胸椎旁阻滞／肋间神经阻滞;
3. 腰丛阻滞;
4. 骶丛阻滞;
5. 实时超声引导下硬膜外穿刺和蛛网膜下腔阻滞。

参 考 文 献

[1] DEER J D,SAWARDEKAR A,SURESH S. Day surgery regional anesthesia in children:safety and improving outcomes,do they make a difference?[J]. Curr Opin Anaesthesiol,2016,29(6):691-695.

[2] JAKOBSSON J,JOHNSON M Z. Perioperative regional anaesthesia and postoperative longer-term outcomes[J]. F1000Res,2016,5.

[3] NEAL J M,BRULL R,CHAN V W,et al. The ASRA evidence-based medicine assessment of ultrasound-guided regional anesthesia and pain medicine:Executive summary[J]. Reg Anesth Pain Med,2010,35:S1-S9.

[4] NEAL J M,BRULL R,HORN J L,et al. The Second American Society of Regional Anesthesia and Pain Medicine Evidence-Based Medicine Assessment of Ultrasound-Guided Regional Anesthesia:Executive Summary[J]. Reg Anesth Pain Med,2016,41(2):181-194.

[5] DI FILIPPO A,FALSINI S,ADEMBRI C. Minimum anesthetic volume in regional anesthesia by using ultrasound-guidance[J]. Braz J Anesthesiol,2016,66(5):499-504.

[6] LAM DK1,CORRY GN,TSUI BC. Evidence for the use of ultrasound imaging in pediatric regional anesthesia:a systematic review[J]. Reg Anesth Pain Med,2016,41(2):229-241.

[7] PERLAS A,CHAPARRO L E,CHIN K J. Lumbar neuraxial ultrasound for spinal and epidural anesthesia:a systematic review and meta-analysis[J]. Reg Anesth Pain Med,2016,41(2):251-260.

[8] PERLAS A,LOBO G,LO N,et al. Ultrasound-guided supraclavicular block. Outcome of 510 consecutive cases[J]. Reg Anesth Pain Med,2009,34(2):171-176.

[9] BARRINGTON M J,KLUGER R. Ultrasound guidance reduces the risk of local anesthetic systemic toxicity

following peripheral nerve blockade [J]. Reg Anesth Pain Med, 2013, 38 (4): 289-299.

[10] NEAL J M. Ultrasound-guided regional anesthesia and patient safety: update of an evidence-based analysis [J]. Reg Anesth Pain Med, 2016, 41 (2): 195-204.

[11] MCLELLAN E J, HADE A D, Pelecanos A, et al. Introduction of a mandatory pre-block safety checklist into a regional anaesthesia block room service: a quality improvement project [J]. Anaesth Intensive Care, 2018, 46 (5): 504-509.

[12] DEUTSCH E S, YONASH R A, Martin D E, et al. Wrong-site nerve blocks: A systematic literature review to guide principles for prevention [J]. J Clin Anesth, 2018, 46: 101-111.

[13] FERNANDES C R, FONSECA N M, Rosa D M, et al. Brazilian Society of Anesthesiology recommendations for safety in regional anesthesia [J]. Rev Bras Anestesiol, 2011, 61 (5): 668-694, 366-381.

[14] HEBL J R, Neal J M. Infectious complications: a new practice advisory [J]. Reg Anesth Pain Med, 2006, 31 (4): 289-290.

[15] HORLOCKER T T, WEDEL D J. Infectious complications of regional anesthesia [J]. Best Pract Res Clin Anaesthesiol, 2008, 22 (3): 451-475.

[16] HEBL J R. The importance and implications of aseptic techniques during regional anesthesia [J]. Reg Anesth Pain Med, 2006, 31 (4): 311-323.

[17] ZACHER A N, ZORNOW M H, EVANS G. Drug contamination from opening glass ampules [J]. Anesthesiology, 1991, 75 (5): 893-895.

[18] HEMINGWAY C J, MALHOTRA S, ALMEIDA M, et al. The effect of alcohol swabs and filter straws on reducing contamination of glass ampou- les used for neuroaxial injections [J]. Anaesthesia, 2007, 62 (3): 286-288.

[19] MERRIMAN S, PAECH M J, KEIL A D. Bacterial contamination in solution aspirated from non-sterile packaged fentanyl ampoules: a laboratory study [J]. Anaesth Intensive Care, 2009, 37 (4): 608-612.

[20] GOTTLIEB M, HOLLADAY D, PEKSA G D. Ultrasound-assisted lumbar punctures: a systematic review and meta-analysis [J]. Acad Emerg Med, 2018, 26 (1): 85-96.

[21] SHAIKH F, BRZEZINSKI J, ALEXANDER S, et al. Ultrasound imaging for lumbar punctures and epidural catheterisations: systematic review and meta-analysis [J]. BMJ, 2013, 346: f1720.

[22] GULAY U, MELTEM T, NADIR S S, et al. Ultrasound-guided evaluation of the lumbar subarachnoid space in lateral and sitting positions in pregnant patients to receive elective cesarean operation [J]. Pak J Med Sci, 2015, 31 (1): 76-81.

[23] MOFIDI M, MOHAMMADI M, SAIDI H, et al. Ultrasound guided lumbar puncture in emergency department: time saving and less complications [J]. J Res Med Sci, 2013, 18 (4): 303-307.

[24] CHIN K J, PERLAS A, CHAN V, et al. Ultrasound imaging facilitates spinal anesthesia in adults with difficult surface anatomic landmarks [J]. Anesthesiology, 2011, 115 (1): 94-101.

[25] SAHIN T, BALABAN O, SAHIN L, et al. A randomized controlled trial of preinsertion ultrasound guidance for spinal anaesthesia in pregnancy: outcomes among obese and lean parturients: ultrasound for spinal anesthesia in pregnancy [J]. J Anesth, 2014, 28 (3): 413-419.

[26] ARZOLA C, AVRAMESCU S, THARMARATNAM U, et al. Identification of cervicothoracic intervertebral spaces by surface landmarks and ultrasound [J]. Can J Anaesth, 2011, 58 (12): 1069-1074.

[27] MARGARIDO C B, ARZOLA C, BALKI M, et al. Anesthesiologists' learning curves for ultrasound assessment of the lumbar spine [J]. Can J Anaesth, 2010, 57 (2): 120-126.

[28] RESTREPO C G, BAKER M D, PRUITT C M, et al. Ability of pedi- atric emergency medicine physicians to identify anatomic landmarks with the assistance of ultrasound prior to lumbar puncture in a simulated obese model [J]. Pediatr Emerg Care, 2015, 31 (1): 15-19.

[29] VANDERWIELEN B A, HARRIS R, GALGON R E, et al. Teaching sonoanatomy to anesthesia faculty and residents: utility of hands-on gel phantom and instructional video training models [J]. J Clin Anesth, 2015, 27 (3): 188-194.

[30] GRAU T, LEIPOLD RW, CONRADI R, et al. Efficacy of ultrasound imaging in obstetric epidural anesthesia [J]. J Clin Anesth, 2002, 14 (3): 169-175.

[31] PETERSON M A, PISUPATI D, HEYMING T W, et al. Ultrasound for routine lumbar puncture [J]. Acad Emerg Med, 2014, 21 (2): 130-136.

[32] LIM Y C, CHOO C Y, TAN K T. A randomised controlled trial of ultrasound-assist- ed spinal anaesthesia [J]. Anaesth Intensive Care, 2014, 42 (2): 191-198.

[33] TSUI BCH, KIRKHAM K, KWOFIE M K, et al. Practice advisory on the bleeding risks for peripheral nerve and interfascial plane blockade: evidence review and expert consensus [J]. Can J Anaesth, 2019, 66 (11): 1356-1384.

[34] RAHIRI J, TUHOE J, SVIRSKIS D, et al. Systematic review of the systemic concentrations of local anaesthetic after transversus abdominis plane block and rectus sheath block [J]. Br J Anaesth, 2017, 118 (4): 517-526.

加速康复外科理念下疼痛管理专家共识

王洁　王国年　仓静(共同执笔人)　冯艺　华震　刘子嘉　刘艳红　吴多志　闵苏　沈晓凤
张铁铮　陈向东(共同执笔人)　姚尚龙(共同负责人)　黄宇光(共同负责人)　薛张纲

加速康复外科(enhanced recovery after surgery，ERAS)是以循证医学证据为基础，以减少手术患者生理及心理的创伤应激反应为目的，通过外科、麻醉、护理、营养等多学科协作，对围手术期处理的临床路径予以优化，从而减少围手术期应激反应及术后并发症，缩短住院时间，促进患者康复。其核心是强调以服务患者为中心的诊疗理念。ERAS 理念下的疼痛管理核心是多模式个体化充分镇痛，减少副作用。

本共识由中华医学会麻醉学分会疼痛管理学组和中华医学会麻醉学分会 ERAS 学组共同完成。为各级医院各学科围手术期疼痛管理医务工作者完善围手术期疼痛管理提供帮助。共识要求的层级表述：①高度推荐：获益远大于风险，推荐使用、有指征、建议使用。②推荐：获益大于风险，合理、可能有用、可能需要。③建议：获益与风险不完全明确，或许合理的、有限性、不明确。

目　录

一、镇　痛　药　物

(一)非甾体类抗炎药

非甾体类抗炎药(nonsteroidal anti-inflammatory drugs，NSAIDs)是治疗轻到中度疼痛的有效药物。其通过抑制环氧合酶(cyclo-oxygenase，COX)，减少前列腺素和血栓素的合成而发挥镇痛作用。与阿片类药物合用可增强镇痛效果，减少阿片类使用剂量，降低相关不良反应(高度推荐)。

1. NSAIDs 药物分类　NSAIDs 药物是 ERAS 模式下多模式镇痛方案的重要部分。COX 有两个亚型，即 COX-1 和 COX-2。非选择性 NSAIDs 同时作用于 COX-1 和 COX-2，如氟比洛芬酯、酮咯酸、布洛芬和双氯芬酸等，可预防性镇痛（推荐）。在抑制炎性前列腺素发挥解热镇痛抗炎效应的同时，也抑制对生理功能有重要保护作用的前列腺素，长期使用可导致血小板、消化道、肾脏和心血管副作用（高度推荐）。

COX-2 选择性抑制剂主要作用于 COX-2，如塞来昔布、帕瑞昔布等。其 COX-2 选择性比 COX-1 至少高 200~300 倍，降低了胃十二指肠毒性。COX-2 选择性抑制剂对血小板功能的影响微乎其微，使用非选择性 NSAIDs 的出血风险大约是其 3 倍。COX-2 选择性抑制剂有潜在的肾毒性。使用较高剂量时，其选择性可能受到影响（推荐）。

2. NSAIDs 临床应用　术前口服 NSAIDs 可减轻术后疼痛（推荐）。可术后口服镇痛，不能耐受口服者可直肠或静脉给药。口服给药因其起效时间慢，是术后轻中度疼痛患者及疼痛症状转轻患者的首选用药途径。围手术期单次 COX-2 抑制剂可减少对阿片类药物镇痛的需要，没有明显的副作用。

在某些合并症患者中，应避免或慎用 NSAIDs。对于有消化性溃疡病史或胃十二指肠疾病风险较高的患者，建议使用胃保护剂和 COX-2 选择性抑制剂。在活动性消化道溃疡患者中，应避免同时使用非选择性和 COX-2 选择性 NSAIDs。NSAIDs 可能存在心血管损伤风险。心血管疾病或存在该风险的患者，应限制同时使用非选择性和 COX-2 选择性 NSAIDS。对肾功能不全风险患者，NSAIDS 可能产生可逆性肾衰竭的风险，4 或 5 期肾功能不全患者应避免使用 NSAIDs（高度推荐）。对阿司匹林敏感综合征患者，避免使用非选择性 NSAIDs。NSAIDs 与静脉曲张出血、肾功能受损、腹水增加有关，晚期慢性肝病或肝硬化的患者通常应避免使用 NSAIDs。NSAIDs 用于儿童的有效性尤其是安全性还没有系统验证，因此药物说明书上不建议在儿童患者中使用，一般不推荐作为镇痛药物用于 3 个月以下婴儿。非选择性 NSAIDs 可能增加流产及畸形风险，妊娠初期应慎用。NSAIDs 类药物均有"天花板"效应，故不应超量给药；缓慢静脉滴注不易达到有效血药浓度，在持续给药前应给予负荷剂量；NSAIDs 药物

的血浆蛋白结合率高，应慎重选择同时使用两种 NSAIDs 药物。NSAIDs 在体内的代谢时间随年龄而延长，老年患者使用 NSAIDs 应从小剂量开始并避免长疗程。所有药物应以最低有效剂量使用（高度推荐）。NSAIDs 药物相关不良反应与剂量和疗程密切相关。在所有现在使用的 NSAIDs 药物中，布洛芬的不良反应最少，是使用安全证据最多的 NSAIDs 药物，其次是双氯芬酸和塞来昔布。氟比洛芬酯和帕瑞昔布均有用于小儿术后镇痛的临床报道（推荐）。

（二）阿片类药物

阿片类药物通过激动外周和中枢神经系统的阿片受体发挥镇痛作用，是治疗中重度急慢性疼痛的最常用药物。围手术期应用的强阿片类药物一般包括吗啡、芬太尼、舒芬太尼、羟考酮和氢吗啡酮等；激动 - 拮抗药和部分激动药，如布托啡诺、地佐辛、喷他佐辛、纳布啡、丁丙诺啡，主要用于术后中度疼痛的治疗（推荐）。阿片类药物可能会增加术后与阿片类药物相关的不良事件的风险，如恶心、呕吐、谵妄、膀胱功能障碍和呼吸抑制、痛觉过敏或延迟性痛觉过敏等。

ERAS 理念下疼痛管理采用低阿片或去阿片的镇痛药物使用为主。在最短时间内使用最低剂量的阿片类药物，使用短效阿片类药物维持（高度推荐）。ERAS 模式下的术后镇痛不建议使用阿片类药物，如术后患者使用其他非阿片类药物效果不佳或疼痛剧烈，可考虑加用阿片类药物（推荐）。ERAS 术后镇痛方案中，阿片类药物主要作为急性疼痛单次剂量的应对药物。低剂量阿片类药物与非阿片类药物联合使用可作为备选镇痛方式，用于手术切口大等特殊患者的术后镇痛。鞘内或硬膜外注射阿片类药物，可减少术后全身使用阿片类药物的需要量和副作用，可缓解术后 24h 内疼痛（高度推荐）。阿片类药物潜在副作用通常是可预防或治疗的。术后不良事件的发生与阿片类药物呈剂量相关性，限制阿片类药物剂量或改变用药途径等方法，可以减轻恶心、便秘和肠梗阻等不良反应，如应用替代方法包括局部麻醉、区域麻醉技术，使用非阿片类镇痛药及其他辅助药物（高度推荐）。

（三）其他药物

1. 曲马多　曲马多为中枢性镇痛药，有（+）-

曲马多和(−)-曲马多两种异构体。前者及其代谢产物(+)-O-去甲曲马多(M1)是μ阿片受体激动剂,两者又分别抑制中枢5-羟色胺(5-HT)和去甲肾上腺素的再摄取,提高对脊髓疼痛传导的抑制作用。两种异构体的协同作用可增强镇痛作用。其主要副作用为恶心、呕吐、眩晕、嗜睡、出汗和口干,便秘和躯体依赖的发生率低于阿片类药物。此外,镇痛剂量的曲马多有防治术后寒战的作用(高度推荐)。

2. 氯胺酮 氯胺酮是N-甲基-D-天冬氨酸受体(N-methyl-D-aspartic acid receptor,NMDA)拮抗剂,主要用于各种表浅短小手术的复合麻醉或小儿基础麻醉镇痛。全身麻醉复合用药能减少围手术期阿片类药物的使用及术后恶心呕吐发生率,是多模式镇痛的重要组成部分。氯胺酮的不良反应与用药剂量相关,部分患者出现精神异常现象,但在儿童中发生较少(推荐)。艾司氯胺酮是从消旋氯胺酮中分离出的右旋异构体,麻醉镇痛效果是氯胺酮的2倍,具有氯胺酮的所有优点,动物实验证实不良反应更少。氯胺酮和艾司氯胺酮可预防术中阿片类药物应用引起的痛觉过敏和急性阿片耐受(高度推荐)。

3. 钙离子通道拮抗剂 加巴喷丁和普瑞巴林是作用于大脑和脊髓电压门控钙离子通道α2亚基的镇痛药物。围手术期使用加巴喷丁类药物能起到镇痛作用,并减少围手术期恶心、呕吐和焦虑,有助于提高患者满意度(建议)。目前没有针对加巴喷丁和普瑞巴林在围手术期使用的标准剂量。此类药物主要经肾代谢,大部分药物以原型经尿排出。不良反应包括头晕、嗜睡及协同阿片类药物的呼吸抑制作用,因此在老年人群、肾功能不全患者及有过度镇静风险的人群、大剂量用药时,均需谨慎(推荐)。

4. 右美托咪定 右美托咪定是高选择性α2肾上腺素能受体激动剂,通过作用于中枢和外周神经系统α2受体产生药理作用。其具有抗焦虑、降低应激反应、稳定血流动力学、镇痛、抑制唾液腺分泌、抗寒战和利尿作用。右美托咪定可应用于全身麻醉诱导、维持及苏醒各阶段,也可用于区域神经阻滞麻醉和重症患者的镇静镇痛。其可用做患者静脉自控镇痛(patient controlled intravenous analgesia,PCIA)药物组分之一,与其他镇静镇痛药物一同使用时有良好的协同效应,能显著减少其他镇静镇痛药物剂量(高度推荐)。右

美托咪定围手术期应用方法参见《右美托咪定临床应用专家共识(2018)》。

5. 肾上腺糖皮质激素 肾上腺糖皮质激素围手术期应用比较广泛,适应证包括原先使用糖皮质激素治疗患者的围手术期替代治疗、术后恶心呕吐防治、抑制气道高反应、辅助镇痛治疗、过敏反应的治疗、脓毒症和脓毒性休克的治疗、防治脑水肿、器官移植手术、骨科手术和急性脊髓损伤等(推荐)。具体使用方法参见《肾上腺糖皮质激素围手术期应用专家共识(2017)》。

6. 利多卡因 研究显示静脉使用利多卡因可减轻手术麻醉应激反应以及术后疼痛,节约阿片类药物用量,促进胃肠道功能的恢复,降低术后恶心呕吐和术后认知功能障碍发生率,缩短患者住院时间。但是,围手术期静脉应用利多卡因的临床效果因手术种类而异。目前尚未确定围手术期静脉应用利多卡因的最佳用药方案与最佳适应证,仍需进一步临床研究探讨和确定合适使用剂量(建议)。

二、镇痛方式

(一)患者自控镇痛

患者自控镇痛(patient controlled analgesia,PCA)是一种依赖于镇痛装置的给药技术或模式,可根据患者年龄、体重、手术种类等情况设定参数,在维持稳定血药浓度的同时,满足个体化镇痛需求。PCA术后镇痛起效快、无镇痛盲区,血药浓度稳定,可通过冲击剂量及时控制爆发痛,是目前术后镇痛的最常用和最理想方法,适用于手术后中到重度疼痛(高度推荐)。

PCA根据给药途径不同可分为静脉PCA(patient-controlled intravenous analgesia,PCIA)、硬膜外PCA(patient-controlled epidural analgesia,PCEA)、外周神经阻滞PCA(patient controlled nerve analgesia,PCNA)和皮下PCA(patient controlled subcutaneous analgesia,PCSA),其中以PCEA和PCIA最为常用。

1. 静脉PCA(PCIA) PCIA是经静脉通路行患者自控镇痛,主要适用于急性疼痛和非脊神经分布区的疼痛。常用PCIA药物及推荐方案见表34-1。阿片类药物应早期给予负荷剂量,给药后观察5~10min;NSAIDs有封顶效应,且不适合分次给药。联合应用能提高镇痛效果,减少副作

表 34-1　常用 PCIA 药物的推荐方案

药物	负荷剂量	单次给药剂量	锁定时间（min）	持续输注
吗啡	1~3mg	0.5~3mg	10~15	0~1mg/h
舒芬太尼	1~3μg	1~5μg	5~10	1~2μg/h
芬太尼	10~30μg	15~50μg	3~10	0~10μg/h
氢吗啡酮	0.1~0.2mg	0.1~0.5mg	5~10	1~5μg/h
羟考酮	1~3mg	1~2mg	5~10	0~1mg/h
布托啡诺	0.25~1mg	0.2~0.5mg	10~15	0.1~0.2mg/h
曲马多	1.5~3mg/kg	20~30mg	6~10	10~15mg/h
纳布啡	1mg	1mg	15	0.5~2mg/h
氟比洛芬酯	25~75mg	50mg	—	200~250mg/24h

用的发生（高度推荐）。

2. **硬膜外 PCA（PCEA）** PCEA 是经硬膜外腔导管行 PCA，适用于脊神经支配区域的疼痛。常用药物为低浓度罗哌卡因或布比卡因，并与阿片类药物联合应用。常用 PCEA 药物配方见表 34-2。

3. **皮下 PCA（PCSA）** PCSA 是利用患者自控镇痛装置经皮下给药镇痛，适用于静脉穿刺困难和长期需要患者自控镇痛的患者。常在前臂近肘关节处皮下留置 22G 套管针外套管，连接 PCA 装置。PCSA 起效慢于静脉用药，镇痛效果与 PCIA 相似。常用药物为吗啡、芬太尼、舒芬太尼、羟考酮、曲马多等。哌替啶具有组织刺激性，不宜用于 PCSA。

4. **外周神经阻滞 PCA（PCNA）** PCNA 是在神经丛或外周神经处留置导管，连接患者自控镇痛装置进行镇痛。常用药物为局部麻醉药罗哌卡因、布比卡因，可在局部麻醉药中加适量的镇痛药。

（二）ERAS 理念下椎管内镇痛

ERAS 提倡根据患者的全身情况及手术创伤，实现个体化的预防性镇痛及多模式镇痛。硬膜外阻滞作为多模式镇痛的手段之一，可有效缓解疼痛，抑制手术应激。胸段硬膜外阻滞被认为是胸腹部手术 ERAS 方案的最佳镇痛方法。对于胸腹部开放手术，推荐使用局部麻醉药混合低剂量阿片类药物的胸段硬膜外阻滞。腹部手术后使用硬膜外阻滞可有效缓解疼痛，改善胃肠功能。切皮前使用硬膜外镇痛可减轻患者术后疼痛程度，减少首次镇痛需求以及术后镇痛药物需求量。对胸、腹部和血管外科手术，推荐使用预先胸段硬膜外阻滞来控制术后疼痛（高度推荐）。

（三）ERAS 理念下超声引导神经阻滞镇痛

近年来，超声引导下外周神经阻滞成为多模式镇痛的重要环节。外周神经阻滞在缓解疼痛、

表 34-2　常见 PCEA 药物配方及参数设置（建议）

局部麻醉药 + 阿片类药物		首次剂量	背景剂量	单次给药剂量	锁定时间	最大剂量
罗哌卡因 0.15%~0.2%	吗啡（20~40μg/ml） 芬太尼（2~4μg/ml）					
布比卡因 0.1%~0.15%	舒芬太尼（0.4~0.8μg/ml）	6~10ml	4~6ml	2~4ml	15~30min	12ml/h
左旋布比卡因 0.1%~0.2%	氢吗啡酮（10μg/ml） 纳布啡（0.04~0.3mg/ml）					

保护器官功能、减轻术后 PONV、缩短住院天数和降低不良事件发生等方面有积极影响,对加速患者康复有益(高度推荐)。

1. 四肢外周神经阻滞(推荐)

(1) 上肢术后采用臂丛神经阻滞,可达到良好的术后镇痛效果。

(2) 针对全膝关节置换术和股骨下 2/3 以下部位的外周神经阻滞镇痛,主要采用股神经阻滞,但膝关节后部的阻滞常不完全,宜加用坐骨神经阻滞。

(3) 坐骨神经阻滞、闭孔神经阻滞和腰丛神经阻滞均可用于术后镇痛,但上述神经均含运动纤维,应控制局部麻醉药浓度并防止意外跌倒。

(4) 收肌管阻滞可阻滞全部为感觉神经纤维的隐神经。

2. 躯干外周神经阻滞(推荐)

(1) 腹横肌平面阻滞广泛应用于开腹和腹腔镜下的各种腹内手术围手术期镇痛,不良反应包括神经损伤、神经缺血、局部麻醉药中毒和局部感染。

(2) 胸椎旁神经阻滞主要用于乳腺、心脏和胸腔内手术等镇痛。可单次注药,随剂量增大可阻滞多个节段,但若希望达到长时间阻滞,应考虑放置导管。其主要并发症是气胸,也可能发生单侧注药致双侧阻滞。

(3) 腰方肌阻滞有Ⅰ、Ⅱ、Ⅲ型之分。Ⅰ型阻滞将药物注于腰方肌外侧和腹横肌筋膜相连的平面;Ⅱ型阻滞将药物注于腰方肌与背阔肌之间;Ⅲ型阻滞将药物注于腰方肌前缘。腰方肌阻滞主要用于 $T_6 \sim L_1$ 平面手术围手术期镇痛。

(4) 肋间神经阻滞主要用于胸壁外伤、多发性肋骨骨折和胸腔引流管的放置镇痛。前部的肋间神经由于神经已分支,主要用于正中胸骨劈开的心脏手术。低位的(T_{11} 、 T_{12})肋间神经阻滞也可用于肾脏手术。

(5) 前锯肌平面阻滞主要用于乳腺和胸腔镜手术围手术期镇痛。

超声引导下外周神经阻滞,术后镇痛常采用的局部麻醉药为 0.15%~0.25% 罗哌卡因或 0.125%~0.2% 布比卡因,常用量不超过 20~30ml。连续外周神经阻滞留置导管能够提供更完善的长时间术后镇痛,但长期留置导管有出血、感染、神经损伤的风险。

(四) ERAS 理念下其他镇痛方式

术后切口局部浸润可明显减少术后镇痛药物的使用。全膝关节置换的术后镇痛常以局部麻醉药为主,联合糖皮质激素、NSAIDs 等其他药物关节腔周围注射,又称"鸡尾酒"疗法。关节腔内注射局部麻醉药或 NSAIDs 药物均有镇痛作用,但前者浓度过高可能致软骨坏死,后者是否影响骨愈合尚无定论。NSAIDs 贴剂如氟比洛芬凝胶贴膏用于浅表切口周围有明显的术后镇痛效果,但指征、剂量和局部及全身影响仍待进一步明确。胸膜腔或腹膜腔应用局部麻醉药喷洒镇痛的方法,因存在镇痛效果不确定和局部麻醉药中毒的风险,不建议采用(建议)。

三、ERAS 理念下疼痛管理临床路径

(一) ERAS 理念下术前镇痛

临床实践中院前镇痛尚未得到广泛关注。疼痛管理要求在第一时间即对患者使用视觉模拟评分法(visual analogue scale, VAS)或数字等级评定量表(numerical rating scale, NRS)等进行疼痛评估,在排除禁忌证(如颅脑损伤、脏器损伤、骨筋膜室综合征等)后尽早开始镇痛。

1. 患者教育(高度推荐) 推荐多途径并以多种方式进行,如面对面沟通、电话、书面宣教材料、教育网站、音视频等进行患者教育。术前详细了解患者需求,评估患者心理状态,消除患者对围手术期疼痛的误解与恐惧,教会患者何时、如何向医护人员诉说疼痛,能借助疼痛量表评估疼痛程度。

2. 术前预防镇痛(高度推荐) 预防镇痛是在疼痛发生前采取有效的干预措施,减轻围手术期有害刺激造成的外周和中枢神经敏化,打断疼痛链,提高疼痛阈值,降低术后疼痛强度,减少镇痛药物需求和药物相关不良反应的措施。术前可使用对乙酰氨基酚、非选择性 NSAIDs 或 COX-2 选择性抑制剂,或联合羟考酮、吗啡、曲马多等阿片类药物,或镇静催眠抗焦虑药物。目前大多数研究均肯定预防性镇痛的作用,仅个别报道提示无明显优势,这可能与起始镇痛的时间差异,或药物未能完全阻断疼痛传导通路有关。

3. 术前急性疼痛管理（高度推荐） 急性疼痛如未得到完全控制,疼痛传导路径发生病理改变,可能演变成慢性疼痛。对于轻中度疼痛,推荐口服对乙酰氨基酚及 NSAIDs 药物;在疼痛控制不佳时,联合使用阿片类药物,可选择口服、肌内或静脉注射等方式。镇痛药物的使用应遵循低剂量、短疗程原则,并注意避免药物副作用,特别是非选择性 NSAIDs 药物对血小板功能的影响和阿片类药物的相关不良反应。

4. 术前慢性疼痛管理 择期手术患者术前多数存在慢性疼痛,可表现为疼痛的持续存在和间断性急性发作。脊柱和关节疼痛的择期手术患者,术前可使用 NSAIDs;神经病理性疼痛者可加用加巴喷丁或普瑞巴林;癌性疼痛应按癌痛控制的三阶梯原则进行,或给予高级别的阿片类镇痛药物（推荐）。外伤或慢性炎症的局部刺激可能造成肌肉痉挛,进一步加重疼痛,肌肉松弛剂也是可选择的术前辅助用药。目前没有确切证据支持肌肉松弛剂对患者疼痛控制有协同作用,但仍有综述推荐肌肉松弛剂作为镇痛的辅助用药（建议）。

5. 术前心理管理（高度推荐） 失眠和焦虑是患者住院后因环境改变和恐惧创伤、手术的结果,可影响围手术期镇痛效果。术前应加强对患者的关心和心理疏导,采用术前宣教和催眠、音乐、针灸、推拿等方式干预,必要时加用镇静抗焦虑药物（高度推荐）。

6. 术前用药（高度推荐） 使用镇痛药物时,应重视原发疾病的治疗;同时按照疼痛病因和疼痛性质、疼痛强度,选择合适的药物与剂型,注意区分伤害感受性疼痛和神经病理性疼痛。应对药物的剂量和种类进行动态评估和调整,必要时可联合不同机制、途径的药物,以降低药物用量,减少相关不良反应。

（二）ERAS 理念下术中镇痛

1. 腹部手术 腹部手术的疼痛是手术造成的皮肤、皮下组织及部分腹膜壁层伤害性刺激引起的疼痛,以及手术引起腹腔内组织脏器损伤所造成的疼痛。做好上述两方面镇痛,可减少疼痛的继发影响,促进肠道排气,早期进食进水、下床活动,达到快速康复。

腹部手术镇痛应采取多种麻醉方法,联合多种镇痛药物,尽量减少阿片类药物的使用及其相关的肠道麻痹作用。疝手术多数在切口局部麻醉药浸润、硬膜外麻醉或超声引导下神经阻滞等麻醉方式下完成。肝胆、脾、胃及肠道手术需要全身麻醉。短小手术可选取静脉或吸入全麻药,复合短效阿片类药物如瑞芬太尼。长时间手术推荐全身麻醉联合椎管内麻醉或超声引导下神经阻滞,减少阿片类药物的应用,加快患者的肠道功能恢复。超声引导下神经阻滞镇痛效果明确,可大幅减少阿片类药物的应用。例如,超声引导下腹横肌平面阻滞,并发症较少,易于操作,应广泛应用于腹部手术的辅助镇痛。此外,腰方肌阻滞可以提供腹部躯体和内脏镇痛,也是较好的镇痛选择。产科手术多数采取椎管内麻醉,术后联合硬膜外或静脉镇痛泵,有助于减轻切口痛和宫缩痛;若存在椎管内麻醉禁忌需行全身麻醉,可联合 TAP 或切口局部麻醉药浸润以减少阿片类药物应用（高度推荐）。

2. 胸部手术 胸科手术通过不同的手术刺激（切皮、牵张肋骨、刺激胸膜、牵拉膈肌等）,伤害性痛信号沿躯体神经致局部和中枢疼痛敏感化。手术触及肺门、心包、牵拉膈肌等激惹迷走神经和膈神经,以及术后引流等医源性刺激,均可活化躯体或内脏性疼痛;不同的神经损伤、肌筋膜受累等易迁延为慢性疼痛综合征,使胸部术后疼痛时程长达 2~6 个月。

全身麻醉联合胸段硬膜外镇痛效果确切,可减少术中阿片类药物的应用,减少恶心、呕吐等副作用。行胸段硬膜外麻醉时,应注意凝血功能及血小板是否正常以及是否存在椎管内麻醉禁忌。全身麻醉联合神经阻滞近年来广受关注。例如,胸椎旁神经阻滞是将局部麻醉药注射到椎旁间隙处,产生同侧邻近多个节段的躯体和交感神经阻滞。竖脊肌平面神经阻滞,镇痛效果与胸段硬膜外相似;该技术还可用于严重的神经病理性疼痛和急性术后疼痛。连续竖脊肌平面阻滞技术还可用于开胸手术硬膜外失败后的镇痛补救治疗。此外,前锯肌阻滞、肋间神经阻滞的应用能减少全麻药物应用,使患者术后早活动,早期恢复肺功能（推荐）。

3. 四肢手术 四肢痛刺激的感受来自躯体神经,因此可在硬膜外、外周神经连续（或单次）阻滞的基础上,联合使用不同种类的镇痛药进行预防性镇痛。对于短小手术,尽量使用神经阻滞及椎管内麻醉,有利于患者术后恢复及早期功能锻炼,降低术后死亡率和其他严重并发症发生率（高度推荐)。对手术时间长、手术复杂、创伤大或破坏性手术,宜在全麻下实施。

行外周神经阻滞时,推荐使用超声引导。上肢手术多数能在臂丛神经阻滞下完成。肘部以下手术多选用腋路法,上臂或肩部手术多选用肌间沟法。极少数手术可在尺神经、桡神经、正中神经阻滞下完成。对接受肩关节镜手术的外科患者,锁骨上联合腋路臂丛神经阻滞较单纯肌间沟臂丛阻滞能缓解术后早期疼痛。与单纯腋神经阻滞相比,联合腋神经和肩胛上神经阻滞可降低肩袖修补术后爆发痛的发生率。对双上肢同时接受手术的患者,推荐全麻辅助局部麻醉。下肢手术最常采用椎管内麻醉,对心肺功能差或椎管内麻醉禁忌的患者可选择连续神经阻滞。下肢手术的神经阻滞方式有腰丛 + 骶丛神经阻滞、腰大肌 + 腰大肌间沟阻滞、股神经阻滞、坐骨神经阻滞等,术中生命体征平稳,镇痛效果可持续至术后早期,便于早期功能锻炼(推荐)。

4. 头颈部手术　头颈部手术包括眼、耳鼻喉、口腔以及颈部等部分手术,手术创伤会不同程度影响患者的视力、语言以及吞咽等功能,会加重患者的疼痛感觉。剧烈的疼痛也会加重患者的应激反应,影响治疗效果,延缓患者康复。

5. 眼科手术　眼科手术年龄跨度大,患者从新生儿至高龄老人,且眼部对疼痛刺激敏感,眼眶部位神经血管丰富,应根据患者年龄、术前状态以及手术方式等综合考虑麻醉方法和用药选择。

大多数眼科手术在局部麻醉下即可完成。局部麻醉有对眼压影响小,术后恶心、呕吐、嗜睡发生少等特点,有利于患者术后康复。局部麻醉方法包括表面麻醉、筋膜下阻滞、球后阻滞、球周阻滞等。应注意局部麻醉药用量过大可导致眼压增高。复杂的眼内手术和对于不能配合的小儿患者,多使用全身麻醉。全身麻醉药物的选择要避免眼压增高并预防眼心反射。

6. 耳鼻喉科手术　耳鼻喉科手术种类繁多,且颌面、口腔、咽喉各个部位神经分布非常丰富、加之共用气道问题,对麻醉管理要求高,尤其是在麻醉恢复期,必须保证较高的苏醒质量。

耳鼻喉科手术既往多在局麻下完成,表面麻醉、局部浸润麻醉等仅适用于范围局限、操作简单的短小手术以及能积极配合的患者。耳鼻喉科可以开展的神经阻滞技术很多,包括耳大神经阻滞、上颌神经阻滞、眶下神经阻滞等。耳大神经阻滞

范围可覆盖耳部绝大部分神经支配区,减少术中全麻药物用量,也可缓解鼓室乳突手术患者术后疼痛、恶心、呕吐发生率。上颌神经阻滞可用于口腔科上颌骨手术的局部麻醉、疼痛科治疗三叉神经痛及功能性鼻内窥镜手术。眶下神经阻滞可用于鼻翼皮肤手术。

7. 口腔头颈颌面部位手术　口腔颌面手术涉及鼻咽腔、舌根、口底及颈前区等区域,术后易发生水肿、淋巴回流障碍及重建皮瓣肿胀、压迫气道等现象,加之麻醉过程中阿片类药物的使用,使术后恶心、呕吐、呼吸抑制甚至上呼吸道梗阻的发生率明显增加。目前,ERAS理念在颌面外科手术领域相关研究较少,尚无共识推荐。

8. 颈部手术　根据手术方式、手术时长和患者身体情况及耐受度,选用颈部神经阻滞、全身麻醉或二者相结合的方式,减少并发症和不良反应,维持血流动力学稳定。

如果病变较局限、手术范围小,患者耐受度和配合度较高,可以选择局部麻醉。颈丛神经阻滞具有镇痛范围明确,用药剂量小等特点,可满足部分手术需求。同时,患者处于清醒状态,手术时可以即时配合,防止误伤神经等情况发生。即使颈丛神经阻滞非常完善,在手术牵拉时患者仍会感到不适,还有声嘶、心血管及呼吸等方面的并发症风险。

9. 会阴部位手术　会阴部位手术包括产科(会阴切开术)、肛肠科(肛瘘、肛裂、肛周脓肿以及内外痔疮等手术)以及泌尿外科(前列腺增生、睾丸附睾的炎症和肿瘤、尿道结石等相关手术)。会阴部神经末梢分布极为丰富,手术损伤、炎症反应等均可使外周及中枢神经敏感性提高。会阴部伤口愈合时间长,围手术期排便排尿、换药等刺激也会导致剧烈疼痛,引起排尿困难和尿潴留等,给患者心理和生理带来巨大伤害。

会阴局部浸润麻醉是传统的麻醉方式,但镇痛不完善,肛门括约肌松弛度不足,影响术野充分暴露,导致手术并发症增多,因而仅适于会阴部短小手术。

会阴切开等手术术前推荐采用双侧阴部神经阻滞,能松弛盆底肌肉,使会阴皮肤肌肉得到最大限度伸展。对于分娩患者,可增大娩出口,减小分娩阻力,减少胎头对膀胱的压迫;同时减轻产妇因惧怕疼痛而不敢用力,一定程度上缩短了第二产程,使会阴侧切率下降;有利于产后的体力恢复和

母乳喂养,促进母婴健康。

肛周神经阻滞适于肛周相关手术。齿线下缘约2cm处的肛管移行上皮区域无痛觉神经分布,属痛觉迟钝区,在此区域注射时患者无进针感。肛周神经阻滞是在此肛门局部解剖学基础上的局部浸润技术。与传统的局部浸润相比,肛周神经阻滞注射点更多,给药部位更接近于病灶区域,用药少,起效快,术中牵拉、疼痛和便意等症状轻微;且药物可直接作用于肛门括约肌神经丛,肌松效果明显,不仅利于操作,而且降低局部麻醉药用量,减少局部麻醉药毒性反应的发生。

腰硬联合麻醉适用于大多数会阴部位手术,既保留了腰麻起效快、腰骶神经阻滞完善和盆腔阻滞松弛的优点,又可经硬膜外按需追加药物,也便于术后镇痛(高度推荐)。椎管内麻醉禁忌的患者可选择全身麻醉。

(三) ERAS 理念下术后镇痛

1. 意义 术后镇痛是 ERAS 疼痛管理临床路径中的重要一环,直接关系到患者的转归与预后。应积极参与患者术后疼痛管理,保障 ERAS 疼痛管理的连续性和完整性,提高患者术后生活质量。

2. 原则和目标 根据不同术后疼痛类型,可以分为切口痛、炎性痛和内脏痛:①切口痛:目前主要对策是局部麻醉药切口局部浸润、局部神经阻滞以及应用切口镇痛泵;②炎性痛:NSAIDs 是主要用药,预防镇痛和多模式镇痛是主要理念和技术;③内脏痛:伴随着腔镜技术的发展、微创手术的进步,内脏痛的问题日渐突出,已成为术后镇痛的主要问题。

术后镇痛的原则是,根据手术创伤程度,有无内脏痛、炎性痛,结合患者术后功能康复需求,优化围手术期多模式镇痛方案,以获得最优转归。管理目标包括:①在安全的前提下,持续有效镇痛;②无或仅有轻度不良反应;③最佳的生理功能,最佳的患者满意度;④利于患者术后康复(高度推荐)。

3. 方法 术后镇痛的给药方式可分为局部和全身用药。局部用药包括:切口局部浸润、外周神经阻滞和椎管内给予局部麻醉药。全身给药包括口服给药、皮下注射给药、肌内注射给药、胸膜腔或腹膜腔给药和静脉注射给药。口服给药适用于神志清醒、非胃肠手术和术后胃肠功能良好患者的术后轻、中度疼痛的控制;可在使用其他方法

(如静脉)镇痛后,以口服镇痛作为延续;可作为多模式镇痛的一部分。肌注给药起效快于口服给药,但注射痛、单次注射用药量大等副作用明显,重复给药易出现镇痛盲区,不推荐用于术后镇痛。皮下给药虽有注射痛,但可通过植入导管实现较长时间给药。胸膜腔和腹膜腔给药镇痛作用不确实,易发生局部麻醉药中毒,不推荐常规使用。单次或间断静脉注射给药适用于门诊手术和短小手术,但药物血浆浓度峰谷比大,镇痛效应不稳定,术后需持续疼痛者应按时给药。由于术后疼痛阈值会发生改变,药物恒量输注的效应不易预测,更推荐 PCA。PCA 是目前术后镇痛最常用和最理想的方法,适用于手术后中重度疼痛(详见前文 PCA)。

(四) ERAS 理念下出院后镇痛

1. 意义 出院后镇痛是指手术患者在出院后进行的多学科合作的镇痛模式,不但改善手术后转归,提高患者满意度,缩短患者住院时间,而且可扩大日间手术范畴。出院后镇痛应达到四 A 标准(意识清醒 alertness、随意行走 ambulation、无痛 analgesia、营养良好 alimentation)。目前多数评估和研究都集中在出院前,出院后的镇痛管理研究较少(高度推荐)。

2. 原则和目标 出院后镇痛的原则类似术后镇痛,但对安全有效、简单实用的要求更高。传统的术后镇痛方式,如阿片类药物自控镇痛和椎管内镇痛技术,不适于出院后疼痛的管理。出院后需要多模式镇痛方法,联合阿片类和非阿片类镇痛药作用于中枢和外周神经系统不同位点。

3. 方法 大多数患者的出院后镇痛主要通过口服给药实现,主要包括对乙酰氨基酚、非选择性 NSAIDs、COX-2 选择性抑制剂和口服阿片类药物等。原则上只要胃肠功能良好,即可采用以口服为主要方法的全身镇痛。静脉镇痛原则上不用于居家治疗,偶尔在出院前静脉给予长效 NSAIDs 药物,但在患者离院前需要有足够的观察时间,待药物达峰作用后无明显不良反应再行出院。肌内注射用药因局部疼痛和药物吸收变异度大,不建议使用。

4. 随访 出院后镇痛必须在确保安全的前提下进行,要牢记每种治疗方法的风险,包括过度镇静、呼吸抑制、恶心呕吐、局部麻醉药中毒等。简单明了的患者教育,认真完备的随访和记录,是

34

保证出院后镇痛质量的基本要求。

出院后的疼痛管理充满挑战,建立具体的疼痛管理临床指南是达到良好镇痛效果和使患者满意的基础。个体生物学差异可导致患者对镇痛需求不一,故需为每位患者制定出院后个体化多模式镇痛方法,并定期随访和随时调整方案。良好的疼痛治疗需要团队合作,这不仅包括医疗团队,也包括患者和护理人员。

四、ERAS 理念下疼痛管理的常见并发症

镇痛相关并发症与所选择的镇痛药物或技术密切相关。

(一)镇静过度与呼吸抑制

1. 诊断 阿片类药物镇痛治疗期间的常见并发症为中枢性呼吸抑制,临床上表现为呼吸深度、频率减低甚至出现呼吸暂停。任意途径给予阿片类药物(包括椎管内注射)时均可能出现,与高龄、个体对阿片类药物耐受性差异、合用其他中枢神经抑制药、腹内压或胸内压增高、术前存在的呼吸功能不全等因素有关。

2. 处理 镇痛治疗期间应定期监测患者镇静、脉搏血氧饱和度和呼吸频率。当呼吸频率减慢至 8 次 /min 以下伴 SpO_2 明显下降时,应立即停用镇痛泵、吸氧、保持呼吸道通畅、静脉给予纳洛酮拮抗等对症处理,一般均可在短时间内逆转。对硬膜外使用常规剂量阿片类药物而发生呼吸抑制的患者,则应及时排除导管移位至蛛网膜下腔的可能(高度推荐)。

(二)恶心呕吐

1. 诊断 区分记录患者恶心与呕吐次数与程度。

2. 处理 选用 5-HT$_3$ 受体拮抗剂、地塞米松、东莨菪碱透皮剂以及神经激肽受体拮抗剂等药物进行预防的效果通常较好。多模式镇痛,特别是联合使用区域麻醉阻滞技术或非阿片类镇痛药物,可进一步减少术后恶心呕吐的发生。当预防性治疗失败时,需选择其他种类药物进行补救性治疗,包括氟哌利多、甲氧氯普胺,必要时可辅以小剂量丙泊酚。低剂量阿片类药物拮抗剂可用于治疗蛛网膜下腔给予吗啡导致的难治性恶心呕

吐。此外,若术后恶心呕吐是由椎管内镇痛期间的低血压引发,可通过纠正低血压来解决(推荐)。

(三)皮肤瘙痒

1. 诊断 多见于椎管内应用阿片类药物,尤其是蛛网膜下腔给药的患者,且发生率呈剂量依赖性。

2. 处理 联合应用局部麻醉药进行椎管内镇痛可降低瘙痒发生率。症状较轻者可通过减慢阿片类药物输注速度或降低其药物浓度,并尝试给予抗组胺药治疗以缓解。无效时可给予小剂量阿片受体拮抗剂治疗,如纳洛酮 40~80μg 静脉注射或使用阿片受体激动 - 拮抗剂布托啡诺 1~2mg 或纳布啡 2.5~5mg 静脉注射,必要时可在 5min 后重复给药或以 0.25~1μg/(kg·h) 的速率持续静脉输注纳洛酮(推荐)。

(四)腹胀便秘

1. 诊断 阿片类药物减弱内脏运动,可引起胃潴留、腹胀与便秘,并可能进一步导致胃内容物的反流和误吸,甚至影响胃肠吻合口愈合。术后持续卧床时间过长可加重上述情况。

2. 处理 条件允许时,应鼓励患者早期进行床上和下床活动,先进行肢体的被动活动,待肢体感觉、运动功能恢复后再行主动活动。腹胀严重者,可用肛管排气减轻腹胀。此外,针灸相关穴位也有利于胃肠道功能恢复(推荐)。

(五)尿潴留

1. 诊断 常与椎管内镇痛使用局部麻醉药、阿片类药物导致膀胱充盈感下降、排尿能力下降有关。低浓度局部麻醉药的硬膜外镇痛方案可减少尿潴留发生。

2. 处理 治疗上可首先尝试物理疗法或药物治疗(如新斯的明或酚苄明)来促进排尿。无效时宜留置尿管以解除尿潴留,待患者停用 PCA 后拔除尿管(推荐)。

(六)低血压

1. 诊断 低血压通常定义为血压较基线下降 20% 以上。术中失血造成的绝对血容量不足、椎管内麻醉后血管扩张引起的相对血容量不足,是导致低血压最主要的原因。

2. 处理 防治措施包括吸氧、抬高双下肢、输

液扩容等。严重低血压时可适当静注麻黄碱或去氧肾上腺素,同时检查椎管内麻醉平面、镇痛泵药物及设置,及时鉴别和处理可能的原因(高度推荐)。

(七)心动过缓

1. 诊断 常由椎管内麻醉后的交感神经阻滞所致,术前存在心动过缓或传导阻滞、长期口服 β 受体阻滞剂的患者更易出现。

2. 处理 一般无需特殊处理,出现严重的心动过缓时可静注阿托品 0.5~1mg,如无反应可静注小剂量肾上腺素 5~10μg,同时加强生命体征监测(高度推荐)。

(八)运动受限和感觉障碍

1. 诊断 一般由选用高浓度局部麻醉药进行硬膜外或神经阻滞所致,偶可因神经损伤、硬膜外血肿、硬膜外导管压迫一侧脊神经根等引起。

2. 处理 主要处理包括:①肢体肌力恢复前制动;②检查所用阻滞及镇痛的局部麻醉药物种类和浓度;③排除穿刺致神经损伤和硬膜外血肿可能;④硬膜外镇痛出现下肢局部肌无力的患者,可尝试拔出导管 1~2cm,数小时后一般可缓解;⑤必要时行肌电图、MRI 等检查;⑥对于下肢麻木、乏力较久的患者,要警惕压迫导致褥疮、血栓形成等潜在问题(推荐)。

(九)硬膜外留置导管相关的并发症

硬膜外导管脱出或堵塞是导致硬膜外镇痛治疗失败最常见的原因。缺乏导管固定经验、硬膜外导管置入过短、肥胖患者皮下组织疏松等因素,会增加导管脱出概率,可通过适当增加导管置入深度、固定导管时稍微盘曲的方法加以预防。一旦确定导管脱离硬膜外腔或堵塞,需适时拔除导管改行 PCIA。此外,长时间留置硬膜外导管镇痛的患者有发生硬膜外脓肿的风险,故需强调椎管内操作过程中的严格无菌,减少不必要的长期留置来加以预防(高度推荐)。

五、ERAS 理念下疼痛的组织管理

(一)疼痛评估

1. 疼痛评估的总体原则 疼痛评估是围手术期疼痛有效管理的重要环节。疼痛评估的准确性直接关系到镇痛治疗方案的选择和实施。疼痛评估应以统一的标准,以达到同质化的目的。定期评价药物或治疗方法疗效和副反应,并据此作相应调整。应注重评估—治疗—再评估的动态过程,将患者活动时的疼痛缓解率作为疼痛管理的重要指标,且在疼痛治疗结束后由患者评估满意度。

2. 具体原则

(1)术后 6h 内建议病房护士每 2h 评估 1 次患者疼痛情况、精神状况、一般生命体征、是否存在镇痛相关不良反应。术后 6~24h 内每 4h 评估患者疼痛情况。24h 以后建议每 12h 评估患者疼痛情况。麻醉科护士每天至少 1 次对疼痛患者进行访视,了解其镇痛情况并对病房护士进行镇痛相关教育(推荐)。

(2)评估静态和动态的疼痛强度,只有活动时疼痛减轻才能保证患者术后机体功能的最大康复。

(3)在疼痛未稳定控制时,应反复评估每次药物和治疗方法干预后的效果。原则上静脉给药后 5~15min、口服给药后 1h,药物达最大作用时评估治疗效果;对使用 PCA 的患者,应该了解无效按压次数,是否寻求其他镇痛药物治疗(推荐)。

(4)治疗效果及不良反应均应清楚记录在案。

(5)应立即评估突发的剧烈疼痛,尤其是生命体征改变(如低血压、心动过速或发热),同时对可能的伤口裂开、感染、深静脉血栓等情况做出及时诊断和治疗。

(6)术后康复锻炼中应再次评估患者疼痛情况,根据外科康复需求制定适宜的镇痛方式。

(7)疼痛治疗结束时,应由患者对医护人员处理疼痛的满意度及对疼痛整体处理的满意度分别做出评估。

3. 常用疼痛评估方法

(1)视觉模拟评分法(visual analogue scale, VAS):一条长 100mm 的标尺,一端标示"无痛",另一端标示"最剧烈的疼痛",患者根据疼痛的强度标定相应的位置。

(2)数字评分法(numerical rating scale, NRS):用 0~10 数字的刻度标示出不同程度的疼痛强度等级;"0"为无痛,"10"为最剧烈疼痛,1~3 分为轻度疼痛(疼痛不影响睡眠),4~6 分为中度疼痛

（疼痛影响睡眠，但仍可入睡），7~10 分为重度疼痛（疼痛导致不能睡眠或从睡眠中痛醒）。此法不适于无数字概念的幼儿。

（3）Wong-Baker 面部表情量表（Wong-Baker Faces Pain Rating Scale）：由 6 张从微笑或幸福直至流泪的不同表情的面部图像组成，适用于交流困难如儿童（3~5 岁）、老年人、意识不清或不能用言语准确表达的患者。

（4）语言等级评定量表（verbal rating scale，VRS）：将描绘疼痛强度的词汇通过口述表达为无痛、轻度疼痛、中度疼痛、重度疼痛，其程度与数字等级评定量表相当。

（二）镇静评估

患者术后镇痛治疗过程中，需及时准确评估患者镇静程度。适度镇静利于患者获得良好的术后镇痛效果，避免躁动不安，以免增加机体氧耗，不利于患者恢复。更重要的是，需预防过度镇静，以免导致呼吸道梗阻和自主呼吸抑制等不良反应。镇静程度评分以 Ramsay 镇静分级、镇静反应程度（levels of sedation，LOS）分级和警觉/镇静（observer's assessment of the alertness/sedation，OAA/S）评分较为常用，详见表 34-3~ 表 34-5。患者术后镇静程度以 Ramsay Ⅱ或Ⅲ级、LOS 低于 2 级或 OAA/S 评分不低于 4 分为宜。

表 34-3　Ramsay 镇静分级标准

分级	评估依据
Ⅰ级	患者焦虑和/或躁动不安
Ⅱ级	患者安静合作，定向准确
Ⅲ级	患者仅对指令有反应
Ⅳ级	患者入睡，轻叩眉间或对声光刺激反应灵敏
Ⅴ级	患者入睡，轻叩眉间或对声光刺激反应迟钝
Ⅵ级	患者深睡或麻醉状态

表 34-4　LOS 分级标准

分级	评估依据
0 级	清醒
1 级	轻度镇静，容易唤醒
1S 级	正常入睡状态，容易唤醒
2 级	中度镇静，不易唤醒，或谈话时昏昏欲睡
3 级	难以唤醒

（三）运动阻滞评估

运动阻滞常见于区域神经阻滞或椎管内阻滞的患者，通常情况下镇痛效果较好，但运动神经阻滞会给患者带来一定不便，临床上应对其充分评估。评估方法通常使用改良 Bromage 评分，可用于评估上肢或下肢运动阻滞情况，具体见表 34-6。

（四）疼痛管理小组

疼痛是患者术后主要的应激因素之一，可导致患者术后早期下床活动或出院时间延迟，阻碍外科患者术后康复，影响患者术后生活质量。提倡建立由麻醉科医师、外科医师、护理与临床药师等组成的术后急性疼痛管理团队，以提高术后疼痛治疗质量，提高患者舒适度和满意度，减少术后并发症（高度推荐）。

1. 目的　建立统一的急性疼痛服务组织对急性疼痛进行管理，可有效减少术后急性疼痛的发生及程度，防范和减少并发症及不良反应，为患者术后康复提供良好的条件，以减少患者花费并改善预后。急性疼痛服务团队有多种模式，以麻醉科医师督导护士为主体的模式目前被认为是优化的术后疼痛管理模式（高度推荐）。

急性疼痛服务团队的任务包括：①24h 随时待命的急性疼痛服务人员；②对疼痛进行评估的机制，包括静态及动态疼痛评分，同时要有相应记

表 34-5　OAA/S 评分标准

评分	反应性	语言	面部表情	眼睛
5 分	对正常语调呼名的应答反应正常	正常	正常	无眼睑下垂
4 分	对正常语调呼名的应答反应迟钝	稍减慢或含糊	稍微放松	凝视或眼睑下垂
3 分	仅对反复大声呼名有应答反应	不清或明显变慢	明显放松	凝视或眼睑明显下垂
2 分	对反复大声呼名无应答反应，对轻拍身体才有应答反应	吐字不清		
1 分	对拍身体无应答反应，对伤害性刺激有应答反应			

表 34-6　改良 Bromage 评分

评估上肢运动阻滞	
0 分	无运动神经阻滞
1 分	感上肢沉重
2 分	不能抬肩但能屈肘
3 分	不能屈肘
4 分	不能曲腕
5 分	不能活动手指
评估下肢运动阻滞	
0 分	无运动神经阻滞
1 分	不能抬腿
2 分	不能弯曲膝部
3 分	不能弯曲踝关节

录;③对护士及外科医师进行教育,制定术后活动和康复目标;④对病房护士进行教育,使镇痛安全有效;⑤让患者了解疼痛治疗的意义、目标、益处以及可能出现的不良反应;⑥提高患者的安全性。

2. 人员组成与职责　麻醉科医师、外科医师、病房护士、麻醉专科护士和康复科医师等。

(1) 麻醉科医师:所有麻醉科医师都是疼痛管理中核心镇痛技术的实施者。急性疼痛服务专职麻醉科医师对护士、外科医师及所有麻醉科医师进行急性疼痛管理培训,制订疼痛治疗方案并且与相关人员举行定期会议,分析在疼痛治疗过程中出现的问题,根据现有的证据提出符合现阶段情况的适宜改进措施。同时还要收集和整理外科医师对镇痛的要求,考虑手术操作、镇痛技术对术后康复的影响以及对外科医师判断术后病情的影响,根据具体情况制订针对某一器官或系统疾病的 ERAS 镇痛策略。定期对相关循证依据进行更新,收集并分析相关资料,寻找更适宜的疼痛治疗措施。

(2) 外科医师:与麻醉科医师、护理人员一起制订围手术期疼痛管理策略,包括术前镇痛药物的应用,术中尽量采用微创手术技术,术中进行区

域阻滞等。了解镇痛技术的进展,实施新术式及应用新药物时与小组成员探讨可能对术后疼痛及镇痛技术的影响。同时还应尽量缩短手术时间,减少术中出血。对围手术期疼痛治疗策略予以配合和监督。

(3) 护士

1) 病房护士:对患者进行疼痛相关知识宣教,监督镇痛措施的实施情况,评估患者疼痛程度(静态和动态),记录疼痛治疗过程中患者一般状况以及意识状况。疼痛治疗过程发现并发症时,应及时联系急性疼痛服务成员进行相应治疗。同时还应定时参与有关疼痛治疗的学习,熟悉相关药物及治疗措施以及不良反应。每个科室应该配备 1 或 2 名疼痛专职护士,负责科室间协调及对其他护士进行相应的培训,监督科室疼痛策略实施情况。

2) 麻醉专科护士:对术后 PCIA、PCEA、PCNA应用进行随访记录,在床旁对病房护士进行培训。定期参加急性疼痛服务会议,了解最新进展。对病房护士反映的问题进行反馈,针对各个科室制订相应的急性疼痛管理护理规范。

(4) 其他:康复科医师应根据患者一般状况制订术后康复方案,提出康复过程中疼痛治疗需求,同时应对相关文献进行学习,获取最新治疗方案。心理医师参与对患者心理问题的分析及调整,同时对护士和医师进行相应培训以缓解患者紧张焦虑情绪。临床药师应参与镇痛用药方案的制订、调整和用药监护。

3. 急性疼痛服务的闭环管理　基于 ERAS理念的急性疼痛服务闭环管理(图 34-1),减轻患者围手术期疼痛,缩短住院时日,缓解患者术后康复过程中的疼痛,达到加速康复的目的(推荐)。

术后急性疼痛治疗成功的关键是,所有人员有完善的沟通和反馈途径,定期进行讨论、分享现有方案,并进行知识更新,改进现有镇痛计划。将围手术期疼痛管理观念融入 ERAS 临床路径,在术前、术中、术后每个环节都采取降低创伤、减少应激的有效措施。

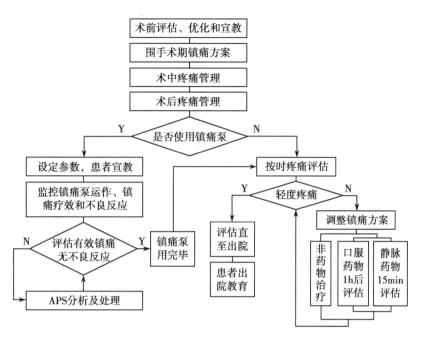

图 34-1 APS 疼痛闭环管理

参考文献

[1] ELIA N,LYSAKOWSKI C,TRAMÈR M R. Does multimodal analgesia with acetaminophen,nonsteroidal antiinflammatory drugs,or selective cyclooxygenase-2 inhibitors and patient-controlled analgesia morphine offer advantages over morphine alone? Meta-analyses of randomized trials [J]. Anesthesiology,2005,103(6): 1296-1304.

[2] TEERAWATTANANON C,TANTAYAKOM P, SUWANAWIBOON B,et al. Risk of perioperative bleeding related to highly selective cyclooxygenase-2 inhibitors:A systematic review and meta-analysis [J]. Semin Arthritis Rheum,2017,46(4):520-528.

[3] WARTH L C,NOISEUX N O,HOGUE M H,et al. Risk of Acute Kidney Injury After Primary and Revision Total Hip Arthroplasty and Total Knee Arthroplasty Using a Multimodal Approach to Perioperative Pain Control Including Ketorolac and Celecoxib [J]. J Arthroplasty, 2016,31(1):253-255.

[4] WICK E C,GRANTMC,WU C L. Postoperative multimodal analgesia pain management with nonopioid analgesics and techniques:a review [J]. JAMA Surg,2017,152(7): 691-697.

[5] LEE A,COOPER M G,CRAIG J C,et al. Effects of nonsteroidal anti-inflammatory drugs on postoperative renal function in adults with normal renal function [J]. Cochrane Database Syst Rev,2007(2):CD002765.

[6] MAUND E,MCDAID C,RICE S. et al. Paracetamol and selective and non-selective non-steroidal anti-inflammatory drugs for the reduction in morphine-related sideeffects after major surgery:a systematic review [J]. Br J Anaesth,2011,106(3):292-297.

[7] SCHMIDT H M,EL LAKIS M A,MARKAR S R,et al. Accelerated Recovery Within Standardized Recovery Pathways After Esophagectomy:A Prospective Cohort Study Assessing the Effects of Early Discharge on Outcomes,Readmissions,Patient Satisfaction,and Costs [J]. Ann Thorac Surg,2016,102(3):931-939.

[8] SEMERJIAN A,MILBAR A,KATES N,et al. Hospital charge and length of stay following radical cystectomy in the Enhanced Recovery after Surgery Era [J]. Urology, 2018,111:86-91.

[9] MORTENSEN K,NILSSON M,SLIM K,et al. Consensus guidelines for enhanced recovery after gastrectomy: Enhanced Recovery After Surgery (ERAS®) Society recommendations [J]. Brit J Surg,2014,101(10):1209-1229.

[10] RAMAWAMY S,WILSON J A,COLVIN L. Non-opioid based adjuvant analgesia in perioperative care [J]. Contin Educ Anaesth Crit Care Pain,2013,13(5):152-157.

[11] ALEXANDER J C,PATEL B,JOSHI G P. Perioperative use of opioids:Current controversies and concerns [J]. Best Pract Res Clin Anaesthesiol,2019,33(3):341-351.

[12] SOFFIN E M,LEE B H,KUMAR K K,et al. The

prescription opioid crisis：role of the anaesthesiologist in reducing opioid use and misuse［J］. Br J Anaesth, 2019,122(6)：e198-e208.

［13］BELOEIL H,ALBALADEJO P,SION A,et al. Multicentre,prospective,double-blind,randomised controlled clinical trial comparing different non-opioid analgesic combinations with morphine for postoperative analgesia：the OCTOPUS study［J］. Br J Anaesth, 2019,122(6)：e98-e106.

［14］FASSOULAKI A,GATZOU V,PETROPOULOS G,et al. Spread of subarachnoid block,intraoperative local anaesthetic requirements and postoperative analgesic requirements in Caesarean section and total abdominal hysterectomy［J］. Br J Anaesth,2004,93(5)：678-682.

［15］WU C L,KING A B,GEIGER T M,et al. American Society for Enhanced Recovery and Perioperative Quality Initiative Joint Consensus Statement on Perioperative Opioid Minimization in Opioid-Naïve Patients［J］. Anesth Analg,2019,129(2)：567-577.

［16］VADIVELU N,MITRA S,NARAYAN D. Recent advances in postoperative pain management［J］. Yale J Biol Med,2010,83(1)：11-25.

［17］CARSTENSEN M,MOLLER A M. Adding ketamine to morphine for intravenous patient-controlled analgesia for acute postoperative pain：a qualitative review of randomized trials［J］. Br J Anaesth,2010,104(4)：401-406.

［18］DOLEMAN B,HEININK T P,READ D J,et al. A systemic review and meta-regression analysis of prophylactic gabapentin for postoperative pain［J］. Anaesthesia, 2015,70(10)：1186-1204.

［19］SALICATH J H,Y.E.,BENNETT M H,et al. Epidural analgesia versus patient-controlled intravenous analgesia for pain following intra-abdominal surgery in adults［J］. Cochrane Database Syst Rev,2018,8：CD010434.

［20］American Society of Anesthesiologists Task Force on Acute Pain Management. Practice guidelines for acute pain management in the perioperative setting：an updated report by the American Society of Anesthesiologists Task Force on Acute Pain Management［J］. Anesthesiology, 2012,116(2)：248-273.

［21］徐建国. 成人手术后疼痛处理专家共识［J］. 临床麻醉学杂志,2017,9(1)：911-917.

［22］QIAN X,W Q,OU X,et al. Effects of ropivacaine in patient-controlled epidural analgesia on uterine electromyographic activities during labor［J］. Biomed Res Int,2018：7162865.

［23］NAKAGAWA Y,WATANABE T,AMANO Y,et al. Benefit of subcutaneous patient controlled analgesia after total knee arthroplasty［J］. Asia Pac J Sports Med Arthrosc Rehabil Technol,2019,18：18-22.

［24］DOSSOW V VON,WELTE M,ZAUNE U,et al. Thoracic epidural anesthesia combined with general anesthesia：the preferred anesthetic technique for thoracic surgery［J］. Anesth Analg,2001,92(4)：848-854.

［25］MCISAAC D I,MCCARTNEY C J,WALRAVEN C V,et al. Peripheral nerve blockade for primary total knee arthroplasty：a population-based cohort study of outcomes and resource utilization［J］. Anesthesiology, 2017,126(2)：312-320.

［26］GRAPE S,KIRKHAM K R,BAERISWYL M,et al. The analgesic efficacy of sciatic nerve block in addition to femoral nerve block in patients undergoing total knee arthroplasty：a systematic review and meta-analysis［J］. Anaesthesia,2016,71(10)：1198-209.

［27］TURBITT L R,MCHARDY P G,CASANOVA M,et al. Analysis of inpatient falls after total knee arthroplasty in patients with continuous femoral nerve block［J］. Anesth Analg,2018,127(1)：224-227.

［28］KULHARI S,BHARTI N,BALA I,et al. Efficacy of pectoral nerve block versus thoracic paravertebral block for postoperative analgesia after radical mastectomy：a randomized controlled trial［J］. Br J Anaesth,2016, 117(3)：382-386.

［29］GOTTSCHALK A,BURMEISTER M A,RADTKE P, et al. Continuous wound infiltration with ropivacaine reduces pain and analgesic requirement after shoulder surgery［J］. Anesth Analg,2003,97(4)：1086-1091.

［30］BREU A,ROSENMEIER K,KUJAT R,et al. The cytotoxicity of bupivacaine,ropivacaine,and mepivacaine on human chondrocytes and cartilage［J］. Anesth Analg,2013,117(2)：514-522.

［31］CHEN S,ZHU X,HUANG L,et al. Optimal dose of ropivacaine for relieving cough-pain after video-assisted thoracoscopic lobectomy by single intrapleural injection：A randomized,double-blind,controlled study ［J］. Int J Surg,2019,69：132-138.

［32］HUANG C C,SUN W Z,WONG C S. Prevention of Chronic Postsurgical Pain：The Effect of Preventive and Multimodal Analgesia［J］. Asian J Anesthesiol,2018, 56(3)：74-82.

［33］YANG L,DU S,SUN Y. Intravenous acetaminophen as an adjunct to multimodal analgesia after total knee and hip arthroplasty：A systematic review and meta- analysis ［J］. Int J Surg,2017,47：135-146.

［34］BIAN Y Y,WANG L C,QIAN W W,et al. Role of parecoxib sodium in the multimodal analgesia after total knee arthroplasty：A randomized double-blinded controlled trial［J］. Orthop Surg, 2018, 10（4）：321-327.

［35］LUBIS A M T, RAWUNG R B V, TANTRI A R. Preemptive analgesia in total knee arthroplasty：Comparing the effects of single dose combining celecoxib with pregabalin and repetition dose combining celecoxib with pregabalin：Double- blind controlled clinical trial ［J］. Pain Res Treat, 2018, 2018：3807217.

［36］RUSSO M W, PARKS N L, HAMILTON W G. Perioperative pain management and anesthesia：A critical component to rapid recovery total joint arthroplasty［J］. Orthop Clin North Am, 2017, 48（4）：401-405.

［37］LE L H, BADGETT R G. noninvasive treatments for acute, subacute, and chronic low back pain［J］. Ann Intern Med, 2017, 167（11）：834.

［38］OYLER D, BERNARD A C, VANHOOSE J D, et al. Minimizing opioid use after acute major trauma［J］. Am J Health Syst Pharm, 2018, 75（3）：105-110.

［39］SHIMONY N, AMIT U, MINZ B, et al. Perioperative pregabalin for reducing pain, analgesic consumption, and anxiety and enhancing sleep quality in elective neurosurgical patients：a prospective, randomized, double-blind, and controlled clinical study［J］. J Neurosurg, 2016, 125（6）：1513-1522.

［40］STAMENKOVIC D M, RANCIC N K, LATAS M B, et al. Preoperative anxiety and implications on postoperative recovery：what can we do to change our history［J］. Minerva Anestesiol, 2018, 84（11）：1307-1317.

［41］KIM A J, YONG R J, URMAN R D. The role of transversus abdominis plane blocks in ERAS pathways for open and laparoscopic colorectal surgery［J］. J Laparoendosc Adv Surg Tech A, 2017, 27（9）：909-914.

［42］MUÑOZ F, CUBILLOS J, BONILLA A J, et al. Erector spinae plane block for postoperative analgesia in pediatric oncological thoracic surgery［J］. Can J Anaesth, 2017, 64（8）：880-882.

［43］RAFT J, CHIN K J, BELANGER M E, et al. Continuous erector spinae plane block for thoracotomy analgesia after epidural failure［J］. J Clin Anesth, 2019, 54：132-133.

［44］LEE J J, KIM D Y, HWANG J T, et al. Effect of ultrasonographically guided axillary nerve block combined with suprascapular nerve block in arthroscopic rotator cuff repair：a randomized controlled trial［J］. Arthroscopy, 2014, 30（8）：906-914.

［45］KII N, YAMAUCHI M, TAKAHASHI K, et al. Differential axillary nerve block for hand or forearm soft-tissue surgery［J］. J Anesth, 2014, 28（4）：549-553.

［46］张雪荣, 罗俊. 眼科麻醉的并发症及其防治［J］. 华西医学, 2015, 7：1383-1386.

［47］张宇, 宋西成. 加速康复外科理念在耳鼻咽喉头颈外科应用中的价值［J］. 中国耳鼻咽喉头颈外科, 2018, 25（5）：275-278.

［48］WICK E C, GRANT M C, WU C L. Postoperative multimodal analgesia pain management with nonopioid analgesics and techniques：A Review［J］. JAMA Surg, 2017, 152（7）：691-697.

［49］辛志祥, 陶智蔚, 郑永超, 等. 区域神经阻滞在口腔颌面肿瘤股前外侧皮瓣修复术后镇痛中的临床应用［J］. 中国口腔颌面外科杂志, 2019, 17（2）：159-162.

［50］郭程, 叶进. 快速康复外科理念在头颈部肿瘤手术围手术期中的应用［J］. 中国耳鼻咽喉颅底外科学杂志, 2019, 131（5）：561-566.

［51］BANERJEE S, ACHARYA R, SRIRAMKA B. Ultrasound-guided inter-scalene brachial plexus block with superficial cervical plexus block compared with general anesthesia in patients undergoing clavicular surgery：a comparative analysis［J］. Anesth Essays Res, 2019, 13（1）：149-154.

［52］RUBOD C, HANSSENS S, LUCOT J P, et al. Pudendal nerve block for perineo-vulvar surgery：monocentered prospective and randomised study［J］. Gynecol Obstet Fertil, 2015, 43（2）：97-103.

［53］吴业明, 肖振球. 国内肛门直肠手术麻醉临床研究进展［J］. 现代中西医结合杂志, 2010, 19（1）：129-130.

［54］中华医学会麻醉学分会. 成人日间手术后镇痛专家共识（2017）［J］. 临床麻醉学杂志, 2017, 33（8）：812-815.

［55］RAWAL N. Analgesia for day-case surgery［J］. Br J Anaesth, 2001, 87（1）：73-87.

［56］ELVIR-LAZO O L, WHITE P F.The role of multimodal analgesia in pain management after ambulatory surgery ［J］.Curr Opin Anaesthesiol, 2010, 23（6）：697-703.

［57］DUNKMAN W J, MANNING M W. Enhanced recovery after surgery and multimodal strategies for analgesia［J］. Surg Clin North Am, 2018, 98（6）：1171-1184.

［58］David B Glick. Overview of post-anesthetic care for adult patients. UpToDate, 2020, https://www.uptodate. com/contents/overview-of-post-anesthetic-care-for-adult-patients

［59］BOS EME, HOLLMANN MW, LIRK P. Safety and Efficacy of Epidural Analgesia［J］. Curr Opin Anaesthesiol, 2017, 30（6）：736-742.

［60］I W CHRISTIE, S MCCABE. Major complications of epidural analgesia after surgery：results of a six-year survey［J］. Anaesthesia, 2007, 62（4）：335-341.

[61] E B ROSERO,G P JOSHI. Nationwide incidence of serious complications of epidural analgesia in the United States [J]. Acta Anaesthesiol Scand,2016,60(6):810-820.

[62] 中华医学会麻醉学分会 . 成人手术后疼痛处理专家共识(2014)[M]. 北京:人民卫生出版社,2014:294-304.

[63] 杨立群,周双琼,俞卫锋,等 . 围手术期规范化镇痛管理基本技术及药物的专家共识[J]. 中华麻醉学杂志,2017,37(9):3-14.

[64] ELMORE B,NGUYEN V,BLANK R,et al. Pain management following thoracic surgery [J]. Thorac Surg Clin,2015,25(4):393-409.

[65] KETONIS C,ILYAS A M,LISS F. Pain management strategies in hand surgery [J]. Orthop Clin North Am,2015,46(3):399-408.

[66] 中国加速康复外科专家组 . 中国加速康复外科围手术期管理专家共识(2016)[J]. 中华外科杂志,2016,54(6):413-418.

[67] 张冉,冯艺 . 围手术期急性疼痛管理理念的转变:从急性疼痛小组到围手术期多学科疼痛管理[J]. 中华麻醉学杂志,2016,36(10):1165-1170.

[68] 卢钧雄,刘瑜,王若伦 . 临床药师在肝胆外科术后急性疼痛管理中的作用及工作实践[J]. 中国医院药学,2019,39(20):2099-2102.

[69] ZACCAGNINO M P,BADER A M,SANG C N,et al. The perioperative surgical home:a new role for the acute pain service [J]. Anesth Analg,2017,125(4):1394-1402.

[70] COLVIN L A,BULL F,HALES T G. Perioperative opioid analgesia—when is enough too much? A review of opioid-induced tolerance and hyperalgesia [J]. Lancet,2019,393(10180):1558-1568.

加速康复外科理念下疼痛管理专家共识

糖皮质激素在慢性疼痛治疗中应用的专家共识

35

王锋　冯艺　许华　杨东　杨建军（共同负责人 / 共同执笔人）
陈向东（共同负责人 / 共同执笔人）　金晓红　黄宇光

疼痛是一种与组织损伤相关联的、令人不愉快的感觉和情感体验。当疼痛持续存在超过 3 个月，或超过相关疾病一般病程或损伤愈合所需要的一段时间，即形成慢性疼痛。慢性疼痛常伴随焦虑、抑郁等精神和心理问题，是致残、致死的重要原因，已成为当前影响人类健康和社会发展的主要问题之一。药物、微创介入和手术是治疗或缓解慢性疼痛的重要手段，而全身或局部使用糖皮质激素（glucocorticoids，GCs）则常被用于慢性疼痛的治疗。

糖皮质激素属于甾体类化合物，是肾上腺皮质激素的一种，内源性糖皮质激素由肾上腺皮质束状带分泌。自 1948 年首次用于类风湿性关节炎治疗以来，使用糖皮质激素治疗包括疼痛性疾病等曾风靡一时，但随之凸显的副作用很快限制了其临床使用。近年来，糖皮质激素在慢性疼痛治疗中应用有明显进展，为合理指导、规范糖皮质激素在慢性疼痛治疗中的应用，更好发挥药物疗效，有效降低副作用，保证患者安全，中华医学会麻醉学分会组织专家对《糖皮质激素在慢性疼痛治疗中应用的专家共识》进行了更新。

一、糖皮质激素的药理作用及慢性疼痛治疗机制

（一）糖皮质激素药理机制

糖皮质激素分泌受下丘脑 - 垂体 - 肾上腺

目　录

轴（HPA）调节，内源性糖皮质激素包括可的松（cortisone）和氢化可的松（hydrocortisone），可的松需在肝脏代谢成氢化可的松才能发挥直接作用。糖皮质激素经由特异性基因调控和非基因调控两条途径产生广泛的生理和药理效应，包括调节物质代谢、应激反应、器官功能及抗炎、抗毒、抗过敏、免疫抑制、允许作用等。

1. 特异性基因调控途径 也称糖皮质激素的经典作用途径，通过胞内受体介导实现。糖皮质激素进入细胞后，与糖皮质激素受体（GR）结合，GC-GR 复合体转移至细胞核内与 DNA 结合，启动 mRNA 转录，产生后序效应，特点是特异性、起效慢，持续时间长。

2. 非基因调控途径 不涉及胞内受体，也无关任何基因转录和蛋白质合成，糖皮质激素使用后数秒至数分钟即出现效应，不被 DNA 转录或蛋白质抑制剂抑制，与大分子偶联后不进入细胞仍能发挥作用。包括特异性非基因组效应和非特异性非基因组效应。前者在较低浓度或生理浓度时就快速出现效应，且具有特异性，后者通常在较高浓度时产生，可能与药物的亲脂性和极性有关。糖皮质激素与膜非特异性脂质或蛋白结合，改变了膜的理化特性或微环境，引起膜电位或离子流的变化。

任何糖皮质激素使用后都发生快速非基因组效应和延迟基因组效应，非基因作用也可调节其自身的基因效应。

（二）糖皮质激素治疗疼痛的药理机制

1. 抗炎作用 糖皮质激素的抗炎作用是多种信号系统多方面作用的结果。既有快速的非基因组效应，又有延迟的特异性基因组效应。糖皮质激素对胸腺细胞、淋巴细胞、巨噬细胞等多种免疫细胞具有非基因组调节作用，可快速抑制中性粒细胞、巨噬细胞等免疫细胞脱颗粒和炎症介质释放，抑制炎症瀑布；可抑制磷脂酶 A2，阻断前列腺素形成，稳定细胞膜；GC-GR 复合物可上调抗炎基因的转录、抑制促炎因子的表达。此类抗炎效应有利于在炎症早期减少渗出、水肿、毛细血管扩张，解除对疼痛敏感结构的受压状态，改善微循环，降低伤害性感受器的敏感性，缓解红肿热痛和痛觉敏化。在炎症后期，基因组效应可抑制毛细血管和纤维母细胞增殖，

减少粘连和疤痕形成，预防和治疗慢性疼痛的发生。

2. 免疫抑制作用 糖皮质激素抑制 T 淋巴细胞的增殖和 Tc 细胞的活化，抑制吞噬细胞对抗原的吞噬、处理，影响细胞免疫；促进淋巴细胞的解体和破坏，抑制抗体生成，影响体液免疫。

3. 神经调节作用 伤害性神经元和纤维、胶质细胞上均存在 GR，糖皮质激素可通过基因和非基因途径稳定神经元细胞膜，抑制神经元和神经纤维异位放电，阻断神经肽的合成，抑制磷脂酶 A2 活性，直接或间接调节伤害性神经兴奋性和神经性水肿，与局部麻醉药联合使用可延长其镇痛作用，降低阿片类药物用量。

二、糖皮质激素治疗慢性疼痛的适应证与禁忌证

（一）适应证

1. 肌肉软组织无菌性炎性疼痛 肌腱和韧带劳损、肌筋膜炎、滑囊炎、腱鞘炎、肌腱附着点炎等。

2. 无菌性炎性骨关节痛 退行性骨关节炎、创伤性关节炎、粘连性肩关节囊炎等。

3. 脊柱相关性疼痛 颈腰椎间盘突出、椎管狭窄、脊柱小关节炎等。

4. 神经病理性疼痛 神经根炎、枕神经痛、三叉神经痛、带状疱疹后神经痛、腕管综合征、复杂区域疼痛综合征、坐骨神经痛、术后切口疼痛综合征等。

5. 风湿胶原病性疼痛 类风湿性关节炎、巨细胞动脉炎、风湿性多肌痛、强直性脊柱炎等。

6. 肿瘤相关疼痛 骨转移性痛、放射性神经炎性痛、椎管内肿瘤压迫等。

7. 其他疼痛性疾病 痛风性关节炎等。

（二）禁忌证

1. 对糖皮质激素过敏。

2. 严重的精神病和癫痫。

3. 活动性消化性溃疡。

4. 未控制的全身或注射部位感染。

5. 皮质醇增多症。

6. 严重高血压、糖尿病。

三、糖皮质激素治疗慢性疼痛的常用制剂

常用于慢性疼痛治疗的外源性糖皮质激素药物包括，泼尼松（prednisone）、泼尼松龙（prednisolone）、甲泼尼龙（methylprednisolone）、曲安奈德（triamcinolone）、倍他米松（betamethasone）、地塞米松（dexamethasone）。根据作用时间不同，糖皮质激素可分为短效、中效、长效，其各自药理学特性见表35-1。口服、静脉、肌内注射均具有全身治疗作用，针剂也常用于局部治疗。治疗慢性疼痛所用糖皮质激素多为中、长效制剂，中效糖皮质激素的HPA轴抑制作用相对较弱，可长期使用，而长效糖皮质激素虽然抗炎指数高，但生物半衰期长，对HPA轴的抑制作用强而持久，适合短期、局部使用。不同制剂选择使用时还需考虑溶媒（如乙醇）和附加剂（如苯甲醇）的刺激及毒性作用。

1. 口服制剂 泼尼松、泼尼松龙、甲泼尼龙最为常用，属中效糖皮质激素。其生物半衰期较短，可长期使用。肝功能不全者不宜选用泼尼松，因其需在肝脏代谢为泼尼松龙后才可发挥药理作用。

2. 溶液型针剂 水溶性无色澄清液体，如地塞米松磷酸钠、倍他米松磷酸钠，易吸收，起效快，对组织刺激小，可静脉注射及关节腔等局部用药，但维持有效浓度时间短。

3. 悬液型针剂 呈乳白色微细颗粒混悬状，如曲安奈德、复方倍他米松、醋酸泼尼松龙、醋酸可的松，注射后缓慢吸收，作用时间延长，但局部刺激性通常较水溶剂大。可肌肉或关节腔等注射，但严禁静脉注射（导致毛细血管栓塞）。混悬液稳定性不如水溶剂，注意使用前要先摇匀，使用时需要注意与其他制剂或药物配伍禁忌。

4. 冻干粉针剂 白色疏松块状物，溶解后用法及疗效特点同溶液型针剂。常用的有氢化可的松琥珀酸钠、甲泼尼龙琥珀酸钠（甲强龙）。

5. 乳糜型针剂 常用地塞米松棕榈酸酯注射液，白色乳浊液，是一种地塞米松新型缓释剂，可静脉和关节腔等局部注射，成人每两周注射一次，副作用少而轻。

四、糖皮质激素治疗慢性疼痛的给药原则、途径和方式

（一）给药原则

1. 最低有效剂量、个体化给药，控制给药剂量和总量；
2. 局部给药时注意间隔时间；
3. 选择正确的注射部位与方式，局部注射时提倡在影像辅助下的精准给药；
4. 预防、监测、治疗全身和/或局部药物不良反应。

（二）给药途径和方式

1. 全身用药 糖皮质激素具有高效抗炎、抗

表35-1 常用糖皮质激素类药物比较

作用时间	药物	GR受体亲和力（比值）	抗炎作用（比值）	水盐代谢（比值）	糖代谢（比值）	等效剂量（mg）	血浆半衰期（min）	作用持续时间（h）	HPA轴抑制时间（d）
短效	氢化可的松	1.00	1.0	1.0	1.0	20.0	90	8~12	1.25~1.50
	可的松	0.01	0.8	0.8	0.8	25.0	30	8~12	1.25~1.50
中效	泼尼松	0.05	3.5	0.8	4.0	5.0	60	12~36	1.25~1.50
	泼尼松龙	2.20	4.0	0.8	4.0	5.0	200	12~36	1.25~1.50
	甲泼尼龙	11.90	5.0	0.5	5.0	4.0	180	12~36	1.25~1.50
	曲安奈德	1.90	5.0	0	5.0	4.0	>200	12~36	1.25~1.50
长效	地塞米松	7.10	30.0	0	20.0~30.0	0.75	100~300	36~54	2.75
	倍他米松	5.40	25.0~35.0	0	20.0~30.0	0.60	100~300	36~54	3.25

注：短效：t1/2<12h，中效：t1/2=12~36h，长效：t1/2>36h；表中水盐代谢、糖代谢、抗炎作用的比值均以氢化可的松为1计；等效剂量均以氢化可的松为标准计。

水肿和免疫抑制作用,全身作用常被用于风湿胶原病相关性疼痛和癌性疼痛的镇痛辅助治疗,可快速控制症状。临床实践原则是在尽可能短的时间内使用最小有效剂量,依个体需要调整剂量,在获得良好治疗效果的同时,降低产生严重副作用的风险。给药途径包括口服和胃肠外给药,给药模式有短期大剂量冲击和/或阶段性小剂量维持。大剂量使用 5d 内可骤停,超过 14d 应逐渐减量。

(1)口服给药:泼尼松和甲泼尼龙最为常用,为糖皮质激素镇痛全身治疗的主要用药途径。泼尼松等效剂量 <0.5mg/(kg·d) 为小剂量,0.5~1.0mg/(kg·d) 为中剂量,>1.0mg/(kg·d) 为大剂量,甲泼尼龙 7.5~30.0mg/(kg·d) 为冲击剂量。随症状和实验室指标(血沉、C 反应蛋白等)控制情况,逐步下调剂量至个体最低有效量(最佳剂量)。模拟生理性激素分泌周期,每日早晨 8:00 前顿服或隔日顿服,可降低对 HPA 的抑制、撤药反应和对生长的抑制。但疾病初期或炎症反应严重时为增加抗炎镇痛效果,可每日三次给药。

(2)胃肠外给药:包括静脉和肌肉内注射。针对放射性损伤性疼痛、脊髓压迫性疼痛等的短期糖皮质激素冲击治疗,可采用静脉途径给药,特别在病程初期阶段。维持治疗阶段不建议使用胃肠外途径。少数对口服不能耐受的患者,可选择长效脂溶性糖皮质激素肌内注射,一年内使用不超过 3~4 次。常用制剂为曲安奈德、复方倍他米松混悬液和地塞米松棕榈酸酯注射液,其在组织中溶解吸收缓慢,作用持久。曲安奈德局部组织刺激较大,易形成结晶体沉淀,不宜多次注射。

2. 局部用药 为增加局部组织糖皮质激素的浓度,提高疗效的同时减少全身吸收,降低对 HPA 轴的抑制等全身副作用,慢性疼痛治疗中常使用局部糖皮质激素给药方式。多选择中效和长效制剂。长效制剂或混悬液由于局部作用时间长,所需注射次数少,间隔长,更为常用。曲安奈德混悬液在局部组织吸收缓慢,作用时间可持续 2~3 周,但其局部刺激较大,多次注射易致沉淀和组织粘连,故不宜多次注射,也不推荐用于硬膜外腔。复方倍他米松(得宝松)每毫升包含 2mg 倍他米松磷酸钠(溶于水)和 5mg 二丙酸倍他米松(微溶于水),为半球状微晶体混悬液,颗粒细微,局部刺激小,兼有起效快和长效的作用,局部作用达 4 周以上,较曲安奈德更为安全,但同样不能用于静脉和皮下注射。根据不同慢性疼痛特点,糖皮质激

素局部给药途径和方式有不同侧重和要求。

(1)腱鞘、韧带、肌腱、肌筋膜周围注射:适用于肌筋膜炎、腱鞘炎、肌腱末端病、韧带的劳损和无菌性炎症疼痛等。建议在超声等实时引导下注射,将药液精确送达腱鞘内、软组织敏感点、肌腱或韧带表面,为防止组织断裂,应避免肌腱和韧带内注射,对急性肌腱断裂者也应避免局部注射治疗。

(2)关节腔和滑膜囊注射:适用于退行性骨性关节炎、部分创伤性骨关节炎、类风湿性关节炎的选择性治疗。糖皮质激素具有关节内抗炎和镇痛作用,但其对关节软骨的影响有争议,长期疗效仍受质疑。为避免多次注射并减少感染风险,更推荐使用长效类糖皮质激素,间隔 3~4 个月关节腔注射 1 次,1 年不超过 4 次,可连续 2 年。建议在超声、X 线等影像引导下完成精准关节腔或滑膜囊注射,以避免靶点外注射及对关节软骨、滑膜等的损伤。应根据关节腔特点和容量选择合理穿刺路径和药物容量(剂量)。

(3)外周神经(节、根、丛、干)周围注射:适用于神经卡压、损伤、水肿等引起的疼痛,如坐骨神经痛、颈腰神经根性痛、臀上皮神经炎、带状疱疹相关性神经痛等。建议在超声、神经刺激器或 X 线等辅助下操作,无需寻找异感,避免神经内高张力注射,交感神经不推荐使用糖皮质激素治疗。

(4)硬膜外腔注射:适用于椎间盘突出、椎管狭窄引起的压迫性疼痛、非压迫性炎性脊神经根炎、带状疱疹后神经痛等。穿刺路径包括经棘突间隙、经椎板间隙、经椎间孔入路和骶管注射。注射节段应参照病变节段,由经过专门训练的专科医师在影像辅助和造影下操作,以提高穿刺准确性,避免蛛网膜下腔注射和脊髓损伤。硬膜外注射常用的糖皮质激素包括甲基强的松龙(40~80mg/ 次)、曲安奈德(10~40mg/ 次)、倍他米松(1ml/ 次)和地塞米松(5~10mg/ 次)。颗粒性制剂有可能引起局部沉积和入血后形成微血栓,硬膜外腔注射更倾向于选择非颗粒型制剂,尤其是颈胸段硬膜外腔注射。椎间盘内糖皮质激素注射会诱发大量钙化,故应避免盘内注射糖皮质激素。

(5)鞘内注射:用于慢性疼痛治疗仍存在争议。除水溶性地塞米松外,其他糖皮质激素和剂型禁用于鞘内注射。

五、糖皮质激素治疗慢性疼痛的不良反应与防治

不良反应可由药物本身引起,也可由介入技术导致药物误入非治疗靶点引发。其发生率和严重程度与给药剂量、时间、剂型、注药部位等相关。局部注射可减少糖皮质激素的用药总量,降低系统不良反应,但仍存在药物的全身吸收,大剂量反复注射也可产生全身不良反应。不同部位注射的全身吸收量目前还不清楚,注射次数和药物总量的确定仍存在争议。因此,在慢性疼痛治疗中,无论全身用药还是局部注射,均要考虑糖皮质激素的单次剂量、累积剂量、疗程和撤药反应,避免和降低不良反应发生。由于使用的个体差异,即使小剂量使用也要注意不良反应的发生。

(一)药物相关不良反应与防治

糖皮质激素影响整个内分泌系统,包括糖代谢、骨代谢、脂代谢、免疫、胃肠、情绪、性激素和心血管等。单次或短时间使用时,少数患者可出现一过性面部潮红、兴奋、睡眠障碍、血压或血糖升高等。长时间或反复较大总量使用时,可能增加下述不良反应的发生。

1. HPA轴抑制反应 长期或反复使用糖皮质激素可抑制HPA轴,突然停药或减量过快可能引发肾上腺皮质危象,表现为恶心、呕吐、乏力、低血压和休克等。应尽量短期使用糖皮质激素并控制总剂量;需长期使用糖皮质激素时,选择小剂量、早晨顿服或隔日顿服可降低对HPA轴的抑制。一旦发生肾上腺皮质功能不全或危象,除立即对症处理外,常需要恢复或加大糖皮质激素剂量,待稳定后再逐步减量。

2. 骨质疏松 这是长期糖皮质激素治疗的潜在并发症。糖皮质激素可增加破骨细胞活性和尿钙排泄,同时降低成骨细胞活性和胃肠道钙吸收,造成获得性骨量丢失和骨密度降低,增加脆性骨折发生概率。因此,使用糖皮质激素时应尽早补充钙剂(1 200~1 500mg/d)和维生素D(800~1 000U/d)或活性维生素D,针对已存在骨密度降低者,可联合口服或胃肠外给予双磷酸盐。

3. 代谢性副作用 糖尿病或糖耐量异常的患者常出现血糖升高,单次注射后一般在2~3d内最明显,此类患者须注意监测血糖,并及时调整降糖药和胰岛素剂量。库欣综合征的发生取决于糖皮质激素的治疗剂量和持续时间。

4. 感染易感性 糖皮质激素增加局部或全身的感染易感性,特别是服用高剂量糖皮质激素的同时行免疫抑制剂治疗的患者,能掩盖感染征象,延误诊断和治疗。因此,糖皮质激素治疗的患者应认真评估感染风险。

5. 肌腱 / 韧带粘连、脆化、断裂 与局部血管减少、组织纤维化、增加钙化和组织脆性相关。应避免肌腱和韧带内注射,同时控制局部注射糖皮质激素的剂量、次数和注射时压力。

6. 其他 活动性消化性溃疡、皮肤色素沉着、体重增加、低血钾、水肿、高血压等。

(二)技术和剂型相关不良反应与防治

糖皮质激素局部使用中由穿刺技术本身引起(如局部血肿、硬膜外脓肿、穿破硬膜后低颅压性头痛等),或穿刺导致药物误入血管、蛛网膜下腔引发。尽管该类不良反应罕见,一旦发生后果严重,需引起重视。

糖皮质激素混悬液的颗粒常大于红细胞,误入血管或由破损血管吸收可能引发小血管堵塞或血栓,尤其经椎间孔入路硬膜外或神经根注射时,糖皮质激素混悬液误入脊神经根动静脉、椎动脉可能导致脊髓或脑梗死,强烈推荐注药前反复回抽以及在影像引导下操作给药。

参 考 文 献

[1] RIJSDIJK M, VAN WIJCK A J, KALKMAN C J, et al. The effects of glucocorticoids on neuropathic pain: a review with emphasis on intrathecal methylprednisolone acetate delivery [J]. Anesth Analg, 2014, 118 (5): 1097-1112.

[2] 刘磊,张婷,蒋春雷. 糖皮质激素非基因组机制的生理意义[J]. 生理科学进展, 2013, 44 (5): 329-332.

[3] JIANG C L, LIU L, TASKER J G. Why do we need nongenomic glucocorticoid mechanisms? [J]. Front Neuroendocrinol, 2014, 35 (1): 72-75.

[4] SCHILLING L S, MARKMAN J D. Corticosteroids for pain of spinal origin: epidural and intraarticular administration [J]. Rheum Dis Clin North Am, 2016, 42 (1): 137-155, ix.

[5] SHAQURA M, LI X, AL-KHRASANI M, et al. Membrane-bound glucocorticoid receptors on distinct nociceptive neurons as potential targets for pain control through rapid

non-genomic effects［J］. Neuropharmacology, 2016, 111:1-13.

［6］阚会丽, 张宗旺. 糖皮质激素参与疼痛信号调控的研究进展［J］. 国际麻醉学与复苏杂志, 2012, 33(6): 416-419.

［7］ZORRILLA-VACA A, LI J. Dexamethasone injected perineurally is more effective than administered intravenously for peripheral nerve blocks: a meta-analysis of randomized controlled trials［J］. Clin J Pain, 2018, 34(3): 276-284.

［8］何静, 徐蕾. 糖皮质激素治疗类风湿关节炎的管理策略［J］. 现代药物与临床, 2016, 31(9): 1509-1512.

［9］姜运昌, 李峻岭. 糖皮质激素在肿瘤治疗中的应用［J］. 癌症进展, 2015, 6: 577-579.

［10］中华医学会风湿病学分会. 2018 中国类风湿关节炎诊疗指南［J］. 中华内科杂志, 2018(4): 242-251.

［11］KONIJN N P C, VAN TUYL L H D, BOERS M, et al. Similar efficacy and safety of initial COBRA-light and COBRA therapy in rheumatoid arthritis: 4-year results from the COBRA-light trial［J］. Rheumatology(Oxford), 2017, 56(9): 1586-1596.

［12］卫生部. 糖皮质激素类药物临床应用指导原则(2011版). 卫办医政发［2011］23 号. http://www.gov.cn/gzdt//2011-02/24/content_1810219.htm

［13］HAROON M, AHMAD M, BAIG M N, et al. Inflammatory back pain in psoriatic arthritis is significantly more responsive to corticosteroids compared to back pain in ankylosing spondylitis: a prospective, open-labelled, controlled pilot study［J］. Arthritis Res Ther, 2018, 20(1): 73.

［14］马柯. 糖皮质激素在疼痛微创介入治疗中的应用——中国专家共识［J］. 中国疼痛医学杂志, 2017, 23(6): 401-404.

［15］AMMITZBØLL-DANIELSEN M, ØSTERGAARD M, FANA V, et al. Intramuscular versus ultrasound-guided intratenosynovial glucocorticoid injection for tenosynovitis in patients with rheumatoid arthritis: a randomised, double-blind, controlled study［J］. Ann Rheum Dis, 2017, 76(4): 666-672.

［16］SAVVIDOU O, MILONAKI M, GOUMENOS S, et al, Papagelopoulos P, Moutsatsou P. Glucocorticoid signaling and osteoarthritis［J］. Mol Cell Endocrinol, 2019, 480: 153-166.

［17］VOROBEYCHIK Y, SHARMA A, SMITH C C, et al. The effectiveness and risks of non-image-guided lumbar interlaminar epidural steroid injections: a systematic review with comprehensive analysis of the published data［J］. Pain Med, 2016, 17(12): 2185-2202.

［18］CHANG-CHIEN G C, KNEZEVIC N N, MCCORMICK Z, et al. Transforaminal versus interlaminar approaches to epidural steroid injections: a systematic review of comparative studies for lumbosacral radicular pain［J］. Pain Physician, 2014, 17(4): E509-E524.

［19］MEHTA P, SYROP I, SINGH J R, et al. Systematic review of the efficacy of particulate versus nonparticulate corticosteroids in epidural injections［J］. PM R, 2017, 9(5): 502-512.

［20］STOUT A, FRIEDLY J, STANDAERT C J. Systemic absorption and side effects of locally injected glucocorticoids［J］. PM R, 2019, 11(4): 409-419.

［21］BERTHELOT J M, LE GOFF B, MAUGARS Y. Side effects of corticosteroid injections: what's new?［J］. Joint Bone Spine, 2013, 80(4): 363-367.

［22］徐建国, 唐会, 姚尚龙, 等. 肾上腺糖皮质激素围手术期应用专家共识(2017 版)［J］. 临床麻醉学杂志, 2017, 33(7): 712-716.

［23］曹威, 林华. 糖皮质激素所致骨骼病变研究新进展［J］. 中华骨质疏松和骨矿盐疾病杂志, 2016, 9(1): 81-87.

［24］糖皮质激素诱导的骨质疏松诊治的专家共识［J］. 中华风湿病学杂志, 2013, 17(006): 363-368.

战创伤疼痛管理专家共识

36

米卫东(共同负责人)　张铁铮(共同负责人)　葛衡江(共同负责人)　徐建国　张宏

鲁开智(共同执笔人)　张利东(共同执笔人)　孙立　张利东　易斌　徐波

袁红斌　董海龙　屠伟峰　唐希　唐君　嵇晴

全军麻醉与复苏学专业委员会　中华医学会麻醉学分会

疼痛是战创伤救治早期就需要面临的突出问题之一。尽早进行镇痛干预,有效缓解疼痛,对保持战斗力、减轻伤病员生理和心理的双重伤害、避免急性疼痛慢性化、促进康复均有重要意义。本共识在全军麻醉与复苏学专业委员会制订的《战创伤麻醉指南(2017)》基础上,对战创伤疼痛的伤情评估、处理原则、治疗药物和技术应用等进行了必要更新和详细阐述,以用于指导战时及和平时期急性创伤疼痛的全流程管理与救治。

一、战创伤疼痛的特点

战创伤均伴有不同程度的疼痛,其主要特点有:①发生率高:所有创伤均伴发疼痛,但因伤情错综复杂、部位不一,治疗方法需因人因伤而异,需要有针对性地评估和分级处理;②发生速度快:均以急性痛开始,故需要及早评估,制定并随时调整治疗方案,快速有效控制疼痛;③程度重:大多表现为中、重度疼痛,常伴有脏器功能损害,在评估疼痛的同时须评估脏器功能;④管理难度大:环境特殊、救治条件差及伤情轻重不一;早期需伤者的自救或互救;不同救治阶段常更换施治人员;施救药物和措施存有一定风险。这些因素使得战创伤疼痛的管理难度显著增加。急性疼痛如果未能得到及时有效的治疗,可能转化为慢性疼痛,甚至会诱发创伤后应激障碍(post-traumatic stress disorder,PTSD)等严重并发症。

二、战创伤疼痛的评估及处理原则

战创伤疼痛评估及处理的总原则是简单易行、迅速快捷和安全有效,在保障安全的前提下,最大程度地迅速降低疼痛程度。救治早期,在缺乏专业人员的情况下,切忌为追求所谓完善镇痛而实施复杂的"大而全或小而全"的镇痛方案。

(一) 评估方法

1. 自评估 根据伤病员疼痛的主观感受分为轻(能够忍受)、中(很难忍受)、重(不能忍受)三种程度。

2. 数字等级评估(numerical rating scale,NRS) 根据伤病员对十等分直线或 0~10 数字进行的疼痛程度描述,分为无痛(0 分)、轻度疼痛(1~3 分)、中度疼痛(4~6 分)和重度疼痛(7~10 分)。

(二) 处理原则

1. 尽早原则 针对疼痛发生快、程度不一、致痛因素复杂等特点,尽早开展自救互救。尽快使伤病员脱离火线或不安全环境,在对危及生命伤情评估和处理的同时,利用单兵急救包所备药品或器材进行早期止痛处理,包括口服或肌注镇痛药、伤口敷料包扎、骨折肢体固定等措施。专业救护人员在现场对伤病员实施紧急救治时,应选择起效迅速、镇痛确切、不良反应小、使用方便的药物和技术,尽早有效控制疼痛。

2. 安全原则 包括:①确保救治环境安全,努力使伤病员和救治人员脱离敌方火力威胁,在相对安全条件下实施救治;②确保救治方法安全,对伤病员进行快速正确的评估,优先处置危及生命的伤情(如肢体大出血、张力性气胸、呼吸道梗阻或窒息等);③确保药物及技术安全,选择合适的镇痛药物种类、剂型、剂量和给药途径,严密监测呼吸、循环等重要生命体征。

3. 个体化原则 评估与治疗循序渐进,增加伤病员治疗参与度,根据伤情及疗效,定期(10~30min)重复评估和调整方案。

4. 多模式原则 在条件允许的情况下,联合应用多种药物和方法,实现镇痛效果最大化、不良反应最小化的治疗目的。

三、战创伤疼痛管理流程

(一) 战现场疼痛管理(图 36-1)

战现场伤病员的疼痛管理分为自救互救和医务人员救治两个组成部分。自救互救通常指在医务人员到来之前,伤病员自行或同伴协助的最初救治与处理,是保持战斗力、维持生命体征、降低致残率的关键。医务人员救治包括指导和协助伤病员脱离危险环境、稳定生命体征、伤情与疼痛程度的快速评估和处理。在优先处理气道梗阻、呼吸困难、肢体活动性出血、休克等危及生命的情况后,根据伤情和疼痛程度,选择合适的镇痛药物、给药方法和实施流程,尽早进行疼痛治疗,并注意监测生命体征及药物不良反应。

1. 对于意识清醒、尚有作战能力的轻伤和轻度疼痛的伤病员 以口服非甾体类抗炎药(non-steroidal anti-inflammatory drugs,NSAIDs)为主。

2. 对于伤情较重的中、重度疼痛伤病员 可通过肌注、黏膜贴剂、经鼻给药等方式给予镇痛药物;有条件时可通过静脉注射给予镇痛药,包括阿片类药物以及氯胺酮。

(二) 战现场向战地医疗机构转运及战地医疗机构早期治疗阶段的疼痛管理(图 36-2)

脱离火线后,伤口经过包扎、止血、固定等初期处理的伤情较重或不具备继续作战能力的伤病员,在向后续救治阶梯或战地医疗机构转运过程中,可维持前序疼痛治疗方案,并注意评估生命体征;病情不稳定或加重者,应随时调整或减少用药剂量;有静脉通路或因伤情需要建立静脉通路者,可酌情考虑静脉用药。伤病员送达战地医疗机构后,应进一步完善伤情评估、伤口处理;同时,对疼痛再次进行评估。根据疼痛程度和特点,选择有针对性的治疗方案,包括对需要进行损伤控制手术的伤病员进行围手术期疼痛管理。

围手术期镇痛方法有区域神经阻滞(包括连续阻滞)、局部浸润、口服/肌注/静注镇痛药物及伤病员自控镇痛(patient controlled analgesia,PCA)等。围手术期镇痛药物包括:对乙酰氨基酚和 NSAIDs 类、阿片类药物、氯胺酮、局部麻醉药等。

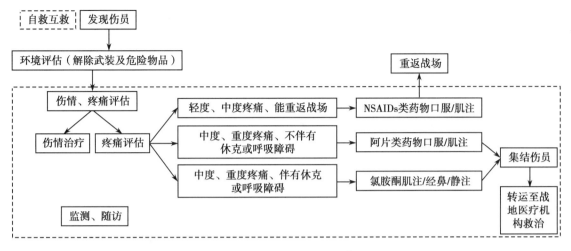

图 36-1　战现场镇痛管理流程

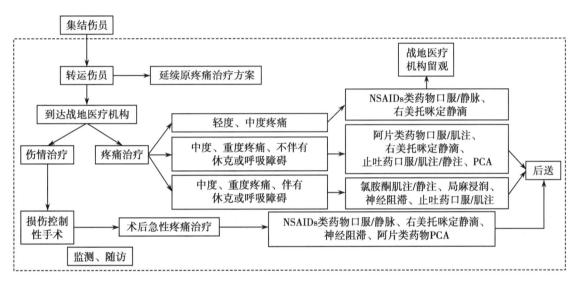

图 36-2　战现场向战地医疗机构转运及战地医疗机构早期治疗阶段疼痛管理

（三）向后方医院转运及后方医院内的疼痛管理

战地医疗机构完成紧急救治和早期治疗后，将根据伤病员伤情向后续救治阶梯或后方医院转送。后送期间，伤情稳定的伤病员通常可延续先前的疼痛治疗方案，并定期对疼痛治疗效果再评估；对于伤情不稳定或术后需紧急转运至后方医院救治的伤病员，调整镇痛方案。充分使用NSAIDs类药物进行镇痛，合理使用阿片类药物，并密切监测呼吸变化；对于行神经阻滞镇痛的伤病员，应根据后送所需时间选择相应时效的局部麻醉药，并定时观察阻滞效果。伤病员送达后方医院后，应参照平时创伤急性疼痛治疗临床实践、相关指南和专家共识，采取多模式镇痛策略进行规范治疗。

四、各救治阶梯疼痛管理的技术要点

（一）战现场的战创伤疼痛管理

受伤后，伤病员应及时被移送至隐蔽或相对安全的环境，对疼痛进行初次干预。

1. 对乙酰氨基酚和 NSAIDs 类药物　战时单兵携带或卫生员携带的首选镇痛药。适用于轻、中度疼痛，口服，不影响凝血功能。推荐用药方案：①美洛昔康（meloxicam），常用剂量为 7.5mg/ 次，每天 1 次，严重者当日可以追加 1 次；②对乙酰氨基酚，常用剂量为 1.0g/ 次，每天最多 4 次。伴有或疑似消化道出血的伤病员不宜使用。

2. 阿片类药物　战时单兵携带急救包中除

口服剂型外，一般不配备注射剂型的阿片类药物（通常由卫生员携带）。适用于中、重度疼痛治疗。因呼吸抑制等副作用，使用时应注意生命体征的监测。特殊剂型的阿片类药物（如吗啡 10mg 预充式注射剂型）可作为特种作战单兵携带的自救互救镇痛手段。经口腔黏膜吸收的制剂或者新型的缓释阿片类药物，外军曾一度用于无失血性休克、无呼吸窘迫的伤病员，但在管理中存在药物滥用和使用时呼吸抑制的风险。从价格效应比和安全方面考虑，目前主要推荐使用吗啡或芬太尼注射液：①吗啡注射液，5~10mg/ 次，肌注或皮下注射，30min 内疼痛未有效缓解者可追加一次；②芬太尼注射液，0.05~0.1mg/ 次，肌注。

3. **氯胺酮和 S- 氯胺酮（右旋氯胺酮）** 作为 NMDA 受体拮抗剂，在缓解战创伤疼痛方面有积极意义，适用于治疗中、重度疼痛。两者均无组胺释放作用，对心率、血压的影响较小，且具有支气管舒张作用，尤其适用于伴有失血性休克或呼吸窘迫的伤病员；在预防中枢和外周敏化的形成、抗抑郁、抗焦虑方面也有重要作用；同时，可以减少阿片类药物的用量。因氯胺酮和 S- 氯胺酮均有升高颅内压和眼压作用，故慎用于创伤性脑损伤或开放性眼球损伤者，药物应由医务人员给予。S-氯胺酮将于今年在我国应用于临床，其镇痛作用比氯胺酮强，副作用则较小。推荐剂量：氯胺酮为 0.3~0.5mg/kg，S- 氯胺酮为 0.2~0.5mg/kg，经肌肉、静脉或鼻内途径给药。两者经鼻给药制剂使用便捷，可快速有效镇痛，并且显著降低精神性不良反应的发生率，适合于战场使用。

（二）战现场到战地医疗机构转运过程中的疼痛管理

伤病员转运过程中的疼痛管理是战现场镇痛药物治疗的延续，需根据伤病员转运过程中疼痛程度、生命体征变化和使用药物的特征，在重复评估的基础上继续实施镇痛治疗。可酌情增量或减量，一般不推荐改换药物，以免发生药物之间的不良相互作用。如果出现呼吸、循环抑制，再出血或出血加重等危及生命的情况，需立即采取相应急救措施。在转运过程中，有条件时应给予间断血压、脉搏氧饱和度等监测；对伤情需要建立静脉通路的伤病员应及时完成，并根据伤情和疼痛程度通过静脉给予 NSAIDs 类或阿片类药物、氯胺酮等。

（三）战地医疗机构的疼痛管理

战地医疗机构是实施紧急救治或早期损伤控制外科手术的诊疗场所。伤病员送达后，应优先处理失血性休克、呼吸窘迫等危及生命的紧急情况，通过有效的损伤控制复苏稳定伤情，同时根据疼痛评分、伤情、手术需求等选择合适的镇痛与麻醉方案。相关手术结束后，根据伤病员意识、呼吸、循环、疼痛程度等再次评估的结果，调整或选择合适的技术方案，包括药物种类、剂量和给药途径等。

1. **对乙酰氨基酚和 NSAIDs 类药物** 主要用于轻、中度疼痛。除继续选用美洛昔康、对乙酰氨基酚外，还推荐选用：

（1）口服用药：布洛芬、双氯芬酸、塞来昔布和氯诺昔康。

（2）注射用药：双氯芬酸、氟比洛芬酯、帕瑞昔布、酮咯酸等。以上药物用法和用量见表 36-1 和表 36-2。

2. **阿片类药物** 主要用于中、重度战创伤疼痛治疗。

（1）给药途径：包括口服、经口腔黏膜给药（含服）、经皮贴剂、肌肉或静脉注射等，建议采用多种药物、多种途径联合用药。多模式镇痛技术可以减少阿片类药物的用量及不良反应的发生率。①经皮给药，如芬太尼和丁丙诺啡（buprenorphine）。芬太尼贴片，每 72h 更换 1 次，药物释放速率为 12~75μg/h1 次；丁丙诺啡贴片，每 7d 更换 1 次，药物释放速率为 5~20μg/h1 次；②注射用药，是战时伤病员送达医疗机构之后最常用的疼痛治疗给药途径。可采用 PCA 方式给药，包括静脉、硬膜外、局部连续给药等途径。

静脉 PCA 使用的具体用法见表 36-3，但如与其他药物联合用药，表中阿片类药物应酌情减量 25%~50%。

（2）药物时效：①短效阿片类药物，常用口服药为可待因（codeine）、双氢可待因（dihydrocodeine）和羟考酮（oxycodone）等，药物持续作用时间为 4~6h。另外，口腔黏膜吸收的芬太尼作为速效和超短效镇痛药，曾用于治疗严重爆发痛，舒芬太尼目前尚无口服制剂。常用的静脉注射用药为吗啡、芬太尼、舒芬太尼等。除吗啡为低脂溶性药物起效较慢外，其余药物均在注射后 1~15min 后起效。具体注射用阿片类药物的使用方法详

表 36-1 常用口服用对乙酰氨基酚和 NSAIDs 类药物的用法和用量

药物	每次剂量（mg）	每日次数（次）	每日最大剂量（mg）
对乙酰氨基酚	300~500	3~4	单独 <3 000 复合 <1 500
布洛芬	400~600	2~3	2 400~3 600
双氯芬酸	25~50	2~3	75~150
塞来昔布	100~200	1~2	200~400
美洛昔康	7.5~15	1	7.5~15
氯诺昔康	8	3	24

表 36-2 常用注射用对乙酰氨基酚和 NSAIDs 类药物的用法和用量

药物	每次剂量 （mg）	静注起效时间 （min）	维持时间 （h）	用法和用量
对乙酰氨基酚	500~1 000	15	4~6	1 000mg/6~8h，最大日剂量 3 000mg
氟比洛芬酯	50	15	8	50mg/ 次，每日不超过 250mg
帕瑞昔布	40~80	7~13	12	首次 40mg，以后 40mg/12h，连续用药不超过 3d
酮咯酸	30~60	50	4~6	首次 30mg，以后 15~30mg/6 h，连续用药不超过 2d

表 36-3 注射用阿片类药物的使用方法

药物	负荷剂量	起效时间 （min）	达峰时间 （min）	单次注射剂量	持续输注	PCA 锁定时间 （min）
吗啡	1~3mg	15~30	30~60	1~2mg	0~1mg/h	10~15
芬太尼	10~30μg	1~2	3~5	10~30μg	0~10μg/h	5~10
舒芬太尼	1~3μg	1~3	3~5	2~4μg	1~2μg/h	5~10
氢吗啡酮	0.1~0.3mg	10~15	15~30	0.2~0.4mg	0~0.4mg/h	6~10
羟考酮	1~3mg	2~3	5	1~2mg	0~1mg/h	5~10
地佐辛	2~5mg	15~30	—	1~3mg	0.6~1mg/h	10~15
布托啡诺	0.5~1mg	3~5	30~60	0.2~0.5mg	0.1~0.2mg/h	10~15
纳布啡	1~3mg	2~3	30	1mg	0~3mg/h	10~20

（见表 36-3）；②长效阿片类药物，严格意义上的长效阿片类药物目前仅为美沙酮（methadone）和他喷他多（tapentadol），作用时间可达 8h 以上，对伤情稳定、停留或后送时间长、需要持续镇痛的伤病员尤为适用。美沙酮、他喷他多还可用于控制神经病性疼痛。美沙酮可能引起 QT 间期延长和扭转型室性心动过速，在使用时需注意。

3. 氯胺酮与其他药物及应用

（1）氯胺酮和 S- 氯胺酮：用法用量如前所述。

（2）α肾上腺素能受体激动药：如可乐定硬膜外给药，或小剂量右美托咪定静脉给药［推荐剂量：0.2~0.5μg/（kg·h）］。

（3）口服加巴喷丁、普瑞巴林等药物，均可减轻疼痛和减少阿片类药物的用量。

4. 区域神经阻滞 在创伤部位周围或所支配的神经处注射局部麻醉药，可产生维持一定时间并且效果确切的镇痛作用，适用于局限在四肢以及头颈躯干部一定神经支配区的创伤镇痛，具体的适用范围见表 36-4。

推荐使用便携式超声或神经刺激定位仪，以提高外周神经阻滞成功率、降低并发症的发生率。

神经阻滞常用的局部麻醉药是 1% 利多卡因或 0.2%~0.5% 罗哌卡因。

（四）战地医疗机构到后方医院转运的疼痛管理

伤病员在战地医疗机构接受损伤控制手术后需进一步后送救治的，或伤情较重战地医疗机构

表 36-4　不同神经阻滞的适应证

损伤部位	推荐阻滞技术	适用范围	使用药物及剂量
头颈部	枕大神经 颈浅丛	头颈部外伤、开颅手术	0.25%~0.5% 罗哌卡因:颈浅丛,每侧 5~10ml; 枕大神经,1~2ml
胸部	肋间神经 前锯肌 椎旁	胸部手术、胸部创伤及肋骨骨折等	胸椎旁阻滞:0.25%~0.5% 罗哌卡因,单点注射每次 10~20ml,多点每个脊髓阶段 5ml
腹部	TAP 腰方肌(Q1、Q2、Q3、Q4)	腹部手术及创伤	0.25%~0.5% 罗哌卡因:TAP,每侧 10ml;腰方肌,15~20ml
上肢	臂丛(肌间沟、锁骨上、腋路)	上肢外伤、肩关节、锁骨部位外伤	肌间沟:0.2%~0.5% 罗哌卡因 15~20ml;锁骨上:0.33%~0.5% 罗哌卡因 20~30ml;腋路:0.33%~0.5% 罗哌卡因 15~20ml
下肢	坐骨神经(后路、前路、腘窝)、腰丛、骶丛 股神经 隐神经	下肢创伤及手术(包括髋关节、膝关节手术)	0.25%~0.5% 罗哌卡因:坐骨神经,20~30ml;腰丛,30ml;骶丛,15~20ml;股神经,15~20ml;隐神经,5~10ml

无法处理需要转送至后方医院的,在转运过程中,伤病员的镇痛管理原则上参照战地医疗机构的处理,由静脉给药逐步过渡到口服给药,由阿片类药物为主逐渐过渡到 NSAIDs 类药物为主。

对于伤情不稳定的伤病员,特别是术后需紧急转运至后方医院治疗的伤病员,在维持生命体征平稳的同时,及时调整镇痛方案。神经阻滞的连续镇痛可继续进行,但需注意给药导管的保护固定,防止污染或脱落。转送前和转送途中,应对接受硬膜外 PCA 的伤病员进行阻滞平面的评估,防止出现蛛网膜下腔给药等意外情况。静脉 PCA 配方中应减少阿片类药物的用量,必要时可关闭背景剂量,改为完全自控,并注意密切监测伤病员生命体征。

(五) 后方医院战创伤疼痛的管理

伤病员在后方医院所接受的疼痛治疗与平时急性疼痛治疗方案相同。药物不仅包括短效和长效阿片类药物,还包括 NSAIDs 类药物、抗抑郁药和各种神经调节剂。对于需大量使用阿片类药物的伤病员,必须制定明确的计划,既要尽量做到镇痛适当,又要避免因阿片类药物的长期或超量使用而产生耐受和成瘾。除了药物治疗的方法,战创伤康复期的镇痛还可以采用一些补充治疗的方法,如射频神经消融术、针刺疗法、半导体激光照射以及电磁镇痛等。另外,还要防止出现神经病理性疼痛以及 PTSD、抑郁、焦虑和睡眠问题。

五、战创伤疼痛管理的特殊问题

(一) 阿片类药物引起的呼吸抑制以及恶心、呕吐

阿片类药物是缓解中、重度战创伤疼痛的主要用药,但阿片类药物可引起呼吸抑制、恶心和呕吐等不良反应,严重时可危及生命。因此,使用过程中应密切监测生命体征,一旦发生呼吸抑制等紧急情况,应立即辅助通气,必要时应用纳洛酮等拮抗药物。纳洛酮的给药剂量应依据患者反应来确定,首次纠正呼吸抑制时,应每隔 2~3min,静脉注射 0.1~0.2mg,直至达到相应逆转效果。针对阿片类药物的恶心、呕吐反应,可以考虑预防性给予止吐药物,通常可选择 5-HT$_3$ 受体类拮抗药(昂丹司琼、帕洛诺司琼)、抗胆碱能药物(东莨菪碱)、糖皮质激素(地塞米松)及氟哌利多等。

(二) 创伤后应激障碍(PTSD)

PTSD 是个体自身遭受战创伤或者经历战争、暴力犯罪、严重交通意外、自然灾害等的暴露引发的精神障碍,常合并或表现为焦虑、抑郁、药物滥用,或自杀倾向等。重度创伤后疼痛是发生 PTSD 的重要危险因素之一。早期及时有效地缓解疼痛,采取物理、心理、药物(如合并抗抑郁药、抗惊厥药、氯胺酮)等综合治疗可能降低 PTSD 发生率和严重程度。PTSD 病理生理学的研究最初集中

于应激反应的心理生理学和神经生物学，以及恐惧记忆的获得和消除。以创伤为中心的心理干预是 PTSD 的一线治疗手段。目前尚缺乏特异、有针对性的治疗药物，主要采用心理治疗用药，包括抗抑郁、抗焦虑和抗精神病药物。

六、结　语

战创伤疼痛管理是创伤救治体系中的重要组成部分，特别在战现场、转运及早期治疗阶段，必须因地、因伤、因战斗态势，实施及时、安全且有效的镇痛。战创伤镇痛药物和器材的研发需进一步加强，现场救护人员安全镇痛治疗理念和技能的培训需进一步提高。期待本共识对提高战创伤镇痛管理水平有所帮助。

参 考 文 献

［1］全军麻醉与复苏学专业委员会战创伤麻醉指南编写组.战创伤麻醉指南(2017)［J］.麻醉安全与质控，2017，1(6)：283-294.

［2］GAGLIESE L，WEIZBLIT N，ELLIS W，et al. The measurement of postoperative pain：a comparison of intensity scales in younger and older surgical patients［J］. Pain，2005，117(3)：412-420.

［3］CLIFFORD J L，FOWLER M，HANSEN J J，et al. State of the science review：advances in pain management in wounded service members over a decade at war［J］. J Trauma Acute Care Surg，2014，77(3 Suppl 2)：S228-S236.

［4］ALDINGTON D J，MCQUAY H J，MOORE R A. End to end military pain management［J］. Philos Trans R Soc Lond B Biol Sci，2011，366(1562)：268-275.

［5］WEDMORE I S，BUTLER F K JR. Battlefield analgesia in tactical combat casualty care［J］. Wilderness Environ Med，2017，28(2S)：S109-S116.

［6］中华医学会麻醉学分会.成人手术后疼痛处理专家共识［J］.临床麻醉学杂志，2010，26(3)：190-196.

［7］STRINGER J，WELSH C，TOMMASELLO A. Methadone-associated Q-T interval prolongation and torsades de pointes［J］. Am J Health Syst Pharm，2009，66(9)：825-833.

［8］LITWACK K. Pain management in military trauma［J］. Crit Care Nurs Clin North Am，2015，27(2)：235-246.

［9］程祝强，丁智，金毅.战伤镇痛发展及现状［J］.解放军医学院学报，2018，39(4)：349-352.

［10］BRAY R M，PEMBERTON M R，LANE M E，et al. Substance use and mental health trends among U.S. military active duty personnel：key findings from the 2008 DoD Health Behavior Survey［J］. Mil Med，2010，175(6)：390-399.

［11］BLAKEY S M，WAGNER H R，NAYLOR J，et al. Chronic pain，TBI，and PTSD in military veterans：a link to suicidal ideation and violent impulses［J］. J Pain，2018，19(7)：797-806.

［12］FORBES D，PEDLAR D，ADLER A B，et al. Treatment of military-related post-traumatic stress disorder：challenges，innovations，and the way forward［J］. Int Rev Psychiatry，2019，31(1)：95-110.

37 低温环境战创伤麻醉共识

刁玉刚（共同执笔人） 刘秀珍（共同执笔人） 米卫东（共同负责人） 孙立 孙绪德
（共同执笔人） 李林 李洪 宋丹丹 张宏 张惠 张铁铮（共同负责人）
陆智杰 袁红斌 徐建国 葛衡江 董海龙 鲁开智
全军麻醉与复苏学专业委员会 中华医学会麻醉学分会

目 录

低温环境，尤其是寒区环境下的战创伤，机体受到寒冷及创伤的双重打击，病情变化及进展与常温环境时大不相同，麻醉管理与救治因其自身特点而极具挑战性。本共识以全军麻醉与复苏学专业委员会制定的《战创伤麻醉指南(2017)》为基础，结合低温环境战创伤的特点，进一步细化其麻醉与救治策略，指导麻醉科医师及相关救治人员对低温环境战创伤伤病员进行快速、准确的评估和及时有效的处置，以提高我军战创伤救治能力。

一、低温环境特点

人体感觉舒适的环境温度一般为(21 ± 3) ℃，<18℃则可视为低温环境。除冬季气候性低温外，低温环境常见于高山、水下等特殊环境，亦多见于寒区等特殊区域。寒区是指最冷月平均温度达 $-10\sim0$℃、日均温度≤5℃天数达 90~145d/ 年的地区。<10℃的低温和寒区环境暴露均会对机体造成伤害，如发生创伤则影响更为严重。

二、病理生理特点

在下丘脑体温调节中枢的控制下，人体热量维持动态平衡。寒战产热和出汗散热是维持核心温度恒定的主要生理机制。人体对寒冷的适应能力远低于对高温的适应能力，极易因体温调节障碍、热平衡被破坏而引发低体温效应。

人体正常体温为 36.4~37.3 ℃。依据低体温降低程度，非创伤性低体温可分为轻度(32℃≤体温<35℃)、中度(28℃≤体温<32℃)和重度(体温<28℃)；创伤性低体温亦可分为：①轻度(34℃≤体温<36℃)，伤病员感觉不舒适，并有寒战，氧耗迅即增加，病情急速加剧甚至达危险状态；②中度(32℃≤体温<34℃)，伤病员生理功能下降，若数小时内未能进行有效干预，体温难以恢复正常；③重度(体温<32℃)，危及伤病员的生命。不同程度的低体温对机体各系统具有不同的影响，其中，对凝血功能和酸碱平衡的影响与低温环境战创伤救治的关系尤为密切。

(一) 呼吸系统

轻度低体温因反射性刺激导致呼吸加快；中、重度低体温则会抑制脑干呼吸中枢，降低其对低氧和二氧化碳的敏感性，导致分钟通气量降低，呼吸随体温下降而逐渐变深、变慢，直至停止。血红蛋白氧离曲线左移，不利于氧的释放，易致组织缺氧。重度低体温可致呼吸道纤毛运动减少、支气管分泌物增加及支气管痉挛，机体缺氧加重。

(二) 循环系统

轻度低体温可致心动过速、心输出量增加及血压轻度升高；中、重度低体温可致心率减慢、心肌收缩力减弱、心输出量下降、血压降低直至循环衰竭。体温<33℃，冠脉血流量开始减少，心肌缺氧；体温<28℃，可发生心律严重失常，如交界性逸搏、室性早搏、房室传导阻滞等；体温<22℃，可发生心室颤动和心搏骤停。

(三) 中枢神经系统

体温<33℃可致判断力下降、意识错乱、意识模糊、反射功能减弱；体温<31℃可致寒战产热消失，体温持续下降，神经纤维的兴奋性和传导功能逐渐减弱甚至阻断，引发肌强直和阵发性肌痉挛；体温<28℃可致意识丧失、瞳孔对光反射和腱反射均消失。好的方面，低体温可降低中枢神经系统氧耗和氧需，对脑损伤产生一定的保护作用。

(四) 泌尿系统

低体温早期，交感神经兴奋、血压增高等可致尿量增加，随后减少。持续低体温可致肾血流量明显减少，肾小球滤过率降低，重者可发生急性肾功能不全。

(五) 消化和内分泌系统

低体温可致胃肠动力减弱，甚至发生肠梗阻；肝血流量减少，肝糖原合成减少；胰岛素分泌不足，葡萄糖利用率下降，易发生高血糖。肝脏代谢功能降低，酶活性下降，直接影响麻醉药物代谢，易致麻醉苏醒延迟。肝功能下降，与凝血相关的蛋白和酶合成减少，直接影响凝血功能。

(六) 凝血功能

低体温直接影响凝血级联反应，可引发凝血功能障碍，其原因包括凝血因子活性降低、血小板黏附和聚集力下降、纤溶反应活跃、肝脏合成功能下降等，其中，对凝血因子活性的影响尤为关键。体温降至33℃时，凝血因子整体活性低于正常水平的50%；降至25℃时，凝血因子Ⅱ和Ⅶ活性仅余5%，因子Ⅷ和Ⅸ活性几乎完全丧失。

(七) 酸碱平衡

低体温是导致酸碱失衡，特别是代谢性酸中毒最重要的因素之一，主要原因：①呼吸系统损害致机体缺氧；②交感神经系统激活及儿茶酚胺分泌增加，引发微循环障碍、组织缺血缺氧，无氧代谢增强；③诱发寒战反应致乳酸生成增加；④肝脏清除乳酸的能力下降，加重乳酸堆积。

三、核心问题与救治原则

低温环境战创伤救治面临的首要问题是低体温。作为独立危险因素，单纯重度低体温伤病员病死率达21%，如合并低血容量和休克，病死率几乎为100%。寒区环境下，低体温作为始动和核心因素，可诱发和加重凝血功能障碍以及酸中毒，上述3种因素相互影响并形成恶性循环，致使伤病员迅速陷入死亡三联症(或称死亡三角)。死亡三联症是低温环境战创伤伤病员的主要死亡原因，也是低温环境战创伤麻醉与救治的核心问题。

低温环境战创伤的救治原则：以体温管理为核心，尽快脱离低温环境，及时有效地保温、复温；加强凝血功能的监测与管理；支持呼吸与循环功能，维护内环境稳定，防治代谢性酸中毒。

四、麻醉与救治

（一）围手术期体温变化特点

常用的麻醉药物可抑制体温调节中枢，扩张外周血管，导致体温自主调节能力丧失，体热丢失增加，低温环境下更为明显。机械通气可增加呼吸道热量挥发，加重低体温。救治环境温度低、手术时间长、体腔暴露、低温冲洗、低温液体及血液制品输注均可加速加重低体温。

（二）实施要点

1. **评估和准备** 重点评估以低体温为核心的死亡三联症的存在及其程度，及时防治低体温、代谢性酸中毒和凝血功能障碍。应强调早期采取有效的保温、复温措施，并贯穿整个围手术期。

2. **选择神经阻滞麻醉** 可单独使用或作为全身麻醉的辅助手段，尤其推荐超声引导下的神经阻滞麻醉。对低体温伴凝血功能障碍者，原则上禁用或慎用椎管内麻醉及深部神经阻滞麻醉；对危重、多发伤、不确定性手术及术中预计大量失血者，首选全身麻醉。

3. **监测** 推荐监测核心体温（鼓膜、食管、直肠或血液温度）、有创动脉血压、麻醉深度、动脉血气、酸碱平衡、电解质、凝血功能、血糖及血细胞比容。有条件时，推荐监测血栓弹力图（TEG）。低体温伤病员血气分析、凝血功能（包括 TEG）及酸碱平衡的检测结果不能准确反映体内的实际情况，应动态监测其变化趋势。

4. **诱导** 低体温可致胃内容物排空减慢，反流误吸风险较大，须注意意识障碍的伤病员。有条件时，推荐诱导前超声胃内容量评估；不确定时，所有伤病员均按饱胃处理。

5. **建立人工气道** 慎用声门上气道。低体温导致肌肉僵硬、张口受限等疑为困难气道者，应采用可视喉镜、光棒、纤维支气管镜等特殊器具。

6. **管理** 低体温时，药物起效慢且作用时间延长，应减量并尽量选用起效、消除快的麻醉药，如丙泊酚、瑞芬太尼、苄基异喹啉类肌肉松弛药，以及不依赖肝肾代谢的吸入麻醉药。低体温时，依赖霍夫曼降解和酯酶水解的药物作用时间延长，应予以关注。

（三）救治

低温环境战创伤救治的核心问题为死亡三联症的预防和治疗，其诊断标准：体温 <35℃，pH<7.2，活化部分凝血酶时间（APTT）、凝血酶原时间（PT）> 正常值的 1.5 倍，纤维蛋白原（Fib）<1.0g/L，凝血因子减少 25%，TEG 表现为 R 和 K 值延长、α 角和 MA 值降低。主要救治措施包括体温管理、防治凝血功能障碍、纠治酸中毒等。

1. **体温管理** 围手术期积极防范和纠正低体温对低温环境战创伤救治至关重要，手术室室温不宜低于 24℃，多模式体温管理策略适用于所有低体温伤病员。复温、保温的主要技术和措施如下。

（1）被动外部复温：脱离低温环境的低体温伤病员可采用自然复温。保留伤病员体表的防护装备，条件允许可更换干燥的衣服，尽快将伤病员置于绝缘表面，应用加热装置、干热毛毯、雨披衬垫、睡袋或任何其他干燥物品进行覆盖。推荐使用专业救生毯或低体温预防处置包。

（2）主动外部复温：充气式空气加温是有效且实用的主动外部复温方法，其他复温方法包括红外线灯照射、温水浴、加温（水）毯、加温包裹等。对血容量不足的伤病员，外部复温可致血管扩张、容量再分布而引发复温休克和体温后降等，应根据核心温度加强防范。

（3）主动核心复温：静脉输液输血加温、体腔冲洗液加温、吸入气加温湿化、体外循环复温等均是主动核心复温方法。体腔灌洗复温简单、安全、有效。重度低体温伤病员须立即采取紧急气管内插管及主动核心复温。人工鼻及气道加热与湿化也是维持体温的有效方法，体外循环复温可迅速恢复伤病员的体温和循环功能，适用于原发性、事故性低体温，尤其是心搏骤停的伤病员，但用于重症战创伤伤病员须考虑出凝血问题。

应强调在低温环境下转运过程中伤病员的保温与复温，确保伤病员与地面或担架隔离，并注意头和脚的保暖。在直升机等高速运输过程中，应避免冷风直吹。

2. **防治凝血功能障碍**

（1）损伤控制性复苏：在创伤出血未有效控制时，大量输液不但会增加血液丢失和稀释，还会进一步降低体温，加重凝血功能障碍，故推荐寒冷环境下损伤控制性复苏或低压复苏，即维持收缩压 80~90mmHg,以满足重要脏器基本灌注水平为目标。

（2）合理使用血制品:在有效复温、控制活动性出血的基础上,须尽早补充血液制品及凝血因子,有助于防治凝血障碍。伤后第 1 个 24h,应根据失血量按比例足量输注浓缩红细胞、新鲜冷冻血浆（FFP）及血小板,目标指标为 PT<15s、血小板 $>100 \times 10^9$/L;纤维蛋白原 <1g/L 时,应输注冷沉淀,目标指标为 1g/L;条件具备时,可选用新鲜全血。大量失血伤病员输注血液制品时,应按照浓缩红细胞:血浆:血小板体积比 1:1:1 的比例进行输注。

（3）补充外源性凝血因子:重组活化因子Ⅶ（rFⅦa）对战创伤伤病员凝血功能障碍疗效较好。给予浓缩红细胞、血小板、FFP 和冷沉淀各 10U 仍未能有效纠治凝血功能障碍时,可给予 100μg/kg rFⅦa,必要时可给予更高剂量或重复使用。大量输血或 Ca^{2+}<0.9mmol/L 时,应及时补充钙剂。

3. 纠治酸中毒 低温环境下的酸碱失衡与常温时不同。呼吸性酸中毒源于温度下降导致的血液中 CO_2 溶解度增加;代谢性酸中毒是由肝脏排除酸性物质的功能受损、寒战产生的乳酸过多及组织灌注下降、无氧代谢增强所致。单独应用碳酸氢钠等碱性溶液不能解决病因,故不推荐低体温伤病员纠正 pH 和 PCO_2 至正常范围,救治的首要措施为恢复正常体温,改善组织器官灌注,建议输注温热液体,应用东莨菪碱、银杏叶等药物改善微循环。当体温接近或恢复正常时,应根据检测结果及时纠正酸碱平衡紊乱。

五、特殊问题及处理

（一）创伤性凝血病

创伤性凝血病是由严重创伤导致的组织损伤引起的、机体出现以凝血功能障碍为主要表现的临床症候群,多发生于严重创伤早期,对预后具有重要影响,须尽早识别、及时处理。低体温是创伤性凝血病的独立危险因素,其诱发的酸中毒和凝血功能障碍可进一步恶化创伤性凝血病,致使凝血功能障碍出现更早、病情更重。当出现如下症状时,应高度怀疑此病:①严重创伤后,出现不明原因的创面、皮肤黏膜、伤口切缘及穿刺点的广泛渗血;②补充血容量后,失血性休克暂时纠正但很快再次发生;③PT、APTT 延长,凝血因子活性降低;④血小板功能降低;⑤纤维蛋白溶解相关指标异常。常温时,创伤伤病员 PT>18s、APTT>60s、凝血酶时间（TT）>15s,即可诊断为创伤性凝血病。部分医师将 PT>18s、INR>1.6 或 APTT>60s、血小板 <100 × 10^9/L、纤维蛋白原 <1.0g/L 作为诊断凝血病的基本标准。除传统的凝血检测外,推荐采用 TEG 检测,可更准确地判断血小板功能和纤溶状态。低体温时,以上诊断阈值均应进行相应校正,并结合病因和临床表现综合评估。

积极纠治低体温是低温环境下创伤性凝血病成功救治的前提条件。在保温、复温的基础上,成分输血是治疗创伤性凝血病的基本策略与有效方法。TEG 检测有助于指导成分输血:R 值延长可作为输注 FFP 或凝血酶原复合物（PCC）的依据;α 角减小或 K 值升高提示须输注冷沉淀或纤维蛋白原;凝血功能受损或 MA 值降低时,须加强血小板输注;LY30 升高时,须输注氨甲环酸（TXA）。

（二）低温环境下的心肺复苏（CPR）

低温尤其是寒区环境下,心搏骤停难以准确识别,伤病员的外周血管收缩和心动过缓导致脉搏难以触及、血压难以测得,特别在体温 <30℃ 时,部分伤病员出现体表湿冷、肢体僵硬、发绀、瞳孔固定、不能闻及心音、无可见胸廓起伏等类似死亡的临床症状,应依据心电监测进行判断,若存在规律的心电节律,应视为生命体征尚存,禁忌胸外按压,以免促发心室颤动。

伤病员处于极度低温状态、心脏尚维持基本血流灌注时,应积极采取主动核心复温措施;体温继续下降、脉搏和呼吸频率逐渐减慢或难以测得时,心电图提示心搏骤停,应立即开始 CPR,有条件时可采取体外循环。

低体温时的 CPR 与常温时不同,主要表现:①循环血流多依赖胸泵机制,而非心泵机制;②胸廓顺应性明显下降,须更大的按压力才可产生足够的胸腔内压力;③体温 >30℃ 方可保证复苏用药的有效性和除颤成功率,强调 CPR 同时主动核心复温;④心脏对强心药物的敏感性下降,应增加用药剂量,延长用药间隔;⑤除颤反应阈值升高,如一次除颤不成功,不急于反复除颤,可在升温过程中不断实施;⑥存在类似死亡的临床体征,核心体温未恢复至 35℃ 前,不宜认定伤病员死亡而中断或终止 CPR;⑦高级生命支持仍以主动核心复温为前提,复温过程中血管扩张,须及时补充血容量。

低温环境战创伤麻醉共识

参 考 文 献

［1］WADE C E,SALINAS J,EASTRIDGE B J,et al. Admission hypo- or hyperthermia and survival after trauma in civilian and military environments［J］. Int J Emerg Med,2011,4(1):35.

［2］GENTILELLO L M,JURKOVICH F J,STARK M S,et al. Is hypothermia in the victim of major trauma protective or harmful? A randomized,prospective study［J］. Ann Surg,1997,226(4):439-447.

［3］Daniel F D.Accidental hypothermia//Paul SA.Wilderness medicine［M］.4thed. Missouri:Mosby Inc.2001:135-177.

［4］MALLET ML. Pathophysiologyofaccidenthypothermia［J］. QJM,2002,95(12):775-785.

［5］KAUSHIK S,KAUR J. Effect of chronic cold stress on intestinal epithelial cell proliferation and inflammation in rats［J］. Stress,2005,8(3):191-197.

［6］YOSHITOMI Y,KOJIMA S,OGI M,et al. Acute renal failure in accidental hypothermia of cold water immersion［J］. Am J Kidney Dis,1998,31(5):856-859.

［7］TSUEI B J,KEARNEY P A. Hypothermia in the trauma patient［J］. Injury,2004,35(1):7-15.

［8］TAN Y,GAN Q,KNUEPFER MM. Central α-adrenergic receptors and corticotrop in releasing factor mediate hemodynamic responses to acute cold stress［J］. Brain Res,2003,968(1):122-129.

［9］RUNDGREN M,ENGSTRÖM M. A thromboel as tometric evaluation of the effects of hypothemia on the coagulation system［J］. Anesth Analg,2008,107(5):1465-1468.

［10］ALLEN P B,SALYER S W,DUBICKMA,et al. Preventing hypothermia:comparison of current devices used by the US army in an in vitro warmed fluid model［J］. J Trauma,2010,69(Suppl 1):S154-S161.

［11］KEANE M. Triad of death:the importance of temperature monitoring in trauma patients［J］.Emerg Nurse,2016,24(5):19-23.

［12］ZHANG H,FENG C,TENGY,et al. Research progress of hypothermia on combat injuries［J］. J Clin Emerg,2017,18(9):646-649.

［13］DU W,CAO H J,ZHANG T Z. Research progress of injury-controlled resuscitation in the treatment of hemorrhagic shock［J］. Int J Anesth Resus,2017,38(7):651-655.

［14］DU W,DIAO Y G,ZHOU J,et al. Effects of low temperature exposure on hemodynamics and oxygen metabolism in hemorrhagic shock pigs during general anesthesia［J］. Chin J Anesthesiol,2017,37(2):247-250.

［15］MCCUNN M,DUTTON R P,DAGAL A,et al. Trauma, critical care,and emergency care anesthesiology:a new paradigm for the "acute care" anesthesiologist？［J］. Anesth Analg,2015,121(6):1668-1673.

［16］YE M,LIU D,ZHANG T Z. Effect of hypothermia on pharmacokinetics of rocuroniumin hemorrhagic shock pigs［J］. Chin J Anesthesiol,2016,36(7):875-877.

［17］Wang H S,Hou X M. Introduction to military medicine in cold regions［M］. Beijing:Science Press,2016.

［18］WANG H S,HAN J S. Advances in research on treatment of combatinjuries in cold regions［J］. Med J Chin PLA,2014,39(5):369-373.

［19］MITRA B,TULLIO F,CAMERON P A,et al.Trauma patients with the 'triad of death'［J］.Emerg Med J,2012,29(8):622-625.

［20］YI W. Several key problems in early resuscitation of traumatic hemorrhagic shock［J］. J Traum Surg,2013,15(6):485-488.

［21］WANG J W,WANG L,ZHANG M. Advances in treatment of traumatic massive blood transfusion［J］. J Traum Surg,2013,15(1):79-82.

［22］LI X W,WANG Z Y,ZHANG D J. Research progress of traumatic coagulopathy［J］. Int J Blood Transfus Hematol,2018,41(3):261-266.

［23］MITRA B,CAMERON P A,PARR M J,et al.Recombinant factor VIIa in trauma patients with the 'triad of death'［J］.Injury,2012,43(9):1409-1414.

［24］ZONG Z W,ZHANG L. General description of modern combat casualty care system and its enlightment for our army［J］. Acta Acad Med Mil Tert,2018,40(1):1-6.

［25］BAGHER P,SEGAL S S. Regulation of blood flow in the microcirculation:role of conducted vasodilation［J］. Acta Physiol(Oxf),2011,202(3):271-284.

［26］SHEN Z Y,TIAN S W,KONG Y,et al. Research progress in pathogenesis,diagnosis and treatment of traumatic coagulopathy［J］. Chin J Trauma,2018,34(4):377-384.

［27］DAVENPORT R A,BROHI K. Cause of trauma-induced coagulopathy［J］. Curr Opin Anaesthesiol,2016,29(2):212-219.

［28］STENSBALLE J,HENRIKSEN H H,JOHANSSON P I. Early haemorrhage control and management of trauma-induced coagulopathy:the importance of goal-directed therapy［J］.Curr Opin Crit Care,2017,23(6):503-510.

［29］LIU Y Q,QIAN F Y,LI Z H. Interpretation of 2005 American Heart Association(AHA)cardiopulmonary resuscitation and cardiovascular first aid guidelines(20)hypothermia［J］. Chin J Emerg Resusc Disaster Med,2008,3(5):287-288.

高温环境战创伤麻醉共识

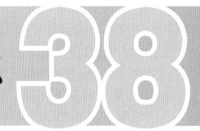

刁玉刚　米卫东(共同负责人)　孙立　李洪　吴黄辉　张宏　张惠　张晓莹　张铁铮(共同负责人)
陆智杰　陈力勇　陈国忠(共同执笔人)　袁红斌　徐建国　麻伟青(共同执笔人)　葛衡江
全军麻醉与复苏学专业委员会　中华医学会麻醉学分会

高温环境战创伤病情变化及进展与常温环境大不相同,致使其麻醉管理与救治极具挑战性。本共识以全军麻醉与复苏学专业委员会制定的《战创伤麻醉指南(2017)》为基础,结合高温环境战创伤的特点,进一步细化其麻醉与救治策略,指导麻醉科医师及相关救治人员对高温环境战创伤伤病员进行快速、准确地评估和及时有效地处置,以提高我军战创伤救治能力。

一、高温环境特点

人体感觉舒适的环境温度一般为18~24℃,通常将>35℃的生活环境和>32℃的生产劳动环境视为高温环境。高温环境分为干热环境和湿热环境,其中湿热环境特指兼具高温和高湿特点的环境。除夏季气候性高温外,高温环境常见于高温作业、军事活动等场所及热带区域。热带是指赤道两侧南北纬23°26′之间,即南北回归线之间的地带,其特点为全年高温且变幅很小。

二、病理生理特点

机体对高温环境的适应能力较强,在下丘脑体温调节中枢的控制下,通过传导、辐射、对流和蒸发等机制维持热量的动态平衡。高温环境下高气温、高湿度和强日照是影响机体生理功能的主要因素。热致疾病按严重程度分为先兆中暑、轻症中暑和重症中暑,其中重症中暑又分为热痉挛、热衰竭和热射病（heat stroke，HS）。另外，热带传染病发病率高，战创伤伤病员一旦合并疟疾等热带传染病，其病理生理变化将更为复杂。

（一）体温调节

在高温环境下，机体以蒸发散热为主，辐射和对流散热均不能有效发挥作用。环境温度和湿度均会影响机体的体温调节功能。相同环境温度下，体温调节功能随湿度增加而逐渐下降。正常情况下，体温小幅度升高（<1℃）就会刺激体温调节中枢发出信号，使肌肉和皮肤等外周血流增加，肠道和肾脏等内脏血流减少，并启动热发汗。体热随汗液蒸发，每蒸发 1.7ml 汗液带走 1kcal 热量，蒸发散热效率达 600kcal/h，但这种蒸发散热效率随环境湿度增加而降低。持续处于高温高湿环境，机体失水多却不能起到应有的蒸发散热作用（无效性汗分泌），体温极易升高。高温高湿环境下剧烈运动时产热量是静息时的 15~20 倍，大量产热和高温环境使皮肤温度升高，机体内部与皮肤间温度梯度消失，散热能力下降，导致体温不断上升。若每 5min 升高 1℃或长时间维持 >40℃，极易引发 HS。人类临界高体温阈值为 41.6~42.0℃，持续 45min~8h 即可出现细胞结构破坏和坏死；如达到极高温 49~50℃，仅需 5min 即出现此类变化。

（二）体液和内环境

在高温环境下，人体剧烈运动、大量出汗会引起脱水，多为高渗性脱水，即低血容量性高钠血症（特征为失水多于失钠，血清钠浓度 >150mmol/L，血浆渗透压 >310mmol/L）。按脱水严重程度分为：①轻度。脱水量为体重的 2%~4%，血清钠浓度为 145~160mmol/L。②中度。脱水量为体重的 4%~6%，血清钠浓度为 160~170mmol/L。③重度。脱水量超过体重的 6%，血清钠浓度 >170mmol/L。若脱水量超过体重的 20%，则达到人体承受极限，极易导致死亡。脱水亦常伴有低钾血症。人体大量出汗时，每天丢失钾 >100mmol，尿钾排出量比常温下增加 2 倍以上。脱水、血液浓缩可致微循环障碍，易发代谢性酸中毒或混合性酸中毒。

（三）炎症反应

高温可直接激活内皮细胞、上皮细胞和白细胞，协同应激诱发炎症反应。长期高温或短期超高温热损伤可引起类似感染性休克的病理生理改变，即"类脓毒症"样炎症反应，使病情迅速恶化，重者出现弥散性血管内凝血（DIC）和多器官功能障碍综合征（MODS），甚至导致死亡。

（四）循环系统

高温环境下机体已处于血容量不足状态，若合并创伤失血，势必加重低血容量。轻度脱水时，交感神经兴奋性增强，心率加快，心输出量增加，但心率过快（>180 次/min）时，心输出量反而减少；中、重度脱水时，循环血量进一步减少，血压下降，重者致心肌损伤，诱发心力衰竭。"类脓毒症"样炎症反应可加重微循环障碍，导致外周血管严重扩张，内脏血流灌注降低，有效循环血容量严重不足，血压明显下降。

（五）呼吸系统

初入高温环境，机体呼吸频率增高，潮气量、肺活量和呼吸肌做功均显著增加，早期出现呼吸性碱中毒；随着高温环境暴露时间延长及热损伤程度加重，通气功能受到显著抑制，导致呼吸运动减弱、呼气相延长、氧摄入不足、二氧化碳蓄积，直至呼吸衰竭。此外，干热大气还可直接作用于气道和肺组织，引起吸入性肺损伤，导致肺泡有效通气面积减小，加重通气功能障碍。

（六）其他

脱水和血液浓缩致血细胞比容（Hct）及纤维蛋白原升高，血栓形成危险性倍增，易堵塞毛细血管。初入高温环境者可出现热应激的中枢变化，表现为情绪消极；长期高温或短期超高温可致热衰竭，损伤脑功能，重者意识障碍、昏迷。直接热损伤、低血压及血液再分布可导致肝损伤。热与创伤复合应激可强烈抑制胃肠运动，使胃肠道血流减少、屏障功能受损，易发应激性溃疡和肠源性脓毒症。高温还可使肾血流量减少，肾小球滤过率降低，重者引起急性肾损伤甚至肾衰竭。

三、核心问题与救治原则

高温环境战创伤麻醉与救治的核心问题是热与创伤复合应激导致的水电解质失衡、酸碱平衡紊乱、失血、体温调节功能障碍及中枢神经等多器官损伤，乃至 HS。

高温环境战创伤的救治原则:尽快脱离高温环境,快速有效降温;纠正水电解质失衡、酸碱平衡紊乱、低血容量及凝血功能异常;支持呼吸、循环和重要脏器功能。

四、麻醉与救治

(一)麻醉管理

药物可进一步削弱热致疾病伤病员的体温调节能力,使麻醉状态下机体体温更易受环境温度的影响。

1. **评估和准备** 重点评估高温引发的水电解质和酸碱失衡状况,特别是高渗性脱水程度、血清离子水平及是否存在酸中毒。若伤病员仅有口渴、心率加快,无其他症状,考虑轻度高渗性脱水伴轻度高钠血症;若极度口渴,伴乏力、尿少、唇舌干燥、皮肤弹性差、眼窝下陷、四肢无力、血压下降、烦躁不安等症状体征,考虑中度高渗性脱水伴轻、中度高钠血症;若出现躁狂、幻觉、谵妄、抽搐、昏迷、休克等,考虑重度脱水伴中、重度高钠血症;须明确是否为重症中暑及其类型。高温环境战创伤伤病员对失血更为敏感,特别是中、重度脱水者,较少失血即可引起低血容量休克。临床须根据症状、体征和实验室检查结果,明确其低血容量程度及出凝血功能状态,行针对性纠治。详见《战创伤麻醉指南(2017)》和《战创伤麻醉与救治循环管理指南(2019)》。

2. **手术时限** 常温环境战创伤感染的临界时间约为12h,通常要求在伤后6~8h实施清创。高温环境下伤口局部组织代谢旺盛,坏死严重,细菌繁殖迅速,毒素产量明显增加,加之肠源性脓毒症风险随时间延长而增加,清创时机应提前至伤后2~4h。

3. **麻醉选择** 可单用局部麻醉或与全身麻醉联合应用。对危重、多发伤、不确定性手术及术中预计大量失血或休克者,首选全身麻醉。危重合并发热的患者免疫功能下降,原则上慎用椎管内麻醉及深部神经阻滞麻醉,以避免感染引发严重并发症。

4. **监测** 推荐针对性监测,全程动态监测核心体温(鼓膜、食管、直肠或血液温度)。对中、重度脱水和重症中暑者,应监测呼吸、循环、肝、肾和凝血功能及内环境状态,建议监测血浆渗透压;对合并严重失血或失血性休克者,应连续监测血流动力学。体温可影响麻醉深度监测:体温37.0~39.5℃时,同等麻醉深度下脑电双频指数(BIS)随体温升高而增加,最大偏离值可达基础值的+5%。此外,高温环境下长期紫外线照射导致皮肤黝黑,严重妨碍肉眼判断是否缺氧,应避免主观臆断。

5. **诱导** 热与创伤复合应激可致胃排空延迟,反流误吸风险较大,须注意意识障碍的伤病员。有条件时,推荐诱导前行超声胃内容量评估;无条件时,所有伤病员均按饱胃处理。

6. **管理** 脱水和内环境紊乱可降低机体对局部麻醉药的耐受性,局部麻醉时宜选用低浓度局部麻醉药,并适当减量,以防止局部麻醉药中毒;慎用辅助药物。对原因不明的运动型热病或运动型横纹肌溶解症(rhabdomyolysis,RM)者,慎用或禁用含氟类吸入麻醉药。脱水状态下表观分布容积减小,体温升高时霍夫曼代谢和酯酶水解增强,严重影响药物代谢。若合并肝、肾功能障碍,应选用可控性好的短效麻醉药,如丙泊酚、瑞芬太尼等。

(二)救治

1. **体温管理** 目标温度管理(target temperature management,TTM)是指在特殊群体中实现并维持特定核心温度以改善临床预后的治疗策略。高温环境战创伤救治推荐TTM策略,并强调贯穿整个围手术期,其要点为:尽早脱离高温环境,尽早监测核心温度,尽早有效降温,尽早达到目标温度。高温环境战创伤伤病员通常可安全耐受0.1℃/min的降温速度,应力争30min内将核心温度降至<39.0℃,2h内降至<38.5℃;当降至38.5℃时,停止降温或减弱降温强度,维持直肠温度在37.0~38.5℃,以避免体温过低。主要降温措施见表38-1。

2. **内环境管理**

(1)纠治脱水状态:纠治高渗性脱水首选低渗盐溶液,如0.45%氯化钠溶液或5%葡萄糖溶液。根据脱水严重程度,按体重下降百分比预估补液量:轻度脱水补液量为1~1.5L;中度脱水补液量为2.5~3L;重度脱水应视病情而定。此外,还可根据血钠浓度计算补液量:补液量(ml)=[血钠测得值(mmol/L)−血钠正常值(mmol/L)]×体重(kg)×4。

表 38-1 主要降温措施

措施	方法	备注
蒸发降温	15~30℃凉水直接喷洒皮肤 薄纱布覆盖,凉水间断喷洒或用湿毛巾或稀释的乙醇擦拭,同时配合持续扇风	最易实现的现场降温方式
传导降温	直接将伤病员浸泡于 2~20℃冷水中 将纱布包裹好的冰袋(冰帽和冰枕)置于颈部、腹股沟(注意保护阴囊)、腋下等血管丰富、散热较快的部位	最高效的现场降温方式,但易引发寒战、躁动、低血压等不良反应
体内降温	4~10℃冰盐水洗胃(1min 内经胃管快速注入,总量 10ml/kg,放置 1min 后吸出,可反复多次) 直肠灌洗(深度不小于 6cm,15~20ml/min 注入,总量 200~500ml,放置 1~2min 后放出,可反复多次) 快速静脉输注 4℃冰盐水(60min 内输注 25ml/kg 或总量 1 000~1 500ml) 连续性血液滤过(CRT)或血液透析(HD)或无菌生理盐水腹膜腔灌洗或将自体血液体外冷却后回输	适用于体外降温无效者
药物降温	主要包括非甾体类抗炎药、冬眠合剂等	限用于院内救治

纠治高渗性脱水的注意事项:①汗液中含氯化钠 0.25%,会随出汗丢失;实验室检查血钠浓度高是由缺水和血液浓缩所致,实则体内总钠量减少,应适时补钠;②计算所得补液量不宜在当日补完,一般可分 2d 补给:当日补充 1/2 计算量和正常日需要量(2L),次日补充剩余 1/2 量,以避免水中毒;③现场救治第 1h 输液量以 30ml/kg 或总量 1.5~2.0L 为宜,此后根据治疗反应调整输注速度和输液量,非肾衰竭者可维持尿量在 100~200ml/h;④避免早期大量输注葡萄糖溶液,以免血钠短时间内快速下降,细胞间隙渗透压降低,引起中枢神经细胞内水肿,加重神经损伤。须密切监测血钠浓度变化,血钠浓度每小时降低不宜超过 0.5mmol/L。

(2)维持电解质及酸碱平衡:急性低钾者,如血钾≥3mmol/L,首选口服补钾;严重低钾者,应待尿量达 40ml/h 或 0.5ml/(kg·h)后,行静脉补钾。治疗期间应监测尿量、血钾、血钙和镁浓度。

高温环境战创伤伤病员酸碱平衡紊乱病因复杂。呼吸性碱中毒常见于初入高温环境早期,由过度通气所致;代谢性酸中毒继发于脱水、组织灌注下降、微循环障碍、乳酸酸中毒等。治疗重点是及时有效地调控体温和改善组织器官灌注。病症较轻者酸碱失衡常随病情改善而缓解,无需使用碱性药物;重症者在对因治疗的同时,酌情使用碳酸氢钠。

3. 循环、呼吸功能支持

(1)循环支持:选择外周较粗的静脉,现场快速建立静脉通路。高温环境战创伤伤病员低血容量源于脱水和失血双重因素:前者首选低渗含钠液;后者根据监测指标选择血液制品、胶体液和等渗晶体液进行纠正,晶体液推荐碳酸或醋酸林格液。液体复苏原则上以平均动脉压(MAP)65mmHg 作为初始目标。推荐目标导向液体管理策略:充分液体复苏后仍存在组织灌注不足时,应尽早使用血管活性药物,首选去甲肾上腺素,常用剂量 0.05~0.5μg/(kg·min);前负荷良好而心输出量仍不足时,应用正性肌力药,首选多巴酚丁胺,起始剂量 2~3μg/(kg·min);若上述治疗后仍未达标,应联合使用肾上腺素和/或氢化可的松 200mg/d;循环稳定但存在微循环障碍者,可考虑使用前列地尔,推荐剂量 5μg,以 2.5μg/h 持续静脉泵注,1 次 /d。

(2)呼吸支持:保持呼吸道通畅,及时清除气道分泌物,防止误吸。积极氧疗,首选鼻导管或面罩吸氧,维持脉搏血氧饱和度(SpO₂)≥90%;对氧合不能达到要求或需要气道保护的 HS 伤病员,应尽早行气管插管,持续监测 SpO₂。机械通气采用肺保护性通气策略:在保证充分氧合的前提下,降低吸入氧浓度,限制潮气量使平台压≤30cmH₂O,选择合适的呼气末正压(PEEP),重视气道湿化。

4. 其他措施 减轻或防止高温环境战创伤伤病员多脏器功能损伤的最重要措施是早期有效降温、积极液体复苏和支持治疗。乌司他丁具有抑酶、抗炎、改善微循环等作用,可减轻组织细胞损伤,保护脏器功能,推荐剂量40万~80万单位静脉滴注,2次/d,疗程7~10d。此外,循环稳定后应尽早启动甘露醇脱水;高压氧治疗有利于神经保护;早期肠内营养有助于胃肠保护;补充还原型谷胱甘肽,必要时人工肝治疗有利于保护肝功能;液体治疗、碱化尿液、使用利尿剂和血液净化有助于保护肾功能,可减轻横纹肌溶解继发的肾损伤。

五、特殊问题及处理

(一) HS与RM

HS为重症中暑中最为严重的类型,是指高温、高湿引起的人体体温调节功能失调,体温迅速超过40.5℃,并伴有中枢神经和重要脏器等多器官系统损伤的严重综合征。HS可分为经典型热射病(classicheatstroke,CHS)和劳力性热射病(exertionalheatstroke,EHS),其中CHS主要是由环境温度过高而机体散热能力较差所致的临床综合征,多发于年老、年幼、体弱和慢性疾病者;EHS多由剧烈运动导致产热增加、散热受损所致,多发于健康年轻人群。高温环境战创伤伤病员HS多为EHS,紧急救治应遵循"快速、有效、持续降温"的原则。

RM是HS常见的严重并发症,主要由高热和/或肌肉运动过度所致,与线粒体异常、糖脂代谢异常及炎性肌病有关。发病数小时后即出现肌肉酸痛、僵硬、肌无力、茶色尿、酱油尿等,后期出现肌肿胀和骨筋膜室综合征,最终导致急性肾衰竭、急性肝损伤、DIC等,病死率极高。最关键的治疗措施是快速有效地降温和控制肌肉抽搐,其他措施包括早期快速液体治疗、碱化尿液、利尿及连续性血液净化等,详见《中国热射病诊断与治疗专家共识》。

(二) 疟疾

疟疾的病理生理变化主要由疟原虫寄生红细胞所致。疟疾感染者红细胞脆性增加、变形性降低,导致溶血、严重贫血、血小板减少、凝血异常和骨髓抑制等;重症疟疾者并存充血性心力衰竭、非心源性肺水肿、急性肾损伤和低血糖等,还可表现为"类脓毒症"样感染和多器官系统功能损伤。合并疟疾的热致疾病伤病员,应关注上述系统的术前评估、术中监护及全程纠治。疟疾伤病员多伴有

不同程度的贫血,Hct<15%或血红蛋白<50g/L时必须予以输血;脑型疟疾伤病员因脑微循环自动调节能力受损,多伴颅内压增高,应避免升高颅内压的各种因素。

参 考 文 献

[1] 中国大百科全书总委员会《环境科学》委员会.中国大百科全书:环境科学[M].北京:中国大百科全书出版社,2002.

[2] BASHFORD T,HOWELL V. Tropical medicine and anaesthesia 1 [J]. BJA Educ,2018,18(2):35-40.

[3] CHESHIRE WP J R. Thermoregulatory disorders and illness related to heat and cold stress [J]. Auton Neurosci. 2016,196:91-104.

[4] 荣鹏,孟建中,陈宇.热射病的发病机制及防治策略的研究新进展[J].生物医学工程研究,2010,29(4):287-292.

[5] LIM C L,MACKINNON L T. The roles of exercise-induced immune system disturbances in the pathology of heat stroke:the dual pathway model of heat stroke [J]. Sports Med,2006,36(1):39-64.

[6] 王建枝,殷莲华.病理生理学[M].8版.北京:人民卫生出版社,2013:15-38.

[7] EPSTEIN Y,YANOVICH R. Heatstroke [J]. N Engl J Med,2019,380(25):2449-2459.

[8] CRANDALL C G,WILSON T E. Human cardiovascular responses to passive heat stress [J]. Compr Physiol,2015,5(1):17-43.

[9] WANG X,YUAN B,DONG W,et al. Humid heat exposure induced oxidative stress and apoptosis in cardiomyocytes through the angiotensin II signaling pathway [J]. Heart Vessels,2015,30(3):396-405.

[10] 裴国献.重视热带地区战创伤救治研究[J].解放军医学杂志,2003,28(4):285-288.

[11] 周仁鸥.沙漠干热环境中暑大鼠模型的建立及肝肾损伤的机制研究[D].新疆石河子:石河子大学,2014:11-13.

[12] 郝擎宇,葛乃航,徐建,等.中重度吸入性损伤的治疗进展[J].安徽医药,2018,22(11):2071-2074.

[13] GIERCKSKY T,BOBERG K M,FARSTAD I N,et al. Severe liver failure in exertional heat stroke [J]. Scand J Gastroenterol,1999,34(8):824-827.

[14] 苗利辉,宋青,刘辉,等.热射病患者胃肠道功能障碍与病情严重程度及预后的关系[J].中华危重病急救医学,2015,27(8):635-638.

[15] SESSLER D I. Perioperative thermoregulation and heat balance [J]. Lancet,2016,387(10038):2655-2664.

［16］耿焱,付炜,刘亚楠,等 . 清醒与麻醉状态经典型热射病大鼠模型比较[J]. 解放军医学杂志,2013,38 (8):615-619.

［17］全军麻醉与复苏学专业委员会 . 战创伤麻醉指南 (2017)[J]. 麻醉安全与质控,2017,1(6):283-294.

［18］全军麻醉与复苏学专业委员会 . 战创伤麻醉与救治循环管理指南(2019)[J]. 临床麻醉学杂志,2019, 35(10):1018-1022.

［19］郭锋,胡永华,范志毅,等 . 全身高温对全凭静脉麻醉中脑电双频谱指数 BIS 的影响[J]. 苏州大学学报 (医学版),2008,20(1):106-108.

［20］ROSENBERG H,POLLOCK N,SCHIEMANN A,et al. Malignant hyperthermia:a review［J］. Orphanet J Rare Dis,2015,10:93.

［21］STANGER D,MIHAJLOVICV,SINGER J,et al. Effects of targeted temperature management on mortality and neurological outcome:A systematic reviewandmeta- analysis［J］. Eur Heart J Acute Cardiovasc Care, 2018,7(5):467-477.

［22］NIELSEN N,WETTERSLEV J,CRONBERG T,et al. Targeted temperature management at 33℃ versus 36℃ after cardiac arrest［J］. N Engl J Med,2013,369(23): 2197-2206.

［23］MCDERMOTT BP,CASA DJ,GANIO MS,et al. Acute whole-body cooling for exercise-induced hyperthermia: a systematic review［J］. J Athl Train,2009,44(1):84- 93.

［24］GAGNON D,LEMIRE B B,CASA D J,et al. Cold-water immersion and the treatment of hyperthermia:using 38.6℃ as a safe rectal temperature cooling limit［J］. J Athl Train,2010,45(5):439-444.

［25］HADAD E,RAV-ACHA M,HELED Y,et al. Heat stroke:a review of cooling methods［J］. Sports Med, 2004,34(8):501-511.

［26］BOUCHAMAA,DEHBI M,CHAVES-CARBALLO E. Cooling and hemodynamic management in heatstroke:

Practical recommendations［J］. Crit Care,2007,11(3): R54.

［27］RHODES A,EVANS L E,ALHAZZANI W,et al. Surviving Sepsis Campaign:International Guidelines for Management of Sepsis and Septic Shock:2016［J］. Intensive Care Med,2017,43(3):304-377.

［28］全军热射病防治专家组,全军重症医学专业委员会 . 中国热射病诊断与治疗专家共识［J］. 解放军医学杂志,2019,44(3):181-196.

［29］TØNSETH K A,SNEISTRUP C,BERG T M. Prostaglandin E1 increases microcirculation in random pattern flaps on rats measured with laser doppler perfusion imaging［J］. Plast Reconstr Surg Glob Open, 2017,5(1):e1202.

［30］朱磊,刘健,李斌,等 . 前列地尔对脓毒性休克患者复苏达标后微循环的影响[J]. 解放军医学杂志, 2018,43(4):328-332.

［31］姚德胜,倪军,苏峰 . 劳力性热射病早期救治中机械通气的应用[J]. 中华灾害救援医学,2015,3(12): 708-709.

［32］ATAL S S,ATAL S. Ulinastatin-a newer potential therapeutic option for multiple organ dysfunction syndrome ［J］. J Basic ClinPhysiolPharmacol,2016,27(2):91-99.

［33］全军重症医学专业委员会 . 中国热射病诊断与治疗专家共识(草案)［J］. 解放军医学杂志,2019,44(3): 181-196.

［34］BOSCH X,POCH E,GRAU J M. Rhabdomyolysis and acute kidney injury［J］. N Engl J Med,2009,361(1): 62-72.

［35］MIKKELSEN T S,TOFT P. Prognostic value,kinetics and effect of CVVHDF on serum of the myoglobin and creatine kinase in critically ill patients with rhabdomyolysis ［J］. Acta Anaesthesiol Scand,2005,49(6):859-864.

［36］SOLTANIFAR D,CARVALHO B,SULTAN P. Perioperative considerations of the patient with malaria ［J］. Can J Anaesth,2015,62(3):304-318.

高原环境战创伤麻醉共识

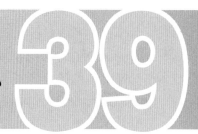

刁玉刚　米卫东(共同负责人)　孙立　杨婉君　张宏　张惠　张昊鹏　张晓莹
张铁铮(共同负责人)　赵广超　耿智隆(共同执笔人)　徐建国　高钰琪
葛衡江(共同负责人)　董海龙(共同执笔人)　鲁开智
全军麻醉与复苏学专业委员会中华医学会麻醉学分会

高原环境战创伤麻醉因其自身特点而极具挑战性。为指导麻醉科医师及相关救治人员对战创伤伤病员进行快速准确的评估和及时有效的处置,提高战创伤救治能力,全军麻醉与复苏学专业委员会曾制定《战创伤麻醉指南(2017)》。该指南对战创伤麻醉作了原则性的指导,但因篇幅所限,未对高原环境战创伤的具体问题及措施细节进行详述。为此,在《战创伤麻醉指南(2017)》的基础上,本共识进一步细化高原环境下战创伤麻醉指导意见,以提高其实用性和可操作性。

一、高原环境特点

海拔2 500m以上的地区称为高原地区,海拔超过5 500m的地区称为极高海拔地区。高原地区自然环境恶劣,气压低、缺氧、寒冷、昼夜温差大、冬季漫长、气候干燥、紫外线强,导致机体出现一系列病理生理变化。人体急速进入海拔3 000m以上的高原地区,暴露于低压低氧环境下,会产生各种不适,即高原反应。在此特殊条件下,高原环境战创伤具有以下特点:①失血耐受能力低,易休克;②液体耐受能力低,易发生脑水肿、肺水肿;③多器官衰竭(Multiple Organ Failure, MOF)发生早;④病死率高。因此病情更加险恶,进展更为迅速,救治更显困难。

二、病理生理特点

（一）呼吸系统

虽然高原环境空气中氧气与氮气的比例不变，但低气压使机体氧分压降低，氧气难以扩散至肺部毛细血管，引起低压性低氧血症。高原低氧可刺激颈动脉体外周化学感受器，引起过度通气，导致动脉血二氧化碳分压（$PaCO_2$）降低，平原地区二氧化碳（CO_2）兴奋呼吸中枢的机制无法发挥作用。高原反应严重者，由于缺氧性肺动脉高压、肺毛细血管网压力增高、血管通透性增加、肺泡液体清除功能降低、氧化应激和炎症反应等，易诱发高原肺水肿。

（二）循环系统

初入高原者心率加快，急性缺氧使血压轻度增高，心输出量增加 40%~50%，这些反应可维持数日至数月方见下降趋势。高原缺氧导致肺血管收缩，肺动脉压力升高，右心负荷加重；随时间延长，肺血管和右心结构发生改变。

（三）中枢神经系统

初入高原者，低氧导致高级神经活动障碍，表现为头痛、记忆力减退、嗜睡及工作效率下降，对复杂问题的反应时间和逻辑思维时间明显延长，痛觉、触觉迟钝，视力、听力、辨色力等均下降。重度高原反应者，缺氧导致神经元钠钾泵功能障碍及毛细血管通透性增加，引发脑水肿，出现晕厥、昏迷等。

（四）血液系统

随着海拔增高，红细胞和血红蛋白量不断增加，导致血液黏滞度增高，右心负荷过重，血栓形成的危险性倍增。血小板被激活可致其聚集和消耗增加，脑卒中、心肌梗死、心律失常、肺栓塞和心源性猝死风险增加。久居高原者，血容量可达 100ml/kg。

（五）消化系统

胃肠道黏膜产生类似缺血的改变，pH 值下降，致逆向弥散的氢离子清除困难，加上细胞严重损伤及胃肠动力降低，易诱发应激性溃疡。

（六）内分泌系统

高原低氧导致人体下丘脑、垂体、甲状腺、肾上腺皮质和髓质等内分泌器官功能轻度增强，激素分泌量相应增多。糖、蛋白质、脂肪等物质有氧代谢过程受到不同程度的抑制，糖无氧酵解增强，血乳酸浓度升高。

（七）泌尿系统

高原低氧导致儿茶酚胺、肾素及垂体后叶抗利尿激素分泌增加，加上血液浓缩、无形失水较多及血液重分布等因素，使肾血流量减少，导致少尿。

三、核心问题与救治原则

高原环境下战创伤麻醉的核心问题是由创伤、应激、疼痛等因素诱发并加重的低压性低氧血症及其引发的肺水肿和脑水肿。救治原则包括：①及时有效地纠正低压性低氧，维持机体氧供需平衡；②降低肺循环阻力，改善肺毛细血管通透性，防治肺水肿；③采取有效措施，迅速纠正神经元及脑内组织间水肿，降低颅内压等。

四、麻醉与救治

高原现场急救一般仅对危及生命的损伤进行控制性手术，其他伤情处理应在后方医院进行。

（一）麻醉前准备

1. 麻醉前评估除常规评估外，须关注创伤失血性休克的严重程度及重要器官的损伤程度，关注急慢性高原病、红细胞增多症、肺动脉高压及右心功能不全等并存疾病。尤其应注意伤病员的胃排空时间、低体温事件及血源状况等。

2. 围手术期富氧环境的建立。围手术期全程应给予高浓度氧疗，监测脉搏血氧饱和度（SpO_2）。术前、术中及术后应采用吸氧面罩给氧，氧流量为 6~8L/min，吸入氧浓度（FiO_2）可达 0.45~0.55；建议术前、术后吸氧时间≥6~8h/d。

3. 消化道屏障功能保护推荐应用质子泵抑制剂保护胃肠道黏膜功能。选择性肠道去污和防止氧化酶介导的肠道损伤，可能对保护消化道屏障功能具有一定意义。

(二) 麻醉方式的选择

总体遵循三项原则:①熟悉原则,熟悉病情、高原环境下不同麻醉方式的优缺点及个人水平,应及时呼叫支援;②有利原则,有利于维持伤病员的病情稳定;③有效原则,可为手术操作人员提供充分的手术平台。

1. 局部麻醉或神经阻滞麻醉 适用于此类麻醉可满足操作需求的各类手术。局部麻醉药的作用不受高海拔的影响,但须强调的是,高原低氧环境下由镇痛不全所致机体应激可大幅度增加氧耗,易诱发各类不良预后,需予以避免。条件允许时,推荐超声引导下神经阻滞麻醉。

2. 椎管内麻醉 应严格控制阻滞平面,防止呼吸循环抑制。对血小板计数 $<80 \times 10^9/L$ 的伤病员,建议不选择硬膜外麻醉;对循环不稳定、意识障碍、呼吸困难或凝血功能差的伤病员,原则上禁用椎管内麻醉。

3. 全身麻醉 常用静吸复合气管内全身麻醉。若条件不具备,可采用单纯吸入麻醉,避免使用氧化亚氮(N_2O),防止缺氧;应注意高原低气压导致的吸入麻醉药作用特性的变化;对休克、病情复杂、并存高原疾病的伤病员,麻醉过程中需特别关注供氧和循环稳定情况,尽快完成手术。

(三) 麻醉前用药

术前镇静镇痛类用药剂量需酌情减少,避免呼吸抑制。对久居高原者,因低氧可影响其窦房结功能,使窦房结兴奋性降低、传导减慢而致心动过缓,术前应给予抗胆碱药阿托品,预防心率减慢。

(四) 麻醉药物选择要点

对循环不稳定、出血较多、内环境严重紊乱、有潜在低血容量的伤病员,选择药物时需注意:①静脉麻醉药首选依托咪酯,也可使用氯胺酮,循环不稳定时慎用丙泊酚;②适当减少芬太尼或舒芬太尼用量。瑞芬太尼具有较强的循环抑制作用,应慎用;③肌肉松弛药可选用罗库溴铵、维库溴铵或顺式阿曲库铵;④琥珀酰胆碱可升高胃内压及眼内压,具有误吸风险,应慎用;⑤吸入麻醉药应以低浓度维持;⑥避免使用 N_2O。

(五) 麻醉监测

高原环境下战创伤伤病员全身各系统已发生不同程度的改变,尤其发生失血性休克后,相较于平原地区病情重、复杂。在标准全麻监测的基础上,推荐增加有创动静脉压、体温和肌松监测;有条件及伤情需要时,可扩展监测心输出量、每搏量变异指数、血栓弹力图及麻醉深度等。高原环境下,长期紫外线照射可致皮肤黝黑,严重妨碍肉眼判断是否缺氧,需予以注意。

(六) 麻醉诱导与气道建立

高原低氧及战创伤后,胃内容物排空减慢,反流误吸风险增加,须注意昏迷伤病员,推荐诱导前通过超声进行胃内容物评估,不能确定时,所有伤病员均按饱胃处理。所有饱胃伤病员须在压迫环状软骨下实施快速顺序麻醉诱导,具体流程:①给氧去氮 3min,6~8L/min,诱导过程中尽量避免正压通气;②快速顺序注射药物进行麻醉诱导;③诱导开始后按压环状软骨,直至插入气管导管、套囊充气;④完成气管内插管后加深麻醉,追加阿片类镇痛药物。对未排除颈椎损伤的伤病员实施全身麻醉和气管插管时,应始终维持颈椎的轴线稳定。

建立人工气道时慎用声门上气道。气管插管推荐使用可视喉镜,疑为困难气道者,宜使用纤维支气管镜等特殊器具。对存在严重颌面部或咽喉部损伤者,宜先行气管切开。对血气胸伤病员,应先行胸腔闭式引流。

(七) 麻醉关注要点

1. 行局部浸润麻醉和神经丛阻滞时,应谨慎选用辅助药物,避免加重低氧血症,尤其慎用阿片类等具有呼吸抑制作用的药物。

2. 行椎管内麻醉时,应严格控制阻滞平面,常规吸氧;手术结束时,如麻醉平面仍在 T_8 以上或阻滞平面仍在上升者,不应送回病房。

3. 高原低温环境易致硬膜外导管变硬发脆,置管、拔管时易发生断管,需予以关注。

4. 行全身麻醉时,推荐采用吸入麻醉药 + 高浓度氧气吸入方案,因为吸入性麻醉药物易挥发,实际浓度比挥发器所示浓度高,麻醉维持时对药物需求的浓度增加。

5. 高原低氧尤其是合并失血性休克时,中枢神经系统对麻醉药的耐受程度降低。

6. 肝脏对药物的代谢减慢。这些混杂因素导致救治人员对麻醉深度的经验判断易出现偏差,故推荐使用麻醉深度监测和肌松监测。术中慎用控制性降压措施。

（八）循环管理

推荐采用损伤控制性复苏策略,按照个体化原则,特别关注不同种类伤病员液体复苏的速度及总量。对急进高原的伤病员,为避免增加肺水肿、脑水肿的发生风险,创伤早期液体复苏总量≤失血量的 2.5 倍,晶胶比约为 1∶1,输液速度以 0.5~1.0ml/(kg·min) 为宜,必要时联合使用血管活性药物维持循环稳定;对移居汉族伤病员,创伤早期液体复苏总量≤失血量的 3 倍,晶胶比约为 2∶1,输液速度先快[1~1.5ml/(kg·min)]后慢;对世居高原的伤病员,可按照平原地区标准进行快速复苏。高渗复苏液体(7.5% 高渗氯化钠溶液)有利于高原创伤失血性休克早期的液体复苏,可减少肺水肿及脑水肿的发生。

高原伤病员强调液体复苏与血管活性药物联合使用,常用药物为多巴胺和多巴酚丁胺,多巴胺的推荐剂量为 5~10μg/(kg·min)。作为正性肌力药物,多巴酚丁胺更具优势,推荐剂量为 ≤40μg/(kg·min)。推荐联合使用去甲肾上腺素与多巴酚丁胺治疗失血性休克。

（九）血液管理

高原环境下,不应依据平原血红蛋白和血细胞比容阈值确定是否输血和估算输血量。由于高原环境下创伤伤病员对携氧能力的需求较大,通常将急进高原伤病员的输血阈值确定为血细胞比容 <30%(血红蛋白≤100g/L)。对重度失血性休克的急进高原伤病员,输血量通常为失血量的 1/3~1/2;对移居高原的伤病员,输血量为失血量的 1/4~1/3;对世居高原的伤病员,输血量为失血量的 1/5~1/4。为保证创伤后凝血功能正常,血液制品输注原则仍为 1∶1∶1(红细胞∶血浆∶血小板),其中血小板的输注阈值与平原环境下相近(血小板计数≤50×10^9/L)。

（十）呼吸管理

高原环境下全身麻醉过程中的肺保护策略与平原环境下基本相同,可允许 $PaCO_2$ 轻度升高(≤60mmHg);由于肺部可能因炎性渗出导致顺应性降低,应慎用压力模式;在满足动脉血氧分压(PaO_2)、SpO_2、心输出量及机体供氧的基础上,设定呼气末正压(positive end-expiratory pressure,

PEEP)值。麻醉期间可使用氨茶碱 0.25g 静脉滴注,地塞米松 5mg、呋塞米 10mg 静脉注射,以预防高原肺水肿。在高原低氧环境的影响下,机体组织受缺氧打击已发生病理生理改变,在此基础上发生创伤则会致其缺氧更加严重,术后 24h 应继续实施氧疗,以改善全身组织的缺氧状态。

（十一）体温管理

高原环境下低体温是常见的伴随问题,其相关内容参见《低温环境战创伤麻醉共识》。

（十二）麻醉后处理

由于药物代谢减慢,麻醉恢复期应特别注意包括肌松药在内的药物残余作用。准确把握拔管时机,建议清醒拔管。拔管后鼓励咳嗽排痰及早期活动。术后镇痛应谨慎使用阿片类药物,宜选用神经阻滞镇痛及非阿片类镇痛药物。麻醉后强调持续氧疗 24h,4~6L/min,以防治低氧血症。待伤病员呼吸功能恢复正常后,再逐渐适应空气环境。

五、特殊问题及处理

高原环境下战创伤病情发展快、病死率高,容量管理不当易致肺水肿和脑水肿,救治困难。高原肺水肿和脑水肿治疗的首要原则是条件具备时,尽快将伤病员转运至低海拔地区并行高压氧治疗。

（一）肺水肿

初入高原并伴有急性高原反应者,如感冒、剧烈活动或创伤后出现静息呼吸困难、咳嗽、咳粉红色泡沫痰等症状,查体有发绀、肺部湿啰音或喘鸣音、颜面及双下肢浮肿、颈静脉怒张、SpO_2 下降、心动过速等体征,应疑为肺水肿。有条件时,可行X 线、CT、MRI 等检查。

肺水肿的主要救治措施:

1. 下撤后送 高原环境不利于肺水肿的救治,条件具备时,应立即下撤后送,下降高度至少1 000m;条件不具备时,应绝对卧床休息,通常为半卧位,保持呼吸道通畅。如现场有压力袋,可行增压治疗。推荐使用便携式高压氧舱(头高脚低位,头部上抬 15°)。

2. 吸氧 通常采用面罩吸氧。若病情不能缓解,条件具备时,可试行持续正压通气,通常选择持续中低流量吸氧(2~4L/min);对缺氧严重者,可给予高流量持续吸氧(4~6L/min),时间应少于24h,以防止氧中毒;对有大量泡沫痰的伤病员,可将氧气通过50%~70%乙醇瓶后吸入,避免间断吸氧,防止突然停止吸氧导致肺动脉压反弹性升高造成病情恶化。无论采取何种吸氧方式,均以$SpO_2 \geq 90\%$为目标。

3. 口服硝苯地平 30mg/12h 或 20mg/8h,直至症状缓解。

4. 应用磷酸二酯酶抑制剂 他达拉非口服10mg/12h 或西地那非口服 50mg/8h,降低肺动脉压力。

5. 给予氨茶碱 0.25g 静脉滴注,2 次/d,肺水肿严重者可增至 0.5g,2 次/d。

6. 静脉注射地塞米松 10~20mg/d,或首次口服、肌内注射 8mg,随后每 6h 给予 4mg,直至症状缓解。

7. 应用利尿剂、脱水剂。通常建议呋塞米静脉推注 20~40mg/8~12h(根据病情和尿量可加大用量);20% 甘露醇快速静脉滴注 250ml,1~2 次/d。对伴有低血容量者,慎用利尿脱水治疗。

8. 对心力衰竭者,应给予强心治疗。液体摄入以口服为主,静脉输液量宜少;若伤病员有明显脱水症状,应根据尿量适当增加输液量;若伴有休克,可给予多巴酚丁胺加 50ml 10% 葡萄糖,按照2.5~7.5μg/(kg·min)泵注;若心率≥100 次/min,可给予西地兰 0.2~0.4mg 泵注。

9. 对急性肺水肿伴感染者,应给予抗生素治疗。

10. 治疗期间注意补钾,保护胃黏膜。输入液体以 10% 葡萄糖注射液为主,同时静脉滴注大剂量维生素 C,严格控制输液量并密切监测生命体征。

(二) 脑水肿

脑组织对缺氧最为敏感,发生脑水肿后病情进展较快、病死率较高。轻度脑水肿主要表现为头痛、头昏、恶心、呕吐等;中度脑水肿主要表现为嗜睡、躁动不安、精神改变和/或共济失调等;重度脑水肿可出现精神失常、昏迷、二便失禁等,若发生脑疝,可随时出现呼吸心搏骤停。

约 1/3 的脑水肿伤病员合并肺水肿,因此救治脑水肿前,应先明确有无合并肺水肿,务必根据

是否合并肺水肿确定脱水利尿的救治顺序。单纯脑水肿时,应先行甘露醇脱水,再利尿;合并肺水肿时,应先给予呋塞米利尿,再行甘露醇脱水。须注意防止因救治脑水肿而诱发或加重肺水肿。若行呼吸机支持治疗,应关注 PEEP 对肺水肿的作用,并兼顾其对脑水肿的影响。

脑水肿救治同样强调脱离高原环境,条件具备时,应随时下撤后送,对无法立即后送者,推荐使用便携式高压氧舱治疗,氧疗目标为$SpO_2 \geq 90\%$。其他主要救治措施如下:

1. 轻度伤病员 应减轻劳动、卧床休息、低流量吸氧(2~4L/min);口服呋塞米(20mg,1~2 次/d)、泼尼松(5~10mg,1~2 次/d);对意识清楚者,可给予适量镇静药物。

2. 中度伤病员 应绝对卧床休息,高流量吸氧(4~6L/min);肌内注射呋塞米(20mg,1~2 次/d)、地塞米松(5~10mg,1~2 次/d),呕吐停止后改为口服,1~2 次/d。

3. 重度伤病员 应建立静脉通道,持续高流量吸氧(4~6L/min),必要时行气管插管或气管切开。明确是否合并肺水肿,确定脱水和利尿治疗的先后顺序。20% 甘露醇 125~250ml 快速静脉滴注,6~8h 可重复 1 次。必要时可静脉注射呋塞米20~80mg,增强脱水效果。待生命体征稳定后,静脉滴注 10% 葡萄糖或低分子右旋糖酐 500ml 内加呋塞米 40mg、地塞米松 20mg、维生素 C3~5g,期间行头部重点降温。利尿剂亦可选用乙酰唑胺,口服 250mg/12h,直至症状缓解。

4. 对脑水肿合并肺水肿者,首选地塞米松作为治疗药物,首次口服或肌内注射 8mg,随后每6h 给予 4mg,直至症状缓解。

5. 应用肺血管扩张药。硝苯地平 10~20mg,舌下含服;使用过程中应避免平均动脉压降低,以防脑灌注压的进一步降低及脑缺血的发生。

6. 应用非甾体类抗炎药。口服布洛芬或对乙酰氨基酚有助于缓解头痛。

7. 禁用血管收缩药,慎用中枢兴奋药。

参 考 文 献

[1] 傅润乔.高原麻醉与复苏[J].国外医学(麻醉学与复苏分册),1996,17(4):232-235.

[2] 高文祥,高钰琪.慢性高原病分型、诊断与治疗的研究进展[J].第三军医大学学报,2016,38(5):431-436.

［3］杨志焕．高原战创伤的特点及其救治［J］．创伤外科杂志，2006，（4）：289-292.

［4］DEHNERT C，LUKS A M，SCHENDLER G，et al. No evidence for interstitial lung oedema by extensive pulmonary function testing at 4,559 m［J］. Eur Respir J，2010，35（4）：812-820.

［5］赵凡，陈学强，杨帆，等．不同麻醉方法对高原人群血液流变学的影响［J］．临床麻醉学杂志，2007，23（11）：963-964.

［6］周永伟，盛凤莲，王宇．高原病患者平原手术麻醉处理体会［J］．临床麻醉学杂志，2006，3：234-235.

［7］于向鸿，赵国香，窦元元．高原地区的麻醉体会［J］．中国现代医学杂志，2002，17：102.

［8］王育红，尚安云，宋德银，等．高原地区严重创伤麻醉处理体会［J］．高原医学杂志，2003，13（1）：58-59.

［9］王飞，范应磊，魏林节，等．高原地区高渗氯化钠治疗重型颅脑外伤临床疗效分析［J］．中国社区医师，2016，32（12）：32-33.

［10］殷作明，李素芝，雷明全，等．75g/L 高渗盐水 /60g/L 右旋糖酐 40 溶液对高原创伤失血性休克急救的临床观察［J］．中华创伤杂志，2004，20（11）：60-61.

［11］常锦雄，徐艳，旦增坚才．高原低氧环境下不同麻醉方法对呼吸和循环功能的影响［J］．中华麻醉学杂志，2000，20（4）：50-51.

［12］李琳业，侯明．高原创伤的特点及其救治［J］．高原医学杂志，2016，26（3）：61-63.

［13］高原战创伤重危急症：一线初级生命救护指南（概要）［J］．高原医学杂志，2011，21（2）：1-9.

［14］高文祥，郑然，方海亮，等．高原地区地震灾害救援合理用氧要点［J］．人民军医，2010，53（5）：312.

［15］高钰琪，徐迪雄，陈建，等．玉树地震抗震救灾中高原病防治经验与体会［J］．高原医学杂志，2010，20（2）：21-22.

［16］高钰琪，徐迪雄，黄朝晖，等．玉树抗震救灾中高原病防治的经验［J］．解放军医院管理杂志，2010，17（9）：811-813.

［17］中华人民共和国卫生部．卫生部办公厅关于印发《青海玉树地震灾区高原病综合防治指导方案》的通知．http://www.gov.cn/zwgk/2010-05/12/content_1604657.htm2010.

［18］LUKS A M，AUERBACH P S，FREER L，et al. Wilderness medical society clinical practice guidelines for the prevention and treatment of acute altitude illness：2019 update［J］. Wilderness Environ Med，2019，30（4S）：S3-S18.

［19］PENNARDT A. High-altitude pulmonary edema：diagnosis，prevention，and treatment［J］. Curr Sports Med Rep，2013，12（2）：115-119.

［20］High Altitude Medicine Guide. Altitude illness clinical guide for physicians-HAPE treatment protocols. http://www.high-altitude- medicine.com/AMS-medical.html-HAPE-therapy.

［21］刘锋，郑然，高文祥，等．高原地区抗震救灾现场急性高原病的预防和诊治［J］．人民军医，2010，53（5）：309+311.

［22］李高元，孙胜，周俊奇，等．青海省玉树地区地震后高原肺水肿的防治［J］．中国基层医药，2012，19（3）：445-446.

［23］高钰琪，蒋春华，陈建．玉树地震灾后重建中高原病的防治策略［J］．高原医学杂志，2010，20（2）：63-64.

［24］周其全，杨景义，高钰琪．高海拔地区急性高原脑水肿 72 例就地治疗结果分析［J］．中国危重病急救医学，2006，18（5）：311-314.

海域环境战创伤麻醉共识

40

王嘉锋　卞金俊(共同执笔人)　邓小明(共同负责人)　米卫东(共同负责人)

孙立　李军　张宏　张铁铮(共同负责人)　陆智杰(共同执笔人)

袁红斌(共同执笔人)　徐建国　陶坤明　葛衡江　蒋鑫

全军麻醉与复苏学专业委员会　中华医学会麻醉学分会

　　海域环境下的战创伤麻醉因其自身特点而极具挑战性。为指导麻醉科医师及相关救治人员对战创伤伤病员进行快速正确的评估和及时有效的处置,提高我军战创伤救治水平,全军麻醉与复苏学专业委员会曾制定《战创伤麻醉指南(2017)》。作为总体概述,该指南对战创伤麻醉起到了原则性的指导作用,但因篇幅所限,具体问题未能详述,在一定程度上难以形成具体的指导意见。本共识在《战创伤麻醉指南(2017)》的基础上,进一步细化海域环境下战创伤麻醉和救治的原则及具体措施,以提高共识的实用性和可操作性。

一、海域环境特点

(一)水面舰艇环境

　　水面舰艇包括航空母舰、导弹驱逐舰、导弹护卫舰及各类勤务舰艇,如和平方舟医院船等。无论何种类型、何种吨位的水面舰艇均具有空间密闭,受损后伤亡人员密集、阵亡率高的特点。常见战创伤包括爆震伤、冲击伤、机械伤和烧伤等,且以多发伤居多,并可并发海水淹溺、核化生污染等。

(二)潜艇环境

　　潜艇一旦遭遇损伤,自救性差,现场几乎无他救机会。二战期间,美国潜艇受损阵亡率高达

目　录

80.95%。潜艇空间狭小,受损后颅脑外伤和骨科问题最为突出。潜艇通常配备逃生装置,如斯坦克头罩、MK-10脱险服、救生钟、深潜救生艇等。受损逃脱时,迅即产生大批伤员,减压病、肺气压伤等为其特有疾病,并常伴有全身性创伤、中重度低体温等。

（三）岛礁环境

岛礁自然环境恶劣,具有高湿、高盐、强辐射、温度极端等特点。平时,岛礁的卫勤保障以应对守礁官兵及临近海域平民意外损伤和常见病症救治为主,包括海洋生物食物过敏与中毒、溺水、热射病等。战时,岛礁作为不沉的航空母舰,特殊战略地位使其成为重要的攻防目标,可能遭受大面积杀伤武器的袭击,包括巡航导弹、集束炸弹、贫铀炸弹、油气炸弹等,从而产生爆震伤、火器伤、烧伤、冲击伤、挤压伤、放射性损伤和化学损伤等。部分岛礁医疗条件较为完善,可作为平战时的三级救治平台。

（四）岸防基地环境

岸防基地是登陆和反登陆的重点区域,同时也可作为海战后方的三级或四级救治中心,除接收大量陆战与海战伤员外,也可能面临批量非战斗人员和平民伤员。其伤病员救治特点与野战医院内的救治类似。

二、病理生理特点

（一）一般状况

由于补给不足、高温、高湿及卫生条件所限,舰艇伤员易合并呼吸系统、消化系统、泌尿系统、皮肤系统、精神系统等疾病。远海作战时因营养和供水有限,加之体力消耗大,人员易出现过度疲劳及免疫力低下等问题。伤病员一般情况较差,体能不佳,导致疾病减员率骤升。历次战争证明,长期战争中病员多于伤员。

（二）海水淹溺

海水淹溺引发死亡的主要原因为肺水肿。多数淹溺者均具有肺损伤,并继发肺水肿,进而出现急性呼吸窘迫综合征,表现为低氧血症和酸中毒。海水中的矿物质和微生物也可直接诱发肺间质水肿、上皮细胞与内皮细胞损伤、血小板激活等肺损伤因素。肺泡内的高渗性海水可直接导致血管内液体和组织间液向肺泡转移,并损害肺泡表面活性物质。

（三）海水浸泡

海域环境战创伤合并海水浸泡可导致独特的病理生理学变化。海水成分、渗透压、低温和特殊种类微生物等因素,可导致受创部位组织微循环障碍及血管通透性增高,引起局部组织水肿和血管内微血栓形成,产生组织坏死;海水进入胸腹等腔隙导致渗透压异常,水、电解质紊乱和组织水肿,加重创伤部位损伤;伤口感染发生率明显增高,且以革兰阴性菌为主。海水浸泡伤者休克发生率更高,出现得更早,病情更严重。合并浸泡伤者病死率明显高于无浸泡伤者。

（四）低体温

人体正常体温36.4~37.3℃。非创伤性条件下,低体温分为:轻度(32℃≤体温<35℃)、中度(28℃≤体温<32℃)和重度(体温<28℃);而创伤性低体温则与此有所不同,分为:轻度(34℃≤体温<36℃)、中度(≤32℃体温<34℃)和重度(体温<32℃)。以处在亚热带的中国台湾海峡为例,其海水表层年平均温度为18.0~21.3℃。在20℃左右的海水中浸泡30~60min,体温可降至30℃左右的中度低体温,若合并战创伤,则为重度低体温。轻度低体温时体温调节中枢功能基本正常,伤病员表现为意识清醒、明显寒战、呼吸急促、心率增快、心输出量增加、血压增高;中度低体温时寒战消失、神志淡漠、生理反射减弱、循环抑制;重度时会出现半昏迷或昏迷状态,呼吸循环系统严重抑制,极易发生心室颤动等恶性心律失常,严重者可发生心搏骤停或死亡。低体温还可引起消化系统功能障碍、急性肾损伤和凝血功能障碍等。

三、核心问题与救治原则

海域环境下战创伤麻醉的核心问题是个体化应对伤病员落水后淹溺所致的肺水肿,以及海水浸泡所致的低体温、微循环障碍、组织水肿和感染。救治原则是全力纠治呼吸窘迫综合征,支持呼吸功能与循环功能,加强体温管理,维护内环境稳定,保护创口。

四、麻醉与救治

（一）麻醉管理

1. 影响因素 海上手术缺少陆地固有的平衡性，与陆地手术存在明显不同，需要考虑诸多因素的影响。

（1）伤病员因素：长时间海上航行易产生焦虑、抑郁等情绪。舰艇低频振动和船体晃动会导致心血管、胃肠道和内分泌系统功能变化；严重呕吐可致水电解质平衡紊乱。研究发现，晕船时人体自主神经张力增高，以迷走神经功能增高为主，导致心率和血压明显下降。缺乏运动和锻炼者更易出现窦性心动过缓和低血压。海上环境可导致患者对麻醉药物的耐受性下降。有研究显示，航行中的患者对丙泊酚和依托咪酯麻醉的敏感性明显增高，对吸入麻醉药如异氟烷和七氟烷的敏感性也明显增高。究其原因，目前认为是旋转刺激增加下丘脑组织中 γ- 氨基丁酸的含量，并与吸入麻醉药产生叠加作用。海上环境可刺激迷走神经，术中操作易诱发迷走反射。为减少航渡期间反流误吸和术后恶心呕吐（postoperative nausea and vomiting，PONV）的发生，麻醉期间应预防性使用镇吐药，首选中枢抗组胺药物（如苯海拉明）及 5-HT$_3$ 受体拮抗剂。海水浸泡致低体温会降低各类麻醉药的清除率，需酌情减量。

（2）医务人员因素：舰艇航行中船体摇摆度一般为 15°~35°，医护人员会出现困倦、眩晕、注意力不集中等不同程度的晕船反应，同时船体晃动会严重影响操作的准确性和稳定性。海上环境的战斗应激易引起严重的睡眠障碍甚至睡眠剥夺，睡眠剥夺导致机体的整体能量消耗增加，重要脏器发生明显氧化应激和炎症反应，多器官功能储备下降及脏器损害。这些异常变化随着睡眠剥夺时间的延长而加重，甚至出现疲劳衰竭，成为医务人员减员的重要因素之一。需要注意的是，睡眠剥夺及疲劳衰竭在伤病员中也会出现，麻醉过程中需注意保护其重要脏器功能。

（3）手术环境因素：船体晃动导致手术和麻醉操作难度加大。舰船摇摆度较大时，手术物品不易固定，无菌区域易受污染。

2. 麻醉方式的选择 麻醉方式的选择应遵循简单易行、安全有效的原则。

（1）岛礁环境或靠岸锚定时，船体平稳，麻醉方式的选择等同于陆地，根据患者的手术部位、外科手术的要求以及麻醉科医师所擅长的麻醉方式综合选定。

（2）航行或锚泊时，船体晃动，优先考虑局麻或外周神经阻滞，慎用蛛网膜下腔麻醉，必要时选择全麻。简单的清创手术还可选用监护麻醉（如氯胺酮）。

（3）选择合适的麻醉方式：①外周神经阻滞麻醉。外周神经阻滞可有效地用于四肢手术。各类躯干阻滞可以单独应用或复合其他麻醉方法。推荐在超声引导或神经刺激仪辅助下进行。②椎管内麻醉。对于下肢和下腹部手术，在舰船摇摆 >15° 时，行硬膜外穿刺较困难，应慎用；如选择蛛网膜下腔麻醉，推荐使用等比重局部麻醉药，如 0.50% 或 0.75% 丁哌卡因或罗哌卡因。③全身麻醉。中上腹部、颅脑和胸部手术，以及对于病情复杂的复合伤及伴有休克者，应采用全身麻醉。

3. 麻醉实施要点

（1）麻醉前处理：①麻醉前酌情给予镇静、镇痛及抗胆碱药物，危重伤员免用任何麻醉前用药。夏季气候或热带、亚热带地区免用或少用抗胆碱药物。②酌情开放 1~2 条静脉通路，麻醉前尽量纠正低血容量。③全面了解伤情，保持呼吸道通畅。有上呼吸道损伤的伤员，如颈部枪伤或颈部巨大血肿等，应及早行气管切开。血气胸伤员先行胸腔闭式引流。

（2）麻醉期间的监测：海战条件下，伤员的监测除依靠麻醉科医师的直接观察外，有条件时应采用监护仪。优先选择易携带、多功能、使用方便的监护仪。应根据患者情况、手术类型，在标准监测的基础上，进行个体化动态监测。

监测内容包括：①心电监测；②血压监测：首选无创便携电子血压计，对休克或手术创伤大、失血多、肢体不便测血压者，应采用有创测压法；③脉搏血氧饱和度监测；④体温监测：尽可能监测食管、鼻咽或直肠等中心体温；⑤尿量监测：中重度创伤术前应放置导尿管，以便连续观察和记录尿量，了解肾功能情况并指导补液，术中维持尿量在 50ml/h 以上；⑥其他，如中心静脉压、心输出量、肌松、麻醉深度等。

（3）麻醉中注意事项：①应根据海况对人员（包括患者和医务人员）及设备进行妥善固定；②舰艇手术室内环境较为密闭，全麻时尽可能选择全凭静脉麻醉,避免麻醉废气对人员产生不利影响;③对于溺水及昏迷患者,诱导插管时要注意误吸风险,推荐诱导前通过超声进行胃内容量评估,不能确定时,所有伤员均按饱胃处理;④椎管内麻醉应严格控制阻滞平面,常规吸氧,注意船体摇晃的可能影响。

(4)麻醉后注意事项:①低体温导致药物代谢减慢,麻醉恢复期应特别注意包括肌松药在内的药物残余作用;②准确把握拔管时机,尽可能清醒拔管;③采用外周神经阻滞加非甾体抗炎药(nonsteroidal antiinflammatory drugs,NSAIDs)为主的多模式镇痛方式,尽可能减少阿片类药物的用量,以减少相关并发症;④具有 PONV 风险的患者,推荐常规采用联合预防措施,在给予中枢抗组胺药物(如苯海拉明)的基础上,应用包括 5-HT$_3$ 受体拮抗剂、地塞米松、氟哌利多等在内的药物措施,以及吸氧、针灸、按摩等非药物手段。

(二)救治

1. 海水淹溺复苏 海水淹溺心搏骤停的病理生理学变化不同于普通环境下的心搏骤停者,应依据其特殊性,制定特殊化的心肺复苏(cardiopulmonary resuscitation,CPR)策略。

(1)针对淹溺这一特殊情境下的心搏骤停患者,CPR 指南推荐沿用 A-B-C 的顺序复苏,即依然强调第一时间开放气道、人工通气的重要性。施救者应依据救助人员条件、救助环境设施,活用 C-A-B、A-B-C 在内的 CPR 程序,进行因地、因人、因情、因器而异的差异化 CPR 程序。

(2)海水淹溺特殊化的 CPR 方法是针对海水淹溺者的伤情特点,以去除造成心搏骤停的病因为目的,有的放矢地进行 CPR。有研究发现,淹溺患者因为喉痉挛或屏气等,可能不存在误吸。在开放气道、进行人工通气前,不推荐常规采用海姆立克手法或腹部提压等方法试图排出肺内液体,以免延误人工通气与胸外心脏按压的时机。若有负压吸引装置,在通气不佳时可考虑使用。复苏过程中的呕吐较常见,需迅速将患者头部偏向一侧,清理口腔内呕吐物。

(3)海上淹溺者常发生低体温。控制复温CPR 是指针对海水淹溺患者,在坚持实施心脏按压及人工通气的同时,采取控制性复温措施,缓慢恢复海水淹溺心搏骤停者的体温。低体温患者心室颤动发生率高,体内酶活性低,对药物不敏感,快速复温易导致酸碱平衡紊乱,控制性复温(速度为 2~4℃/h)可在早期维持机体的代偿调节作用,为后期治疗争取时间。控制性复温可提高复苏成功率和生存率,复温时应根据低体温的程度选择合适的方法。

2. 海水浸泡救治 海水是一种低温、高渗、高钠、高碱及含多种微生物的环境。早期救治的目的是纠正伤病员因海水浸泡造成的内环境紊乱,维持并提升其生存与救治条件,以利于接受进一步的战创伤救治。

(1)受伤后立即用防水敷料包扎伤口,防止或减少海水浸泡伤口或进入体腔。

(2)迅速打捞出水,尽量减少海水浸泡时间。打捞出水的动作要尽量平稳,避免猛用力将伤员从水中捞出。部分淹溺者被营救后可能发生围营救期虚脱,表现为营救过程中或营救后 24h 内突发虚脱和致命性心律失常,其发生与体温、交感神经张力、儿茶酚胺水平、血容量和外周静水压的改变及心理应激反应等因素有关。

(3)伤员出水后立即采取复温、保温、给氧措施。及时测量体温,评估低体温的严重程度,并采取复温措施。浸泡伤伤病员初期处理的目标为维持动脉收缩压在 90mmHg、体温 34℃ 及脉搏 100次/min。

(4)尽量去除胸、腹腔内海水,伤口及腹腔用加温生理盐水或低张溶液反复冲洗。

(5)海水浸泡伤口清创时,难以根据组织颜色改变判定组织活力,建议采用 3Cs 标准(切之不出血、触之软泥状、夹之不收缩)切除失活组织。减压、引流、冲洗在初期外科处理中尤为重要。

(6)对大面积创伤或体腔开放伤的伤病员,如果伤情特点和症状提示有高渗性脱水,应急查血钠。一经确诊,尽快按高渗脱水救治的输液公式予以纠正。高渗性脱水者可能迅速发生严重的血流动力学紊乱、代谢性酸中毒、呼吸性酸中毒,故应提高警惕,密切观察,及时处理。

3. 低体温救治 早期保温复温至关重要。①最大限度地减少伤员的体表暴露;②用干燥的衣服更换潮湿的衣服,尽快将伤员置于隔热表面上;③密切监测体温,根据低体温程度选择合适的复温方法。轻度低体温(≥34℃)可采用被动保温措施,包括覆盖棉毯、保温毯等。中、重度低体温(<34℃)需要合用主动保温措施,包括压力暖风毯、输液加温等。详见《低温环境战创伤麻醉共识》。

五、特殊问题及处理

减压病是指机体在高气压环境下暴露一定时间后，由于外界压力下降过快，溶解于体内的惰性气体（N₂）来不及随呼吸排出体外，而在组织和血液中形成气泡所引起的一种疾病。

减压病的发病机制中，气泡形成是原发因素；因液气界面作用，可继发一系列病理生理反应，并可累及神经、皮肤、呼吸、骨骼、循环、消化等多系统，导致减压病的临床表现十分复杂。绝大多数患者症状发生在减压后1~2h，但个别迟发者可见于减压后6h甚至更长时间。减压越快，症状出现越早，病情越重。其临床诊断主要依据潜水史、潜水时间、临床症状及体征出现时间。

减压病的救治措施：①使病员即刻平卧，垫高脚部20~30cm，以避免气泡堵塞血管或进入中枢神经系统；②保持呼吸道通畅、高流量吸氧、必要时面罩加压给氧，如出现呼吸困难需进一步建立人工气道，控制呼吸；③循环支持、积极抗休克；④尽快将伤病员送往医院做减压舱加压治疗；⑤转送过程中应注意保持运输环境在一个大气压条件下，切忌高空运输；有条件者宜先行单人高压氧舱治疗。

参 考 文 献

［1］全军麻醉与复苏学专业委员会战创伤麻醉指南编写组.战创伤麻醉指南（2017）［J］.麻醉安全与质控，2017,1（6）:283-294.

［2］沈俊良，张建.海上多样化军事行动卫勤准备概论［M］.上海:第二军医大学出版社，2015:44.

［3］林尚南，陆俭英，江友泉.1 022名住院潜艇艇员疾病调查［J］.中华航海医学与高气压医学杂志，1995,2（1）:44.

［4］陈伯华，龚国川.国外海军医学动态系列讲座（16）国外海军援潜救生技术与装备研究进展［J］.人民军医，2008,51（6）:355-356.

［5］巴剑波，陈伯华，蔡久波.美国海军流行病学研究进展［J］.人民军医，2008,51（1）:10-11.

［6］王凡，韩志海.炎症介质在海水淹溺急性肺损伤发生机制中的作用［J］.转化医学杂志，2015,4（5）:311-315.

［7］虞积耀，赖西南.海战伤合并海水浸泡伤的伤情特点及救治技术研究进展［J］.解放军医学杂志，2004,29（12）:1017-1019.

［8］陆蕾，孙成荣，杨波，等.创伤合并海水浸泡的抗感染治疗研究进展［J］.中华航海医学与高气压医学杂志，

2013,20（6）:432-434.

［9］沈宏亮，王强.海水浸泡创伤病理生理变化和救治措施的研究进展［J］.第二军医大学学报，2003,24（12）:1365-1367.

［10］DANZL D F,Pozos R S. Accidental hypothermia［J］. N Engl J Med,1994,331（26）:1756-1760.

［11］陈丽娜，奂剑波，史成和，等.海水浸泡性体温过低症的病理生理学研究进展［J］.转化医学杂志，2016,5（6）:381-384.

［12］王立秋，陈瑞丰.海上战伤、创伤早期救治策略简介［J］.中国急救复苏与灾害医学杂志，2007,2（12）:739-740.

［13］宗兆文，张连阳，秦昊，等.我军战伤伤情评估和诊断方法的专家共识［J］.解放军医学杂志，2018,43（3）:181-188.

［14］吴新文，辛博，邹建飞，等.旋转刺激对大鼠七氟烷麻醉的敏感性的影响［J］.中国应用生理学杂志，2012,28（2）:114-117.

［15］冯忠胜，汤永红.睡眠剥夺致相关功能障碍的研究进展［J］.世界睡眠医学杂志，2018,5（7）:866-870.

［16］王嘉锋，姜春平，缪雪蓉，等.基于"和谐使命-2018"任务南太平洋四国实践探讨海外医疗服务中的围手术期管理特点［J］.军事医学，2018,42（11）:879-880.

［17］陈永鹏，姜福亭，田丽丽，等.医院船不同运动姿态条件下外科手术技术筛选研究［J］.中华航海医学与高气压医学杂志，2011,18（6）:365-367.

［18］VANDEN HOEK T L,MORRISON L J,SHUSTER M,et al. Part 12:cardiac arrest in special situations: 2010 American Heart Association Guidelines for Cardiopulmonary Resuscitation and Emergency Cardiovascular Care［J］. Circulation,2010,122（18 suppl 3）:S829-S861.

［19］LAVONAS E J,DRENNAN I R,GABRIELLI A, et al. Part 10:special circumstances of resuscitation: 2015 American Heart Association Guidelines Update for Cardiopulmonary Resuscitation and Emergency Cardiovascular Care［J］. Circulation,2015,132（18 suppl 2）:S501-S518.

［20］王立祥.海水淹溺特殊化心肺复苏［J］.中华灾害救援医学，2014,2（6）:305-307.

［21］王世锋，李娅娜，吕传禄，等.海上落水人员体温过低症干预与救治技术研究进展［J］.中华航海医学与高气压医学杂志，2017,24（6）:493-496.

［22］ROBINSON K,BYERS M. Diving medicine［J］. J R Army Med Corps,2005,151（4）:256-263.

［23］BOVE A A. Diving medicine［J］. Am J Respir Crit Care Med,2014,189（12）:1479-1486.

［24］孙孝东，李学文，姜艳.重型减压病85例救治体会［J］.中华航海医学与高气压医学杂志，2008,15（2）:121-122.

41 核化生战创伤麻醉共识

刁玉刚　马亚群（共同执笔人）　刘秀珍　米卫东（共同负责人）　孙立（共同执笔人）

张宏　张铁铮（共同负责人）　郝建华　徐建国　高升润

高成杰（共同执笔人）　郭旭　郭航　葛衡江

全军麻醉与复苏学专业委员会　中华医学会麻醉学分会

目　录

核化生武器杀伤力大、隐蔽性强，会对人的生理和心理造成巨大创伤，致使其麻醉管理与救治极具挑战性。核化生损伤主要见于战争、恐怖袭击及意外事故等。本共识以全军麻醉与复苏学专业委员会制定的《战创伤麻醉指南（2017）》为基础，结合核化生战创伤的特点，进一步细化其麻醉与救治策略，指导麻醉科医师及相关救治人员对核化生战创伤伤员进行快速、准确的评估和及时有效的处置，以提高我军战创伤救治能力。

一、核化生武器及杀伤特点

（一）核武器

又称原子武器，包括原子弹、氢弹和中子弹，利用原子核裂变或聚变反应瞬间释放的巨大能量，通过光辐射、冲击波、早期核辐射和放射性沾染（前3种系瞬时杀伤因素）起杀伤破坏作用，具有杀伤范围大、程度重、因素多、持续久、防护难等特点。

（二）化学武器

通过爆炸、热分散或布洒等方式释放有毒化学品或化学战剂，使人致死、致伤、失能，具有剧毒性、多样性、空气流动性等特点，杀伤范围广、伤害途径多、持续时间长。

(三) 生物武器

通过各类弹头、炸弹和气溶胶发生器等传播致病微生物（如细菌、病毒、立克次体等）及其毒素和基因，对人、畜、农作物产生伤害，具有污染范围广、传染性和致病力强、伤害途径多、危害时间长等特点。

二、致伤机制与病理生理特点

(一) 呼吸系统

核武器可致呼吸系统直接或间接损伤。早期表现为充血、出血、肺水肿或肺不张；后期出现感染性病变，主要为支气管肺炎和肺脓肿。其中，肺水肿和肺部感染是导致死亡的主要原因。化学战剂可致喉痉挛、声门水肿、支气管黏膜坏死等，引起呼吸道炎症、呼吸道梗阻、肺水肿、急性重度肺损伤，甚至窒息。生物战剂炭疽可致出血性坏死性支气管肺炎、纵隔炎、肺间质水肿、出血及炎性细胞浸润，重者可发生中毒性休克和弥散性血管内凝血（disseminated intravascular coagulation，DIC）；鼠疫可致小叶性或大叶性出血坏死性肺炎，甚至脓毒症。

(二) 循环系统

核武器可致心肌细胞坏死、纤维断裂、出血等，继发心功能障碍。化学战剂可致心肌损伤、心律失常、缺氧和电解质紊乱、中毒性肺水肿、肺心病，甚至循环衰竭。生物战剂可致脓毒症，其中霍乱等可致大量体液和电解质丢失，引起循环衰竭。

(三) 神经系统

核放射剂量 50Gy 以上可致脑型放射病及急、慢性放射性脊髓损伤，甚至脑水肿。神经性化学战剂或窒息性战剂可致中毒性脑病、多发性神经病变，中毒恢复期可引发神经衰弱或自主神经功能失调。生物战剂可致脑膜炎、脑炎或谵妄昏迷等。

(四) 消化系统

核化武器可致消化道黏膜充血、水肿，甚至溃疡，肝脏、胰腺充血。生物战剂如霍乱、埃博拉病毒可致腹痛、水样腹泻、恶心呕吐、痉挛等，出现血便或柏油便；炭疽伤员主要表现为腹膜炎或炭疽脓毒症。

(五) 血液系统

核辐射一次性全身均匀照射 0.5~1.0Gy 可导致外周血白细胞和血小板减少，约 3 周后达最低水平；受照 1.0Gy 以上可致骨髓型放射病。化学战剂可引起高铁血红蛋白血症、碳氧血红蛋白血症或硫化血红蛋白血症，导致溶血、贫血及组织缺氧，重者发生急性肾衰竭、休克、多器官功能衰竭，甚至死亡。

(六) 泌尿系统

核辐射物质铀可致肾小管上皮细胞变性、坏死和脱落，大剂量可致肾小球坏死，甚至肾衰竭；一般早期出现间质水肿，晚期出现肾曲管上皮萎缩、间质纤维增生，终致肾硬化等。化学战剂如芥子气可致中毒性肾病、肾衰竭等。生物战剂如类鼻疽可致膀胱炎、肾盂肾炎等。

(七) 其他

光辐射可引起体表皮肤、黏膜直接烧伤；核爆炸的强光刺激可造成暂时性视力障碍；眼底烧伤可致白内障，甚至失明，并可使内分泌、免疫系统等均受累。生物战剂可致高热、肌痛及变态反应性疾病等。

三、核心问题与救治原则

核化生战创伤救治的核心问题是建立快速有效的救治体系，充分完善施救人员的自身防护，优先处理危及生命的伤情。核化生战创伤强调现场救治、早期救治和专科治疗，救治原则是快速有效地保护救援者和被救援者，同时遵循分级治疗原则。应使伤员尽早脱离有害环境、防止污染扩散、彻底洗消、特效抗毒、对症治疗。

核化生损伤危及生命的主要致病因素为中枢及外周呼吸抑制、气道损伤和肺损伤，由此导致的呼吸功能障碍乃至衰竭是死亡的主要原因。解除呼吸道梗阻、支持呼吸循环功能是核化生战创伤早期救治的基本措施。

四、麻醉与救治

核化生损伤是一类特殊环境下的战创伤，参

与救治的医疗机构、手术室应设置核化生污染伤员专用通道,具备处理各类污染及防止污染扩散的条件。

(一) 现场评估与紧急救治

1. 防护 进入核化生救治现场前,救援人员应做好个人防护,包括穿戴防护服、防毒面罩,服用针对性防护药物;熟悉除沾染技术,确认污染源或传染源。

2. 评估 核化生损伤具有污染严重及伤员批量大的特点,应对周围环境和伤员同时进行快速评估,包括安全性、伤亡人数、受伤机制、创伤严重程度和环境风险等;应遵循 ABCDE 原则,即气道、呼吸、循环、意识与肢体活动、全身显露的五步骤方法进行检伤分类并确定救治顺序。

3. 急救 基于战创伤救治"白金 10min"和"黄金 1h"的理念,缩短现场滞留时间和转运时间非常重要。应将伤员转移至安全地带,去除外衣、鞋袜等沾染物或进行洗消。查看伤员皮肤、眼睛、口腔及呼吸道损伤情况,迅速判断是否存在舌后坠、口咽异物存留等气道梗阻因素,迅速清理气道。及时给予抗放药、解毒剂等针对性药剂。昏迷伤员应置于侧卧位,对改变体位不能纠正的上呼吸道梗阻者,首选置入鼻咽通气道(伴有颅底骨折的伤员不宜选用)、口咽通气道或喉罩;依然不能解除者,立即行环甲膜穿刺/置管;必要时给予气管插管、切开通气。应用自膨式复苏呼吸囊-活瓣-面罩或呼吸机行人工机械通气。关注循环及镇痛。

(二) 麻醉前评估

伤员送达医疗机构后,麻醉科医师应通过卫生员或其战友、伤票或野战病历等了解伤病史,按照 AMPLE 步骤进行快速病史采集:①过敏/气道状况(allergies/airway problems);②用药情况(medications);③既往病史(past medical history);④最近进餐情况(last meal);⑤环境/事件(environment/event)。应对伤员伤情进行再评估:①生命体征;②气道;③头面部、颈椎、心脏和肺部;④出血部位和出血量;⑤胸部、腹部和其他损伤。关注凝血功能、内环境、体温等。

(三) 麻醉选择

针对损伤特点并结合下列因素选择麻醉方式:①救治环境和基础设施;②大规模伤亡时可能出现的工作负荷;③伤情或致伤机制的影响。多数伤员术前呼吸循环不稳定、伤情复杂,因此,局部麻醉、神经阻滞麻醉和椎管内麻醉实施受限,推荐采用全身麻醉。

(四) 麻醉前用药

针对致伤机制确定术前用药种类,并减量应用,避免呼吸循环抑制。对失能性毒剂伤员,禁用阿托品;对神经毒剂伤员,应了解此前阿托品用药情况,必要时重复给药。

(五) 麻醉药物选择

脱离致伤环境后,核化生致伤因素对伤员病情仍存在一定程度的持续作用,化生战剂或解毒剂与部分麻醉药物之间存在相互影响,应根据病情变化调整麻醉药物的种类及剂量。

1. 吸入麻醉药 推荐七氟烷低浓度吸入,以减轻肺水肿或缓解肺损伤;慎用氧化亚氮。

2. 静脉麻醉药 慎用丙泊酚,以免加重循环抑制;氯胺酮虽有较强精神副作用,但仍推荐在伤员早期镇痛和麻醉中适量使用;S-氯胺酮麻醉效能强,不良反应少,更为安全有效。核损伤致肾上腺皮质功能受损者,不宜选用依托咪酯。

3. 肌肉松弛药 饱胃、挤压伤及大面积烧伤伤员,禁用琥珀胆碱;若需快速序贯诱导,可用罗库溴铵(0.9~1.2mg/kg)替代。术中首选不经肝肾代谢的药物,如顺式阿曲库铵。化生战剂对神经肌肉接头的毒性作用可影响骨骼肌功能和肌松药的强度及残余效应,应在肌松监测指导下调整药物用量。

4. 阿片类药物 对芬太尼衍生物气溶胶中毒伤员实施手术麻醉过程中,应用阿片类药物应酌情减量,并密切观察其相互间的协同作用。

(六) 麻醉监测

为了快速和准确判断呼吸道及肺部损伤程度与救治效果,须重点监测气道压力、肺顺应性、氧合指数、呼气末二氧化碳分压、动脉血气等;对核化生导致的心脏损伤伤员,推荐采用经食管或经胸超声心动监测等各类心功能监测技术和心肌酶谱检测;对产生中枢神经毒性或损伤的伤员,推荐采用麻醉深度、经颅多普勒脑血流、脑氧饱和度等可判断和鉴别脑损伤程度的监测手段;对沙林等造成神经肌肉接头损害的化学战剂致伤者,强调神经肌肉功能监测,以判定损伤程度及救治效果,并指导使用肌松药;对霍乱、炭疽等生物战剂致伤者,重点监测循环、水电解质及酸碱平衡、渗透压、凝血与纤溶功能等。

(七) 麻醉诱导与人工气道建立

核化生武器常致口咽腔、喉头及气管黏膜损伤,慎用声门上气道工具。轻度损伤者,应尽量采用可视化技术进行气管插管操作,避免再次损伤;损伤程度较重或严重颌面部及咽喉部损伤者,应先行环甲膜穿刺置管或气管切开。严重核冲击易致脊柱损伤,对颈椎不稳定者,应采取颈椎轴向稳定法气管插管。伴有血气胸者,诱导前先行胸腔闭式引流。

早期救治时所有伤员均按饱胃处理,采取快速序贯诱导方法行气管插管,禁用使胃内压增高的药物如琥珀胆碱等。推荐在从伤员失去保护性气道反射至确认气管导管位置、套囊充气后的整个紧急气道管理过程中持续应用环状软骨压迫,即 Sellick 手法。

(八) 管理

1. 呼吸管理

(1)麻醉前:常存在呼吸衰竭的不确定性,应随时做好人工气道通气准备。吸氧治疗有利于加快挥发性化学毒剂经呼吸道排出。对食入或吸入性中毒伤员,不宜实施口对口人工呼吸。气道毒性损伤及肺血流灌注不足会引起通气/血流比值异常,紧急诱导和气道建立前应给予更长时间的预氧合。

(2)麻醉期间:推荐采用围手术期肺功能保护策略,以减轻机械通气相关的肺损伤。可采用低潮气量和最佳呼气末正压通气。肺内分流与肺水肿可影响肺泡有效通气量和吸入麻醉药的摄取,应对伤员生命体征、麻醉药物浓度及麻醉深度进行监测,客观判断麻醉药效,调整用量。对呼吸衰竭、常规手段治疗无效的重危伤员,行体外膜肺氧合技术支持。炭疽伤员术中通气应使用一次性管路,并注意滤过防护和消毒。

(3)麻醉后:合理掌握拔管时机,必要时延长机械通气时间。尤其有机磷类神经毒剂中毒伤员可能出现"中间综合征",表现为间歇性(1~4d)、反复发作的肌肉麻痹,应将呼吸支持延至更长时间。

合并肺水肿、急性呼吸窘迫综合征者需长期呼吸支持,应转入重症监护病房(ICU)继续治疗。

2. 循环管理 对有心肌损伤的伤员,应根据心脏超声及心肌酶谱等监测和检测指标变化情况,有针对性地采取心肌保护措施,动态调整心脏功能,合理使用血管活性药物。心肌损伤会导致心肌顺应性降低,对液体治疗耐受的安全范围变窄,推荐使用个体化目标导向液体治疗。

核武器的热辐射会引起大面积烧伤,常伴有心肺功能损伤。液体治疗策略强调应用等渗晶体液,醋酸或乳酸钠林格液优于白蛋白、羟乙基淀粉、高渗盐水和血液制品,尤须注重客观指标监测下的个体化液体治疗。

对霍乱等生物战剂所致极严重脱水、电解质紊乱乃至循环衰竭的伤员,核心技术为液体治疗。输液原则为早期、迅速、适量,先盐后糖,先快后慢,纠酸补钙,见尿补钾。晶体液宜选用与人细胞外液更相近的醋酸或碳酸钠林格液。早期经口补液治疗也是有效方法之一,尤其适用于救治成批伤员。炭疽毒素可引起血管内皮损伤,血管通透性增加,液体外渗,导致有效循环血容量减少,液体复苏首选晶体液,推荐限氯晶体液。对充分液体复苏后依然低血压者,推荐去甲肾上腺素作为首选血管活性药物。

3. 毒剂拮抗 化学战剂损伤必要时应再次给予特效解毒药。生物战剂损伤须针对性给予抗生素或抗病毒药物;霍乱伤员首选四环素,炭疽的预防和治疗首选青霉素 G,若耐药可选用环丙沙星(400mg/8h)。

4. 血液管理 中重度骨髓放射病伤员尤其处于极期者,骨髓造血功能严重障碍,血管脆性和通透性增加,导致全血细胞减少,并持续1~2周;血小板减少和功能障碍,严重影响凝血功能。芥子气中毒8h后大量造血细胞崩解死亡,1~3d骨髓造血细胞减少,镜下影像呈"荒芜"状。吸入性炭疽持续加重易致DIC。在早期急救或后期专科治疗时,需密切观察伤员出血征象,手术和麻醉前应准确评估和对因处理,根据指征及时输注浓缩红细胞或新鲜冰冻血浆、血小板、冷沉淀等血液成分,维持血液正常功能。

5. 麻醉后管理 初期手术后转入麻醉后监护治疗室或重症监护治疗病房进行监测和继续治疗,转运过程中应全程吸氧并使用便携式监护仪监测生命体征,保证气管导管等各类管道安全。

后续治疗中应保持与术中相同的监测和管理目标,及时评估和预测再回手术室紧急救治的可能性。生物战剂中许多传染性制剂可引起严重炎症反应和器官功能障碍,麻醉后恢复和伤后重症监测与治疗是十分重要的环节。

五、特殊问题及处理

核化生战创伤的特殊性及其早期防治应引起麻醉科医师的特别关注,在确定伤员损伤类型后,对其围手术期存在的持续作用给予针对性治疗至关重要。

(一)核放射性损伤

遵循"先救命后去污、边抢救边去污"的原则,生命体征稳定后进行精细洗消。具体措施包括消除体表沾染,如生理盐水冲洗、消毒纱布擦拭等;加速排出,如咳痰、吸入高流量氧;应用抗辐射药物,如稳定性碘剂(碘化钾、碘酸钾)和络合剂(多羧多氨基络合剂、巯基络合剂);肺灌洗可用于吸入大量贫铀气溶胶的伤员;刺激咽部或 1% 硫酸铜 25ml 催吐、生理盐水或小苏打水洗胃等可减少胃肠道吸收;肥皂水或大量温水冲洗皮肤或伤口可减少局部直接吸收,必要时可选用表面活性剂或络合剂;地塞米松、20% 甘露醇和利尿剂等可用于脑水肿的预防和治疗;积极处理其他并发症。

(二)化学战剂损伤

1. 神经毒剂　有机磷化合物。通气支持,静脉注射阿托品 2mg 和氯解磷定(2-PAM)600mg,必要时每 4~6h 注射 1g 2-PAM。

2. 糜烂性毒剂　硫芥子(芥子气)、路易氏剂。联合应用硫代硫酸钠、维生素 E 和地塞米松。

3. 肺损伤毒剂　光气。合理应用机械通气及类固醇类激素。氨茶碱可升高环磷酸腺苷水平,对光气暴露可能具有保护作用。

4. 全身中毒性毒剂　氢氰酸。肌注抗氰急救针,必要时可用 25% 硫代硫酸钠溶液 50ml(小儿剂量:50% 溶液 1.65ml/kg),联合静脉内用亚硝酸钠 300mg(小儿剂量:3% 溶液 0.15~0.33ml/kg),推注 10min 以上。

5. 失能性毒剂　毕兹。服用解毕灵片或肌注解毕灵注射液 1~15mg 或 7911 注射液 1~2ml。必要时 1~2h 重复半量给药。伤员出现心率减慢、多汗等症状时停药。纠治酸中毒,防治脑水肿及肾功能不全等并发症。

6. 刺激性毒剂　苯氯乙酮。吸纯氧并立即用肥皂水或清水冲洗皮肤或眼睛 20min 以上;呕吐者应保持身体前倾或仰卧时头部侧倾,避免误吸;若呼吸心跳停止,立即心肺复苏。

参 考 文 献

[1] 王翠娥.生物恐怖威胁特点及医学防御对策[J].解放军医学杂志,2005,30(1):15-18.

[2] 王德文,刘耀.反恐应急救援[M].2 版.北京:人民军医出版社,2012:366-372.

[3] 陈景元,土丽艳,杨耀艳.核化生应急医学救援[M].西安:第四军医大学出版社,2015:36-51.

[4] 全军麻醉与复苏学专业委员会战创伤麻醉指南编写组.战创伤麻醉指南(2017)[J].麻醉安全与质控,2017,1(6):283-294.

[5] LERNER E B, MOSCATI R M. The golden hour: scientific fact or medical "urban legend"？ [J]. Acad Emerg Med,2001,8(7):758-760.

[6] BORAK J, CALLAN M, ABBOTT W. Hazardous materials exposure:Emergency response and patient care [M]. New Jersey,USA:Prentice Hall Inc,1991:154-171.

[7] Miller RD. 米勒麻醉学[M].8 版.邓小明,曾因明,黄宇光,译.北京:北京大学医学出版社,2016:631-633,2249-2250.

[8] Butterworth J F,Mackey D C,Wasnick J D. 摩根临床麻醉学[M].5 版.王天龙,刘进,熊利泽,译.北京:北京大学医学出版社,2015:591-592.

[9] 中华医学会重症医学分会.中国严重脓毒血症/脓毒性休克治疗指南(2014)[J].中华内科杂志,2015,54(6):557-581.

[10] 孙海,王东胜,尹宗江.军队机动医疗分队展开布局与工作流程[M].北京:军事医学科学出版社,2008:200-203.

[11] KENNEDY T P, MICHAEL J R, HOIDAL J R, et al. Dibutyryl cAMP, aminophylline and beta-adrenergic agonists protect against pulmonary edema caused by phosgene [J]. J Appl Physiol(1985),1989,67(6):2542-255.

其他已正式发表的麻醉学专家共识与指导意见

42

《2017 版中国麻醉学指南与专家共识》出版以来，在中华医学会麻醉学分会（CSA）领导下，以 CSA 名义发布或联合发布的新的或修订的麻醉学指南、专家共识或指导意见共 52 项，除本书收录的 41 项外，另外 11 项已正式在有关刊物中发表，为方便读者查阅，并规避有关版权问题，现列出该 11 项的名称、参与编撰专家（包括负责人与执笔人）以及刊物信息。

一、中国老年患者围手术期麻醉管理指导意见

于金贵 马 琳 马正良 王 晖 王 锷
王天龙（共同负责人/共同执笔人） 王东信（共同负责人/共同执笔人） 王国年 王建珍 王海云
毛卫克 尹 岭 孔 昊（参与执笔人） 邓 萌
邓小明 古丽拜尔·努尔 左明章 石翊飒 龙 波
冯 帅（参与执笔人） 吕艳霞 吕黄伟 朱 辉
刘 进 刘 靖 刘 毅 刘敬臣 刘新伟
闫 婷（参与执笔人） 孙月明（参与执笔人）
孙玉明 孙志荣 纪 方 严 敏（共同执笔人）
李 民（共同执笔人） 李 茜（共同执笔人） 李天佐
李云丽（参与执笔人） 李金宝（共同执笔人）
李诗月（参与执笔人） 李恩有 肖 玮（参与执笔人） 吴水晶 吴新民 何文政 余中良 冷玉芳
汪 晨 张 洁 张 毅 张良成 陆智杰
陈 菲 陈 敏 陈彦青 努尔比艳克尤木
欧阳文（共同执笔人） 易 斌 罗 艳 赵世军

赵国庆 段开明(参与执笔人) 俞卫锋 娄景盛 贾慧群 顾小萍 顾卫东 顾尔伟 倪东妹(参与执笔人) 倪新莉 徐 庆 徐国海 徐桂萍 郭永清 唐天云 黄宇光 黄雄庆 梅 伟(共同执笔人) 曹定睿 葛圣金 黑子清 程守全 曾庆繁 谢 旻(参与执笔人) 谢宇颖 解雅英 廖 炎(参与执笔人) 熊利泽 薛荣亮 穆东亮 (参与执笔人) 衡新华 魏 来 魏 珂

中华医学会麻醉学分会老年人麻醉学组 国家老年疾病临床医学研究中心(首都医科大学宣武医院)国家老年麻醉联盟(NAGA)

参 考 文 献

[1] 王天龙, 王东信, 李金宝, 等. 中国老年患者围手术期麻醉管理指导意见(2020版)(一)[J]. 中华医学杂志, 2020, 100(31):2404-2415.

[2] 王天龙, 王东信, 李金宝, 等. 中国老年患者围手术期麻醉管理指导意见(2020版)(二)[J]. 中华医学杂志, 2020, 100(33):2565-2578.

[3] 中华医学会麻醉学分会老年人麻醉与围术期管理学组, 国家老年疾病临床医学研究中心, 国家老年麻醉联盟. 中国老年患者围手术期麻醉管理指导意见(2020版)(三)[J]. 中华医学杂志, 2020, 100(34):2645-2651.

[4] 中华医学会麻醉学分会老年人麻醉与围术期管理学组, 国家老年疾病临床医学研究中心, 国家老年麻醉联盟. 中国老年患者围手术期麻醉管理指导意见(2020版)(四)[J]. 中华医学杂志, 2020, 100(35):2736-2757.

二、中国老年患者围手术期脑健康多学科专家共识

王天龙(共同负责人) 王东信(共同负责人) 王雪花 王朝东 邓小明 左明章 孙新宇 严 敏 李 民 肖 玮 欧阳文 倪东妹 高 和 黄宇光 梅 伟 熊利泽 穆东亮

中华医学会麻醉学分会老年人麻醉学组 国家老年疾病临床医学研究中心 中华医学会精神病学分会 国家睡眠研究中心 国家老年麻醉联盟(NAGA)

参 考 文 献

[1] 王天龙, 王东信. 中国老年患者围术期脑健康多学科

专家共识(一)[J]. 中华医学杂志, 2019(27):2084-2110.

[2] 中华医学会麻醉学分会老年人麻醉学组, 国家老年疾病临床医学研究中心中华医学会精神病学分会, 国家睡眠研究中心, 等. 中国老年患者围术期脑健康多学科专家共识(二)[J]. 中华医学杂志, 2019, 99(29):2252-2269.

[3] 中华医学会麻醉学分会老年人麻醉学组, 国家老年疾病临床医学研究中心中华医学会精神病学分会, 国家睡眠研究中心, 等. 中国老年患者围术期脑健康多学科专家共识(三)[J]. 中华医学杂志, 2019, 99(31):2409-2422.

三、中国老年患者围手术期低阿片多模式镇痛专家共识

于灵芝 于金贵 马丹旭 马民玉 王天龙 (共同负责人/共同执笔人) 王天成 王东信 王亚平 王纯辉 王 晖 王海云 王海棠 王惠枢 王 锋 毛卫克 邓小明 邓 萌 古丽拜尔·努尔 龙 波 占乐云 白艳艳 冯 艺 吕 岩 吕艳霞 吕黄伟 朱 辉 任 飞 华 震 刘思兰 刘艳红 刘 萍 刘德昭 刘 毅 许 华 孙志荣 严 敏 李 民 李金宝 李 茜 李艳华 杨 东 肖 玮 吴水晶 吴多志 吴 畏 何文政 何 龙 何星颖 余中良 冷玉芳 沈晓凤 宋 杰 张 东 张良成 张劲军 张 毅 陆智杰 陈亚军 陈向东(共同负责人/共同执笔人) 陈 菲 陈 敏 范颖晖 欧阳文 尚 游 赵世军 胡衍辉 俞卫锋 娄景盛 贺永进 贾慧群 顾小萍 顾卫东 顾尔伟 铁木尔 倪新莉 徐仲煌 徐 庆 徐桂萍 唐天云 黄宇光 黄雄庆 梅 伟(共同执笔人) 曹定睿 曹 嵩 董铁立 韩 光 黑子清 程守全 曾庆繁 谢宇颖 鲍红光 解雅英 熊利泽 薛荣亮 魏 来 魏 珂

中华医学会麻醉学分会老年人麻醉学组 中华医学会麻醉学分会疼痛学组国家老年疾病临床医学研究中心 国家老年麻醉联盟

参 考 文 献

中华医学会麻醉学分会老年人麻醉学组, 中华医学会麻醉学分会疼痛学组国家老年疾病临床医学研究中心, 国家老

年麻醉联盟.老年患者围手术期多模式镇痛低阿片方案中国专家共识(2021版)[J].中华医学杂志,2021,101(3):170-184.

四、中国老年患者膝关节手术围手术期麻醉管理指导意见

于金贵 马 挺 王 晖 王天龙(共同负责人) 王东信 王爱忠 王海云 王海莲 王瑞珂 王颖林 毛卫克 邓 萌 邓小明 邓立琴 艾来提·塔来提 古丽拜尔·努尔龙 波 冯秀玲 冯泽国(参与执笔人) 吕艳霞 吕黄伟 朱 辉 刘 鹏 刘 毅 孙志荣 孙焱芫 严 敏(参与执笔人) 李 民(主要共同执笔人) 李 军(参与执笔人) 李 茜(参与执笔人) 李龙云 李金宝(主要共同执笔人) 杨 涛 杨建新 肖 玮(参与执笔人) 吴水晶 邱 颐 何文政 何荷番 余中良 冷玉芳 汪 晨 宋 歌 张 兰 张 伟 张 毅 张良成 张建欣 张富荣 张熙哲 陆智杰 陈 菲 陈 敏 陈绍辉(参与执笔人) 拉巴次仁(参与执笔人) 林成新 欧阳文(参与执笔人) 周 海 赵世军 赵志斌 胡晓敏 柳兆芳 娄景盛 袁红斌(参与执笔人) 贾慧群 顾小萍 顾卫东 顾尔伟 倪东妹 倪新莉 徐 庆 徐 懋(参与执笔人) 徐桂萍 郭向阳(共同负责人) 唐天云 黄宇光 黄建成 黄雄庆 梅 伟(参与执笔人) 曹定睿 崔 涌 章放香(参与执笔人) 彭明清 董补怀 黑子清 程守全 舒海华(参与执笔人) 曾庆繁 谢宇颖 谢淑华 解雅英 熊利泽 薛荣亮 戴茹萍 魏 来 魏 珂 魏树华

中华医学会麻醉学分会老年人麻醉学组 中华医学会麻醉学分会骨科麻醉学组 国家老年疾病临床医学研究中心 国家老年麻醉联盟(NAGA)

参 考 文 献

中华医学会麻醉学分会老年人麻醉学组,中华医学会麻醉学分会骨科麻醉学组,国家老年疾病临床医学研究中心,等.中国老年患者膝关节手术围手术期麻醉管理指导意见(2020版)[J].中华医学杂志,2020,100(45):3566-3577.

五、围手术期肺保护性通气策略临床应用专家共识

邓小明 王月兰(共同负责人/共同执笔人) 卞金俊 米卫东(共同负责人) 刘克玄 刘孟洁 杨建军(共同执笔人) 时鹏才 徐军美 黄宇光 缪长虹

参 考 文 献

中华医学会麻醉学分会"围术期肺保护性通气策略临床应用专家共识"工作小组.围术期肺保护性通气策略临床应用专家共识[J].中华麻醉学杂志,2020,40(5):513-519.

六、肺移植手术麻醉管理专家共识

王志萍(共同执笔人) 吕 欣 刘秀珍 米卫东(共同负责人) 孙 立(共同执笔人) 严 敏 杨建军 吴安石 张加强 赵 峰 赵 晶 胡春晓(共同执笔人) 黄文起(共同负责人)

参 考 文 献

中华医学会麻醉学分会"肺移植术麻醉管理专家共识"工作小组.肺移植术麻醉管理专家共识[J].中华麻醉学杂志,2020,40(7):771-778.

七、中国防治恶性高热专家共识

王 军(共同执笔人) 王颖林(共同执笔人) 王秀丽 左云霞 冯泽国 米卫东(负责人) 刘春元 张 兰 李 军 陈绍辉 拉巴次仁 郭向阳(负责人) 徐 懋 袁红斌 黄宇光(负责人) 章放香 舒海华

参 考 文 献

中国防治恶性高热专家共识工作组.中国防治恶性高热专家共识(2020版)[J].中华麻醉学杂志,2021,41(1):20-25.

八、气压止血带在四肢手术中应用的专家共识

马建兵 王东信 王 庚 王 强 王天龙（共同负责人） 王秀丽（共同执笔人） 冯泽国 卢志方（共同执笔人） 米卫东（共同负责人） 吕建瑞 许 鹏 孙绪德 闵 苏 董补怀（负责人） 张 兰 张育民 陈绍辉 李 军 拉巴次仁 杨 瑞 高昌俊 高子军（共同执笔人） 郝阳泉 胡 彬 郭 政 郭向阳（共同负责人） 袁红斌 徐 懋 章放香 董海龙 舒海华 薛荣亮

参 考 文 献

气压止血带在四肢手术中应用的专家共识协作组 . 气压止血带在四肢手术中应用的专家共识［J］. 中华麻醉学杂志,2020,40(10):1160-1166.

九、成人非阿片类镇痛药围手术期应用专家共识

王国林 仓 静 邓小明（负责人） 朱 涛 严 敏 李文志 闵 苏 张加强 陈万生 罗 艳 袁红斌（执笔人） 徐仲煌 郭 澄 黄文起 戚思华 董海龙

参 考 文 献

王国林,仓静,邓小明,等 . 成年人非阿片类镇痛药围手术期应用专家共识［J］. 国际麻醉学与复苏杂志,2019,40(1):1-6.

十、Perioperative Management of Patients Infected with the Novel Coronavirus

左明章 刘艳红（共同执笔人） 米卫东（共同负责人） 李 军 李 皓 时文珠 陈向东（共同执笔人） 徐宵寒 郭向阳 黄宇光（共同负责人） 龚亚红（共同执笔人）

参 考 文 献

CHEN X,LIU Y,GONG Y,et al. Perioperative management of patients infected with the novel coronavirus:recommendation from the joint task force of the Chinese society of anesthesiology and the Chinese association of anesthesiologists ［J］. Anesthesiology,2020,132(6):1307-1316.

十一、Anesthesia Considerations and Infection Precautions for Trauma and Acute Care Cases During the Coronavirus Disease 2019 Pandemic：Recommendations From a Task Force of the Chinese Society of Anesthesiology

龚亚红（共同执笔人） 曹学照（共同执笔人） 梅 伟 王 俊 申 乐 王 晟 陆智杰 于春华 车 璐 徐宵寒 谭 娟 马 虹（共同负责人） 黄宇光（共同负责人）

参 考 文 献

GONG Y,CAO X,MEI W,et al. Anesthesia considerations and infection precautions for trauma and acute care cases during the Coronavirus Disease 2019 pandemic:recommendations from a Task Force of the Chinese Society of Anesthesiology［J］. Anesth Analg,2020,131(2):326-334.

55检